The General Surgery Volume

Interpretation
of Clinical Pathway

2022年版

临床路径释义
INTERPRETATION OF CLINICAL PATHWAY
普通外科分册（下册）

主编　王　杉　宋尔卫

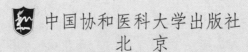

中国协和医科大学出版社
北　京

编 委 会

主　编

王　杉　宋尔卫

副主编

姜可伟

编　委（按姓氏笔画排序）

丁丽萍	浙江省人民医院
王　杉	北京大学人民医院
王　殊	北京大学人民医院
王肖然	首都医科大学宣武医院
王革非	中国人民解放军东部战区总医院
王星宇	首都医科大学宣武医院
田　文	中国人民解放军总医院
刘连新	哈尔滨医科大学附属第一医院
刘青光	西安交通大学第一附属医院
刘爱民	中国医学科学院北京协和医院
刘颖斌	上海交通大学医学院附属新华医院
汤朝晖	上海交通大学医学院附属新华医院
孙　辉	吉林大学中日联谊医院
杜晓辉	中国人民解放军总医院
李春雨	中国医科大学附属第四医院
杨尹默	北京大学第一医院
吴小剑	中山大学附属第六医院（广东省胃肠肛门医院）
吴高松	武汉大学中南医院
沈　凯	北京大学人民医院
沈文彬	首都医科大学附属北京世纪坛医院
宋尔卫	中山大学孙逸仙纪念医院
张　帆	中国科学院大学重庆医院（重庆市人民医院）
陈　杰	首都医科大学附属北京朝阳医院
陈朝文	北京大学第三医院
胡三元	山东大学齐鲁医院
姜可伟	北京大学人民医院
秦安京	首都医科大学附属复兴医院

袁玉峰　武汉大学中南医院

钱　群　武汉大学中南医院

徐泽宽　南京医科大学第一附属医院（江苏省人民医院）

郭　鹏　北京大学人民医院

唐小斌　首都医科大学附属北京安贞医院

陶凯雄　华中科技大学同济医学院附属协和医院

梁廷波　浙江大学医学院附属第一医院

程　琳　北京大学人民医院

程丽君　浙江大学医学院邵逸夫医院

目 录

第二十七章

慢性胆囊炎临床路径释义

【医疗质量控制指标】

指标一、诊断需临床表现和辅助检查。

指标二、对于慢性胆囊炎、胆囊结石患者，应按是否有症状、是否有并发症分别进行个体化治疗，严格评估手术切除指征。

指标三、基本外科治疗指征：①症状无缓解或反复发作，影响生活和工作者；②胆囊壁逐渐增厚达 4mm 及以上；③胆囊结石逐年增多和增大，合并胆囊功能减退或障碍；④胆囊壁呈陶瓷样改变。

指标四、合并相关并发症，如急性胆囊炎伴急性腹膜炎、胆源性胰腺炎、Mirizzi 综合征、胆囊-消化道内瘘、结石性肠梗阻等，不进入本临床路径。

一、慢性胆囊炎编码

疾病名称及编码：胆囊结石伴慢性胆囊炎（ICD-10：K80.1）

慢性胆囊炎（ICD-10：K81.1）

手术操作名称及编码：腹腔镜下胆囊切除术（ICD-9-CM-3：51.23）

二、临床路径检索方法

（K80.1／K81.1）伴 51.23

三、国家医疗保障疾病诊断相关分组（CHS-DRG）

MDCH 肝、胆、胰疾病及功能障碍

HZ2 胆道其他疾患

四、慢性胆囊炎临床路径标准住院流程

（一）适用对象

第一诊断为慢性胆囊炎或合并胆囊结石（ICD-10：K80.1/K81.1），行腹腔镜胆囊切除术（ICD-9-CM-3：51.23）。

> **释义**
>
> - 适用对象编码参见第一部分。
> - 本路径适用对象为慢性胆囊炎或合并胆囊结石
> - 根据病情程度评估，具有手术适应证者可行腹腔镜胆囊切除术。

（二）诊断依据

根据《临床诊疗指南·普通外科分册》（中华医学会编，人民卫生出版社，2006 年，第 1 版），全国高等学校教材《外科学》（陈孝平，汪建平，赵继宗主编，人民卫生出版社，2018 年，第 9 版），《黄家驷外科学》（吴孟超，吴在德主编，人民卫生出版社，2021 年，第

8 版）。

1. 症状：右上腹持续性隐痛或胀痛，可放射到右肩胛区，高脂餐后加剧；反复发作的胃灼热，嗳气，反酸，腹胀，恶心等消化不良症状。

2. 体征：大多无阳性体征，部分患者有胆囊点的压痛或叩击痛。

3. 实验室检查：白细胞计数可不升高，少数患者转氨酶升高。

4. 影像学检查：超声检查可明确诊断，合并胆囊结石且发生过黄疸、胰腺炎的患者应行MRCP 检查了解肝内外胆管情况。

> **释义**
>
> ■慢性胆囊炎是急性胆囊炎反复发作或长期存在胆囊结石的结果，致使胆囊萎缩、囊壁增厚、内含结石，伴胆囊功能障碍。
>
> ■B 超是诊断胆系疾病的首选方法，可同时检查腹部其他脏器，对胆囊结石诊断的准确率达 95%以上，能发现直径 2~3mm 大小的胆囊壁隆起性病变，可提示胆囊大小、胆囊收缩功能、胆囊壁的厚度以及结石大小等。
>
> ■胆囊结石伴慢性胆囊炎患者一旦出现黄疸或胰腺炎，应考虑到 Mirizzi 综合征或胆囊结石进入胆总管，或其他原因引起的梗阻性黄疸，此时应行 MRCP 及 CT 等检查，同时排除内科型黄疸。
>
> ■慢性胆囊炎需与胆囊胆固醇沉积症、胆囊腺肌增生症、胆囊神经瘤病等鉴别。

（三）选择治疗方案的依据

根据《临床诊疗指南·普通外科分册》（中华医学会编，人民卫生出版社，2006 年，第 1版），全国高等学校教材《外科学》（陈孝平，汪建平，赵继宗主编，人民卫生出版社，2018 年，第 9 版），《黄家驷外科学》（吴孟超，吴在德主编，人民卫生出版社，2021 年，第8 版）。

拟行腹腔镜胆囊切除术。

> **释义**
>
> ■根据《外科学》教材建议，对于有症状和/或并发症的胆囊结石，首选腹腔镜胆囊切除术，对于无症状的胆囊结石患者，以下情况可考虑手术治疗：①结石数量多及结石直径大于 2~3cm；②胆囊壁钙化或瓷性胆囊；③伴有胆囊息肉直径大于1cm；④胆囊壁厚大于 3mm 伴有慢性胆囊炎；⑤儿童胆囊结石无症状原则上不手术。对年迈体弱或伴有重要器官严重器质性病变存在手术禁忌患者，可采用非手术治疗。对于慢性胆囊炎不宜进行手术或无明显急性症状者，利胆及补充消化酶治疗常可改善症状，常用药物如复方阿嗪米特肠溶片、胆宁片等。
>
> ■腹腔镜胆囊切除术中，遇到因解剖关系复杂、胆囊炎症反应重、周围组织粘连致密等情况，应果断中转为开腹手术。

（四）标准住院日

6~7 天。

> **释义**
>
> ■慢性胆囊炎或合并胆囊结石患者入院后常规术前检查需准备 1~2 天，术后恢复 3~4 天，总住院时间小于 7 天，符合本路径要求。

(五) 进入路径标准

1. 第一诊断必须符合 ICD-10：K80.1/K81.1 慢性胆囊炎或合并胆囊结石疾病编码。
2. 当患者合并其他疾病，但住院期间不需要特殊处理也不影响第一诊断的临床路径流程实施时，可以进入路径。

> **释义**
>
> ■患者合并高血压、糖尿病、冠状动脉粥样硬化性心脏病、慢性阻塞性肺疾病、慢性肾病等其他慢性疾病需术前对症治疗时，如果不影响麻醉和手术，不延长术前准备时间，可进入本路径；如果需要特殊准备或经治疗稳定后才能行手术或接受抗凝、抗血小板治疗等，应先进入相应内科疾病的诊疗路径。

(六) 术前准备

2 天 (指工作日)。

1. 必须的检查项目：
(1) 血常规、尿常规、大便常规 + 隐血。
(2) 肝功能、肾功能、电解质、凝血功能、感染性疾病筛查、血型。
(3) 腹部超声。
(4) 心电图、胸部 X 线平片。
2. 根据患者病情选择的检查项目：消化肿瘤标志物 (CEA、CA19-9)、MRCP 或上腹部 CT、血气分析、肺功能、超声心动图检查。

> **释义**
>
> ■必查项目是评估患者一般状况及重要脏器功能，判断患者能否耐受麻醉、手术，确保手术安全、有效的基础，需在术前完成。尤其对年龄较大、病程较长的胆囊结石伴慢性胆囊炎患者，应筛查肿瘤标志物，完善 MRCP 等影像学检查，注意与胆囊癌相鉴别。
>
> ■为缩短患者住院等待时间，检查项目可以在入院前于门诊完成。
>
> ■高龄患者或心肺功能异常患者，术前根据病情增加肺功能、血气分析、超声心动图、头颅 MR 等相应检查。

(七) 抗菌药物选择与使用时机

1. 抗菌药物：按照《抗菌药物临床应用指导原则》(卫医发〔2015〕43 号) 执行。可考虑使用第一代或第二代头孢菌素术前 0.5~1.0 小时预防感染；明确存在感染患者，可经验性选用覆盖肠道革兰阴性杆菌，肠球菌属等需氧菌属和脆弱拟杆菌等厌氧菌属抗菌药物，后期可根据药敏试验结果调整抗菌药物。

2. 在给予抗菌药物治疗时应尽可能留取相关标本送培养，获病原菌后进行药敏试验，作为可能调整用药的依据。

> **释义**
>
> ■ 腹腔镜胆囊切除手术切口属于Ⅱ类切口，根据《抗菌药物临床应用指导原则》（卫医发〔2015〕43号），需于术前0.5~1.0小时及术后预防性使用抗菌药物，常选择对革兰阴性杆菌敏感的抗菌药物，如第二代头孢菌素。Ⅱ类切口的术后预防性用药时间为24小时，必要时可延长至48小时。
>
> ■ 抗菌药物的有效覆盖时间应包括整个手术过程。手术时间较短（<2小时）的清洁手术术前给药一次即可。如手术时间超过3小时或超过所用药物半衰期的2倍以上，或成人出血量超过1500ml，术中应追加1次。
>
> ■ 如果术前已存在感染，可选用对肠道致病菌敏感的抗菌药物，推荐二代或三代头孢菌素。治疗前尽可能留取标本培养，根据药敏试验结果选用敏感抗菌药物。

（八）手术日

入院第3天。

1. 麻醉方式：气管插管全身麻醉。

2. 手术方式：腹腔镜胆囊切除术。

3. 术中用药：麻醉常规用药。

4. 输血：根据术前血红蛋白状况及术中出血情况而定。

5. 病理学检查：切除标本解剖后作病理学检查，必要时行术中冷冻病理学检查。

> **释义**
>
> ■ 腹腔镜胆囊切除术多选择气管插管全身麻醉。
>
> ■ 胆囊切除的要点是认清胆囊管与肝总管及胆总管三者的位置关系，警惕和辨认胆囊三角的解剖变异，保留0.5cm长的胆囊管残端，避免胆管损伤。
>
> ■ 术前用抗菌药物参考《抗菌药物临床应用指导原则》执行。
>
> ■ 若术中剥离显露范围较广泛，必要时可使用止血药。
>
> ■ 是否输血依照术中出血量及血常规检测指标而定，必要时输红细胞悬液或血浆。
>
> ■ 对切除的胆囊均应及时剖开，检查胆囊黏膜是否光滑，是否呈局限增厚及伴新生物形成。如可疑合并恶性病变应及时送术中冷冻病理学检查，待检查结果回报后决定是否需进一步扩大手术。术后常规送石蜡病理检查。

（九）术后住院恢复

1~2天。

1. 可选择复查项目：血常规、肝肾功能、电解质。

2. 术后用药：抗菌药物使用按照《抗菌药物临床应用指导原则》（卫医发〔2015〕43号）执行。如有继发感染征象，尽早开始抗菌药物的经验治疗。经验治疗需选用能覆盖肠道革兰阴性杆菌、肠球菌属等需氧菌和脆弱拟杆菌等厌氧菌的药物。

3. 严密观察有无胆漏、出血等并发症，并作相应处理。

4. 术后饮食指导。

> **释义**
>
> ■ 术后必须复查血常规、肝肾功能、电解质项目，必要时检查血、尿淀粉酶，并根据病情变化增加检查的频次。其他复查项目需根据具体病情和恢复情况选择，不局限于路径中项目。
>
> ■ 胆囊切除术后并发症有胆道损伤、胆漏、出血、胆道狭窄等，其中早期并发症以胆漏及出血最为常见。术后应严密观察腹部症状及体征，如放置腹腔引流管应严密观察引流情况，若引流液含有胆汁，即考虑胆漏可能，结合腹部B超可动态观察。

（十）出院标准

1. 一般状况好，体温正常，无明显腹痛。

2. 进饮食无不适，可以自由活动，无明显腹部体征。

3. 实验室检查基本正常。

4. 切口愈合良好：引流管拔除，伤口无感染，无皮下积液（或门诊可处理的少量积液），可门诊拆线。

> **释义**
>
> ■ 主治医师应在患者出院前，评估一般状况、体温、饮食及二便情况，根据腹部查体及复查各项目的检查结果决定能否出院。如果确有需要继续留院治疗的情况，超出了路径所规定的时间，应先处理并发症，符合出院条件后再准许患者出院。

（十一）变异及原因分析

1. 术前合并其他基础疾病影响手术的患者，需要进行相关的诊断和治疗。

2. 术中发现意外胆囊癌、肝癌等，则进入相应路径。

3. 术后出现并发症（胆漏、出血等）的患者，住院时间延长，费用增加。

4. 合并不可逆转的凝血酶原时间异常。

> **释义**
>
> ■ 如患者不能按照要求或因节假日等原因无法完成检查，或路径指示应当于某一天的操作不能如期进行而需延期的，这种轻微变异不会对最终结果产生重大改变，也不会显著增加住院天数和住院费用，可不退出本路径。
>
> ■ 出现患者不同意手术或因合并的基础疾病需做进一步诊断和治疗、术中发现合并其他疾病、术后出现严重并发症或合并不可逆转的凝血酶原时间异常等情况，要求离院或转院等重大变异时，须及时退出本路径。将特殊的变异原因进行归纳、总结，以为重新修订路径作参考。

五、慢性胆囊炎临床路径给药方案

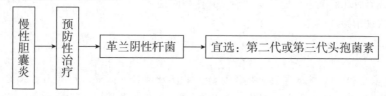

1. 用药选择：

（1）为预防术后切口感染，应主要针对革兰阴性杆菌选用药物。

（2）建议使用第二代头孢菌素，有反复感染史者可选用第三代头孢菌素；明确感染患者，可根据药敏试验结果调整抗菌药物。第二代头孢菌素注射剂有头孢呋辛、头孢替安等；第三代头孢菌素注射剂有头孢他啶、头孢哌酮、头孢曲松；口服制剂有头孢克洛、头孢呋辛酯和头孢丙烯等。

（3）慢性胆囊炎术前或术后伴发消化不良症状者，利胆及补充消化酶治疗可改善患者症状，常用药物如复方阿嗪米特肠溶片。

2. 药学提示：

（1）第二代头孢菌素：主要用于治疗革兰阳性球菌，以及大肠杆菌、奇异变形杆菌等所致的感染。用于腹腔感染和盆腔感染时需与抗厌氧菌药合用，也用于手术前预防用药。

（2）第三代头孢菌素：适用于敏感肠杆菌科细菌等革兰阴性杆菌所致严重感染。治疗腹腔、盆腔感染时需与抗厌氧菌药如甲硝唑合用。本类药物对化脓性链球菌、肺炎链球菌、甲氧西林敏感葡萄球菌所致的各种感染亦有效，但并非首选用药。头孢他啶、头孢哌酮尚可用于铜绿假单胞菌所致的各种感染。

3. 注意事项：

（1）在给予抗菌药物治疗之前应尽可能留取血液、胆汁等相关标本送培养，获病原菌后进行药敏试验，作为调整用药的依据。

（2）用药前必须详细询问患者先前有否对头孢菌素类、青霉素类或其他药物的过敏史。

（3）注意根据患者肝肾功能选择适宜抗菌药物及合理剂量。

六、慢性胆囊炎行腹腔镜胆囊切除临床路径护理规范

1. 术前护理：

（1）休息与活动：注意休息，避免劳累。

（2）病情观察：注意观察患者的体温、脉搏、呼吸、血压、尿量及腹痛情况；观察患者有无发热、寒战、皮肤及巩膜颜色变化。

（3）疼痛护理：观察疼痛部位、性质、发作时间、诱因及相关因素，为治疗护理提供依据。诊断明确且疼痛剧烈者，按医嘱给予消炎利胆、解热镇痛药物，禁用吗啡，以免引起 Oddi 括约肌痉挛。

（4）饮食护理：给予低脂肪、高蛋白、高碳水化合物、高维生素的普通饮食或半流质饮食，忌食高脂类、油炸类及刺激性饮食，避免诱发急性胆囊炎而影响手术。病情严重者予以禁食、胃肠减压，以减轻腹胀和腹痛。不能经口进食或进食不足者，通过肠外营养途径给予补充。

（5）协助检查：配合完成 B 超、血常规、肝肾功能、电解质、凝血功能、心电图、X 线胸片等检查。

2. 术后护理：

（1）全身麻醉术后护理常规：心电监护、血氧饱和度监护；观察生命体征变化、意识状态变

化、腹部体征变化和腹腔引流情况，监测出入量，常规护理记录。

（2）营养支持：术后禁食6小时，术后24小时内以无脂流质、半流质饮食为主，逐渐过渡至低脂饮食。

（3）高碳酸血症护理：表现为呼吸浅慢、$PaCO_2$升高。为避免高碳酸血症的发生，术后常规低流量吸氧，鼓励患者深呼吸，有效咳嗽，促进机体内CO_2排出。

（4）肩背部酸痛护理：腹腔中CO_2可聚集在膈下产生碳酸，刺激膈肌及胆囊床创面，引起术后不同程度的腰背痛、肩部不适或疼痛。一般无需特殊处理，可自行缓解。

（5）并发症的观察与护理：观察生命体征、腹部体征及腹腔引流液情况。若患者出现发热、腹胀和腹痛等腹膜炎表现，或腹腔引流液呈胆汁样，常提示发生胆漏。一旦发生，及时报告医师并协助处理。

3. 健康指导：

（1）术后一周内能做轻微的活动，3周内不能提重物。

（2）指导患者低脂清淡进食，忌食油腻辛辣刺激性食物；脂肪摄入量要加以限制，忌饱食、硬食、过冷食物，建议少食多餐，餐后不宜过量运动。

（3）出现腹部、肩部轻微疼痛为正常现象，可酌情服用镇痛药。

（4）按时复查：若不明原因出现发热、腹痛、黄疸、伤口处红肿热痛、伤口伴有异味情况，需及时就医。

（5）保证充足休息和睡眠，适当锻炼。

七、慢性胆囊炎行腹腔镜胆囊切除临床路径营养治疗规范

1. 入院时评估患者的饮食习惯，指出不合理饮食，根据实际情况介绍合理饮食。

2. 术前口服缓泻剂，术前晚进食流质饮食，禁食4~6小时，禁水2~4小时。

3. 术后8小时后进无渣低脂流质饮食。不宜进食油腻、甜腻流质饮食，如汤汁、牛奶等易胀气的食物。

4. 术后第1天如肠功能已恢复，可进低脂流质饮食或半流质饮食，少量多餐。如肠功能未恢复，仍进食无渣低脂流质饮食。术后第2~3天肠功能已恢复，进食营养丰富的低脂半流质饮食，增加新鲜果蔬的摄入，多饮水，保持大便通畅。

5. 出院后1个月内勿进食产气食物，如牛奶、豆浆、碳酸饮料等。饮食以清淡饮食为主，可补充维生素、新鲜果蔬，以及优质蛋白，不宜油腻饮食及刺激性饮食。鼓励少食多餐。

八、慢性胆囊炎行腹腔镜胆囊切除临床路径患者健康宣教

总体健康宣教内容：入院指导，诊断，检查，治疗方案，护理具体措施，饮食指导，活动，教育，出院计划，出院注意事项等。

1. 入院时宣教：病区及治疗单元介绍，住院规章制度，生活、饮食治疗，检查及治疗流程，基本护理流程等。

2. 术前宣教：心理辅导，腹腔镜手术的介绍，术前饮食指导，生活习惯注意事项，术前检查完备，指导并配合术前准备工作，指导锻炼床上排尿和排便，指导有效咳嗽、深呼吸等。

3. 术后宣教：观察生命体征注意事项，伤口注意事项，引流管注意事项，术后活动及饮食宣教。

4. 出院时宣教：伤口换药及拆线事项、引流管护理事项（如果带管出院）、饮食及生活注意事项、术后复查注意事项。

九、推荐表单

（一）医师表单

慢性胆囊炎行腹腔镜胆囊切除临床路径医师表单

适用对象：第一诊断为慢性胆囊炎或合并胆囊结石（ICD-10：K80.1/K81.1）

行腹腔镜胆囊切除术（ICD-9-CM-3：51.23）

患者姓名：		性别：	年龄：	门诊号：	住院号：
住院日期： 年 月 日		出院日期： 年 月 日			标准住院日：4~5天

日期	住院第1天	住院第2天 （手术准备日）
主要诊疗工作	□ 询问病史与体格检查 □ 完成住院病历和首次病程记录 □ 开具实验室检查单 □ 上级医师查房 □ 初步确定诊治方案和特殊检查项目	□ 上级医师查房 □ 手术医嘱 □ 完成术前准备与术前评估 □ 完成必要的相关科室会诊 □ 根据检查结果等进行术前讨论，确定治疗方案 □ 住院医师完成上级医师查房记录、术前小结等 □ 完成术前总结（拟行手术方式、手术关键步骤、术中注意事项等） □ 向患者及家属交代病情、围手术期安排及注意事项 □ 签署手术知情同意书（含标本处置）、自费用品协议书、输血同意书、麻醉同意书或授权委托书
重点医嘱	**长期医嘱** □ 外科护理常规 □ 二级或三级护理 □ 饮食：根据患者情况而定 □ 患者既往基础用药 **临时医嘱** □ 血常规、血型、尿常规、大便常规+隐血 □ 凝血功能、电解质、肝肾功能、感染性疾病筛查 □ 心电图、胸部X线片 □ 腹部B超 □ 必要时上腹部CT/MRCP □ 必要时行血气分析、肺功能、超声心动图	**长期医嘱** □ 外科护理常规 □ 二级或三级护理 □ 饮食：根据患者情况而定 □ 患者既往基础用药 □ 其他相关治疗 **术前医嘱** □ 常规准备拟明日在气管内全身麻醉下行LC术 □ 备皮 □ 术前禁食4~6小时，禁水2~4小时 □ 药物过敏皮肤试验 □ 必要时行肠道准备（清洁肠道） □ 麻醉前用药（术前30分钟） □ 术中特殊用药带药 □ 带影像学资料入手术室
病情变异记录	□ 无 □ 有，原因： 1. 2.	□ 无 □ 有，原因： 1. 2.
医师签名		

日期	住院第 3 天 （手术日）	
	术前、术中	术后
主要 诊疗 工作	□ 送患者入手术室 □ 麻醉准备，监测生命体征 □ 施行手术 □ 保持各引流管通畅 □ 解剖标本，送病理检查	□ 麻醉医师完成麻醉记录 □ 完成术后首次病程记录 □ 完成手术记录 □ 向患者及家属说明手术情况
重 点 医 嘱	**长期医嘱** □ 慢性胆囊炎术后常规护理 □ 一级护理 □ 禁食 **临时医嘱** □ 术前 0.5~1.0 小时使用抗菌药物 □ 液体治疗 □ 相应治疗（视情况） □ 必要时留置胃管、尿管	**长期医嘱** □ 胆囊切除术后常规护理 □ 一级护理 □ 禁食 □ 监测生命体征 □ 记录 24 小时液体出入量 □ 雾化吸入，bid（视情况） □ 监测血糖（视情况） □ 必要时测定中心静脉压 □ 必要时使用制酸剂及生长抑素 **临时医嘱** □ 吸氧 □ 液体治疗 □ 预防性抗菌药物使用 □ 必要时术后当天查血常规和血生化 □ 必要时查血尿淀粉酶、凝血功能等 □ 明晨查血常规、电解质或肝功能等
病情 变异 记录	□ 无　□ 有，原因： 1. 2.	□ 无　□ 有，原因： 1. 2.
医师 签名		

日期	住院第 4 天 （术后第 1 日）	住院第 5 天 （术后第 2 日或出院日）
主要诊疗工作	□ 上级医师查房 □ 观察病情变化 □ 观察引流量和颜色 □ 拔除胃管、尿管（如术前放置） □ 医师视情况拔除腹腔引流管 □ 检查手术切口，更换敷料 □ 分析实验室检查结果 □ 维持水电解质平衡 □ 住院医师完成常规病程记录	□ 上级医师查房 □ 观察腹部切口、肠功能恢复情况 □ 观察引流量和颜色 □ 医师视情况拔除腹腔引流管 □ 住院医师完成常规病程记录 □ 必要时予相关特殊检查 □ 明确是否符合出院标准 □ 完成出院记录、病案首页、出院证明书等 □ 通知出入院处 □ 通知患者及家属 □ 向患者告知出院后注意事项，如康复计划、返院复诊、后续治疗及相关并发症的处理等 □ 出院小结、诊断证明书及出院须知交予患者及/或家属
重点医嘱	**长期医嘱** □ 二级或三级护理（视情况） □ 患者既往基础用药 **临时医嘱** □ 液体治疗及纠正水电解质失衡 □ 预防性使用抗菌药物（视情况） □ 更换手术伤口敷料	**长期医嘱** □ 二级或三级护理（视情况） □ 无感染征象时停用抗菌药物 □ 肛门排气后改流质饮食 □ 停止记 24 小时出入量 □ 停止肠外营养或液体治疗 **临时医嘱** □ 复查血常规、生化、肝功能 □ 必要时行 X 线胸片、B 超 **出院医嘱** □ 出院后相关用药 □ 出院后伤口换药及拆线时间
病情变异记录	□ 无 □ 有，原因： 1. 2.	□ 无 □ 有，原因： 1. 2.
医师签名		

（二）护士表单

慢性胆囊炎行腹腔镜胆囊切除临床路径护士表单

适用对象：第一诊断为慢性胆囊炎或合并胆囊结石（ICD-10：K80.1/K81.1）
　　　　　行腹腔镜胆囊切除术（ICD-9-CM-3：51.23）

患者姓名：	性别：	年龄：	门诊号：	住院号：
住院日期：　　年　月　日	出院日期：　　年　月　日		标准住院日：4~5天	

日期	住院第1天	住院第2天 （手术准备日）
健康宣教	□ 入院宣教 　介绍科室负责人，主管医疗组成员、护士长、主管护士 　介绍病房环境、设施 　介绍住院期间规章制度及注意事项 　告知探视陪护须知	□ 术前宣教 　宣教疾病知识、术前准备及手术过程 　告知准备物品、沐浴 　告知术后饮食、活动及探视注意事项 　告知术后可能出现的情况及应对方式 □ 主管护士与患者沟通，了解并指导心理应对 □ 告知家属等候区位置
护理处置	□ 协助医师完成术前检查 □ 核对患者姓名，佩戴腕带 □ 建立入院护理病历、制订护理计划 □ 卫生处置：剪指（趾）甲、沐浴，更换病号服 □ 饮食指导：半流质饮食/糖尿病饮食 □ 静脉采血	□ 协助医师完成术前检查 □ 术前准备 □ 备皮、药物过敏试验 □ 术前禁食4~6小时，禁水2~4小时 □ 必要时行肠道准备（清洁肠道） □ 麻醉前用药 □ 术中特殊用药、带药 □ 备血 □ 健康教育、心理支持
基础护理	□ 二级或三级护理 □ 晨晚间护理 □ 患者安全管理（必要时家属签字）	□ 二级或三级护理 □ 晨晚间护理 □ 患者安全管理
专科护理	□ 饮食根据患者情况而定 □ 护理查体 □ 静脉采血 □ 必要时，告知家属陪护注意事项 □ 服药指导	□ 告知患者及家属术前流程及注意事项 □ 备皮、配血、胃肠道准备 □ 术中特殊用药准备 □ 术前手术物品准备（如腹带等） □ 必要时促进睡眠（环境、药物）
重点医嘱	□ 详见医嘱执行单	□ 详见医嘱执行单
病情变异记录	□ 无　□ 有，原因： 1. 2.	□ 无　□ 有，原因： 1. 2.
护士签名		

日期	住院第3天（手术日）	
	术前、术中	术后
健康宣教	□ 术前宣教 　主管护士与患者沟通，了解并指导心理应对 □ 告知家属手术区、等候区位置 □ 告知术后可能需要物品（如大、小便器，毛巾等）	□ 术后当日宣教 　告知监护设备、管路功能及注意事项 　告知饮食、体位要求 　告知疼痛注意事项 　告知术后可能出现情况及应对方式 　告知用药情况 　给予患者及家属心理支持 □ 再次明确探视陪护须知
护理处置	□ 术前准备 □ 送手术 　摘除患者各种活动物品 　核对患者身份，携带病历、所需药品及相关资料 □ 术中 　核对患者身份，携带病历、所需药品及相关资料，血型核对、传染病核对 　送病理 □ 接手术 　核对患者身份，携带病历、带回药品及相关资料，填写手术交接单，签字确认	□ 接手术 　核对患者及资料，签字确认 □ 清醒后平卧，头偏一侧，协助改变体位及足部活动 □ 静脉采血 □ 记录24小时出入量 □ 病情观察，写护理记录 □ 心理支持（患者及家属） □ 夜间巡视
基础护理	□ 一级护理 □ 术前30分钟静脉滴注抗菌药物 □ 患者安全管理 □ 必要时留置胃管、尿管	□ 一级护理 　卧位护理：协助翻身、床上移动、预防压疮、排泄护理 □ 患者安全管理
专科护理	□ 健康教育 □ 饮食指导：禁水、禁食 □ 指导术前注射麻醉用药后注意事项 □ 安排陪送患者入手术室 □ 心理支持	□ 术后去枕平卧6小时，协助改变体位及足部活动 □ 禁食、禁水 □ 静脉采血 □ 生命体征监测，密切观察患者情况，写护理记录 □ 疼痛护理 □ 遵医嘱给予药物治疗、液体治疗 □ 管道护理及指导（必要时填写脱管高危防范表） □ 记录24小时出入量 □ 营养支持护理 □ 心理支持（患者及家属）
重点医嘱	□ 详见医嘱执行单	□ 详见医嘱执行单

续　表

日期	住院第 3 天 （手术日）	
	术前、术中	术后
病情 变异 记录	□无　□有，原因： 1. 2.	□无　□有，原因： 1. 2.
护士 签名		

日期	住院第 4 天 （术后第 1 日）	住院第 5 天 （术后第 2 日或出院日）
健康宣教	□ 术后宣教 　药物作用及频率 　活动指导 　复查患者对术前宣教内容的掌握程度 　疾病恢复期注意事项 　告知预防肺部感染及下肢静脉血栓注意事项 　下床活动注意事项	□ 术后宣教 　恢复饮食注意事项 　拔腹腔引流管后注意事项 □ 出院宣教 　复查时间 　服药方法 　活动休息 　指导饮食 □ 康复计划及后续治疗方案 □ 指导办理出院手续
护理处置	□ 遵医嘱完成相关检查 □ 拔除胃管、尿管（视情况）	□ 指导流质饮食 □ 协助完成复查项目 □ 办理出院手续 □ 书写出院小结
基础护理	□ 二级或三级护理 □ 晨晚间护理 □ 患者安全管理	□ 二级或三级护理 □ 晨间护理 □ 患者安全管理
专科护理	□ 观察生命体征及腹部体征 □ 指导下床活动 □ 饮食指导：流质饮食 □ 静脉采血 □ 营养支持护理 □ 心理支持（患者及家属） □ 康复指导	□ 自主体位指导清流质饮食 □ 观察患者腹部体征及肠道功能恢复的情况 □ 康复及出院指导 □ 办理出院手续 □ 复诊时间 □ 作息、饮食、活动 □ 日常保健 □ 清洁卫生 □ 疾病知识及后续治疗
重点医嘱	□ 详见医嘱执行单	□ 详见医嘱执行单
病情变异记录	□ 无　□ 有，原因： 1. 2.	□ 无　□ 有，原因： 1. 2.
护士签名		

(三) 患者表单

慢性胆囊炎行腹腔镜胆囊切除临床路径患者表单

适用对象：第一诊断为慢性胆囊炎或合并胆囊结石 （ICD-10：K80.1/K81.1)

行腹腔镜胆囊切除术 （ICD-9-CM-3：51.23)

患者姓名：	性别： 年龄： 门诊号：	住院号：
住院日期： 年 月 日	出院日期： 年 月 日	标准住院日：4~5 天

日期	住院第 1 天	住院第 2 天 （手术准备日）
监测	□ 测量生命体征、体重	□ 测量生命体征、询问排便情况、手术前 1 晚测量生命体征
医 患 配 合	□ 护士行入院护理评估（简单询问病史） □ 接受入院宣教 □ 医师询问病史、既往病史、用药情况，收集资料 □ 进行体格检查	□ 配合完善术前相关检查，术前宣教 □ 胆囊结石伴急性胆囊炎疾病知识、临床表现、治疗方法 □ 术前用物准备 □ 医师与患者及家属介绍病情及手术谈话 □ 手术时家属在等候区等候 □ 探视及陪护制度
重 点 诊 疗 及 检 查	□ 二级或三级护理 □ 既往基础用药 □ 常规及生化检查 □ X 线胸片、心电图 □ 腹部 B 超 □ 必要时上腹部 CT 平扫加增强/MRCP □ 必要时使用抗菌药物	□ 术前签字 □ 术前准备 饮食：术前禁食、禁水 术前沐浴、更衣，取下义齿、饰物 了解术前流程及注意事项 备皮、配血、胃肠道准备等
饮 食 及 活 动	□ 饮食视情况而定 □ 患者活动无特殊限制	□ 饮食：按医嘱禁食、禁水 □ 患者活动无特殊限制

日期	住院第 3 天（手术日）	
	术前、术中	术后
监测	□ 测量生命体征，糖尿病患者监测血糖	□ 心电监护、监测生命体征
医患配合	□ 配合摘除各种活动物品 □ 配合麻醉医师，告知病史，有无活动性义齿等 □ 配合留置胃管、尿管（必要时） □ 配合进行静脉通路建立 □ 术前宣教 　与主管医师、护士沟通，加强心理应对 □ 家属等候区等候	□ 医师巡视，了解病情 　配合意识、活动、腹部体征的检查 □ 护士行晨晚间护理 □ 护士协助活动、排泄等生活护理 □ 配合监测出入量 □ 膀胱功能锻炼，成功后可将尿管拔除（如果术前留置） □ 注意探视及陪护时间
重点诊疗及检查	□ 一级护理 □ 配合医师护士完成留置胃管及尿管（必要时） □ 配合完成手术交接 □ 术前 30 分钟使用抗菌药物	□ 一级护理 □ 予监护设备、吸氧 □ 注意留置管路安全与通畅 □ 用药：抗菌药物、抑酸（必要时）、补液药物的应用 □ 护士协助记录出入量
饮食及活动	□ 饮食：禁食、禁水 □ 患者活动无特殊限制	□ 禁食、禁水 □ 平卧休息

附：原表单（2019 年版）

慢性胆囊炎行腹腔镜胆囊切除临床路径表单

适用对象：第一诊断为慢性胆囊炎或合并胆囊结石（ICD-10：K80.1/K81.1）

　　　　　行腹腔镜胆囊切除术（ICD-9-CM-3：51.23）

患者姓名：		性别：　　年龄：　　门诊号：		住院号：
住院日期：　　年　月　日		出院日期：　　年　月　日		标准住院日：4~5 天

日期	住院第 1 天	住院第 2 天 （手术准备日）
主要诊疗工作	□ 询问病史与体格检查 □ 完成住院病历和首次病程记录 □ 开具实验室检查单 □ 上级医师查房 □ 初步确定诊治方案和特殊检查项目	□ 上级医师查房 □ 手术医嘱 □ 完成术前准备与术前评估 □ 完成必要的相关科室会诊 □ 住院医师完成上级医师查房记录、术前小结等 □ 完成术前总结 □ 向患者及家属交代围手术期注意事项 □ 签署手术知情同意书（含标本处置）、自费用品协议书、输血同意书、麻醉同意书或授权委托书
重点医嘱	**长期医嘱** □ 外科护理常规 □ 二级或三级护理 □ 饮食：根据患者情况而定 □ 患者既往基础用药 **临时医嘱** □ 血常规、血型、尿常规、大便常规+隐血 □ 凝血功能、电解质、肝肾功能、感染性疾病筛查 □ 心电图、胸部 X 线平片 □ 腹部超声 □ 必要时上腹部 CT □ 必要时行血气分析、肺功能、超声心动图	**长期医嘱** □ 外科护理常规 □ 二级或三级护理 □ 饮食：根据患者情况而定 □ 患者既往基础用药 □ 其他相关治疗 **临时医嘱** □ 术前医嘱： □ 拟明日全身麻醉下行 LC 术 □ 术前禁食 4~6 小时，禁水 2~4 小时 □ 药物过敏皮肤试验 □ 麻醉前用药（术前 30 分钟） □ 术中特殊用药带药 □ 带影像学资料入手术室
主要护理工作	□ 介绍病房环境、设施 □ 入院护理评估 □ 健康教育 □ 患者活动：无限制 □ 饮食：半流质饮食或全流质饮食 □ 执行入院后医嘱 □ 心理支持 □ 指导进行相关检查等 □ 静脉采血	□ 患者活动：无限制 □ 饮食：禁食（术前常规禁食 6 小时、禁水 2 小时） □ 静脉采血 □ 配血、胃肠道准备、药敏试验等备皮、配血、胃肠道准备、药敏试验等 □ 健康教育、心理支持、卫生知识及手术知识宣教 □ 饮食：术前禁食、禁水 □ 术前更衣，取下义齿、饰物告知患者及家属术前流程及注意事项 □ 术前手术患者用物准备 □ 促进睡眠（环境、药物）

续　表

日期	住院第 1 天	住院第 2 天 （手术准备日）
病情 变异 记录	□无　□有，原因： 1. 2.	□无　□有，原因： 1. 2.
护士 签名		
医师 签名		

日期	住院第 3 天（手术日）	
	术前、术中	术后
主要诊疗工作	□ 送患者入手术室 □ 麻醉准备，监测生命体征 □ 施行手术 □ 保持各引流管通畅 □ 解剖标本，送病理检查	□ 麻醉医师完成麻醉记录 □ 完成术后首次病程记录 □ 完成手术记录 □ 向患者及家属说明手术情况
重点医嘱	**长期医嘱** □ 慢性胆囊炎常规护理 □ 一级护理 □ 禁食 **临时医嘱** □ 术前 0.5～1.0 小时使用预防性抗菌药物 □ 液体治疗 □ 相应治疗（视情况）	**长期医嘱** □ 胆囊切除术后常规护理 □ 一级护理 □ 禁食 □ 监测生命体征 □ 记录 24 小时液体出入量 □ 常规雾化吸入，一天两次 □ 监测血糖（视情况） □ 必要时测定中心静脉压 □ 必要时使用制酸剂 **临时医嘱** □ 吸氧 □ 液体治疗 □ 必要时查血尿淀粉酶、出凝血功能等 □ 明晨查血常规、电解质或肝功能等
主要护理工作	□ 一级护理 □ 心理支持 □ 术前更衣 □ 饮食指导：禁食、禁水 □ 健康教育 □ 安排陪护送患者入手术室	□ 一级或特级护理 □ 吸氧、心电监护、血氧饱和度监测 □ 密切观察患者情况，包括神志、生命体征、伤口敷料、腹部体征、尿量等 □ 术后去枕平卧 6 小时，清醒后平卧，头偏一侧 □ 协助患者床上改变体位及足部活动 □ 禁食、禁水，术后 8 小时流质饮食 □ 心理支持（患者及家属） □ 疼痛护理 □ 生活护理：口腔护理、女性会阴冲洗 □ 留置管道护理及指导（留置腹腔引流管） □ 营养支持护理 □ 鼓励患者自行排尿 □ 遵医嘱用药 □ 静脉采血
病情变异记录	□ 无　□ 有，原因： 1. 2.	□ 无　□ 有，原因： 1. 2.
护士签名		
医师签名		

日期	住院第 4 天 （术后第 1 日）	住院第 5 天 （术后第 2 日或出院日）
主要诊疗工作	□ 上级医师查房 □ 观察病情变化 □ 观察引流量和性状 □ 检查手术伤口，更换敷料 □ 分析实验室检验结果 □ 维持水电解质平衡 □ 住院医师完成常规病程记录	□ 上级医师查房 □ 观察腹部、肠功能恢复情况 □ 观察引流量和颜色 □ 住院医师完成常规病程记录 □ 必要时予相关特殊检查
重点医嘱	**长期医嘱** □ 二级或三级护理（视情况） □ 患者既往基础用药 □ 无感染征象时停用抗菌药物 **临时医嘱** □ 液体治疗及纠正水电解质失衡 □ 更换手术伤口敷料	**长期医嘱** □ 二级或三级护理（视情况） □ 肛门排气后改流质饮食 □ 停止记 24 小时出入量 □ 减少或停止肠外营养或液体治疗 **临时医嘱** □ 复查血常规、生化、肝功能 □ 必要时行 X 线胸片、超声
主要护理工作	□ 一级护理 □ 严密观察患者生命体征、腹部体征、黄疸情况以及引流管的情况 □ 心理支持（患者及家属） □ 饮食：流质饮食 □ 活动：指导床边活动 □ 康复指导 □ 遵医嘱静脉采血	□ 二级护理 □ 观察患者腹部体征及肠道功能恢复的情况 □ 胃肠功能恢复，指导清流质饮食，协助或指导生活护理 □ 体位与活动：自主体位，鼓励离床活动 □ 营养支持护理 □ 康复指导
病情变异记录	□ 无　□ 有，原因： 1. 2.	□ 无　□ 有，原因： 1. 2.
护士签名		
医师签名		

慢性胆囊炎临床路径释义（日间手术版）

【医疗质量控制指标】

指标一、诊断需临床表现和辅助检查。

指标二、对于慢性胆囊炎、胆囊结石患者，应按是否有症状、是否有并发症分别进行个体化治疗，严格评估手术切除指征。

指标三、基本外科治疗指征：①症状无缓解或反复发作，影响生活和工作者；②胆囊壁逐渐增厚达4mm及以上；③胆囊结石逐年增多和增大，合并胆囊功能减退或障碍；④胆囊壁呈陶瓷样改变。

指标四、合并相关并发症，如胆囊萎缩、急性胆囊炎伴急性腹膜炎、胆源性胰腺炎、Mirizzi综合征、胆囊-消化道内瘘、合并胆总管结石、结石性肠梗阻、胆囊癌等，不进入本临床路径。

指标五、无日间腹腔镜胆囊切除手术的禁忌证，如无发热、无黄疸病史、无严重合并疾病、美国麻醉医师协会（American Society of Anesthesiologists，ASA）≤Ⅱ级等。

一、慢性胆囊炎编码

疾病名称及编码：胆囊结石伴慢性胆囊炎（ICD-10：K80.1）

慢性胆囊炎（ICD-10：K81.1）

手术操作名称及编码：腹腔镜下胆囊切除术（ICD-9-CM-3：51.23）

二、临床路径检索方法

（K80.1/K81.1）伴51.23

三、国家医疗保障疾病诊断相关分组（CHS-DRG）

MDCH 肝、胆、胰疾病及功能障碍

HZ2 胆道其他疾患

四、慢性胆囊炎临床路径标准住院流程

（一）适用对象

第一诊断为慢性胆囊炎或合并胆囊结石（ICD-10：K80.1/K81.1），行腹腔镜胆囊切除术（ICD-9-CM-3：51.23）。

> **释义**
> - 适用对象编码参见第一部分。
> - 本路径适用对象为慢性胆囊炎或合并胆囊结石
> - 根据病情程度评估，具有手术适应证者可行腹腔镜胆囊切除术。

（二）诊断依据

根据《临床诊疗指南·普通外科分册》（中华医学会编，人民卫生出版社，2006年，第1版），全国高等学校教材《外科学》（陈孝平，汪建平，赵继宗主编，人民卫生出版社，2018年，第9版），《黄家驷外科学》（吴孟超，吴在德主编，人民卫生出版社，2021年，第8版）。

1. 症状：右上腹持续性隐痛或胀痛，可放射到右肩胛区，高脂餐后加剧；反复发作的胃灼热，嗳气，反酸，腹胀，恶心等消化不良症状。

2. 体征：大多无阳性体征，部分患者有胆囊点的压痛或叩击痛。

3. 实验室检查：白细胞计数可不升高，少数患者转氨酶升高。

4. 影像学检查：超声检查可明确诊断，合并胆囊结石且发生过黄疸、胰腺炎的患者应行 MRCP 检查了解肝内外胆管情况。

> **释义**
>
> ■ 慢性胆囊炎是急性胆囊炎反复发作或长期存在胆囊结石的结果，致使胆囊萎缩、囊壁增厚、内含结石，伴胆囊功能障碍。
>
> ■ B 超是诊断胆系疾病的首选方法，可同时查腹部其他脏器，对胆囊结石诊断的准确率达 95% 以上，能发现直径 2~3mm 大小的胆囊壁隆起性病变，可提示胆囊大小、胆囊收缩功能、胆囊壁的厚度以及结石大小等。
>
> ■ 胆囊结石伴慢性胆囊炎患者一旦出现黄疸或胰腺炎，应考虑到 Mirizzi 综合征或胆囊结石进入胆总管，或其他原因引起的梗阻性黄疸，此时应行 MRCP 及 CT 等检查，同时排除内科型黄疸。
>
> ■ 慢性胆囊炎需与胆囊胆固醇沉积症、胆囊腺肌增生症、胆囊神经瘤病等鉴别。

（三）选择治疗方案的依据

根据《临床诊疗指南·普通外科分册》（中华医学会编，人民卫生出版社，2006 年，第 1 版），全国高等学校教材《外科学》（陈孝平，汪建平，赵继宗主编，人民卫生出版社，2018 年，第 9 版），《黄家驷外科学》（吴孟超，吴在德主编，人民卫生出版社，2021 年，第 8 版）。

拟行腹腔镜胆囊切除术。

> **释义**
>
> ■ 根据《外科学》教材建议，对于有症状和/或并发症的胆囊结石，首选腹腔镜胆囊切除术，对于无症状的胆囊结石患者，以下情况可考虑手术治疗：①结石数量多及结石直径大于 2~3cm；②胆囊壁钙化或瓷性胆囊；③伴有胆囊息肉直径大于 1cm；④胆囊壁厚大于 3mm 伴有慢性胆囊炎；⑤儿童胆囊结石无症状原则上不手术。对年迈体弱或伴有重要器官严重器质性病变存在手术禁忌患者，可采用非手术治疗。对于慢性胆囊炎不宜进行手术或无明显急性症状者，利胆及补充消化酶治疗常可改善症状。
>
> ■ 腹腔镜胆囊切除术中，遇到因解剖关系复杂、胆囊炎症反应重、周围组织粘连致密等情况，应果断中转为开腹手术。

（四）标准住院日

2 天。

> **释义**
>
> ■慢性胆囊炎或合并胆囊结石患者门诊常规术前检查需准备1~2天，入院日实施手术，术后恢复1天，总住院时间小于2天，符合本路径要求。

（五）进入路径标准

1. 第一诊断必须符合 ICD-10：K80.1/K81.1 慢性胆囊炎或合并胆囊结石疾病。
2. 当患者合并其他疾病，但住院期间不需要特殊处理也不影响第一诊断的临床路径流程实施时，可以进入路径。

> **释义**
>
> ■患者合并高血压、糖尿病、冠状动脉粥样硬化性心脏病、慢性阻塞性肺疾病、慢性肾病等其他慢性疾病需术前对症治疗时，如果 ASA≤Ⅱ级，不延长术前准备时间，可进入本路径；如 ASA≥Ⅱ级，则不进入本临床路径。如果需要特殊准备或经治疗稳定后才能行手术或接受抗凝、抗血小板治疗等，应先进入相应内科疾病的诊疗路径。

（六）院前准备

1. 必须的检查项目：
（1）血常规、尿常规、大便常规+隐血。
（2）肝功能、肾功能、电解质、凝血功能、感染性疾病筛查、血型。
（3）腹部超声。
（4）心电图、胸部 X 线平片。
2. 根据患者病情选择的检查项目：消化系统肿瘤标志物（CEA、CA19-9）、MRCP 或上腹部 CT、血气分析、肺功能、超声心动图检查。
3. 麻醉科门诊随诊排除麻醉禁忌，专科门诊随诊确认手术适应证并排除手术禁忌。

> **释义**
>
> ■必查项目是评估患者一般状况及重要脏器功能，判断患者能否耐受麻醉、手术，确保手术安全、有效的基础，需在术前完成。尤其对年龄较大、病程较长的胆囊结石伴慢性胆囊炎患者，应筛查肿瘤标志物，完善 MRCP 等影像学检查，注意与胆囊癌相鉴别。
>
> ■检查项目均在入院前于门诊完成。
>
> ■术前评估、麻醉评估均在入院前于门诊完成。
>
> ■高龄患者或心肺功能异常患者，术前根据病情增加肺功能、血气分析、超声心动图、头颅 MR 等相应检查，如 ASA≥Ⅱ级，则不进入本临床路径。

（七）抗菌药物选择与使用时机

1. 抗菌药物：按照《抗菌药物临床应用指导原则》（卫医发〔2015〕43 号）执行。可考虑使用第一代或第二代头孢菌素术前0.5~1.0小时预防感染；明确存在感染患者，可经验性选用覆盖肠道革兰阴性杆菌，肠球菌属等需氧菌属和脆弱拟杆菌等厌氧菌属抗菌药，后期可根据药敏试验结果调整抗菌药物。

2. 在给予抗菌药物治疗之前应尽可能留取相关标本送培养，获病原菌后进行药敏试验，作为可能调整用药的依据。

> **释义**
>
> ■ 腹腔镜胆囊切除手术切口属于Ⅱ类切口，根据《抗菌药物临床应用指导原则》（卫医发〔2015〕43号），需于术前0.5~1.0小时及术后预防性使用抗菌药物，常选择对革兰阴性杆菌敏感的抗菌药物，如第二代头孢菌素。Ⅱ类切口的术后预防性用药时间为24小时，必要时可延长至48小时。
>
> ■ 抗菌药物的有效覆盖时间应包括整个手术过程。手术时间较短（<2小时）的清洁手术术前给药1次即可。如手术时间超过3小时或超过所用药物半衰期的2倍以上，或成人出血量超过1500ml，术中应追加1次。
>
> ■ 如果术前已存在感染，可选用对肠道致病菌敏感的抗菌药物，推荐二代或三代头孢菌素。治疗前尽可能留取标本培养，根据药敏试验结果选用敏感抗菌药物。

（八）手术日

入院当日。

1. 麻醉方式：气管插管全身麻醉。
2. 手术方式：腹腔镜胆囊切除术。
3. 术中用药：麻醉常规用药。
4. 输血：根据术前血红蛋白状况及术中出血情况而定。
5. 病理学检查：切除标本解剖后作病理学检查，必要时行术中冷冻病理学检查。

> **释义**
>
> ■ 腹腔镜胆囊切除术多选择气管插管全身麻醉。
>
> ■ 胆囊切除的要点是认清胆囊管与肝总管及胆总管三者的位置关系，警惕和辨认胆囊三角的解剖变异，保留0.5cm长的胆囊管残端，避免胆管损伤。
>
> ■ 术前用抗菌药物参考《抗菌药物临床应用指导原则》执行。
>
> ■ 若遇术中剥离显露范围较广泛，必要时可使用止血药。
>
> ■ 是否输血依照术中出血量及血常规检测指标而定，必要时输红细胞悬液或血浆。
>
> ■ 对切除的胆囊均应及时剖开，检查胆囊黏膜是否光滑，是否呈局限增厚及伴新生物形成。如可疑合并恶性病变应及时送术中冷冻病理学检查，待检查结果回报后决定是否需进一步扩大手术。术后常规送石蜡病理检查。

（九）术后住院恢复

1天。

1. 可选复查的检查项目：血常规、肝肾功能、电解质。
2. 术后用药：抗菌药物使用按照《抗菌药物临床应用指导原则》（卫医发〔2015〕43号）

执行。如有继发感染征象，尽早开始抗菌药物的经验治疗。经验治疗需选用能覆盖肠道革兰阴性杆菌、肠球菌属等需氧菌和脆弱拟杆菌等厌氧菌的药物。

3. 严密观察有无胆漏、出血等并发症，并作相应处理。

4. 术后饮食指导。

> **释义**
>
> ■ 术后必须复查血常规、肝肾功能、电解质项目，必要时检查血、尿淀粉酶，并根据病情变化增加检查的频次。其他复查项目需根据具体病情和恢复情况选择，不局限于路径中项目。
>
> ■ 胆囊切除术后并发症有胆道损伤、胆漏、出血、胆道狭窄等，其中早期并发症以胆漏及出血最为常见。术后应严密观察腹部症状及体征，如放置腹腔引流管应严密观察引流情况，若引流液含有胆汁，即考虑胆漏可能，结合腹部B超可动态观察。

（十）出院标准

1. 一般状况好，体温正常，无明显腹痛。

2. 可进半流质饮食，可以自由活动，无明显腹部体征。

3. 实验室检查基本正常。

4. 切口愈合良好：引流管拔除，伤口无感染，无皮下积液（或门诊可处理的少量积液），可门诊拆线。

> **释义**
>
> ■ 主治医师应在患者出院前，评估一般状况、体温、饮食及二便情况，根据腹部查体及复查各项目的检查结果决定能否出院。如果确有需要继续留院治疗的情况，超出了路径所规定的时间，应先处理并发症，符合出院条件后再准许患者出院。

（十一）变异及原因分析

1. 术前合并其他基础疾病影响手术的患者，需要进行相关的诊断和治疗。

2. 术中发现意外胆囊癌、肝癌等，则进入相应路径。

3. 术后出现并发症（胆漏、出血等）的患者，住院时间延长，费用增加。

4. 合并不可逆转的凝血酶原时间异常。

> **释义**
>
> ■ 如患者不能按照要求或因节假日等原因无法完成检查，或路径指示应当于某一天的操作不能如期进行而需延期的，这种轻微变异不会对最终结果产生重大改变，也不会显著增加住院天数和住院费用，可不退出本路径。
>
> ■ 出现患者不同意手术或因合并的基础疾病需做进一步诊断和治疗、术中发现合并其他疾病、术后出现严重并发症或合并不可逆转的凝血酶原时间异常等情况，要求离院或转院等重大变异时，须及时退出本路径。将特殊的变异原因进行归纳、总结，以为重新修订路径作参考。

五、慢性胆囊炎行腹腔镜胆囊切除临床路径给药方案

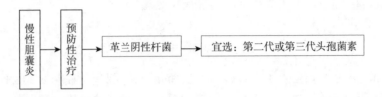

1. 用药选择：

（1）为预防术后切口感染，应主要针对革兰阴性杆菌选用药物。

（2）建议使用第二代头孢菌素，有反复感染史者可选用第三代头孢菌素；明确感染患者，可根据药敏试验结果调整抗菌药物。第二代头孢菌素注射剂有头孢呋辛、头孢替安等，第三代头孢菌素注射剂有头孢他啶、头孢哌酮、头孢曲松，口服制剂有头孢克洛、头孢呋辛酯和头孢丙烯等。

（3）慢性胆囊炎术前或术后伴发消化不良症状者，利胆及补充消化酶治疗可改善患者症状。

2. 药学提示：

（1）第二代头孢菌素：主要用于治疗革兰阳性球菌，以及大肠杆菌、奇异变形杆菌等所致的感染。用于腹腔感染和盆腔感染时需与抗厌氧菌药合用，也用于手术前预防用药。

（2）第三代头孢菌素：适用于敏感肠杆菌科细菌等革兰阴性杆菌所致严重感染。治疗腹腔、盆腔感染时需与抗厌氧菌药如甲硝唑合用。本类药物对化脓性链球菌、肺炎链球菌、甲氧西林敏感葡萄球菌所致的各种感染亦有效，但并非首选药。头孢他啶、头孢哌酮尚可用于铜绿假单胞菌所致的各种感染。

3. 注意事项：

（1）在给予抗菌药物治疗之前应尽可能留取血液、胆汁等相关标本送培养，获病原菌后进行药敏试验，作为调整用药的依据。

（2）用药前必须详细询问患者先前有否对头孢菌素类、青霉素或其他药物的过敏史。

（3）注意根据患者肝肾功能选择适宜抗菌药物及合理剂量。

六、慢性胆囊炎行腹腔镜胆囊切除临床路径护理规范

1. 术前护理：

（1）休息与活动：注意休息，避免劳累。

（2）病情观察：注意观察患者的体温、脉搏、呼吸、血压、尿量及腹痛情况；观察患者有无发热、寒战、皮肤及巩膜颜色变化。

（3）疼痛护理：观察疼痛部位、性质、发作时间、诱因及相关因素，为治疗护理提供依据。

（4）饮食护理：给予低脂肪、高蛋白、高碳水化合物、高维生素的普通饮食或半流质饮食，忌食高脂类、油炸类及刺激性饮食，避免诱发急性胆囊炎而影响手术。病情严重者予以禁食、胃肠减压、以减轻腹胀和腹痛。不能经口进食或进食不足者，通过肠外营养途径给予补充。

（5）协助检查：配合完成 B 超、血常规、生化、肝肾功能、电解质、凝血功能、心电图、X 线胸片等检查。

2. 术后护理：

（1）全身麻醉术后护理常规：心电监护、血氧饱和度监护；观察生命体征变化、意识状态变化、腹部体征变化和腹腔引流情况，监测出入量，常规护理记录。

（2）营养支持：术后禁食 6 小时，术后 24 小时内以无脂流质、半流质饮食为主，逐渐过渡至低脂饮食。

（3）高碳酸血症护理：表现为呼吸浅慢、$PaCO_2$升高。为避免高碳酸血症的发生，术后常规低流量吸氧，鼓励患者深呼吸，有效咳嗽，促进机体内 CO_2 排出。

（4）肩背部酸痛护理：腹腔中 CO_2 可聚集在膈下产生碳酸，刺激膈肌及胆囊床创面，引起术后不同程度的腰背痛、肩部不适或疼痛。一般无需特殊处理，可自行缓解。

（5）并发症的观察与护理：观察生命体征、腹部体征及腹腔引流液情况。若患者出现发热、腹胀和腹痛等腹膜炎表现，或腹腔引流液呈胆汁样，常提示发生胆漏。一旦发生，及时报告医师并协助处理。

3. 健康指导：

（1）术后一周内能做轻微的活动，3周内不能提重物。

（2）指导患者低脂清淡进食，忌食油腻辛辣刺激性食物；脂肪摄入量要加以限制，忌饱食、硬食、过冷食物，建议少食多餐，餐后不宜过量运动。

（3）出现腹部、肩部轻微疼痛为正常现象，可酌情服用镇痛药。

（4）按时复查：若不明原因出现发热、腹痛、黄疸、伤口处红肿热痛、伤口伴有异味情况。需及时就医。

（5）保证充足休息和睡眠，适当锻炼。

七、慢性胆囊炎行腹腔镜胆囊切除临床路径营养治疗规范

1. 入院前评估患者的饮食习惯，指出不合理饮食，根据实际情况介绍合理饮食。

2. 入院前1天口服缓泻剂，术前晚进食流质饮食，禁食4~6小时，禁水2~4小时。

3. 术后8小时后进无渣低脂流质饮食。不宜进食油腻、甜腻流质饮食，如汤汁、牛奶等易胀气的食物。

4. 术后第1天如肠功能已恢复，可进低脂流质饮食或半流质饮食，少量多餐。如肠功能未恢复，仍进食无渣低脂流质饮食。

5. 出院后1个月内勿进食产气食物，如牛奶、豆浆、碳酸饮料等。饮食以清淡饮食为主，可补充维生素、新鲜果蔬，以及优质蛋白，不宜油腻饮食及刺激性饮食。鼓励少食多餐。

八、慢性胆囊炎行腹腔镜胆囊切除临床路径患者健康宣教

总体健康宣教内容：入院指导，诊断，检查，治疗方案，护理具体措施，饮食指导，活动，教育，出院计划，出院注意事项等。

1. 入院前宣教：病区及治疗单元介绍，住院规章制度，生活、饮食治疗，检查及治疗流程，基本护理流程等。

2. 术前宣教：心理辅导，腹腔镜手术的介绍，术前饮食指导，生活习惯注意事项，术前检查完备，指导并配合术前准备工作，指导锻炼床上排尿和排便，指导有效咳嗽、深呼吸等。

3. 术后宣教：观察生命体征注意事项，伤口注意事项，引流管注意事项，术后活动及饮食宣教。

4. 出院时宣教：伤口换药及拆线事项、引流管护理事项（如果带管出院）、饮食及生活注意事项、术后复查注意事项。

九、推荐表单

（一）医师表单

慢性胆囊炎行腹腔镜胆囊切除临床路径医师表单

适用对象：第一诊断为慢性胆囊炎或合并胆囊结石（ICD-10：K80.1/K81.1）

行腹腔镜胆囊切除术（ICD-9-CM-3：51.23）

患者姓名：	性别：	年龄：	门诊号：	住院号：
住院日期： 年 月 日	出院日期： 年 月 日		标准住院日：2 天	

日期	住院前 2 天	住院第 1 天（手术日）
主要诊疗工作	□ 开具实验室检查单 □ 初步确定诊治方案和特殊检查项目 □ 完成术前评估（外科评估和麻醉评估） □ 完成必要的相关科室会诊 □ 向患者及家属交代围手术期注意事项	□ 询问病史与体格检查 □ 完成住院病历和首次病程记录 □ 上级医师查房 □ 手术医嘱 □ 完成术前准备 □ 住院医师完成上级医师查房记录、术前小结等 □ 完成术前总结 □ 签署手术知情同意书（含标本处置）、自费用品协议书、输血同意书、麻醉同意书或授权委托书 □ 送患者入手术室 □ 麻醉准备，监测生命体征 □ 施行手术 □ 保持各引流管通畅 □ 解剖标本，送病理检查 □ 麻醉医师完成麻醉记录 □ 完成术后首次病程记录 □ 完成手术记录 □ 向患者及家属说明手术情况
重点医嘱	□ 门诊检查 □ 血常规、血型、尿常规、大便常规 □ 凝血功能、电解质、肝肾功能、感染性疾病筛查 □ 心电图、胸部 X 线平片 □ 腹部超声 □ 必要时上腹部 CT 或 MRCP □ 必要时行血气分析、肺功能、超声心动图 □ 术前禁食 4~6 小时，禁水 2~4 小时	**术前长期医嘱** □ 外科护理常规 □ 二级或三级护理 □ 饮食：禁食、禁水 □ 患者既往基础用药 □ 其他相关治疗 **术前临时医嘱** □ 拟今日全身麻醉下行 LC 术 □ 药物过敏皮肤试验 □ 术中特殊用药带药 □ 带影像学资料入手术室 □ 术前 0.5~1.0 小时使用预防性抗菌药物 □ 液体治疗，相应治疗（视情况） **术后长期医嘱** □ 胆囊切除术后常规护理 □ 一级护理 □ 禁食 □ 监测生命体征 □ 记录 24 小时液体出入量 □ 雾化吸入（视情况），一天两次 □ 监测血糖（视情况） □ 必要时测定中心静脉压 □ 必要时使用抑酸剂 **术后临时医嘱** □ 吸氧（视情况） □ 液体治疗 □ 必要时查血尿淀粉酶、凝血功能等 □ 明晨查血常规、电解质或肝功能等

续　表

日期	住院前 2 天	住院第 1 天（手术日）
病情 变异 记录	□ 无　□ 有，原因： 1. 2.	□ 无　□ 有，原因： 1. 2.
医师 签名		

日期	住院第 2 天 （出院日）
主要诊疗工作	□ 观察病情变化，观察腹部、肠功能恢复情况 □ 观察引流量和性状，评估是否拔除引流管 □ 检查手术伤口，更换敷料 □ 分析实验室检验结果，必要时予相关特殊检查 □ 维持水电解质平衡 □ 住院医师完成常规病程记录 □ 上级医师查房，明确是否符合出院标准 □ 完成出院记录、病案首页、出院证明书等 □ 通知出入院处 □ 通知患者及家属 □ 向患者告知出院后注意事项，如康复计划、返院复诊、后续治疗及相关并发症的处理等 □ 出院小结、诊断证明书及出院须知交予患者
重点医嘱	**长期医嘱** □ 二级或三级护理（视情况） □ 流质饮食 □ 患者既往基础用药 □ 无感染征象时停用抗菌药物 □ 停止肠外营养或液体治疗 **临时医嘱** □ 更换手术伤口敷料 □ 必要时行超声检查等 **出院医嘱** □ 出院后相关用药 □ 术后 7 日门诊拆线
病情变异记录	□ 无　□ 有，原因： 1. 2.
医师签名	

（二）护士表单

慢性胆囊炎行腹腔镜胆囊切除临床路径护士表单

适用对象：第一诊断为慢性胆囊炎或合并胆囊结石（ICD-10：K80.1/K81.1）

行腹腔镜胆囊切除术（ICD-9-CM-3：51.23）

患者姓名：		性别：	年龄：	门诊号：	住院号：
住院日期：	年 月 日	出院日期：		年 月 日	标准住院日：2 天

日期	住院前 2 天	住院第 1 天（手术日）
健康宣教	□ 住院前宣教 □ 介绍科室负责人，主管医疗组成员、护士长、主管护士 □ 介绍病房环境、设施 □ 介绍住院期间规章制度及注意事项 □ 告知探视陪护须知	□ 术前宣教 □ 宣教疾病知识、术前准备及手术过程 □ 告知准备物品 □ 告知术后饮食、活动及探视注意事项 □ 告知术后可能出现的情况及应对方式 □ 主管护士与患者沟通，了解并指导心理应对 □ 告知家属等候区位置 □ 术后当日宣教 □ 告知监护设备、管路功能及注意事项 □ 告知饮食、体位要求 □ 告知疼痛注意事项 □ 告知术后可能出现情况及应对方式 □ 告知用药情况 □ 给予患者及家属心理支持 □ 再次明确探视陪护须知
护理处置	□ 协助医师完成术前检查检验 □ 卫生处置：剪指（趾）甲、沐浴 □ 饮食指导：半流质饮食/糖尿病饮食	□ 核对患者姓名，佩戴腕带 □ 建立入院护理病历、制订护理计划 □ 术前准备 □ 备皮、药物过敏试验 □ 术前禁食 4~6 小时，禁水 2~4 小时 □ 必要时行肠道准备（清洁肠道） □ 麻醉前用药，术前 30 分钟静脉滴注抗菌药物 □ 术中特殊用药、带药 □ 健康教育、心理支持 □ 送手术 　摘除患者各种活动物品 　核对患者身份，携带病历、所需药品及相关资料 □ 术中 　核对患者身份，携带病历、所需药品及相关资料，血型核对、传染病核对 □ 送病理 □ 接手术 　核对患者身份，携带病历、带回药品及相关资料，填写手术交接单，签字确认 □ 清醒后平卧，头偏一侧，协助改变体位及足部活动 □ 静脉采血 □ 记录 24 小时出入量 □ 病情观察，写护理记录 □ 心理支持（患者及家属） □ 夜间巡视

续　表

日期	住院前 2 天	住院第 1 天（手术日）
基础护理		□ 术前二级或三级护理 □ 术后一级护理 □ 卧位护理：协助翻身、床上移动、预防压疮、排泄护理 □ 患者安全管理
专科护理	□ 告知患者及家属术前流程及注意事项	□ 备皮、胃肠道准备（必要时） □ 术中特殊用药准备 □ 术前手术物品准备（如腹带等） □ 术后去枕平卧 6 小时，协助改变体位及足部活动 □ 禁食、禁水 □ 静脉采血 □ 生命体征监测，密切观察患者情况，写护理记录 □ 疼痛护理 □ 遵医嘱给予药物治疗、液体治疗 □ 管道护理及指导（必要时填写脱管高危防范表） □ 记录 24 小时出入量 □ 营养支持护理 □ 心理支持（患者及家属）
重点医嘱	□ 详见医嘱执行单	□ 详见医嘱执行单
病情变异记录	□ 无　□ 有，原因： 1. 2.	□ 无　□ 有，原因： 1. 2.
护士签名		

日期	住院第 2 天 （出院日）
健 康 宣 教	☐ 术后宣教 ☐ 药物作用及频率 ☐ 活动指导 ☐ 复查患者对术前宣教内容的掌握程度 ☐ 告知预防肺部感染及下肢静脉血栓注意事项 ☐ 下床活动注意事项 ☐ 恢复饮食注意事项 ☐ 拔腹腔引流管后注意事项 ☐ 出院宣教 ☐ 复查时间 ☐ 服药方法 ☐ 活动休息 ☐ 指导饮食 ☐ 康复计划及后续治疗方案 ☐ 指导办理出院手续
护 理 处 置	☐ 指导流质饮食 ☐ 协助完成复查项目 ☐ 办理出院手续 ☐ 书写出院小结
基础 护理	☐ 二级或三级护理 ☐ 晨间护理 ☐ 患者安全管理
专 科 护 理	☐ 自主体位，指导清流质饮食 ☐ 观察患者腹部体征及肠道功能恢复的情况 ☐ 康复及出院指导 ☐ 办理出院手续 ☐ 复诊时间 ☐ 作息、饮食、活动 ☐ 日常保健 ☐ 清洁卫生 ☐ 疾病知识及后续治疗
重点 医嘱	☐ 详见医嘱执行单
病情 变异 记录	☐ 无　☐ 有，原因： 1. 2.
护士 签名	

（三）患者表单

慢性胆囊炎行腹腔镜胆囊切除临床路径患者表单

适用对象：第一诊断为慢性胆囊炎或合并胆囊结石（ICD-10：K80.1/K81.1）
　　　　　行腹腔镜胆囊切除术（ICD-9-CM-3：51.23）

患者姓名：	性别：　　年龄：　　门诊号：	住院号：
住院日期：　　年　月　日	出院日期：　　年　月　日	标准住院日：2 天

日期	住院前 2 天	住院第 1 天（手术日）
医患配合	□ 医师询问病史、既往病史、用药情况，收集资料 □ 进行体格检查 □ 配合完善术前相关检查，术前宣教 □ 术前用物准备 □ 医师与患者及家属介绍病情及手术谈话	□ 术前签字 □ 术前准备 □ 饮食：术前禁食、禁水 □ 术前沐浴、更衣，取下义齿、饰物 □ 了解术前流程及注意事项 □ 备皮、胃肠道准备（必要时） □ 配合摘除各种活动物品 □ 配合麻醉医师，告知病史，有无活动性义齿等 □ 配合进行静脉通路建立 □ 术前宣教 □ 与主管医师沟通，加强心理应对 □ 用药：抗菌药物、抑酸（必要时）、补液药物的应用
护患配合	□ 护士行入院护理评估（简单询问病史） □ 接受入院宣教 □ 术前用物准备 □ 探视及陪护制度	□ 术前宣教 □ 与主管护士沟通，加强心理应对 □ 禁食、禁水 □ 家属等候区等候 □ 一级护理 □ 配合完成手术交接 □ 术前 30 分钟使用抗菌药物 □ 术后心电监护、监测生命体征 □ 吸氧 □ 注意留置管路安全与通畅 □ 用药：抗菌药物、抑酸（必要时）、补液药物的应用 □ 护士行晨晚间护理 □ 配合监测出入量 □ 注意探视及陪护时间 □ 护士协助记录出入量
饮食	□ 低脂饮食	□ 禁食、禁水
排泄	□ 日常排泄	□ 护士协助活动、排泄等生活护理
活动	□ 患者活动无特殊限制	□ 平卧休息

日期	住院第 2 天 （出院日）
医 患 配 合	□ 医师巡视，查体，评估实验室检查结果 □ 视情况拔除腹腔引流管 □ 无感染时停止抗菌药物 □ 停止静脉输液 □ 注意探视及陪护时间 □ 切口注意事项 □ 出院宣教 □ 接受出院前康复宣教 □ 学习出院注意事项 □ 了解复查程序 □ 办理出院手续，取出院带药
护 患 配 合	□ 护士了解病情配合下床活动 □ 二级或三级护理 □ 配合术后营养及康复指导 □ 出院宣教 □ 接受出院前康复宣教
饮食	□ 低脂流质饮食
排泄	□ 自行排泄
活动	□ 下床活动

附：原表单（2019 年）

慢性胆囊炎行腹腔镜胆囊切除的临床路径表单

适用对象：第一诊断为慢性胆囊炎或合并胆囊结石（ICD-10：K80.1/K81.1）
　　　　　行腹腔镜胆囊切除术（ICD-9-CM-3：51.23）

患者姓名：	性别：	年龄：	门诊号：	住院号：
住院日期：　年　月　日	出院日期：　年　月　日			标准住院日：2 天

日期	住院前 2 天	住院第 1 天（手术日）
主要诊疗工作	□ 开具实验室检查单 □ 初步确定诊治方案和特殊检查项目 □ 完成术前评估 □ 完成必要的相关科室会诊 □ 向患者及家属交代围手术期注意事项	□ 询问病史与体格检查 □ 完成住院病历和首次病程记录 □ 上级医师查房 □ 手术医嘱 □ 完成术前准备 □ 住院医师完成上级医师查房记录、术前小结等 □ 完成术前总结 □ 签署手术知情同意书（含标本处置）、自费用品协议书、输血同意书、麻醉同意书或授权委托书 □ 送患者入手术室 □ 麻醉准备，监测生命体征 □ 施行手术 □ 保持各引流管通畅 □ 解剖标本，送病理检查 □ 麻醉医师完成麻醉记录 □ 完成术后首次病程记录 □ 完成手术记录 □ 向患者及家属说明手术情况
重点医嘱	**门诊检查** □ 血常规、血型、尿常规、大便常规+隐血 □ 凝血功能、电解质、肝肾功能、感染性疾病筛查 □ 心电图、胸部 X 线平片 □ 腹部超声 □ 必要时上腹部 CT 或 MRCP □ 必要时行血气分析、肺功能、超声心动图 □ 术前禁食 4~6 小时，禁水 2~4 小时	**术前长期医嘱** □ 外科护理常规 □ 二级或三级护理 □ 饮食：禁食、禁水 □ 患者既往基础用药 □ 其他相关治疗 **术前临时医嘱** □ 拟今日全身麻醉下行 LC 术 □ 药物过敏皮肤试验 □ 术中特殊用药带药 □ 带影像学资料入手术室 □ 术前 0.5~1.0 小时使用预防性抗菌药物 □ 液体治疗，相应治疗（视情况） **术后长期医嘱** □ 胆囊切除术后常规护理 □ 一级护理 □ 禁食 □ 监测生命体征 □ 记录 24 小时液体出入量 □ 常规雾化吸入（视情况），一天两次 □ 监测血糖（视情况） □ 必要时测定中心静脉压 □ 必要时使用制酸剂 **术后临时医嘱** □ 吸氧（视情况） □ 液体治疗 □ 必要时查血尿淀粉酶、出凝血功能等 □ 明晨查血常规、电解质或肝功能等

日期	住院前 2 天	住院第 1 天（手术日）
主要护理工作	□ 患者活动：无限制 □ 饮食：半流质饮食或全流质饮食 □ 心理支持 □ 指导进行相关检查等 □ 静脉采血 □ 饮食：禁食（术前常规禁食 6 小时、禁水 2 小时） □ 告知患者及家属术前流程及注意事项	**术前** □ 介绍病房环境、设施 □ 入院护理评估 □ 配血、药敏试验等 □ 健康教育、心理支持、卫生知识及手术知识宣教 □ 术前更衣，取下义齿、饰物 □ 术前手术患者用物准备 □ 二级或三级护理 □ 心理支持 □ 饮食指导：禁食、禁水 □ 安排陪护送患者入手术室 **术后** □ 一级/特级护理 □ 吸氧、心电监护、血氧饱和度监测 □ 密切观察患者情况，包括神志、生命体征、伤口敷料、腹部体征、尿量等 □ 术后去枕平卧 6 小时，清醒后平卧，头偏一侧 □ 协助患者床上改变体位及足部活动 □ 禁食、禁水，术后 8 小时流质饮食 □ 心理支持（患者及家属） □ 疼痛护理 □ 生活护理：口腔护理、女性会阴冲洗 □ 留置管道护理及指导（如留置腹腔引流管） □ 营养支持护理 □ 鼓励患者自行排尿 □ 遵医嘱用药 □ 静脉采血（视情况）
病情变异记录	□ 无 □ 有，原因： 1. 2.	□ 无 □ 有，原因： 1. 2.
护士签名		
医师签名		

日期	住院第 2 天 （出院日）
主要诊疗工作	☐ 观察病情变化，观察腹部、肠功能恢复情况 ☐ 观察引流量和性状 ☐ 检查手术伤口，更换敷料 ☐ 分析实验室检验结果，必要时予相关特殊检查 ☐ 维持水、电解质平衡 ☐ 住院医师完成常规病程记录 ☐ 上级医师查房，明确是否符合出院标准 ☐ 完成出院记录、病案首页、出院证明书等 ☐ 通知出入院处 ☐ 通知患者及家属 ☐ 向患者告知出院后注意事项，如康复计划、返院复诊、后续治疗及相关并发症的处理等 ☐ 出院小结、诊断证明书及出院须知交予患者
重点医嘱	**长期医嘱** ☐ 二级或三级护理（视情况） ☐ 流质饮食 ☐ 患者既往基础用药 ☐ 无感染征象时停用抗菌药 ☐ 停止肠外营养或液体治疗（视情况） **临时医嘱** ☐ 更换手术伤口敷料 ☐ 必要时行 X 线胸片、超声等 **出院医嘱** ☐ 出院后相关用药 ☐ 术后 7 日门诊拆线
主要护理工作	☐ 二级或三级护理 ☐ 严密观察患者生命体征、腹部体征、黄疸情况以及引流管的情况 ☐ 心理支持（患者及家属） ☐ 饮食：流质饮食 ☐ 活动：指导床边活动 ☐ 康复指导 ☐ 遵医嘱静脉采血（视情况） ☐ 出院指导（复诊时间，饮食、活动、作息及注意事项） ☐ 协助办理出院手续 ☐ 日常保健 ☐ 清洁卫生 ☐ 疾病知识及后续治疗
病情变异记录	☐ 无 ☐ 有，原因： 1. 2.
护士签名	
医师签名	

第二十八章

胆囊癌临床路径释义

【医疗质量控制指标】

指标一、诊断需临床表现和辅助检查。

指标二、诊断明确尽早行手术治疗。

指标三、如合并感染需联合抗菌药物治疗，抗菌药物选择需结合药敏试验。

一、胆囊癌编码

疾病名称及编码：胆囊癌（ICD-10：C23.051）

手术操作名称及编码：胆囊癌根治术（ICD-10：51.225，81.225，81.226）

二、临床路径检索方法

C23.051 伴（51.225/81.225/81.226）

三、国家医疗保障疾病诊断相关分组（CHS-DRG）

MDCH 肝、胆、胰疾病及功能障碍

HR1 肝胆胰系统恶性肿瘤

四、胆囊癌临床路径标准住院流程

（一）适用对象

第一诊断为胆囊癌（ICD-10：C23.051），行胆囊癌根治术（ICD-10：51.225，81.225，81.226）。

> **释义**
> - 适用对象第一诊断必须符合 ICD-10：C23.051 胆囊癌疾病编码。
> - 本路径适用对象为需行胆囊癌根治，无手术治疗禁忌证。

（二）诊断依据

根据《临床诊疗指南·外科学分册》（中华医学会编，人民卫生出版社，2006年，第1版），《黄家驷外科学》（吴孟超，吴在德主编，人民卫生出版社，2021年，第8版）。

1. 症状和体征：右上腹疼痛，消化不良，黄疸，发热，右上腹肿块。

2. 实验室检查：可有肝功能异常、血胆红素升高、血肿瘤标记物 CEA、CA19-9 等升高表现。

3. 特殊检查：结合超声、CT、MRCP、ERCP 结果明确。

> **释义**
>
> ■ 本路径的制订主要参考国内权威参考书籍和诊疗指南。
>
> ■ 胆囊癌早期无特异性症状，如出现原有胆囊结石或慢性胆囊炎引起的右上腹疼痛、消化不良、恶心呕吐等症状。到晚期即可出现黄疸、发热、右上腹肿块等。实验室检查会出现 CEA、CA19-9 等的升高，其中以 CA19-9 较敏感，但特异性较差，细针穿刺胆囊取胆汁后进行肿瘤标志物的检查更具诊断意义。CT 和超声的检查可以显示胆囊壁的不均匀增厚，或出现胆囊内的肿物。MRCP 和 ERCP 可以更加直观地看到肿块的位置和大小。

（三）选择治疗方案的依据

根据《临床诊疗指南·外科学分册》（中华医学会编，人民卫生出版社，2006 年，第 1 版），《黄家驷外科学》（吴孟超，吴在德主编，人民卫生出版社，2021 年，第 8 版）。

1. 手术治疗：根据不同 T 分期的肿瘤侵犯肝脏的途径和范围确定肝切除范围，包括肝楔形（距胆囊床 2cm）切除、肝 S4b+S5 切除、右半肝或右三肝切除。

（1）Tis 或 T1a 期胆囊癌侵犯胆囊黏膜固有层。此期多为隐匿性胆囊癌，行单纯胆囊切除术后 5 年生存率可达 100%，不需再行肝切除术或二次手术。

（2）T1b 期胆囊癌侵犯胆囊肌层。由于胆囊床侧胆囊没有浆膜层，肿瘤细胞可通过胆囊静脉回流入肝造成肝床微转移。T1b 期肿瘤肝床微转移距离不超过 16 mm，故需行距胆囊床 2cm 以上的肝楔形切除术。

（3）T2 期胆囊癌侵犯胆囊肌层周围结缔组织，未突破浆膜层或未侵犯肝脏。此期胆囊癌细胞经胆囊静脉回流入肝范围平均距胆囊床 2~5cm，且至少有一个方向范围 > 4cm，仅行肝楔形切除术不能达到 R0 切除，应至少行肝 S4b+S5 切除术。

（4）T3 期胆囊癌突破胆囊浆膜层，和/或直接侵犯肝脏，和/或侵犯肝外 1 个相邻的脏器或组织。此期胆囊癌侵犯肝实质主要途径包括：①直接浸润至邻近胆囊床附近的肝实质；②经胆囊静脉途径进入肝脏侵犯肝 S4b 和 S5；③通过肝十二指肠韧带淋巴结经肝门途径沿淋巴管道和 Glisson 系统转移至肝脏。治疗方法包括：①对于 T3N0 期肝床受累 < 2cm 的胆囊癌，其侵犯肝脏仅有前 2 条途径而无肝十二指肠韧带淋巴结转移，行肝 S4b+S5 切除术即可达到 R0 切除；②对于肝床受累 > 2cm、肿瘤位于胆囊颈部、侵犯胆囊三角或合并肝十二指肠韧带淋巴结转移者（T3N1 期），提示癌细胞沿淋巴管道或 Glisson 系统转移至整个右半肝，需行右半肝或右三肝切除术。

（5）T4 期胆囊癌侵犯门静脉主干或肝动脉，或 2 个以上的肝外脏器或组织。有研究结果表明：T4 期胆囊癌行扩大根治术，切除率为 65.8%，手术组患者 5 年生存率为 13.7%，其中联合肝胰十二指肠切除术后 5 年生存率为 17%；联合门静脉切除重建者 1、3、5 年生存率分别为 48%、29% 和 6%；非手术组患者 5 年生存率为 0，手术组预后明显优于非手术组（$P <$ 0.05）。因而，本指南认为：对 T4N0~1M0 期胆囊癌患者行联合脏器切除的扩大根治术仍可能达到 R0 切除，能改善患者预后，肝切除范围为右半肝或右三肝切除。

2. 化疗治疗：术中经胃网膜动脉插管至肝动脉，留置药物泵于皮下后，经药物泵给药，常用的化疗药为 5-Fu，MMC。

> **释义**
>
> ■ 这种术中化疗目前临床应用极少。

3. 放疗治疗：术中放疗、术后定位放疗及分期内照射等，根治性放疗剂量照射，对晚期胆囊癌有一定的效果，可使癌细胞变性坏死和抑制其生长，可延长晚期胆囊癌患者的生存期。

> **释义**
>
> ■胆囊癌对化学或放射治疗大多无效，首选手术切除，手术切除范围依胆囊癌分期而定。

（四）标准住院日

14~18 天。

> **释义**
>
> ■胆囊癌患者入院后，常规检查，包括 B 超、增强 CT、MRCP 等准备 5~7 天，术后恢复 7~10 天，总住院时间 14~18 天均符合本路径要求。伤口换药拆线可出院后于门诊完成。

（五）进入路径标准

1. 第一诊断必须符合 ICD-10：C23.051 胆囊癌疾病编码。
2. 需行胆囊癌根治，无手术治疗禁忌证。
3. 当患者同时具有其他疾病诊断，但在住院期间不需要特殊处理也不影响第一诊断的临床路径流程实施时，可以进入路径。

> **释义**
>
> ■本路径适用对象为临床诊断为胆囊癌的患者。
> ■入院后常规检查发现有基础疾病，如高血压、冠状动脉粥样硬化性心脏病、糖尿病、肝肾功能不全等，经系统评估后对胆囊癌手术治疗无特殊影响且无特殊专科治疗者，可进入路径。但可能加重基础疾病，增加医疗费用，延长住院时间。

（六）术前准备（术前评估）

5~7 天。
1. 所必须的检查项目：
（1）血常规、尿常规、大便常规+隐血。
（2）肝肾功能、电解质、血型、凝血功能、血氨、甲胎蛋白、各种肝炎病毒学指标检测（乙肝五项、乙肝 DNA 定量、抗 HCV）、感染性疾病筛查（抗 HIV、TPHA）。
（3）X 线胸片、心电图、腹部超声、腹部 MRCP、腹部 CT（增强及血管重建）、ERCP。
2. 根据患者情况选择：核素心肝血流比、超声心动图和肺功能等。

> **释义**
>
> ■ 血常规、尿常规、大便常规+隐血是最基本的三大常规检查，进入路径的患者均需完成。便隐血试验和血红蛋白检测可以进一步了解患者有无急性或慢性失血；肝肾功能、电解质、血糖、凝血功能、心电图、X线胸片可评估有无基础疾病，是否影响住院时间、费用及其治疗预后；血型、Rh因子、感染性疾病筛查用于手术前准备；所有患者均应行腹部超声，明确病变部位及程度。
>
> ■ 本病需与其他相关疾病相鉴别，如胆囊良性息肉，除查腹部超声外，应行腹部CT，腹部MRCP，腹部ERCP等；血清肿瘤标志物可辅助判断胆囊肿物的良恶性。
>
> ■ 核素心肝血流比、超声心动图和肺功能有助于评判患者是否能够耐受胆囊癌切除术的手术创伤和应激。

（七）选择用药

抗菌药物：按照《抗菌药物临床应用指导原则》（卫医发〔2015〕43号）执行，并结合患者的病情决定抗菌药物的选择和使用时间。

> **释义**
>
> ■ 开腹胆囊癌根治手术切口属于Ⅱ类或Ⅲ类切口，需要术前30分钟及术后预防性使用抗菌药物，通常选择对革兰阴性杆菌敏感的抗菌药物，如第二代头孢菌素。Ⅱ类切口术后预防性用药时间为24小时，必要时可延至48小时。Ⅲ类切口手术可依据患者情况酌情延长使用时间。
>
> ■ 对于手术时间小于2小时者于术前30分钟使用抗菌药物即可，对于手术时间超过3小时者或失血量大，超过1500ml者，可于术中给予第2剂抗菌药物。
>
> ■ 如果术前已存在感染，可选用对肠道致病菌敏感的抗菌药物，推荐使用二代或三代头孢菌素。治疗前尽可能留取标本培养，根据药敏试验选用敏感抗菌药物。

（八）手术日

入院第6~8天。

1. 麻醉方式：全身麻醉。
2. 手术内固定物：吻合钉（如需做胆肠吻合）。
3. 术中用药：麻醉常规用药、术后镇痛泵。
4. 输血：视术中情况而定。

> **释义**
>
> ■ 术后使用镇痛泵有助于患者早期下床活动，有利于患者胃肠功能和各项生理指标的恢复。
>
> ■ 术中可以取胆汁做药敏试验以有助于术后针对性使用抗菌药物。

（九）术后住院恢复

7~10天。

1. 必须复查的检查项目：血常规 、肝肾功能、电解质、血氨、凝血五项、腹部增强 CT。

2. 术后用药：

（1）抗菌药物：按照《抗菌药物临床应用指导原则》（卫医发〔2015〕43 号）选择抗菌药物，并结合患者的病情决定抗菌药物的选择和使用时间。

（2）肠内外营养：视术后营养状况情况而定。

（3）根据患者情况使用护肝药、抑酸剂、支链氨基酸、白蛋白。

> **释义**
>
> ■ 术后 48 小时复查血常规，如血常规正常，即可停用抗菌药物，后定期复查血常规；如术后 48 小时复查血常规，白细胞计数、中性粒细胞比率明显增高则应继续应用抗菌药物至术后第 10 日，再次复查血常规，如仍异常则应退出本路径，并寻找感染原因。
>
> ■ 术后 24 小时之内应充分镇痛，至 72 小时应逐步过渡为口服镇痛药或换药时局部麻醉剂。
>
> ■ 术后继发大出血时寻找出血原因，如为血液病等内科疾病，血管变异等原因，则应退出本路径。
>
> ■ 术后若营养状况不好可补肠内营养。

（十）出院标准

1. 一般情况好，可进半流质饮食。

2. 伤口愈合良好，无皮下积液（或门诊可处理的少量积液），引流管拔除。

3. 胆囊癌已切除。

4. 没有需住院处理的并发症和/或合并症。

> **释义**
>
> ■ 出院前，患者应血常规正常，无明显感染指征，无需继续抗炎治疗。

（十一）变异及原因分析

1. 有影响手术的合并症，需要进行相关的诊断和治疗，住院时间、费用延长。

2. 出现手术并发症，需要进行相关的诊断和治疗，住院时间延长、费用增加。

3. 考虑行肝移植者，退出本路径。

> **释义**
>
> ■ 如因为节假日不能按照要求完成检查，或路径指示应当于某一天的操作不能如期进行而要延期的，这种轻微变异不会对最终结果产生重大改变，也不会更多地增加住院天数和住院费用，可不退出本路径。
>
> ■ 对于因基础疾病需要进一步诊断和治疗、术中发现合并其他疾病、术后出现严重并发症或患者不同意手术、要求离院或转院等重大变异须及时退出本路径。将特殊的变异原因进行归纳、总结，以便重新修订路径时作为参考，不断完善和修订路径。

五、胆囊癌临床路径护理规范

1. 术前护理：

（1）疼痛护理：针对术前疼痛应根据疼痛性质。遵医嘱给予镇痛药。

（2）肠道准备：术前禁食 8 小时，禁水 4 小时，次日晨起禁食、禁水。

（3）心理护理：详细向患者讲解疾病及手术相关知识，根据患者自身特点，了解患者心理动向，充分告知，打消患者顾虑，增加手术信任感。

2. 术后护理：

（1）饮食及活动护理：术后当日应禁食或给无渣流质饮食，次日半流质饮食，以后逐渐恢复普通饮食。术后 6 小时内尽量卧床休息，减少活动。6 小时后可适当下床活动，排尿、散步等，逐渐延长活动时间，并指导患者进行轻体力活动。

（2）疼痛护理：可指导患者应用镇痛泵进行镇痛处理，有助于患者早期下床，利于后续恢复。

（3）引流管护理：患者术后放置有多根引流管，回病房后应妥善固定好，并记录各种引流物的量、颜色、性质，发现引流管脱出应及时处理。

（4）并发症的观察与护理：

1）吻合口瘘：表现为突然的右上腹剧痛、腹膜刺激征，应注意观察体温和腹痛。

2）出血：术后密切关注患者的生命体征，若出现血压下降、腹痛、引流管出现血性液体，应考虑出血，立刻通知医师进行抢救。

六、胆囊癌临床路径营养治疗规范

基本原则：术前禁食 8 小时，禁水 4 小时，次日晨起禁食、禁水。手术当日及术后第一日给予患者全流质饮食，术后第二日给予半流质饮食，术后第三日给予患者普通饮食。

七、胆囊癌临床路径患者健康宣教

1. 注意养成良好的饮食习惯，少食多餐，进食清淡，少食油腻和含高胆固醇食物（例如：蛋黄，动物肝脏等）。

2. 适当进行体育锻炼，避免劳累。

3. 遵医嘱定期复查，如出现呕吐、恶心、腹痛以及伤口红肿热痛，流脓渗液则应及时就诊。

八、推荐表单

（一）医师表单

胆囊癌临床路径医师表单

适用对象：第一诊断为胆囊癌（ICD-10：C23.051）

行胆囊癌根治术（ICD-10：51.225，81.225，81.226）

患者姓名：	性别：　　年龄：　　门诊号：	住院号：
住院日期：　　年　月　日	出院日期：　　年　月　日	标准住院日：14~18 天

时间	住院第 1 天	住院第 2~7 天 （手术准备日）	住院第 6~8 天 （手术日）
主要诊疗工作	□ 询问病史与体格检查 □ 完成病历书写 □ 完善检查 □ 上级医师查房 □ 完成上级医师查房记录 □ 确定诊断和初定手术日期 □ 预约各种特殊检查（腹部增强 CT、彩色多普勒超声、胃镜等）	□ 上级医师查房 □ 改善肝脏储备功能 □ 术前讨论，确定手术方案 □ 完成必要的相关科室会诊 □ 患者及/或其家属签署手术知情同意书、自费用品协议书、输血知情同意书 □ 术前小结和上级医师查房纪录 □ 向患者及其家属交代围手术期注意事项	□ 手术 □ 术者完成手术记录 □ 麻醉师完成麻醉记录 □ 完成术后病程记录 □ 上级医师查房 □ 向患者及/或其家属交代手术情况和术后注意事项
重点医嘱	**长期医嘱** □ 普通外科护理常规 □ 二级护理 □ 低脂软食 **临时医嘱** □ 血常规、尿常规、大便常规+隐血 □ 肝肾功能、电解质、血型、凝血功能、血氨、甲胎蛋白、各种肝炎病毒学指标检测、感染性疾病筛查 □ X 线胸片、心电图、腹部超声、上消化道造影、胃镜、腹部 CT、CTA/MRA □ 超声心动图和肺功能等（必要时）	**长期医嘱** □ 患者既往基础用药 □ 改善肝脏储备功能的药物 **临时医嘱** □ 术前医嘱：常规准备明日在全身麻醉下行胆囊癌根治术 □ 术前禁食、禁水 □ 明晨喝石蜡油后留置胃管、尿管 □ 今晚明晨各洗肠 1 次 □ 抗菌药物：术前 30 分钟使用 □ 配同型红细胞、血浆 □ 根据目前 ERAS 的要求，不常规留置胃管、尿管，不灌肠	**长期医嘱** □ 普通外科术后护理常规 □ 一级护理 □ 禁食、禁水 □ 胃肠减压接负压吸引，记量 □ 尿管接袋，记量 □ 腹腔引流管接袋，记量 □ 记 24 小时出入量 □ 抗菌药物 □ 抑酸剂×3 天 □ 支链氨基酸 **临时医嘱** □ 心电监护、吸氧（必要时） □ 补液 □ 复查血常规、血氨、凝血功能（必要时） □ 其他特殊医嘱
病情变异记录	□ 无　□ 有，原因： 1. 2.	□ 无　□ 有，原因： 1. 2.	□ 无　□ 有，原因： 1. 2.
医师签名			

时间	住院第 7~10 天 （术后第 1~2 日）	住院第 11~12 天 （术后第 3~4 日）	住院第 13~18 天 （出院日）
主要诊疗工作	□ 注意观察体温、血压等生命体征及神志 □ 注意腹部体征、引流量及性状 □ 上级医师查房，对手术及手术切口进行评估，确定有无早期手术并发症和切口感染 □ 完成病程纪录	□ 上级医师查房 □ 根据体温、引流情况明确是否拔除引流管，是否停用抗菌药物 □ 评价肝功能、注意有无脾窝积液、门脉系统血栓形成 □ 完成日常病程记录和上级医师查房纪录	□ 上级医师查房，确定出院日期 □ 通知患者及其家属出院 □ 向患者及其家属交代出院后注意事项，预约复诊日期及拆线日期 □ 完成出院小结，将出院小结的副本交给患者或其家属 □ 完成病历书写
重点医嘱	**长期医嘱** □ 普通外科术后护理常规 □ 一级护理 □ 禁食、禁水 □ 胃肠减压接负压吸引，记量 □ 尿管接袋，记量 □ 腹腔引流管接袋，记量 □ 记 24 小时出入量 □ 抗菌药物 **临时医嘱** □ 换药 □ 对症处理 □ 补液 □ 复查血常规、肝肾功能、血氨、凝血功能	**长期医嘱** □ 普通外科术后护理常规 □ 二级护理 □ 饮食根据病情 □ 停引流记量 □ 停抗菌药物 **临时医嘱** □ 换药 □ 对症处理 □ 补液 □ 根据营养水平决定是否使用肠内外营养药物 □ 肝及胆道系统 CT 检查	**出院医嘱** □ 出院带药 □ 门诊随诊 □ 嘱术后 2 周复查血常规，注意肝功能
病情变异记录	□ 无　□ 有，原因： 1. 2.	□ 无　□ 有，原因： 1. 2.	□ 无　□ 有，原因： 1. 2.
医师签名			

（二）护士表单

胆囊癌临床路径护士表单

适用对象：第一诊断为胆囊癌（ICD-10：C23.051）

　　　　　行胆囊癌根治术（ICD-10：51.225，81.225，81.226）

患者姓名：	性别：　　年龄：　　门诊号：	住院号：
住院日期：　　年　月　日	出院日期：　　年　月　日	标准住院日：14~18 天

时间	住院第 1 天	住院第 2~7 天 （手术准备日）	住院第 6~8 天 （手术日）
健康宣教	□ 介绍病房环境、设施和设备 □ 入院护理评估及计划 □ 指导病人到相关科室进行检查	□ 早晨静脉取血 □ 术前沐浴、更衣、备皮 □ 术前肠道准备、物品准备 □ 术前心理护理	□ 观察患者情况 □ 手术后心理与生活护理 □ 指导并监督患者术后活动
护理处置	□ 核对患者姓名，佩戴腕带 □ 建立入院护理病历 □ 卫生处置：剪指（趾）甲、沐浴，更换病号服 □ 协助医师完成术前检查	□ 协助医师完成术前检查化验 □ 术前准备 □ 禁食、禁水 □ 健康教育、心理支持	□ 术前准备 □ 送手术 　摘除患者各种活动物品核对患者资料及带药 　填写手术交接单 　签字确认 　健康教育、心理支持 □ 接手术 　核对患者及资料，签字确认 　病情观察，写护理记录
基础护理	□ 二级护理 □ 晨晚间护理 □ 患者安全管理	□ 二级护理 □ 晨晚间护理 □ 患者安全管理	□ 一级护理 □ 术前 30 分钟静脉滴注抗菌药物 □ 卧位护理、协助翻身、床上移动、预防压疮 □ 排泄护理 □ 患者安全管理
专科护理	□ 护理查体 □ 静脉采血 □ 需要时请家属陪护 □ 服药指导	□ 术前沐浴更衣 □ 告知患者及家属术前流程及注意事项 □ 备皮、配血、胃肠道准备 □ 术前留置胃管 □ 术中特殊用药准备	□ 术晨按医嘱清洁肠道、留置胃管、尿管 □ 健康教育 □ 服药指导 □ 饮食指导：禁食、禁水 □ 指导术前注射麻醉用药后注意事项 □ 安排陪送患者入手术室 □ 术后去枕平卧 6 小时协助改变体位及足部活动 □ 禁食、禁水 □ 静脉采血 □ 密切观察患者情况 □ 疼痛护理 □ 遵医嘱给予药物治疗 □ 管道护理及指导（必要时填写脱管高危防范表）、记录 24 小时出入量营养支持护理 □ 心理支持（患者及家属）

续 表

时间	住院第 1 天	住院第 2~7 天 （手术准备日）	住院第 6~8 天 （手术日）
重点 医嘱	□ 详见医嘱执行单	□ 详见医嘱执行单	□ 详见医嘱执行单
病情 变异 记录	□ 无　□ 有，原因： 1. 2.	□ 无　□ 有，原因： 1. 2.	□ 无　□ 有，原因： 1. 2.
护士 签名			

时间	住院第 7~10 天 （术后第 1~2 日）	住院第 11~12 天 （术后第 3~4 日）	住院第 13~18 天 （出院日）
健康宣教	□ 观察患者情况 □ 手术后心理与生活护理 □ 指导并监督患者手术后活动	□ 观察患者情况 □ 手术后心理与生活护理 □ 指导并监督患者手术后活动	□ 出院准备指导（办理出院手续、交费等） □ 出院宣教
护理处置	□ 遵医嘱完成相关检查 □ 夹闭尿管，锻炼膀胱功能 □ 病情观察，写护理记录	□ 指导流质饮食 □ 协助完成复查项目 □ 拔除胃管、尿管	□ 办理出院手续 □ 书写出院小结
基础护理	□ 一级护理 □ 晨晚间护理 □ 协助翻身、床上移动、预防压疮 □ 排泄护理 □ 患者安全管理	□ 二级或三级护理 □ 晨晚间护理 □ 协助下床活动 □ 排泄护理 □ 患者安全管理	□ 三级护理 □ 晨晚间护理 □ 患者安全管理
专科护理	□ 体位与活动：协助翻身、取半坐或斜坡卧位 □ 密切观察患者病情变化及胃肠功能恢复情况 □ 疼痛护理 □ 管道护理及指导 □ 记录 24 小时出入量 □ 营养支持护理 □ 心理支持（患者及家属） □ 遵医嘱给予药物治疗	□ 静脉采血 □ 体位与活动：自主体位鼓励离床活动 □ 胃肠功能恢复，拔除胃管后指导清流质饮食，协助或指导生活护理 □ 观察患者腹部体征及肠道功能恢复的情况 □ 营养支持护理 □ 康复指导	□ 出院指导 □ 办理出院手续 □ 复诊时间 □ 作息、饮食、活动 □ 服药指导 □ 日常保健 □ 清洁卫生 □ 疾病知识及后续治疗
重点医嘱	□ 详见医嘱执行单	□ 详见医嘱执行单	□ 详见医嘱执行单
病情变异记录	□ 无　□ 有，原因： 1. 2.	□ 无　□ 有，原因： 1. 2.	□ 无　□ 有，原因： 1. 2.
护士签名			

（三）患者表单

胆囊癌临床路径患者表单

适用对象：第一诊断为胆囊癌（ICD-10：C23.051）
行胆囊癌根治术（ICD-10：51.225，81.225，81.226）

患者姓名：	性别：　年龄：　门诊号：	住院号：
住院日期：　　年　月　日	出院日期：　　年　月　日	标准住院日：14~18 天

时间	住院第 1 天	住院第 2~7 天 （手术准备日）	住院第 6~8 天 （手术日）
医患配合	□ 医师询问病史、既往病史、用药情况，收集资料 □ 进行体格检查	□ 配合完善术前相关检查，术前宣教 □ 医师与患者及家属介绍病情及手术谈话	□ 术前宣教 □ 与主管医师沟通加强心理应对 □ 手术时家属在等候区等候 □ 医师巡视，了解病情 □ 配合意识、活动、腹部体征的检查 □ 配合监测出入量 □ 注意探视及陪护时间
护患配合	□ 护士行入院护理评估（简单询问病史） □ 接受入院宣教 □ 探视及陪护制度	□ 术前签字 □ 术前准备 □ 饮食：术前禁食、禁水 □ 术前沐浴、更衣，取下义齿、饰物，了解术前流程及注意事项 □ 备皮、配血、胃肠道准备等	□ 与主管护士沟通加强心理应对 □ 护士行晨晚间护理 □ 护士协助活动、排泄等生活护理
饮食	□低脂软食	□低脂软食	□ 禁食、禁水
活动	□ 平卧休息	□ 平卧休息	□ 平卧休息

时间	住院第 7~10 天 （术后第 1~2 日）	住院第 11~12 天 （术后第 3~4 日）	住院第 13~18 天 （出院日）
医患配合	□ 医师视情况拔除腹腔引流管 □ 医师巡视，了解病情 □ 配合下床活动 □ 注意探视及陪护时间	□ 医师巡视，了解病情 □ 配合下床活动 □ 开始经口进流质饮食 □ 减少静脉液体入量 □ 无感染时停止抗菌药物 □ 注意探视及陪护时间	□ 伤口注意事项 □ 出院宣教 　接受出院前康复宣教 　学习出院注意事项 　了解复查程序 □ 办理出院手续，取出院带药
护患配合	□ 一级护理 □ 继续营养支持及液体治疗 □ 医师予伤口换药 □ 定期抽血检验	□ 二级或三级护理 □ 必要时静脉采血 □ 配合营养及康复指导 □ 视情况停用抗菌药物 □ 护士视情况拔除胃管、尿管	□ 三级护理 □ 护士行晨晚间护理 □ 必要时定期抽血检验 □ 配合营养及康复指导
饮食	□ 禁食、禁水	□ 根据病情逐渐由流质饮食过渡至半流质饮食，营养均衡，高蛋白、低脂肪、易消化，避免产气食物及油腻食物。鼓励多食汤类食物	□ 根据病情逐渐由半流质饮食过渡至普通饮食，营养均衡
活动	□ 斜坡卧位、定时床边活动	□ 鼓励下床活动，循序渐进，注意安全	□ 循序渐进，逐渐恢复正常活动，注意保护伤口

附：原表单（2017 年版）

胆囊癌临床路径表单

适用对象：第一诊断为胆囊癌（ICD-10：C23.051）

行胆囊癌根治术（ICD-10：51.225，81.225，81.226）

患者姓名：	性别： 年龄： 门诊号：	住院号：
住院日期： 年 月 日	出院日期： 年 月 日	标准住院日：14~18 天

时间	住院第 1 天	住院第 2~7 天 （手术准备日）	住院第 6~8 天 （手术日）
主要诊疗工作	□ 询问病史与体格检查 □ 完成病历书写 □ 完善检查 □ 上级医师查房 □ 完成上级医师查房记录 □ 确定诊断和初定手术日期 □ 预约各种特殊检查（腹部增强 CT、彩色多普勒超声、胃镜等）	□ 上级医师查房 □ 改善肝脏储备功能 □ 术前讨论，确定手术方案 □ 完成必要的相关科室会诊 □ 患者及/或其家属签署手术知情同意书、自费用品协议书、输血知情同意书 □ 术前小结和上级医师查房纪录 □ 向患者及其家属交代围手术期注意事项	□ 手术 □ 术者完成手术记录 □ 麻醉师完成麻醉记录 □ 完成术后病程记录 □ 上级医师查房 □ 向患者及/或其家属交代手术情况和术后注意事项
重点医嘱	**长期医嘱** □ 普通外科护理常规 □ 二级护理 □ 低脂软食 **临时医嘱** □ 血常规、尿常规、大便常规+隐血 □ 肝肾功能、电解质、血型、凝血功能、血氨、甲胎蛋白、各种肝炎病毒学指标检测、感染性疾病筛查 □ X 线胸片、心电图、腹部超声、上消化道造影、胃镜、腹部 CT、CTA/MRA □ 超声心动图和肺功能等（必要时）	**长期医嘱** □ 患者既往基础用药 □ 改善肝脏储备功能的药物 **临时医嘱** □ 术前医嘱：常规准备明日在全身麻醉下行胆囊癌根治术 □ 术前禁食、禁水 □ 明晨喝石蜡油后留置胃管、尿管 □ 今晚明晨各洗肠 1 次 □ 抗菌药物：术前 30 分钟使用 □ 配同型红细胞、血浆 □ 根据目前 ERAS 的要求，不常规留置胃管、尿管，不灌肠	**长期医嘱** □ 普通外科术后护理常规 □ 一级护理 □ 禁食、禁水 □ 胃肠减压接负压吸引，记量 □ 尿管接袋，记量 □ 腹腔引流管接袋，记量 □ 记 24 小时出入量 □ 抗菌药物 □ 抑酸剂×3 天 □ 支链氨基酸 **临时医嘱** □ 心电监护、吸氧（必要时） □ 补液 □ 复查血常规、血氨、凝血功能（必要时） □ 其他特殊医嘱

时间	住院第 1 天	住院第 2~7 天 （手术准备日）	住院第 6~8 天 （手术日）
主要 护理 工作	□ 介绍病房环境、设施和设备 □ 入院护理评估及计划 □ 指导患者到相关科室进行 　检查	□ 早晨静脉取血 □ 术前沐浴、更衣、备皮 □ 术前肠道准备、物品 　准备 □ 术前心理护理	□ 观察患者情况 □ 手术后心理与生活护理 □ 指导并监督患者术后活动
病情 变异 记录	□ 无　□ 有，原因： 1. 2.	□ 无　□ 有，原因： 1. 2.	□ 无　□ 有，原因： 1. 2.
护士 签名			
医师 签名			

时间	住院第 7~10 天 （术后第 1~2 日）	住院第 11~12 天 （术后第 3~4 日）	住院第 13~18 天 （出院日）
主要诊疗工作	□ 注意观察体温、血压等生命体征及神志 □ 注意腹部体征、引流量及性状 □ 上级医师查房，对手术及手术切口进行评估，确定有无早期手术并发症和切口感染 □ 完成病程纪录	□ 上级医师查房 □ 根据体温、引流情况明确是否拔除引流管，是否停用抗菌药物 □ 评价肝功能、注意有无脾窝积液、门脉系统血栓形成 □ 完成日常病程记录和上级医师查房纪录	□ 上级医师查房，确定出院日期 □ 通知患者及其家属出院 □ 向患者及其家属交代出院后注意事项，预约复诊日期及拆线日期 □ 完成出院小结，将出院小结的副本交给患者或其家属 □ 完成病历书写
重点医嘱	**长期医嘱** □ 普通外科术后护理常规 □ 一级护理 □ 禁食、禁水 □ 胃肠减压接负压吸引，记量 □ 尿管接袋，记量 □ 腹腔引流管接袋，记量 □ 记 24 小时出入量 □ 抗菌药物 **临时医嘱** □ 换药 □ 对症处理 □ 补液 □ 复查血常规、肝肾功能、血氨、凝血功能	**长期医嘱** □ 普通外科术后护理常规 □ 二级护理 □ 饮食根据病情 □ 停引流记量 □ 停抗菌药物 **临时医嘱** □ 换药 □ 对症处理 □ 补液 □ 根据营养水平决定是否使用肠内外营养药物 □ 肝及胆道系统 CT 检查	**出院医嘱** □ 出院带药 □ 门诊随诊 □ 嘱术后 2 周复查血常规，注意肝功能
主要护理工作	□ 观察患者情况 □ 手术后心理与生活护理 □ 指导并监督患者手术后活动	□ 观察患者情况 □ 手术后心理与生活护理 □ 指导并监督患者手术后活动	□ 出院准备指导（办理出院手续、交费等） □ 出院宣教
病情变异记录	□ 无 □ 有，原因： 1. 2.	□ 无 □ 有，原因： 1. 2.	□ 无 □ 有，原因： 1. 2.
护士签名			
医师签名			

第二十九章

胰腺假性囊肿临床路径释义

【医疗质量控制指标】

指标一、根据病史（胰腺炎、胰腺损伤）、临床表现及辅助检查（增强 CT、MR）与胰腺囊性肿瘤及胰腺厚壁坏死（WON）的鉴别诊断。

指标二、胰腺假性囊肿的切除术及内、外引流术的适应证及禁忌证。

指标三、合并感染、出血、吻合口瘘等并发症的处理。

一、胰腺假性囊肿编码

疾病名称及编码：胰腺假性囊肿（ICD-10：K86.3）

手术操作名称及编码：胰腺假性囊肿切除术（ICD-9-CM-3：52.22）

胰腺假性囊肿内引流术（ICD-9-CM-3：52.4）

胰腺假性囊肿外引流术（ICD-9-CM-3：52.01 /52.3）

二、临床路径检索方法

K86.3 伴（52.22 /52.4 /52.02/52.3）

三、国家医疗保障疾病诊断相关分组（CHS-DRG）

MDCH 肝、胆、胰疾病及功能障碍

HZ3 胰腺其他疾患

四、胰腺假性囊肿临床路径标准住院流程

（一）适用对象

第一诊断为胰腺假性囊肿（ICD-10：K86.3），行胰腺假性囊肿切除术、囊肿内引流术或囊肿外引流术（ICD-9-CM-3：52.22/52.4/52.01/52.3）。

> **释义**
>
> ■ 适用对象编码参见胰腺假性囊肿编码。
>
> ■ 本路径适用对象为临床第一诊断为胰腺假性囊肿。胰腺假性囊肿的治疗手段有多种，包括经皮穿刺引流、超声内镜下引流及手术引流等。选择行胰腺假性囊肿切除术、囊肿内引流术或囊肿外引流术的患者进入本路径，其他治疗方式需进入其他相应路径。

（二）诊断依据

根据《临床诊疗指南·普通外科分册》（中华医学会编，人民卫生出版社，2006 年，第 1 版），《黄家驷外科学》（吴孟超，吴在德主编，人民卫生出版社，2021 年，第 8 版）及全国高等学校教材《外科学》（陈孝平，汪建平，赵继宗主编，人民卫生出版社，2018 年，第 9 版）。

1. 主要症状：胰腺外伤或急性胰腺炎后出现上腹疼痛、食欲缺乏、腹胀、消化不良等，合并感染时可有发热。
2. 体征：上腹部囊性感肿物，光滑，不移动，合并感染时可有触痛。
3. 影像学检查：B超、胰腺CT或MRI可见胰腺囊肿。
4. 实验室检查：多无特异性表现，合并感染时可有白细胞增高；囊肿穿刺液可有淀粉酶增高；肿瘤标志物阴性。

> **释义**
>
> ■ 本路径的制订主要参考国内外权威参考书籍、诊疗指南。
>
> ■ 既往病史和临床症状是诊断胰腺假性囊肿的初步依据，但临床表现可以从无症状到因并发症而导致的各种腹部症状。最常见临床症状为腹痛，早饱、恶心、呕吐，体重减轻，梗阻性黄疸，上腹部压痛及上腹饱胀，或腹部出现肿块。当胰腺炎患者出现持续性腹痛、厌食或出现腹部包块时，应考虑有胰腺假性囊肿形成。部分患者临床表现不典型，如影像学检查提示假性囊肿直径>6cm或超过6周没有明显证据证明假性囊肿有所吸收，亦可进入路径。
>
> ■ 胰腺假性囊肿的诊断依赖影像学检查，超声检查的限制性较大，腹部CT是首选的影像学检查方法，CT上胰腺假性囊肿的主要特征为邻近胰腺的厚壁、圆形或椭圆形、充满液体的单房囊腔，CT的主要缺点为难以从胰腺囊性肿瘤中区分假性囊肿。磁共振成像和磁共振胰胆管造影诊断胰腺假性囊肿的敏感度较高，超声内镜是鉴别胰腺假性囊肿和胰腺囊性肿瘤的首选方法。

（三）选择治疗方案的依据

根据《临床诊疗指南·普通外科分册》（中华医学会编，人民卫生出版社，2006年，第1版），《黄家驷外科学》（吴孟超，吴在德主编，人民卫生出版社，2021年，第8版）及全国高等学校教材《外科学》（陈孝平，汪建平，赵继宗主编，人民卫生出版社，2018年，第9版）。

1. 囊肿内引流手术适用于：
（1）6周以上成熟囊肿，直径>6cm。
（2）合并胰管狭窄和部分扩张。
（3）合并压迫症状（胆道或胃、十二指肠梗阻）。
（4）其他方法治疗后复发者（如外引流或置管引流者）。
（5）外引流术后窦道形成，经久不愈者。
2. 囊肿切除术（胰体尾切除或胰十二指肠切除）适用于：
（1）慢性胰腺炎后囊肿伴疼痛。
（2）多发性囊肿。
（3）假性动脉瘤致消化道大出血。
（4）与胰腺囊性肿瘤难以鉴别者。
3. 囊肿外引流术仅用于：
（1）感染性囊肿经皮穿刺置管引流失败。
（2）囊肿破裂。
（3）准备行囊肿内引流术的病例术中证实囊壁未成熟。

> 释义
>
> ■ 对于直径>6cm的胰腺假性囊肿、有症状的胰腺假性囊肿和超过6周没有明显证据证明有所吸收的胰腺假性囊肿一般均有治疗的指征。确诊后应采取综合性治疗，包括内科支持治疗和手术治疗，目的在于控制病因、缓解临床症状以及减少围手术期并发症的发生。
>
> ■ 内科治疗包括调整生活方式（戒烟戒酒），抑制胃酸及胰酶分泌、营养支持、抗感染治疗，如患者出现肝功能损害，可予静脉输注保肝药物治疗，必要时可给予止吐及镇痛药物。对无法口服摄取营养患者，可考虑全胃肠外营养或鼻饲营养。
>
> ■ 假性囊肿切除术治愈率高、复发率低，是最彻底的治疗方法。单纯的胰腺假性囊肿切除适用于囊肿较小，特别是位于胰尾的囊肿，并且囊肿与周围组织无明显的粘连。

（四）标准住院日

9~11天。

> 释义
>
> ■ 怀疑为胰腺假性囊肿患者入院后，明确诊断、术前准备1~3天，第3~4天行手术治疗，并开始围手术期治疗，重点观察囊肿变化及合并症，手术患者监测术后并发症，总住院时间不超过11天符合本路径要求。

（五）进入路径标准

1. 第一诊断必须符合ICD-10：K86.3胰腺假性囊肿疾病编码。
2. 当患者合并其他疾病，但住院期间不需要特殊处理也不影响第一诊断的临床路径流程实施时，可以进入路径。

> 释义
>
> ■ 入院后常规检查发现有基础疾病，如高血压、冠状动脉粥样硬化性心脏病、糖尿病、肝肾功能不全等，经系统评估后对胰腺假性囊肿诊断治疗无特殊影响者，可进入路径，但可能增加手术风险与手术并发症，增加医疗费用，延长住院时间。上述慢性疾病如需经治疗稳定后才能手术，术前可先进入其他相应内科疾病的诊疗路径。

（六）术前准备

1~3天。

1. 必须的检查项目：
（1）血常规+血型、尿常规、大便常规+隐血。
（2）肝功能、肾功能、电解质、凝血功能、肿瘤标志物检查（含CA19-9、CEA）、感染性疾病筛查（乙型肝炎、丙型肝炎、HIV、梅毒）。
（3）心电图、X线胸片正侧位。

2. 根据患者病情选择的检查项目：

（1）血气分析、超声心动图、肺功能检测（老年人或既往有相关病史者）。

（2）肝胆胰腺 B 超、ERCP、EUS、上腹部 CT 或 MRCP。

> **释义**
>
> ■ 血常规、尿常规、大便常规+隐血是最基本的三大常规检查，进入路径的患者均需完成。血常规可进一步了解假性囊肿是否合并感染；肝肾功能、电解质、凝血功能、肿瘤标志物、心电图、X 线胸片可评估有无基础疾病，是否影响住院时间、费用及预后。血型、感染性疾病筛查用于术前和输血前准备；为缩短患者住院等待时间，检查项目可以在患者入院前于门诊完成。高龄患者或有心肺功能异常患者，术前根据病情增加心脏彩超、肺功能和血气分析等检查。
>
> ■ 本病需与类似的胰腺区域占位相鉴别，临床如怀疑胰腺脓肿、血肿，除查血常规外，应行腹部超声、EUS 以及上腹部 CT 检查；胰腺假性囊肿与胆道系统解剖关系不清者，应行上腹部 CT、ERCP、MRCP 检查，腹部影像学检查有助于定位诊断；血清肿瘤标志物、超声引导下穿刺可协助良、恶性囊肿的鉴别。

（七）选择用药

1. 抗菌药物：按照《抗菌药物临床应用指导原则》（卫医发〔2015〕43 号）执行。建议使用第二代头孢菌素，有反复感染史者可选头孢曲松或头孢哌酮或头孢哌酮/舒巴坦；明确感染患者，可根据药敏试验结果调整抗菌药物。

2. 如有继发感染征象，尽早开始抗菌药物的经验治疗。经验治疗需选用能覆盖肠道革兰阴性杆菌、肠球菌属等需氧菌和脆弱拟杆菌等厌氧菌的药物。

3. 在给予抗菌药物治疗之前应尽可能留取相关标本送培养，获病原菌后进行药敏试验，作为调整用药的依据。有手术指征者应进行外科处理，并于手术过程中采集病变部位标本做细菌培养及药敏试验。

4. 预防性用抗菌药物，时间为术前 0.5 小时，手术超过 3 小时加用 1 次抗菌药物；总预防性用药时间一般不超过 24 小时，个别情况可延长至 48 小时。

> **释义**
>
> ■ 胰腺假性囊肿内引流、外引流术切口属于 Ⅱ 类切口，但由于手术有致囊肿破溃引起感染的风险，以及术中用到人工引流管、止血材料等，且腹部手术对手术室层流的无菌环境要求较高，一旦感染可能引起胰腺炎、腹膜炎等严重后果，因此可按规定适当预防性和术后应用抗菌药物，通常选择第二代头孢菌素。合并感染，穿刺引流囊肿时，应及时留取囊液标本进行细菌培养及药敏试验，作为调整用药的依据。

（八）手术日

入院第 3~4 天。

1. 麻醉方式：气管内插管全身麻醉或硬膜外麻醉。

2. 手术方式：胰腺假性囊肿切除术、内引流手术（胰腺假性囊肿—空肠 Roux-en-Y 吻合术、胰腺假性囊肿—胃吻合术、胰腺假性囊肿—十二指肠吻合术）、胰腺假性囊肿外引流术。

3. 手术内置物：无。

4. 术中用药：麻醉常规用药，补充血容量药物（晶体、胶体）、血管活性药物。

5. 输血：根据术中出血量决定。

> **释义**
>
> ■ 为避免激活的胰酶使囊肿破裂，减少复发率，胰腺假性囊肿外引流术宜采用持续真空吸引，更长的吸引时间有助于胰管结构的恢复。当囊肿吸收且引流量 < 10ml/d 时，应移除导管。术前用抗菌药物依据《抗菌药物临床应用指导原则》执行。对手术时间较长的患者，术中酌情追加抗菌药物。
>
> ■ 手术是否输血依照术中出血量而定，必要时输异体血。

（九）术后住院恢复

7~9 天。

1. 必须复查的检查项目：血常规、电解质、血淀粉酶、尿淀粉酶。

2. 根据患者病情，可以考虑行腹部 B 超、CT 检查。

3. 术后用药：抗菌药物；根据患者病情使用抑酸剂、静脉营养、生长抑素。

4. 各种管道处理：尽早拔除胃管、尿管、引流管、深静脉穿刺管。

5. 康复情况：监测生命体征，观察有无并发症发生、胃肠道功能恢复情况，指导患者术后饮食。

6. 伤口护理。

> **释义**
>
> ■ 术后可根据患者恢复情况做必须复查的检查项目，并根据病情变化增加频次。术后用药不仅仅是抗菌药物，还应根据病情使用抑酸剂、静脉营养、生长抑素等。
>
> ■ 假性囊肿胃吻合术、假性囊肿空肠 Roux-en-Y 吻合术后应持续胃肠减压至胃肠功能恢复。胃囊肿吻合术最常见的并发症是胃后壁切开处出血，术后应观察抽出液的性质、有无出血。一旦发生术后胃内出血，可及时行胃镜检查以确定出血的部位并采取适当的止血措施。
>
> ■ 假性囊肿切除术创伤大，组织剥离面较大，引流量多，注意水电解质平衡，酌情应用抑制胰腺分泌的药物。注意观察腹腔引流量及性质，及时发现腹腔出血、胆漏及胰漏。

（十）出院标准

1. 饮食恢复，无需静脉补液。

2. 不需要住院处理的并发症和/或合并症，如肠漏、胰瘘等。

> **释义**
>
> ■ 患者出院前应完成所有必须复查项目，由主治医师通过复查的各项检查并结合患者恢复情况评估是否需要继续留院治疗，如无需要住院处理的手术并发症，且临床症状减轻或消失，符合出院条件后再准许患者出院，并制订相应随访计划。

（十一）变异及原因分析

1. 胰腺假性囊肿发生不足 6 个月、囊壁薄、有缩小趋势，尚未符合手术治疗指征者。

2. 可行经皮穿刺置管引流者，进入相应临床路径。

3. 可行经乳头内镜引流、经胃肠壁内镜引流术者，进入相应临床路径。

4. 合并全身其他重要器官功能不全，手术风险增高，需要进行相关的诊断和治疗。

5. 患者方面其他因素。

6. 围手术期的合并症和/或并发症，需要进行相关的诊断和治疗，导致住院时间延长、费用增加。

> **释义**
>
> ■ 按标准治疗方案如患者术前准备不充分，发现其他严重基础疾病，需调整药物治疗或继续其他基础疾病的治疗，则中止本路径；假性囊肿与重要器官血管位置不清，手术难度大，手术风险高者，需退出本路径；出现假性囊肿感染、破裂或癌变等并发症时，需转入相应路径。
>
> ■ 认可的变异原因主要是指患者入选路径后，在检查及治疗过程中发现患者合并存在事前未预知的、对本路径治疗可能产生影响的情况，如患者对全身麻醉不耐受或患者近期有腹部手术史，需要中止执行路径或延长治疗时间、增加治疗费用。医师需在表单中明确说明。
>
> ■ 因患者方面的主观原因导致执行路径出现变异，需医师在表单中予以说明。
>
> ■ 术后胰岛功能减退，需行胰岛素替代治疗。
>
> ■ 术后继发囊肿感染、胰腺炎、肠梗阻、腹膜炎等，严重者需要二次手术，导致住院时间延长、费用增加。

五、胰腺假性囊肿临床路径护理规范

1. 心理护理：一般而言，重症胰腺炎并发胰腺假性囊肿患者，手术前会产生不良情绪，例如，焦虑、紧张、恐惧等，鉴于此，手术治疗前，护理人员应在掌握患者病情、基本资料、心理状态等基础上，强化与患者间的交流与沟通，正确引导患者认识疾病，达到缓解患者不良情绪的目的。同时，通过成功案例，增加患者战胜病魔的信心，引导患者积极配合医师治疗，以保证治疗效果。

2. 饮食护理：针对重症胰腺炎并发胰腺假性囊肿患者，由于禁食时间较长，发病后，患者长期处于高分解状态下，致使丢失大量蛋白质，导致体内蛋白质合成受到一定程度上的限制，使得患者总蛋白和白蛋白含量呈现出急剧下降趋势。在此情况下，护理人员应强化饮食护理，以保证患者营养。一方面鼓励进食，另一方面每日输入一定量的营养液或血浆、白蛋白以补足肠内营养的缺口，以达到维持患者血浆白蛋白水平的效果。

3. 经皮穿刺置管引流的护理：

（1）妥善固定引流管：用抗过敏透气弹性胶布将引流管固定于穿刺点以下的位置，并留有一定的活动度，经常检查胶布有无卷边或浸湿，发现异常及时更换。各条引流管用不同颜色的标识卡做好标记，并注明引流管的名称、刻度及置管时间。每班护士检查引流管有无脱出、移位、扭曲等，一旦发现引流管扭曲、打折，及时将管道恢复原位并妥善固定。

（2）保持引流通畅：经常挤压导管以防堵塞，挤压方法可用循序向下挤压法、用双手示指和拇指由上向下交替挤捏法或将引流管放在双手掌中间用 4 指腹挤捏法。引流不畅或引流液黏稠者，可用生理盐水或甲硝唑溶液低压冲洗至清亮或稀薄，如果有多根引流管，则可进行脓腔灌洗。

（3）观察引流液情况：置管成功后，在穿刺导管外接三通接头与引流连接管之间连接一个5ml 注射器针筒，从针筒处可清楚观察到引流液的颜色和性质。因囊腔内为陈旧性的积血和坏死组织，引流液常呈黄色或棕色水样，若引流液颜色呈红褐色或鲜红色，怀疑有出血的可能，因引流管与窦道组织摩擦造成组织出血，应立即报告医师，遵医嘱使用止血药。若引流液呈脓性浑浊状，则可能合并囊内感染，应留取标本做细菌培养检查，根据培养结果使用敏感抗菌药物。准确记录 24 小时引流量及冲洗量，注意观察出入量是否平衡，防止冲洗液进入腹腔。若引流液突然减少，除排除引流管扭曲、阻塞外，还需要冲洗导管，调整导管的位置，直至引流恢复。

（4）保护引流管周围皮肤用 1%碘伏消毒腹壁穿刺点 1 次/天或 2 次/天，引流管周围皮肤可用氧化锌软膏或凡士林无菌纱布覆盖，以保护腹壁穿刺点周围皮肤免受刺激。纱布浸湿应及时更换。

六、胰腺假性囊肿临床路径营养治疗规范

1. 胰腺假性囊肿往往继发于急性胰腺炎或胰腺外伤，大多处于长期营养不良的状态，同时其术后的恢复有需要营养支持，故此类患者需要积极补足营养，并予营养状态监测。

2. 应以肠内营养为主、静脉营养为辅的原则补充营养，但是胰腺炎及胰腺损伤患者往往肠道功能有受限，需要循序渐进地采用肠内营养，量由少增多，质由易消化开始。

3. 时刻注意肠道、内引流吻合口等处的漏及出血的并发症的发生，一有可疑症状，立即停止肠内营养，积极处理并发症。

七、胰腺假性囊肿临床路径患者健康宣教

1. 胰腺假性囊肿是一种常见的继发于急性胰腺炎、胰腺损伤等疾病的并发症。因其不是胰腺的真性肿瘤而不必恐慌、但也不能忽视其治疗。

2. 胰腺假性囊肿并非都要通过手术治疗，待其产生疼痛、梗阻、腹胀等压迫症状或出现感染、出血等并发症时需要外科干预。

3. 胰腺假性囊肿的外科干预手段较多，主要由囊肿产生的时间、大小、数量、位置、感染出血与否、主胰管的损伤及梗阻状况，以及不同医院团队医师的擅长技术等多方面因素决定。故良好的医患沟通、建立互信关系是其治疗启动的关键。

4. 胰腺假性囊肿外引流往往需要较长时间的置管观察护理，需要对患者的心理、日常生活的影响以及引流管护理作宣教。

5. 出现腹痛、发热、呕血、黑便、眩晕等不适需要紧急就医。

八、推荐表单

（一）医师表单

胰腺假性囊肿临床路径医师表单

适用对象：第一诊断为胰腺假性囊肿（ICD-10：K86.3）

行囊肿切除术、囊肿内引流术或囊肿外引流术（ICD-9-CM-3：52.22/52.4/52.01/52.3）

患者姓名：		性别：	年龄：	门诊号：	住院号：
住院日期：	年 月 日	出院日期：	年 月 日		标准住院日：9~11 天

日期	住院第 1 天	住院第 2~3 天 （术前 1 日）
主要诊疗工作	□ 询问病史及体格检查 □ 完成住院病历和首次病程记录 □ 开实验室检查单 □ 上级医师查房 □ 初步确定诊治方案和特殊检查项目	□ 上级医师查房 □ 术前准备与术前评估，进行术前讨论，确定治疗方案 □ 完成必要的相关科室会诊 □ 住院医师完成上级医师查房记录、术前小结等 □ 完成术前总结（拟行手术方式、手术关键步骤、术中注意事项等） □ 向患者及家属交代病情、手术安排及围手术期注意事项 □ 签署手术知情同意书、自费用品协议书、输血同意书、麻醉同意书或授权委托书 □ 必要时预约 ICU
重点医嘱	**长期医嘱** □ 胰腺外科护理常规 □ 外科二级或三级护理常规 □ 饮食：根据患者情况而定 □ 专科基础用药（视情况） **临时医嘱** □ 血常规+血型、尿常规、大便常规+隐血 □ 凝血功能、电解质、肝功能、肾功能、消化系统肿瘤标志物、感染性疾病筛查 □ 心电图、X 线胸片 □ 上腹部 CT 平扫+增强和/或腹部 B 超或 MRCP/MRA、ERCP（必要时） □ 血气分析、肺功能、超声心动图（必要时）	**长期医嘱** □ 普通外科二级护理 □ 饮食：依据患者情况定 □ 根据会诊要求增加相关药物 **临时医嘱** □ 术前医嘱： （1）常规准备明日在气管内全身麻醉/硬膜外麻醉下拟行胰腺假性囊肿切除术/胰腺假性囊肿-空肠吻合术/胰腺假性囊肿-胃吻合术/胰腺假性囊肿外引流术 （2）备皮、备血 （3）药物过敏试验 （4）术晨禁食、禁水 （5）必要时行肠道准备（清洁肠道） （6）麻醉前用药 （7）术前留胃管和尿管 □ 术中特殊用药带药（如抗菌药物、胰岛素等） □ 带影像学资料入手术室
病情变异记录	□ 无 □ 有，原因： 1. 2.	□ 无 □ 有，原因： 1. 2.
医师签名		

日期	住院第 3~4 天 （手术日）		住院第 4~5 天 （术后第 1 日）
	术前与术中	术后	
主要诊疗工作	□ 送患者入手术室 □ 麻醉准备，监测生命体征 □ 施行手术 □ 保持各引流管通畅 □ 解剖标本，送病理检查 □ 麻醉医师完成麻醉记录	□ 完成术后首次病程记录 □ 完成手术记录 □ 向患者及家属说明手术情况	□ 上级医师查房 □ 观察病情变化 □ 观察引流量和颜色 □ 检查手术伤口，更换敷料 □ 分析实验室检查结果 □ 维持水电解质平衡 □ 评估镇痛效果 □ 住院医师完成病程记录
重点医嘱		**长期医嘱** □ 胰腺外科术后常规护理 □ 一级护理 □ 禁食 □ 监测生命体征 □ 记录 24 小时液体出入量 □ 常规雾化吸入，bid □ 镇痛护理 □ 胃管接负压瓶吸引并记量 □ 腹腔引流管接袋并记量 □ 尿管接尿袋，记尿量 □ 预防性抗菌药物使用 □ 监测血糖、中心静脉压（酌情） □ 使用制酸剂及生长抑素（酌情） **临时医嘱** □ 吸氧 □ 液体治疗 □ 术后当天查血常规和电解质 □ 必要时查血或尿淀粉酶等 □ 明晨查血常规、生化和血/尿淀粉酶	**长期医嘱** □ 患者既往基础用药（见左列） □ 肠外营养治疗 **临时医嘱** □ 液体治疗及纠正水电解质失衡 □ 复查实验室检查（如血常规、血生化、血/尿引流液淀粉酶等实验室检查等）（视情况） □ 更换手术伤口敷料 □ 必要时测定中心静脉压 □ 根据病情变化施行相关治疗
病情变异记录	□ 无 □ 有，原因： 1. 2.	□ 无 □ 有，原因： 1. 2.	□ 无 □ 有，原因： 1. 2.
医师签名			

日期	住院第 5~7 天 （术后第 2~3 日）	住院第 7~10 天 （术后第 4~7 日）	住院第 9~11 天 （出院日）
主要诊疗工作	□ 上级医师查房 □ 观察病情变化 □ 观察引流量和颜色 □ 评估镇痛效果 □ 复查实验室检查 □ 住院医师完成常规病程记录 □ 必要时进行相关特殊检查	□ 上级医师查房 □ 观察腹部、肠功能恢复情况 □ 观察引流量和颜色 □ 根据手术情况和术后病理结果，确定临床诊断；确定有无手术并发症和切口愈合不良情况，明确是否出院，评估是否达到出院标准 □ 住院医师完成常规病程记录 □ 必要时进行相关特殊检查	□ 上级医师查房 □ 明确是否符合出院标准 □ 通知出院处 □ 通知患者及其家属出院 □ 完成出院记录、首页、出院证明书等 □ 向患者告知出院后注意事项，如通知其术后第 8~10 天门诊拆线、康复计划、后续治疗及并发症的处理等 □ 出院小结、出院证明及出院须知交患者或家属
重点医嘱	**长期医嘱** □ 继续监测生命体征（视情况） □ 拔除引流管（视情况） □ 拔除胃管（视情况） □ 拔除尿管（视情况） □ 肠外营养支持或液体治疗 □ 起动肠内营养（视情况） **临时医嘱** □ 其他相关治疗 □ 血常规、生化、肝肾功能等	**长期医嘱** □ 二级或三级护理（视情况） □ 肛门排气后改流质饮食/半流质饮食 □ 拔除深静脉留置管（视情况） □ 停止记 24 小时出入量 □ 逐步减少或停止肠外营养或液体治疗 □ 伤口换药/拆线（视情况） **临时医嘱** □ 复查血常规、生化、血/尿/引流液淀粉酶等实验室检查 □ 必要时行 X 线胸片、CT、B 超等检查	**出院医嘱** □ 出院相关用药 □ 返院复诊的时间、地点，发生紧急情况时的处理等
病情变异记录	□ 无　□ 有，原因： 1. 2.	□ 无　□ 有，原因： 1. 2.	□ 无　□ 有，原因： 1. 2.
医师签名			

（二）护士表单

胰腺假性囊肿临床路径护士表单

适用对象：第一诊断为胰腺假性囊肿（ICD-10：K86.3）

　　　　　行囊肿切除术、囊肿内引流术或囊肿外引流术（ICD-9-CM-3：52.22/52.4/52.01/52.3）

患者姓名：		性别：	年龄：	门诊号：		住院号：
住院日期：	年　月　日	出院日期：		年　月　日		标准住院日：9~11 天

日期	住院第 1 天	住院第 2~3 天 （术前 1 日）
健康宣教	□ 入院宣教 　　介绍主管医师、护士 　　介绍环境、设施 　　介绍住院注意事项 　　介绍探视和陪护制度 　　介绍贵重物品制度 　　健康教育、服药指导、活动指导 □ 患者相关检查配合的指导	□ 相关检查前宣教 　　告知患者在检查中配合医师 　　主管护士与患者沟通，消除患者紧张情绪 　　告知检查后可能出现的情况及应对方式 □ 告知患者及家属术前流程及注意事项
护理处置	□ 核对患者姓名，佩戴腕带 □ 建立入院护理病历 □ 协助患者留取各种标本 □ 测量体重	□ 协助医师完成术前的相关化验 □ 禁食、禁水 □ 术前沐浴、更衣，取下义齿、饰物 □ 术前手术物品准备、备皮、皮试、配血、胃肠道准备等 □ 促进睡眠（环境、药物）
基础护理	□ 二级护理 □ 晨晚间护理 □ 排泄管理 □ 患者安全管理	□ 二级护理 □ 晨晚间护理 □ 排泄管理 □ 患者安全管理
专科护理	□ 护理查体 □ 病情观察 □ 腹部体征的观察 □ 需要时，填写跌倒及压疮防范表 □ 需要时，请家属陪护 □ 确定饮食种类 □ 心理支持	□ 护理查体 □ 遵医嘱完成相关检查 □ 术前准备观察记录 □ 夜间巡视
重点医嘱	□ 详见医嘱执行单	□ 详见医嘱执行单
病情变异记录	□ 无　□ 有，原因： 1. 2.	□ 无　□ 有，原因： 1. 2.
护士签名		

日期	住院第 3~4 天（手术日）		住院第 4~5 天（术后第 1 日）
	术前与术中	术后	
健康宣教	□ 健康教育 □ 手术体位宣教 □ 心理支持 □ 指导术前注射麻醉用药后注意事项	□ 体位及足部活动指导 □ 管道护理指导 □ 24 小时出入量留置宣教 □ 术后疼痛控制宣教	□ 体位与活动宣教，指导床上或床边活动 □ 疼痛管理宣教 □ 康复指导（运动指导）
护理处置	□ 术晨按医嘱清洁肠道 □ 留置胃管、尿管 □ 饮食指导：禁食、禁水	□ 术后活动：清醒后平卧，头偏一侧，协助改变体位及足部活动 □ 禁食、禁水 □ 静脉采血 □ 记录 24 小时出入量	□ 体位与活动：协助翻身、取半坐或斜坡卧位，指导床上或床边活动 □ 管道护理 □ 记录 24 小时出入量
基础护理	□ 二级护理 □ 晨晚间护理 □ 排泄管理 □ 患者安全管理	□ 一级护理 □ 晨晚间护理 □ 排泄管理 □ 患者安全管理	□ 一级护理 □ 晨晚间护理 □ 排泄管理 □ 患者安全管理
专科护理	□ 评估术前肠道准备情况 □ 确认患者术前禁食、禁水 □ 安排陪送患者入手术室	□ 密切观察患者情况 □ 疼痛护理、皮肤护理、营养支持护理 □ 生活护理（一级护理） □ 管道护理 □ 心理支持 □ 夜间巡视	□ 密切观察患者病情变化 □ 疼痛护理、皮肤护理、营养支持护理
重点医嘱	□ 详见医嘱执行单	□ 详见医嘱执行单	□ 详见医嘱执行单
病情变异记录	□ 无　□ 有，原因： 1. 2.	□ 无　□ 有，原因： 1. 2.	□ 无　□ 有，原因： 1. 2.
护士签名			

日期	住院第 5~7 天 （术后第 2~3 日）	住院第 7~10 天 （术后第 4~7 日）	住院第 9~11 天 （出院日）
健康宣教	□ 体位与活动指导 □ 清流质饮食、半流质饮食指导 □ 皮肤护理、疼痛管理指导 □ 心理支持（患者及家属）	□ 体位与活动指导 □ 清流质饮食、半流质饮食指导 □ 皮肤护理、疼痛管理指导 □ 心理支持（患者及家属）	□ 出院宣教及指导 □ 服药指导 □ 日常保健及清洁卫生指导 □ 疾病知识及复诊时间 □ 作息、饮食、活动宣教
护理处置	□ 拔除胃管后指导清流质饮食、半流质饮食 □ 遵医嘱拔除胃管、尿管、腹腔引流管	□ 饮食：流质或半流质 □ 活动：斜坡卧位或半坐卧位 □ 防压疮护理	□ 办理出院手续 □ 日常保健、清洁卫生
基础护理	□ 一级护理 □ 晨晚间护理 □ 排泄管理 □ 患者安全管理	□ 二级护理 □ 晨晚间护理 □ 排泄管理 □ 患者安全管理	□ 二级护理 □ 晨晚间护理 □ 排泄管理 □ 患者安全管理
专科护理	□ 疼痛护理、皮肤护理、营养支持护理、康复指导 □ 观察患者腹部体征及肠道功能恢复的情况 □ 夜间巡视	□ 密切观察患者情况，包括观察腹部体征、胃肠功能恢复情况等 □ 皮肤护理、营养支持护理 □ 夜间巡视	□ 疼痛护理、皮肤护理 □ 腹部体征、胃肠功能恢复情况评估
重点医嘱	□ 详见医嘱执行单	□ 详见医嘱执行单	□ 详见医嘱执行单
病情变异记录	□ 无 □ 有，原因： 1. 2.	□ 无 □ 有，原因： 1. 2.	□ 无 □ 有，原因： 1. 2.
护士签名			

（三）患者表单

胰腺假性囊肿临床路径患者表单

适用对象：第一诊断为胰腺假性囊肿（ICD-10：K86.3）

行囊肿切除术、囊肿内引流术或囊肿外引流术（ICD-9-CM-3：52.22/52.4/52.01/52.3）

| 患者姓名： | | 性别： | 年龄： | 门诊号： | 住院号： |

| 住院日期： | 年 月 日 | 出院日期： | 年 月 日 | 标准住院日：9~11 天 |

日期	住院第 1 天	住院第 2~3 天 （术前 1 日）
医患配合	□ 配合询问病史、收集资料，请务必详细告知既往史、用药史、过敏史 □ 配合进行体格检查 □ 有任何不适请告知医师	□ 配合主管医师查房 □ 配合进行必要的相关科室会诊 □ 接受医师的病情交代、手术安排及围手术期注意事项 □ 签署手术知情同意书、自费用品协议书、输血同意书、麻醉同意书或授权委托书
护患配合	□ 配合测量体温、脉搏、呼吸、血压、体重 □ 配合完成入院护理评估（简单询问病史、过敏史、用药史） □ 接受入院宣教（环境介绍、病室规定、订餐制度、贵重物品保管等） □ 配合执行探视和陪护制度 □ 有任何不适请告知护士	□ 配合术前采血检查 □ 配合术前禁食、禁水 □ 接受术前相关准备（备皮、皮试、配血、胃肠道准备等） □ 接受输液、服药等治疗
饮食	□ 遵医嘱饮食	□ 遵医嘱禁食、禁水
排泄	□ 正常排尿便	□ 正常排尿便
活动	□ 正常活动	□ 正常活动

日期	住院第 3~4 天 （手术日）		住院第 4~5 天 （术后第 1 日）
	术前与术中	术后	
医患配合	□ 配合麻醉前测量生命体征 □ 配合麻醉及手术体位	□ 配合术后胃管吸引、腹腔引流管吸引、尿管留置导尿 □ 配合医师的手术情况的告知 □ 接受医嘱的营养支持及抗菌药物使用	□ 配合上级医师查房 □ 配合检查手术伤口，更换敷料 □ 主动告知镇痛效果 □ 配合住院医师完成病程记录
护患配合	□ 配合术前按医嘱清洁肠道 □ 接受术前留置胃管、尿管 □ 接受术前禁食、禁水 □ 接受禁食、禁水	□ 接受吸氧、血糖监测、中心静脉压测量 □ 配合检查腹部 □ 接受输液、服药等治疗，记录 24 小时入出量 □ 接受进食、进水、排便等生活护理 □ 配合活动，预防皮肤压力伤 □ 注意活动安全，避免坠床或跌倒 □ 配合执行探视及陪护	□ 接受吸氧、血糖监测、中心静脉压测量 □ 配合检查腹部 □ 接受输液、服药等治疗，记录 24 小时入出量 □ 接受进食、进水、排便等生活护理 □ 配合活动，预防皮肤压力伤 □ 注意活动安全，避免坠床或跌倒 □ 配合执行探视及陪护
饮食	□ 遵医嘱禁食、禁水	□ 遵医嘱禁食、禁水	□ 遵医嘱接受营养支持治疗
排泄	□ 正常排尿便	□ 正常排尿便	□ 正常排尿便
活动	□ 配合手术体位	□ 遵医嘱卧床	□ 正常活动

日期	住院第 5~7 天 （术后第 2~3 日）	住院第 7~10 天 （术后第 4~7 日）	住院第 9~11 天 （出院日）
医患配合	□ 配合上级医师查房 □ 配合检查手术伤口，更换敷料 □ 主动告知镇痛效果 □ 配合住院医师完成病程记录	□ 配合上级医师查房 □ 配合检查手术伤口，更换敷料 □ 主动告知镇痛效果 □ 配合住院医师伤口换药/拆线	□ 接受出院前指导 □ 知道复查程序 □ 获取出院诊断书
护患配合	□ 配合检查腹部 □ 接受输液、服药等治疗 □ 接受进食、进水、排便等生活护理 □ 配合活动，预防皮肤压力伤 □ 注意活动安全，避免坠床或跌倒 □ 配合执行探视及陪护	□ 配合斜坡卧位或半坐卧位，配合检查腹部 □ 接受输液、服药等治疗 □ 接受进食、进水、排便等生活护理 □ 配合活动，预防皮肤压力伤 □ 注意活动安全，避免坠床或跌倒 □ 配合执行探视及陪护	□ 接受出院宣教 □ 办理出院手续 □ 获取出院带药 □ 知道服药方法、作用、注意事项 □ 知道复印病历程序
饮食	□ 遵医嘱饮食	□ 遵医嘱饮食	□ 遵医嘱饮食
排泄	□ 正常排尿便	□ 正常排尿便	□ 正常排尿便
活动	□ 正常活动	□ 正常活动	□ 正常活动

附：原表单（2019 年版）

胰腺假性囊肿临床路径表单

适用对象：第一诊断为胰腺假性囊肿（ICD-10：K86.3）

行囊肿切除术、囊肿内引流术或囊肿外引流术（ICD-9-CM-3：52.22/52.4/ 52.01/52.3）

患者姓名：	性别：　　年龄：　　门诊号：	住院号：
住院日期：　　年　月　日	出院日期：　　年　月　日	标准住院日：9～11 天

日期	住院第 1 天	住院第 2～3 天 （术前 1 天）
主要诊疗工作	□ 询问病史及体格检查 □ 完成住院病历和首次病程记录 □ 开实验室检查单 □ 上级医师查房 □ 初步确定诊治方案和特殊检查项目	□ 上级医师查房 □ 术前准备与术前评估，进行术前讨论，确定治疗方案 □ 完成必要的相关科室会诊 □ 住院医师完成上级医师查房记录、术前小结等 □ 完成术前总结（拟行手术方式、手术关键步骤、术中注意事项等） □ 向患者及家属交代病情、手术安排及围手术期注意事项 □ 签署手术知情同意书、自费用品协议书、输血同意书、麻醉同意书或授权委托书 □ 必要时预约 ICU
重点医嘱	**长期医嘱** □ 胰腺外科护理常规 □ 外科二级或三级护理常规 □ 饮食：根据患者情况而定 □ 专科基础用药（视情况） **临时医嘱** □ 血常规+血型、尿常规、大便常规+隐血 □ 凝血功能、电解质、肝功能、肾功能、消化系统肿瘤标志物、感染性疾病筛查 □ 心电图、X 线胸片 □ 上腹部 CT 平扫+增强和/或腹部 B 超或 MRCP/MRA、ERCP（必要时） □ 血气分析、肺功能、超声心动图（必要时）	**长期医嘱** □ 普通外科二级护理 □ 饮食：依据患者情况定 □ 根据会诊要求，增添相关药物 **临时医嘱** □ 术前医嘱： （1）常规准备明日在气管内全身麻醉/硬膜外麻醉下拟行胰腺假性囊肿切除术/胰腺假性囊肿-空肠吻合术/胰腺假性囊肿-胃吻合术/胰腺假性囊肿外引流术 （2）备皮、备血 （3）药物过敏试验 （4）术晨禁食、禁水 （5）必要时行肠道准备（清洁肠道） （6）麻醉前用药 （7）术前留胃管和尿管 □ 术中特殊用药带药（如抗菌药物、胰岛素等） □ 带影像学资料入手术室
主要护理工作	□ 入院介绍 □ 入院评估、制订护理计划 □ 健康教育、服药指导、活动指导 □ 饮食指导静脉采血 □ 患者相关检查配合的指导 □ 心理支持 □ 夜间巡视	□ 静脉采血、健康教育、心理支持 □ 饮食：术前禁食、禁水 □ 术前沐浴、更衣，取下义齿、饰物 □ 告知患者及家属术前流程及注意事项 □ 术前手术物品准备、备皮、皮试、配血、胃肠道准备等 □ 促进睡眠（环境、药物） □ 夜间巡视

续　表

日期	住院第 1 天	住院第 2~3 天 （术前 1 天）
病情 变异 记录	□无　□有，原因： 1. 2.	□无　□有，原因： 1. 2.
护士 签名		
医师 签名		

日期	住院第 3~4 天 （手术日）		住院第 4~5 天 （术后第 1 日）
	术前与术中	术后	
主要 诊疗 工作	□ 送患者入手术室 □ 麻醉准备，监测生命 　体征 □ 施行手术 □ 保持各引流管通畅 □ 解剖标本，送病理检查 □ 麻醉医师完成麻醉记录	□ 完成术后首次病程记录 □ 完成手术记录 □ 向患者及家属说明手术情况	□ 上级医师查房 □ 观察病情变化 □ 观察引流量和性状 □ 检查手术伤口，更换敷料 □ 分析实验室检查结果 □ 维持水电解质平衡 □ 评估镇痛效果 □ 住院医师完成病程记录
重点 医嘱		**长期医嘱** □ 胰腺外科术后常规护理 □ 一级护理 □ 禁食 □ 监测生命体征 □ 记录 24 小时液体出入量 □ 常规雾化吸入，一天两次 □ 镇痛护理 □ 胃管接负压瓶吸引并记量 □ 腹腔引流管接袋并记量 □ 尿管接尿袋记尿量 □ 预防性抗菌药物使用 □ 监测血糖、中心静脉压（酌情） □ 使用制酸剂及生长抑素（酌情） **临时医嘱** □ 吸氧 □ 液体治疗 □ 术后当天查血常规和电解质 □ 必要时查血或尿淀粉酶等 □ 明晨查血常规、生化和血/尿淀 　粉酶	**长期医嘱** □ 患者既往基础用药（见左 　列） □ 肠外营养治疗 **临时医嘱** □ 液体治疗及纠正水电解质 　失衡 □ 复查实验室检查（如血常 　规、血生化、血/尿/引流 　液淀粉酶等实验室检查 　等）（视情况） □ 更换手术伤口敷料 □ 必要时测定中心静脉压 □ 根据病情变化施行相关 　治疗
主要 护理 工作	□ 术晨按医嘱清洁肠道 □ 留置胃管、尿管 □ 健康教育 □ 饮食指导：禁食、禁水 □ 指导术前注射麻醉用药 　后注意事项 □ 安排陪送患者入手术室 □ 心理支持	□ 术后活动：清醒后平卧，头偏一 　侧，协助改变体位及足部活动 □ 禁食、禁水 □ 静脉采血 □ 密切观察患者情况 □ 疼痛护理、皮肤护理、营养支持 　护理 □ 生活护理（一级护理） □ 管道护理及指导 □ 记录 24 小时出入量 □ 心理支持（患者及家属） □ 夜间巡视	□ 体位与活动：协助翻身、 　取半坐或斜坡卧位，指导 　床上或床边活动 □ 密切观察患者病情变化 □ 疼痛护理、皮肤护理 □ 生活护理（一级护理） □ 管道护理及指导 □ 记录 24 小时出入量 □ 营养支持护理 □ 心理支持（患者及家属） □ 康复指导（运动指导）

日期	住院第 3~4 天 （手术日）		住院第 4~5 天 （术后第 1 日）
	术前与术中	术后	
病情 变异 记录	□无　□有，原因： 1. 2.	□无　□有，原因： 1. 2.	□无　□有，原因： 1. 2.
护士 签名			
医师 签名			

日期	住院第 5~7 天 （术后第 2~3 日）	住院第 7~10 天 （术后第 4~7 日）	住院第 9~11 天 （出院日）
主要诊疗工作	□ 上级医师查房 □ 观察病情变化 □ 观察引流量和性状 □ 评估镇痛效果 □ 复查实验室检查 □ 住院医师完成常规病程记录 □ 必要时进行相关特殊检查	□ 上级医师查房 □ 观察腹部、肠功能恢复情况 □ 观察引流量和颜色 □ 根据手术情况和术后病理结果，确定临床诊断；确定有无手术并发症和切口愈合不良情况，明确是否出院，评估是否达到出院标准 □ 住院医师完成常规病程记录 □ 必要时进行相关特殊检查	□ 上级医师查房 □ 明确是否符合出院标准 □ 通知出院处 □ 通知患者及其家属出院 □ 完成出院记录、首页、出院证明书等 □ 向患者告知出院后注意事项，如通知其术后第 8~10 天门诊拆线、康复计划、后续治疗及并发症的处理等 □ 出院小结、出院证明及出院须知交患者或家属
重点医嘱	**长期医嘱** □ 继续监测生命体征（视情况） □ 拔除引流管（视情况） □ 拔除胃管（视情况） □ 拔除尿管（视情况） □ 肠外营养支持或液体治疗 □ 起动肠内营养（视情况） **临时医嘱** □ 其他相关治疗 □ 血常规、生化、肝肾功能等	**长期医嘱** □ 二级或三级护理（视情况） □ 肛门排气后改流质饮食/半流质饮食 □ 拔除深静脉留置管（视情况） □ 停止记 24 小时出入量 □ 逐步减少或停止肠外营养或液体治疗 □ 伤口换药/拆线（视情况） **临时医嘱** □ 复查血常规、生化、血/尿/引流液淀粉酶等实验室检查 □ 必要时行 X 线胸片、CT、超声等检查	**出院医嘱** □ 出院相关用药 □ 返院复诊的时间、地点，发生紧急情况时的处理等
主要护理工作	□ 体位与活动：取半坐或斜坡卧位，指导下床活动 □ 饮食：胃肠功能恢复，拔除胃管后指导清流质饮食、半流质饮食 □ 疼痛护理、皮肤护理、营养支持护理、康复指导 □ 遵医嘱拔除胃管、尿管、腹腔引流管 □ 生活护理（一级护理） □ 观察患者腹部体征及肠道功能恢复的情况 □ 心理支持（患者及家属） □ 夜间巡视	□ 活动：斜坡卧位或半坐卧位 □ 饮食：流质或半流质饮食 □ 密切观察患者情况，包括观察腹部体征、胃肠功能恢复情况等 □ 生活护理（二级或三级护理） □ 观察患者腹部体征及肠道功能恢复的情况 □ 皮肤护理、营养支持护理 □ 心理支持（患者及家属） □ 康复指导 □ 夜间巡视	□ 出院指导 □ 办理出院手续 □ 复诊时间 □ 作息、饮食、活动 □ 服药指导 □ 日常保健 □ 清洁卫生 □ 疾病知识及后续治疗

续　表

日期	住院第 5~7 天 （术后第 2~3 日）	住院第 7~10 天 （术后第 4~7 日）	住院第 9~11 天 （出院日）
病情 变异 记录	□无　□有，原因： 1. 2.	□无　□有，原因： 1. 2.	□无　□有，原因： 1. 2.
护士 签名			
医师 签名			

第三十章

胰腺癌临床路径释义

【医疗质量控制指标】

指标一、胰腺癌的早期诊断、防止漏诊以及鉴别诊断。

指标二、以胰腺癌的分期、分级作为综合治疗方法选择的依据。

指标三、胰腺癌手术切除、淋巴结清扫、标本留取的标准。

指标四、胰腺癌手术继发的并发症（胰漏、出血、胃瘫等）的诊断与处理。

一、胰腺癌编码

1. 原编码：

疾病名称及编码：胰腺癌（ICD-10：C25.0）

手术操作名称及编码：胰头癌根治术或胰体尾癌根治术（ICD-9-CM-3：52.5-52.7）

2. 修改编码：

疾病名称及编码：胰腺癌（ICD-10：C25）

手术操作名称及编码：部分胰腺切除术（ICD-9-CM-3：52.5）

全胰切除术（ICD-9-CM-3：52.6）

根治性胰十二指肠切除术（ICD-9-CM-3：52.7）

二、临床路径检索方法

C25 伴（52.5/52.6/52.7）

三、国家医疗保障疾病诊断相关分组（CHS-DRG）

MDCH 肝、胆、胰疾病及功能障碍

HR1 肝胆胰系统恶性肿瘤

四、胰腺癌临床路径标准住院流程

（一）适用对象

第一诊断为胰腺癌（ICD-10：C25.0），行部分胰腺切除术（ICD-9-CM-3：52.5），全胰切除术（ICD-9-CM-3：52.6），根治性胰十二指肠切除术（ICD-9-CM-3：52.7）。

> **释义**
>
> ■ 适用对象编码参见第一部分。
>
> ■ 本路径适用对象为胰腺癌，包括胰腺导管腺癌、胰腺腺泡细胞癌、胰腺小细胞癌、胰腺小腺体癌、胰腺大嗜酸性颗粒细胞癌和胰腺特殊类型导管来源癌等。
>
> ■ 根据肿瘤部位不同，胰腺癌的手术方式分为胰头癌根治术或胰体尾癌根治术，肿瘤侵犯肠系膜上静脉、门静脉时可同时行肠系膜上静脉、门静脉切除重建术。

（二）诊断依据

根据《临床诊疗指南·外科学分册》（中华医学会编，人民卫生出版社，2006年，第1版），全国高等学校教材《外科学》（陈孝平、汪建平、赵继宗主编，人民卫生出版社，2018年，第9版），《黄家驷外科学》（吴孟超、吴在德主编，人民卫生出版社，2021年，第8版）。

1. 主要症状：上腹疼痛不适、食欲缺乏、腹胀、消化不良、恶心、呕吐、腹泻或便秘等消化道症状；消瘦、乏力、体重下降，晚期可以出现恶病质。
2. 体征：进行性加重的黄疸、肝大、胆囊肿大，晚期患者可以扪及上腹部肿块。
3. 影像学检查：超声或内镜超声；CT及胰腺薄层扫描三维重建；MRI或MRCP；ERCP。
4. 实验室检查：伴有梗阻性黄疸时会出现血清总胆红素和直接胆红素升高，碱性磷酸酶和转氨酶升高；CA19-9、CEA、CA242等血清学肿瘤标志物可能会增高。

释义

■ 胰腺癌中，约70%发生在胰头颈部位，胰体、胰尾各占15%左右。导管腺癌占胰腺癌的80%～90%，主要由不同分化程度的导管样结构构成。胰腺腺泡细胞癌、胰腺小细胞癌、胰腺小腺体癌、胰腺大嗜酸性粒细胞癌和胰腺特殊类型导管来源癌等较为少见。

■ 胰腺癌临床表现：

（1）主要症状：上腹疼痛不适、食欲缺乏、腹胀、消化不良、恶心、呕吐、腹泻或便秘等消化道症状；消瘦、乏力、体重下降，晚期可以出现恶病质。

（2）体征：进行性加重的黄疸、肝大、胆囊肿大，晚期患者可以扪及上腹部肿块。

■ 胰腺癌临床表现取决于癌的部位、病程早晚、有无转移以及邻近器官累及的情况。黄疸是胰腺癌，特别是胰头癌的重要症状，胰体尾癌仅在波及胰头时才出现，通常表现为梗阻性、进行性黄疸。胰头癌或胰体尾癌均可伴有中腹或左、右上腹部疼痛。和其他癌不同，胰腺癌常在初期即有消瘦、乏力。胰腺深在于后腹部，通常难以摸到，如已摸到肿块，多属进展期或晚期。胆总管下端及胰腺导管被肿瘤阻塞，胆汁和胰液不能进入十二指肠可导致食欲减退。胰腺外分泌功能不良可导致脂肪泻。

■ 胰腺癌辅助检查：

（1）B超或内镜超声：胰腺形态改变，可显示局限性、分叶状肿块，肿瘤内多呈低回声，内含不均匀光点，如有肿块内坏死则探及不规则液化暗区，常合并总胆管和/或胰管扩张。

（2）胰腺薄扫三期CT及三维重建：胰腺肿块密度均匀或不均匀，边缘可呈分叶状，较大肿块内可见低密度坏死区；若肿块发生在钩突部则尖端变圆钝；增强扫描肿瘤多呈低增强，密度低于邻近胰腺密度；胰头肿瘤多合并肝内、外胆管扩张，胰管扩张及胆囊增大；扩张的总胆管、胰管同时显示，称"双管征"。

（3）MRI或MRCP：磁共振T1加权像肿块呈不规则低信号，T2加权像肿瘤信号为明显高信号。MRCP对胰管、胆管的梗阻部位及扩张程度具有重要诊断价值，具有无创性。

（4）ERCP：表现为主胰管及其主要分支的狭窄、扩张、阻塞、扭曲、充盈缺损、不规则囊性扩张，以及造影剂胰管外渗出，排空延迟和不显影等。胆管、胰管均有狭窄，且两管的距离因癌肿浸润收缩而拉近，是胰头癌在ERCP检查中的特征性征象。

（5）实验室检查：伴有梗阻性黄疸时会出现血清总胆红素和直接胆红素升高，碱性磷酸酶和转氨酶升高；CA19-9、CEA、CA242 等血清学肿瘤标志物可能会增高。

■ 胰腺平扫和增强 CT、MRI 可明确肿瘤的位置、大小及与周围组织等重要结构的关系。必要时进行腹腔血管造影有助于明确受累血管的部位、范围和程度。

■ 胰腺癌病灶密度均匀或不均匀，边缘可呈分叶状，较大肿块内可见低密度坏死区；若肿块发生在钩突部则尖端变圆钝；增强扫描肿瘤多呈低增强，密度低于邻近胰腺密度；胰头肿瘤多合并肝内、外胆管扩张，胰管扩张及胆囊增大；扩张的胆总管、胰管同时显示，称"双管征"。

（三）治疗方案的选择

根据《临床诊疗指南·外科学分册》（中华医学会编，人民卫生出版社，2006 年，第 1 版），全国高等学校教材《外科学》（陈孝平，汪建平，赵继宗主编，人民卫生出版社，2018 年，第 9 版），《黄家驷外科学》（吴孟超，吴在德主编，人民卫生出版社，2021 年，第 8 版）。

1. 根据术前检查所获得的资料，初步判断肿瘤能否手术切除。
2. 如胰头肿瘤局限，经腹行胰头癌根治术；体尾部肿瘤局限，经腹行胰体尾癌根治术。
3. 如肿瘤侵犯肠系膜上静脉或脾静脉或门静脉，可行血管重建。
4. 如肿瘤侵犯局部周围器官，可行扩大根治术。
5. 如手术不能切除，合并胆道梗阻时，可行姑息性手术解除胆道梗阻、内支架引流或 PTCD 外引流。

> **释义**
>
> ■ 胰腺癌治疗仍然是以外科治疗为主，放疗、化疗为辅的综合治疗，并在探讨靶向治疗、免疫治疗和生物治疗等新方法。
>
> ■ 手术是唯一可能根治的方法，根治性手术方式包括胰头十二指肠切除术、扩大胰头十二指肠切除术、保留幽门的胰十二指肠切除术、胰体尾切除术、全胰腺切除术等。
>
> ■ 对于不适合行根治性手术的病例，通常需要解除梗阻性黄疸，一般采用胆肠吻合术、内支架引流术或外引流术。
>
> ■ 因病情复杂、患者自身机体的原因或医疗条件的限制不适合手术的患者，要向患者提供其他治疗方式的选择，履行医师的告知义务和患者对该病的知情权。

（四）标准住院日

14~21 天。

> **释义**
>
> ■ 胰腺癌患者入院后，常规检查、影像学检查等术前准备需要 3~6 天，术后恢复 9~13 天，总住院时间小于 21 天的均符合本路径要求。

（五）进入路径标准

1. 第一诊断必须符合 ICD-10：C25.0 胰腺癌疾病编码。

2. 患者本人知情同意手术治疗。

3. 满足以下条件：

（1）可以切除：①胰头、体、尾部肿瘤；②无远处转移；③腹腔干和肠系膜上动脉周围脂肪清晰光整；④肠系膜上静脉、门静脉通畅无浸润。

（2）可能切除：①头、体部：单侧或双侧肠系膜上静脉、门静脉严重受侵，肠系膜上动脉受累＜180°，胃十二指肠动脉受累或包绕（在可重建的前提下），短段肠系膜上静脉闭塞（在可重建的前提下）；②尾部：肠系膜上动脉或腹腔动脉受累＜180°。

4. 当患者合并其他疾病，但住院期间不需要特殊处理也不影响第一诊断的临床路径流程实施时，可以进入路径。

> 释义
>
> ■ 本路径适用对象为胰腺癌，包括胰腺导管腺癌、胰腺腺泡细胞癌、胰腺小细胞癌、胰腺小腺体癌、胰腺大嗜酸性粒细胞癌和胰腺特殊类型导管来源癌等。
>
> ■ 患者合并高血压、糖尿病、冠状动脉粥样硬化性心脏病、慢性阻塞性肺炎、慢性肾病等其他慢性疾病，需要术前对症治疗时，如果不影响麻醉和手术，不延长术前准备的时间，可进入本路径。上述慢性疾病如果需要特殊准备或经治疗稳定后才能行手术，或正在接受抗凝、抗血小板治疗等，先进入其他相应内科疾病的诊疗路径。

（六）术前准备（工作日）

3~6 天。

1. 必须的检查项目：

（1）血常规+血型、尿常规、大便常规+隐血。

（2）肝功能、肾功能、电解质、凝血功能、肿瘤标志物检查（含 CA19-9、CA125 及 CEA）、感染性疾病筛查（乙型肝炎、丙型肝炎、HIV、梅毒）。

（3）心电图、X 线胸片正侧位，上腹部 CT（增强）或 MRI（增强），肝胆胰腺 B 超。

2. 根据患者病情，可考虑进一步检查：

（1）血气分析、超声心动图、肺功能检测（老年人或既往有相关病史者）。

（2）必要时行上腹部 CTA、MRCP、ERCP、PTC/PTCD 检查，超声内镜。

> 释义
>
> ■ 必查项目是确保手术治疗安全、有效开展的基础，术前必须完成。
>
> ■ 为缩短患者住院等待时间，检查项目可以在患者入院前于门诊完成。
>
> ■ 高龄患者或有心肺功能异常者，术前根据病情增加心脏彩超、动态心电图、肺功能、血气分析等检查。

（七）预防性抗菌药物选择与使用时机

1. 抗菌药物：按照《抗菌药物临床应用指导原则》（卫医发〔2015〕43 号）执行。建议使用第二代头孢菌素，有反复感染史者可选头孢曲松或头孢哌酮或头孢哌酮/舒巴坦；明确感染患者，可根据药敏试验结果调整抗菌药物。

2. 在给予抗菌药物治疗之前应尽可能留取相关标本送培养，获病原菌后进行药敏试验，作为调整用药的依据。有手术指征者应进行外科处理，并于手术过程中采集病变部位标本做细菌培养及药敏试验。

3. 预防性用抗菌药物，时间为术前 0.5 小时，手术超过 3 小时加用 1 次抗菌药物；总预防性用药时间一般不超过 24 小时，个别情况可延长至 48 小时。

> **释义**
>
> ■ 胰腺癌手术切口属于Ⅱ类切口，可按规定预防性和术后应用抗菌药物，通常选用第二代头孢菌素，术中尽可能留取胆汁等相关标本送培养，作为调整用药的依据。

（八）手术日

入院第 4~7 天。

1. 麻醉方式：（气管内插管）全身麻醉。

2. 手术方式：

（1）胰头癌根治术（根治性胰十二指肠切除术）。

（2）胰十二指肠切除术。

（3）胆-肠吻合或附加胃-空肠吻合术等。

（4）胰体尾癌根治术。

3. 术中植入物：无。

4. 术中用药：麻醉常规用药，补充血容量药物（晶体、胶体）。

5. 术中输血：根据术中出血量及患者血红蛋白水平而定。

6. 病理：术后标本送病理行石蜡切片（视术中情况必要时术中行冷冻检查）。

> **释义**
>
> ■ 根据胰腺癌的实际情况（位置、侵犯情况等）选择不同的手术方式。
> ■ 术前用抗菌药物参考《抗菌药物临床应用指导原则》执行。
> ■ 手术是否输血依照术中出血量而定。

（九）术后住院恢复

9~13 天。

1. 必须复查的检查项目：血常规、电解质、血淀粉酶、尿淀粉酶、肿瘤标志物。

2. 结合患者病情，可考虑进行检查：腹部 B 超、CT 检查。

3. 术后用药：抗菌药物；根据患者病情使用抑酸剂、静脉营养、生长抑素。

4. 各种管道处理：尽早拔除胃管、尿管、引流管、深静脉穿刺管。

5. 康复情况：监测生命体征，观察有无并发症发生、胃肠道功能恢复情况，指导患者术后饮食。

6. 伤口护理。

> **释义**
>
> ■ 术后可根据患者恢复情况做必须复查的检查项目，并根据病情变化增加检查的频次。复查项目并不仅局限于路径中的项目。

（十）出院标准

1. 生命体征平稳，可自由活动。
2. 饮食恢复，无需静脉补液。
3. 没有需要住院处理的并发症和/或合并症。

> **释义**
>
> ■ 主治医师应在出院前，通过复查的各项检查并结合患者恢复情况决定能否出院。如果确有需要继续留院治疗的情况，超出了路径所规定的时间，应先处理并发症并符合出院条件后再准许患者出院。

（十一）变异及原因分析

1. 合并全身其他重要器官功能不全，手术风险增高，需要进行相关的诊断和治疗。
2. 围手术期由于营养不良、脓毒血症等其他合并症，以及新辅助化疗，需要延期外科手术的患者。
3. 入院后完善检查，证实胰腺外广泛转移无法手术者，退出本路径。
4. 术前临床分期与术中实际情况不符，术中按照实际病情改变术式。
5. 围手术期的合并症和/或并发症，需要进行相关的诊断和治疗，导致住院时间延长、费用增加。

> **释义**
>
> ■ 对于轻微变异，如由于某种原因，路径指示应当于某一天进行的操作不能如期进行而要延期的，当这种改变不会对最终结果产生重大改变，也不会明显增加住院天数和住院费用时，可不出本路径。
>
> ■ 除以上所列变异及原因外，如还出现医疗、护理、患者、环境等多方面的变异原因，应阐明变异相关问题的重要性，必要时须及时退出本路径，并应将特殊的变异原因进行归纳、总结，以便重新修订路径时作为参考，不断完善和修订路径。

五、胰腺癌临床路径给药方案

1. 用药选择：

（1）为预防术后腹腔感染，应针对肠道革兰阴性杆菌、肠球菌属等需氧菌和脆弱拟杆菌等厌氧菌选用药物。

（2）第二代头孢菌素注射剂有头孢呋辛、头孢替安等。

2. 药学提示：

（1）接受胰腺癌手术者，应在术前 0.5~2.0 小时给药，或麻醉开始时给药，使手术切口暴露时局部组织中已达到足以杀灭手术过程中入侵切口细菌的药物浓度。

（2）胰腺癌手术时间通常超过 3 小时，可手术中给予第 2 剂。

3. 注意事项：

（1）胰腺癌手术切口系Ⅱ类切口，由于手术部位存在大量人体寄殖菌群，手术时可能污染手术野引致感染，故此类手术需预防用抗菌药物。

（2）经验治疗需选用能覆盖肠道革兰阴性杆菌、肠球菌属等需氧菌和脆弱拟杆菌等厌氧菌的药物。

（3）术中应留取相关标本（如胆汁等）送培养。术后出现感染征象时应取血、引流液标本送细菌培养及药敏试验，作为调整用药的依据。

（4）用药前必须详细询问患者先前有否对头孢菌素类、青霉素类或其他药物的过敏史。

六、胰腺癌临床路径护理规范

胰腺癌手术创伤大、并发症多、恢复期长，对护理要求高。优质的护理可减少术后并发症的发生，改善其生存质量，促进患者康复。胰腺癌患者术后潜在的并发症包括感染、出血、胆瘘、胰瘘、胃排空延迟等，主要的护理问题包括疼痛、焦虑、营养失调等。

1. 术前护理：做好患者入院评估、健康宣教，根据对患者的评估，正确实施护理。

（1）心理护理：胰腺癌是高度恶性肿瘤，预后差，患者常产生恐惧、焦虑、紧张等不良情绪，影响治疗的顺利开展。因此，护理人员应有针对性地向患者解释治疗的意义与过程，安慰患者，对待患者态度诚恳、有耐心，关心患者，使患者感到温暖，减少顾虑，积极配合治疗和护理。

（2）营养支持护理：根据患者情况遵医嘱指导患者进食，鼓励患者进食高蛋白、高热量、高维生素、低脂肪、清淡易消化食物，改善患者营养状态；避免辛辣刺激，少量多餐；对于不能进食或进食量少者，应给予静脉补液或肠内营养支持；合理控制血糖。

（3）腹痛护理：腹痛是胰腺癌患者最常见的症状之一，卧位及晚间加重，坐位、立位、前倾位或走动时疼痛可减轻，应该帮助患者缓解疼痛，遵医嘱使用镇痛药物。

（4）皮肤护理：进行性加深的阻塞性黄疸是胰头癌的主要症状，伴有皮肤瘙痒，应嘱患者避免抓痒，以免抓破皮肤引起感染，并温水沐浴，涂抹炉甘石剂。

（5）术前准备：告知患者接受 B 超及其他检查的注意事项、入院第二日空腹抽取血样本；指导患者正确留取大小便标本；合理控制血压、血糖；备血、抗菌药物皮试、术前预防性应用抗菌药物；备皮，进行腹部皮肤的清洗以减少术后切口感染的机会；术前 1 天改流质饮食，术前晚、术晨各清洁灌肠 1 次。

2. 术后护理：

（1）病情观察：密切监测患者生命体征，观察患者神志、肤色、尿量、切口渗液、血压、呼吸、脉搏、心电图及血氧饱和度等指标，按时记录。及早发现各种病情变化，及时通知医师。

（2）体位护理：术后 6 小时内患者去枕平卧位，如恶心、呕吐应将头偏向一侧；术后 6 小时待患者生命体征稳定后可更换为半卧位，可减轻腹部切口张力，减轻腹痛，利于呼吸和循环。

（3）引流管护理：术前需要安插胃肠减压管（减轻胃肠道压力，术后患者待肠鸣音恢复、肛门排气后，可夹闭胃管，观察有无腹胀、腹痛，24 小时后即可遵医嘱拔除胃管；有胃肠吻合的患者需要根据具体情况及患者胃肠道功能的恢复情况延迟拔除胃管）、尿管（妥善固定防牵拉，准确记录每日尿量，尿袋不可高于膀胱水平；如有膀胱持续涨满感或引流出异常尿液，及时通知医师。拔出尿管前进行膀胱功能锻炼）。手术完成关腹前需要留置腹腔引流管，护理中应保证引流管无移位且通畅。妥善固定好各种管道，避免管道受压、扭曲、牵拉，保持引流通畅，每日更换引流袋，按时观察记录引流液的容量、颜色、性状。卧位时注意引流袋不要高于腋中线水平，起身活动时引流袋不要高于手术切口。引流液过多，颜色过深或有任何疑问及时通知医师。

（4）疼痛护理：术后 24~48 小时内疼痛最明显，以后逐渐减轻，指导患者进行疼痛评分，正确使用镇痛泵或遵医嘱给予患者镇痛药，观察用药后的效果及不良反应，如尿潴留、恶心、呕吐等。

（5）深静脉置管：避难牵拉，敷贴如有卷边及时更换，穿刺点如有红肿、渗血及时通知医师。

（6）营养支持护理：术后 3 天内需禁食，予以静脉营养支持，维持水、电解质和酸碱平衡，监测和控制血糖。详细记录 24 小时出入量，为合理输液提供依据。胰腺切除后，胰腺外分泌功能严重减退，应根据胰腺功能给予消化酶制剂或止泻剂。待患者肠胃排空后方可拔除胃管，并根据患者康复情况逐渐过渡至正常饮食。胃肠道功能恢复慢，有胃排空延迟的患者，可以留置空肠营养管给予肠内营养。

（7）术后活动和呼吸功能锻炼：①一般术后第 1 日，协助患者坐起；术后第 2 日，鼓励患者在护士协助下行床边活动；术后第 3 日，鼓励患者在护士及家属陪同下在室内进行活动；②术后进行雾化和深呼吸，有效咳嗽、咳痰；③术后早期活动，有利于促进肠蠕动恢复，预防并发症的发生。

（8）并发症护理：①胰瘘，表现为腹痛、腹胀、发热、腹腔引流液淀粉酶增高。典型者可自伤口流出清亮液体，腐蚀周围皮肤，引起糜烂疼痛。出现胰瘘应保护好引流管，防脱出和堵塞，保护好引流管周围皮肤，可用氧化锌软膏，定期换药，保持干燥，防止因胰液外渗引起皮肤糜烂。②胆瘘，通常发生在术后 5~7 天，若引流管流出大量胆汁或引流液胆红素测定值大于血胆红素值 3 倍以上，应考虑胆瘘。③出血，若引流出血性液体，或出现便血、呕血，同时伴有血压下降、脉搏增快、出汗等情况，应考虑出血，及时通知医师。④感染，术后应定时为患者更换切口敷料，尤其是引流管处的敷料，预防感染。⑤血糖紊乱，监测和控制好患者血糖。⑥并发症发生时，应立即通知医师，及时进行处理。

3. 围手术期加速康复外科护理：加速康复外科理念对围手术期护理提出了更高的要求。

（1）健康教育：采用书面、口头、多媒体相结合的健康教育方式，告知患者围手术期治疗和护理方案、加速康复外科的优势和配合方法。

（2）术前肠道准备：取消术前灌肠，术前禁食 6 小时、禁水 2 小时。

（3）早期进食：术后 1~2 天拔胃管，当日改流质饮食，次日改半流质饮食，逐步过渡至普通饮食。护士评估患者的进食情况和营养状态，必要时协助口服肠内营养制剂。

（4）早期拔管：术后 24 小时内拔除导尿管，72 小时内拔除深静脉导管。

（5）早期活动：术后每天评估患者的生活自理能力，实施早期活动计划，即术后 6 小时床上坐起；术后 1 天床边站立；术后 2 天床边活动累计 > 1 小时/天；术后 3 天，病区活动累计 > 2 小时/天。

4. 化疗的护理：密切观察患者化疗后的反应，如骨髓抑制、胃肠道反应、口腔黏膜溃疡、脱发、肝脏损害、肾脏损害等；输注药物时应准确，防止药液外漏，若出现药液外漏时，应及时处理；对白细胞计数下降严重者，注意个人卫生，减少与外界的接触，预防感染的发生；对于严重呕吐、腹泻者应遵医嘱予以水电解质补充，定期复查血常规等；及时向医师报告患者病情变化。

七、胰腺癌临床路径营养治疗规范

对胰腺癌患者需要进行常规营养筛查及评估，如果有营养风险或营养不良，应该给予积极的营养支持治疗，以预防或迟滞癌症恶病质的发生发展。建议热量 25~30kcal/kg 体重，蛋白质 1.2~2.0g/kg 体重，视患者营养及代谢状况变化调整营养供给量。有并发症者，热量可增加至 30~35kcal/kg 体重，视患者营养及代谢状况变化调整营养供给量。常用的营养支持治疗手段包括：营养教育、肠内营养、肠外营养。推荐遵循营养不良五阶梯原则进行营养治疗。当患者伴有厌食或消化不良时，可以应用甲羟孕酮或甲地孕酮及胰酶片等药物，以改善食欲，促进消化。

八、胰腺癌临床路径患者健康宣教

1. 40 岁以上成人，近期出现持续性上腹痛、闷胀、食欲减退、消瘦，应及时去医院就诊。

2. 避免暴饮暴食，戒烟酒。

3. 患者出院后如出现消化功能不良、腹泻等，多是由于胰腺切除后剩余胰腺功能不足，适当应用胰酶可减轻症状。

4. 鼓励患者吃高蛋白、低糖、低脂及富含维生素的饮食。

5. 嘱患者按期检测血糖、尿糖，出现异常时及时药物治疗及内分泌科就诊。

6. 每 3~6 个月复查 1 次，如出现发热、剧痛、晕厥等紧急情况或者进行性消瘦、乏力、贫血等应及时就诊。

九、推荐表单

（一）医师表单

胰腺癌临床路径医师表单

适用对象：第一诊断为胰腺癌（术前影像学检查可以切除者）（ICD-10：C25）
行部分胰腺切除术（ICD-9-CM-3：52.5），全胰切除术（ICD-9-CM-3：52.6），根治性胰十二指肠切除术（ICD-9-CM-3：52.7）

患者姓名：	性别： 年龄： 门诊号：	住院号：
住院日期： 年 月 日	出院日期： 年 月 日	标准住院日：14~21 天

日期	住院第 1 天	住院第 2~5 天	住院第 3~6 天（术前 1 日）
主要诊疗工作	□ 询问病史及体格检查 □ 完成住院病历和首次病程记录书写 □ 开实验室检查单 □ 上级医师查房 □ 初步确定诊治方案和特殊检查项	□ 上级医师查房 □ 完成术前准备与术前评估 □ 完成必要的相关科室会诊 □ 根据体检、实验室检查、B 超、CT、MR 结果等，进行术前讨论，确定治疗方案 □ 异常的检验及检查结果分析及处理	□ 手术医嘱 □ 住院医师完成上级医师房记录、术前小结等 □ 向患者及家属交代病情、手术安排及围手术期注意事项 □ 签署手术知情同意书（含标本处置）、自费用品协议书、输血同意书、麻醉同意书、术后镇痛同意书，或授权委托书
重点医嘱	**长期医嘱** □ 胰腺癌常规护理 □ 外科二级或三级护理常规 □ 饮食 □ 专科基础用药：保肝类药物、维生素 K_1 **临时医嘱** □ 血常规+血型、尿常规、大便常规+隐血 □ 凝血功能、电解质、肝功能、肾功能、消化系统肿瘤标志物、感染性疾病筛查 □ 心电图、X 线胸片 □ 上腹部 CT 平扫+增强或 MRCP/MRA、腹部 B 超 □ 必要时行血气分析、肺功能、超声心动图、ERCP、超声内镜	**长期医嘱** □ 胰腺癌常规护理 □ 外科二级或三级护理常规 □ 患者既往基础用药 □ 专科基础用药：保肝类药物、维生素 K_1 □ 其他相关治疗 **临时医嘱** □ 相关专科会诊（酌情）	**长期医嘱** □ 同前 **临时医嘱** □ 术前医嘱： （1）常规准备明日在气管内插管全身麻醉下拟行胰头癌根治术或胰体尾癌根治术 （2）备皮 （3）药物过敏试验 （4）术前禁食 4~6 小时，禁水 2~4 小时 （5）必要时行肠道准备（清洁肠道） （6）麻醉前用药 （7）术前留置胃管和尿管 □ 术中特殊用药带药（如抗菌药物、胰岛素等） □ 备血 □ 带影像学资料入手术室
病情变异记录	□ 无 □ 有，原因： 1. 2.	□ 无 □ 有，原因： 1. 2.	□ 无 □ 有，原因： 1. 2.
医师签名			

日期	住院第 4~7 天 （手术日）		住院第 5~8 天 （术后第 1 日）
	术前与术中	术后	
主要诊疗工作	□ 送患者入手术室 □ 麻醉准备，监测生命体征 □ 施行手术 □ 保持各引流管通畅 □ 解剖标本，送病理检查 □ 麻醉医师完成麻醉记录	□ 完成术后首次病程记录 □ 完成手术记录 □ 向患者及家属说明手术情况	□ 上级医师查房 □ 观察病情，引流量和颜色 □ 检查手术伤，更换敷料 □ 分析实验室检查结果 □ 维持水、电解质平衡 □ 评估镇痛效果 □ 完成常规病程记录
重点医嘱	**长期医嘱** □ 胰腺癌常规护理 □ 一级护理 □ 禁食 **临时医嘱** □ 液体治疗 □ 麻醉诱导前 30 分钟使用抗菌药物 □ 支持治疗（视情况）	**长期医嘱** □ 胰腺癌术后常规护理 □ 一级护理 □ 禁食 □ 监测生命体征 □ 记录 24 小时液体出入量 □ 常规雾化吸入，bid □ 胃管接负压瓶吸引并记量（酌情） □ 腹腔引流管接负压吸引并记量 □ 尿管接尿袋，记尿量 □ 预防性抗菌药物使用 □ 监测血糖（视情况） □ 必要时测定中心静脉压 □ 必要时使用抑酸剂及生长抑素 **临时医嘱** □ 吸氧 □ 液体治疗 □ 术后当天查血常规和血生化 □ 必要时急查肝功能、凝血功能等 □ 明晨查血常规、生化和肝功能等	**长期医嘱** □ 患者既往基础用药（同前） □ 肠外营养治疗 **临时医嘱** □ 液体治疗及纠正水、电解质失衡 □ 根据病情复查实验室检查（如血常规、血生化等） □ 更换手术伤口敷料 □ 必要时测定中心静脉压 □ 根据病情变化施行相关治疗
病情变异记录	□ 无　□ 有，原因： 1. 2.	□ 无　□ 有，原因： 1. 2.	□ 无　□ 有，原因： 1. 2.
医师签名			

日期	住院第 6~10 天 （术后第 2~3 日）	住院第 8~11 天 （术后第 4~6 日）	住院第 12~21 天 （出院日）
主要诊疗工作	□ 上级医师查房 □ 观察病情变化 □ 观察引流量和颜色 □ 评估镇痛效果 □ 复查实验室检查 □ 住院医师完成常规病程记录 □ 必要时予相关特殊检查	□ 上级医师查房 □ 观察腹部、肠功能恢复情况 □ 观察引流量和颜色 □ 根据手术情况和术后病理结果，进行肿瘤分期与后续治疗评定 □ 住院医师完成常规病程记录 □ 必要时予相关特殊检查	□ 上级医师查房 □ 明确是否符合出院标准 □ 通知出院处 □ 通知患者及其家属出院 □ 完成出院记录、病案首页、出院证明书等 □ 向患者告知出院后注意项，如康复计划、返院复诊、后续治疗，及相关并发症的处理等 □ 出院小结、出院证明及出院须知并交患者或家属
重点医嘱	长期医嘱 □ 继续监测生命体征（视情况） □ 拔除引流管（视情况） □ 拔除胃管（视情况） □ 拔除尿管（视情况） □ 肠外营养支持或液体治疗 □ 启动肠内营养（视情况） □ 无感染证据时停用抗菌药物 临时医嘱 □ 其他相关治疗 □ 血常规、生化、肝肾功能等（视情况）	长期医嘱 □ 二级或三级护理（视情况） □ 肛门排气后改流质饮食/半流质饮食 □ 拔除深静脉留置管（视情况） □ 停止记 24 小时出入量 □ 停止镇痛治疗 □ 逐步减少或停止肠外营养或液体治疗 □ 伤口换药/拆线（视情况） 临时医嘱 □ 复查血常规、生化、肝功能等 □ 必要时行 X 线胸片、CT、B 超等	出院医嘱 □ 出院相关用药
病情变异记录	□ 无　□ 有，原因： 1. 2.	□ 无　□ 有，原因： 1. 2.	□ 无　□ 有，原因： 1. 2.
医师签名			

（二）护士表单

胰腺癌临床路径护士表单

适用对象：第一诊断为胰腺癌（术前影像学检查可以切除者）（ICD-10：C25）

行胰头癌根治术或胰体尾癌根治术（ICD-9-CM-3：52.5~52.7）

患者姓名：		性别：　　年龄：　　门诊号：	住院号：
住院日期：　　年　月　日		出院日期：　　年　月　日	标准住院日：14~21 天

日期	住院第 1 天	住院第 2~3 天	住院第 3~6 天 （术前第 1 天）
健康宣教	□ 入院宣教 　介绍主管医师、护士 　介绍环境、设施 　介绍住院注意事项	□ 术前宣教 　宣教疾病知识 　主管护士与患者沟通，了解 　并指导心理应对	□ 术前宣教 　术前准备及手术过程 　告知准备物品、沐浴 　告知术后饮食、活动及探 　视注意事项 　告知术后可能出现的情况 　及应对方式 　主管护士与患者沟通，了 　解并指导心理应对 □ 告知家属等候区位置
护理处置	□ 核对患者姓名，佩戴腕带 □ 建立入院护理病历 □ 卫生处置：剪指（趾）甲、 　沐浴，更换病号服	□ 协助医师完成术前检查 □ 若行 CT、B 超，检查前禁 　食、禁水	□ 术前准备 　配血、抗菌药物皮试 　备皮、药物灌肠 　禁食、禁水
基础护理	□ 三级护理 □ 晨晚间护理 □ 患者安全管理	□ 三级护理 □ 晨晚间护理 □ 患者安全管理	□ 三级护理 □ 晨晚间护理 □ 患者安全管理
专科护理	□ 护理查体 □ 瞳孔、意识监测 □ 需要时，填写跌倒及压疮防 　范表 □ 需要时，请家属陪护	□ 协助医师完成术前检查 □ 护理查体 □ 需要时，请家属陪护	□ 遵医嘱完成术前准备 　配血、抗菌药物皮试 　备皮、药物灌肠 　禁食、禁水
重点医嘱	□ 详见医嘱执行单	□ 详见医嘱执行单	□ 详见医嘱执行单
病情变异记录	□ 无　□ 有，原因： 1. 2.	□ 无　□ 有，原因： 1. 2.	□ 无　□ 有，原因： 1. 2.
护士签名			

日期	住院第 4~7 天 （手术日）		住院第 5~8 天 （术后第 1 日）
	术前与术中	术后	
健康宣教	□ 告知术中术后可能出现情况 　及应对方式 　告知用药情况 　给予患者及家属心理支持 □ 告知手术地点和家属等候区 　位置	□ 术后当日宣教 　告知监护设备、管路功能及 　注意事项 　告知饮食、体位要求 　告知疼痛注意事项 　告知术后可能出现情况及应 　对方式 　告知用药情况 □ 给予患者及家属心理支持 □ 再次明确探视陪护须知	□ 术后宣教 　药物作用及频率 　活动指导 　复查患者对术前宣教内容 　的掌握程度 　疾病恢复期注意事项 　拔尿管后注意事项 　床上活动注意事项
护理处置	□ 送手术 　摘除患者各种活动物品 　核对患者资料及带药 　填写手术交接单，签字确认	□ 接手术 　核对患者及资料，签字确认	□ 遵医嘱完成相关检查 □ 夹闭尿管，锻炼膀胱功能
基础护理	□ 外科二级或三级常规护理 □ 患者安全管理	□ 外科二级或三级常规护理 □ 卧位护理：协助翻身、床上 　移动、预防压疮 □ 排泄护理 □ 患者安全管理	□ 外科二级或三级常规护理 □ 晨晚间护理 □ 协助翻身、床上移动、预 　防压疮 □ 排泄护理 □ 床上温水擦浴 □ 协助更衣 □ 患者安全管理
专科护理	□ 病情观察，评估生命体征、 　意识、皮肤等情况	□ 病情观察，写特护记录 　q2h 评估生命体征、意识、 　体征、肢体活动、皮肤情况、 　伤口敷料、各种引流管情况、 　出入量 □ 遵医嘱予抗感染、抑酶、抑 　酸、控制血糖等治疗	□ 病情观察，写特护记录 　q2h 评估生命体征、意识、 　体征、肢体活动、皮肤情 　况、伤口敷料、各种引流 　管情况、出入量 □ 遵医嘱予抗感染、抑酶、 　抑酸、控制血糖等治疗 □ 需要时，联系主管医师给 　予相关治疗及用药
重点医嘱	□ 详见医嘱执行单	□ 详见医嘱执行单	□ 详见医嘱执行单
病情变异记录	□ 无　□ 有，原因： 1. 2.	□ 无　□ 有，原因： 1. 2.	□ 无　□ 有，原因： 1. 2.
护士签名			

日期	住院第 6~10 天 （术后第 2~3 日）	住院第 8~11 天 （术后第 4~6 日）	住院第 12~21 天 （出院日）
健康宣教	□ 术后宣教 　活动指导 　复查患者对术前宣教内容的 　掌握程度 　疾病恢复期注意事项 　拔尿管后注意事项 　床上活动注意事项	□ 术后宣教 　活动指导 　指导饮食 　疾病恢复期注意事项	□ 出院宣教 　复查时间 　服药方法 　活动休息 　指导饮食 　康复训练方法 □ 指导办理出院手续
护理处置	□ 遵医嘱完成相关检查 □ 拔除尿管	□ 遵医嘱完成相关检查	□ 办理出院手续 □ 书写出院小结
基础护理	□ 特级或一级护理 □ 晨晚间护理 □ 协助翻身、床上移动、预防 　压疮 □ 排泄护理 □ 床上温水擦浴 □ 协助更衣 □ 患者安全管理	□ 一级或二级护理 □ 晨晚间护理 □ 协助或指导进食、进水 □ 协助或指导床旁活动 □ 患者安全管理	□ 二级护理 □ 协助或指导进食、进水 □ 协助或指导活动 □ 患者安全管理
专科护理	□ 病情观察，写特护记录 　q2h 评估生命体征、意识、 　体征、肢体活动、皮肤情况、 　伤口敷料、各种引流管情况、 　出入量 □ 遵医嘱予抗感染、抑酶、抑 　酸、控制血糖等治疗 □ 需要时，联系主管医师给予 　相关治疗及用药	□ 病情观察，写护理记录 　评估生命体征、意识、体征、 　肢体活动、皮肤情况、伤口 　敷料、各种引流管情况、出 　入量 □ 遵医嘱予抗感染、抑酶、抑 　酸、控制血糖等治疗 □ 需要时，联系主管医师给予 　相关治疗及用药	□ 病情观察 　评估生命体征、意识、体 　征、肢体活动等情况
重点医嘱	□ 详见医嘱执行单	□ 详见医嘱执行单	□ 详见医嘱执行单
病情变异记录	□ 无　□ 有，原因： 1. 2.	□ 无　□ 有，原因： 1. 2.	□ 无　□ 有，原因： 1. 2.
护士签名			

（三）患者表单

胰腺癌临床路径患者表单

适用对象：第一诊断为胰腺癌（术前影像学检查可以切除者）（ICD-10：C25）

行胰头癌根治术或胰体尾癌根治术（ICD-9-CM-3：52.5-52.7）

患者姓名：		性别： 年龄： 门诊号：		住院号：
住院日期： 年 月 日		出院日期： 年 月 日		标准住院日：14~21 天

日期	住院第 1 天	住院第 2~5 天	住院第 3~6 天 （术前 1 日）
监测	□ 测量生命体征、体重	□ 每日测量生命体征、询问排便情况	□ 测量生命体征、询问排便情况
医患配合	□ 护士行入院护理评估（简单询问病史） □ 接受入院宣教 □ 医师询问病史、既往病史、用药情况，收集资料 □ 进行体格检查	□ 配合完善术前相关检查 **术前宣教** □ 胰腺癌疾病知识、临床表现、治疗方法	□ 配合完善术前相关检查 **术前宣教** □ 术前用物准备 □ 医师与患者及家属介绍病情及手术谈话 □ 探视及陪护制度

重点诊疗及检查	**重点诊疗**
	□ 三级护理
	□ 既往基础用药
		重点诊疗
		□ 三级护理
		□ 既往基础用药
			重点诊疗
			□ 术前准备
			  备皮
			  配血
			  药物灌肠
			  术前签字

饮食及活动	□ 普通饮食 □ 正常活动	□ 普通饮食 □ 正常活动	□ 术前禁食 4~6 小时，禁水 2~4 小时 □ 正常活动

日期	住院第 4~7 天（手术日）		住院第 5~8 天（术后第 1 日）
	术前与术中	术后	
监测	□ 手术清晨测量生命体征、血压 1 次	□ 定时监测生命体征	□ 定时监测生命体征
医患配合	□ 术前用物准备 □ 手术室接患者，配合核对 □ 手术时家属在等候区等候	□ 根据医嘱予监护设备、吸氧 □ 配合护士定时监测生命体征、肢体活动、伤口敷料等 □ 不要随意动引流管 □ 疼痛的注意事项及处理 □ 告知医护不适及异常感受 □ 配合评估手术效果	□ 术后体位：垫枕 □ 根据医嘱予监护设备、吸氧 □ 配合护士定时监测生命体征、肢体活动、伤口敷料等 □ 不要随意动引流管 □ 疼痛的注意事项及处理 □ 告知医护不适及异常感受 □ 配合评估手术效果
重点诊疗及检查	**重点诊疗** □ 用药：降压等药物的应用	**重点诊疗** □ 特级护理 □ 予监护设备、吸氧 □ 注意留置管路安全与通畅 □ 用药：抗菌药物、止血药、抑酸、激素、补液药物的应用 □ 护士协助记录出入量	**重点诊疗** □ 特级护理 □ 予监护设备、吸氧 □ 注意留置管路安全与通畅 □ 用药：抗菌药物、止血药、抑酸、激素、补液药物的应用 □ 护士协助记录出入量
饮食及活动	□ 术前禁食 4~6 小时，禁水 2~4小时 □ 正常活动	□ 禁食 □ 床上翻身活动	□ 禁食 □ 床上翻身活动

日期	住院第 6~10 天 （术后第 2~3 日）	住院第 8~11 天 （术后第 4~6 日）	住院第 12~21 天 （出院日）
监测	□ 定时监测生命体征，每日询问排便情况	□ 定时监测生命体征、每日询问排便情况	□ 定时监测生命体征，询问排便情况
医患配合	□ 医师巡视，了解病情 □ 配合意识、肢体活动、腹部体征观察及必要的检查 □ 护士行晨晚间护理 □ 护士协助排泄等生活护理 □ 配合监测出入量 □ 膀胱功能锻炼，成功后可将尿管拔除 □ 注意探视及陪护时间	□ 医师巡视，了解病情 □ 配合意识、肢体活动、腹部体征观察及必要的检查 □ 护士行晨晚间护理 □ 护士协助进食进水、排泄等生活护理 □ 配合监测出入量 □ 注意探视及陪护时间	□ 护士行晨晚间护理 □ 医师拆线 □ 伤口注意事项 **出院宣教** □ 接受出院前康复宣教 □ 学习出院注意事项 □ 了解复查程序 □ 办理出院手续，取出院带药
重点诊疗及检查	**重点诊疗** □ 特级或一级护理 □ 静脉用药逐渐过渡至口服药 □ 医师定时予伤口换药、拔管 **重要检查** □ 定期抽血检验 □ 复查 CT 及 B 超	**重点诊疗** □ 一级或二级护理 □ 半流质饮食或普通饮食 □ 医师予伤口换药、拔管 **重要检查** □ 定期抽血检验（必要时）	**重点诊疗** □ 二级或三级护理 □ 普通饮食 **重要检查** □ 定期抽血检验（必要时）
饮食及活动	□ 根据病情逐渐由禁食过渡至流质，必要时鼻饲饮食 □ 卧床休息时可头高位，渐坐起 □ 术后第 2~3 天可视体力情况渐下床活动，循序渐进，注意安全	□ 根据病情逐渐由流质饮食过渡至半流质或普通饮食，必要时鼻饲饮食 □ 卧床休息时可头高位，渐坐起 □ 可视体力情况下床活动，循序渐进，注意安全	□ 普通饮食，营养均衡 □ 勿吸烟、饮酒 □ 正常活动

附：原表单（2019 年版）

胰腺癌临床路径表单

适用对象：第一诊断为胰腺癌（术前影像学检查可以切除者）（ICD-10：C25）
　　　　　行胰头癌根治术或胰体尾癌根治术（ICD-9-CM-3：52.5~52.7）

患者姓名：		性别：	年龄：	门诊号：	住院号：
住院日期：	年　月　日	出院日期：	年　月　日		标准住院日：14~21 天

日期	住院第 1 天	住院第 2~5 天	住院第 3~6 天（术前 1 日）
主要诊疗工作	□ 询问病史及体格检查 □ 完成住院病历和首次病程记录书写 □ 开实验室检查单 □ 上级医师查房 □ 初步确定诊治方案和特殊检查项目	□ 上级医师查房 □ 完成术前准备与术前评估 □ 完成必要的相关科室会诊 □ 根据体检、实验室、B超、CT、MR 结果等，进行术前讨论，确定治疗方案 □ 异常的检验及检查结果分析及处理	□ 手术医嘱 □ 住院医师完成上级医师查房记录、术前小结等 □ 向患者及家属交代病情、手术安排及围手术期注意事项 □ 签署手术知情同意书（含标本处置）、自费用品协议书、输血同意书、麻醉同意书、术后镇痛同意书，或授权委托书
重点医嘱	**长期医嘱** □ 胰腺癌常规护理 □ 外科二级或三级护理常规 □ 饮食 □ 专科基础用药：保肝类药物、维生素 K_1 **临时医嘱** □ 血常规+血型、尿常规、大便常规+隐血 □ 凝血功能、电解质、肝功能、肾功能、消化系统肿瘤标志物、感染性疾病筛查 □ 心电图、X 线胸片 □ 上腹部 CT 平扫+增强或 MRCP/MRA、腹部 B 超 □ 必要时行血气分析、肺功能、超声心动图、ERCP、超声内镜	**长期医嘱** □ 胰腺癌常规护理 □ 外科二级或三级护理常规 □ 患者既往基础用药 □ 专科基础用药：保肝类药物、维生素 K_1 □ 其他相关治疗 **临时医嘱** □ 相关专科会诊（酌情）	**长期医嘱** □ 同前 **临时医嘱** □ 术前医嘱： （1）常规准备明日在气管内插管全身麻醉下拟行胰头癌根治术或胰体尾癌根治术 （2）备皮 （3）药物过敏试验 （4）术前禁食 4~6 小时，禁水 2~4 小时 （5）必要时行肠道准备（清洁肠道） （6）麻醉前用药 （7）术前留置胃管和尿管 □ 术中特殊用药带药（如抗菌药物、胰岛素等） □ 备血 □ 带影像学资料入手术室

续　表

日期	住院第 1 天	住院第 2~5 天	住院第 3~6 天（术前 1 日）
主要护理工作	□ 入院介绍 □ 入院评估 □ 静脉抽血 □ 健康教育 □ 活动指导 □ 饮食指导 □ 患者相关检查配合的指导 □ 疾病知识指导 □ 心理支持	□ 患者活动：无限制 □ 饮食：根据患者情况而定 □ 心理支持	□ 健康教育 □ 饮食：术前禁食、禁水 □ 术前沐浴、更衣，取下活动义齿、饰物 □ 告知患者及家属术前流程及注意事项 □ 备皮、配血、药敏试验，肠道准备 □ 术前手术物品准备 □ 促进睡眠（环境、药物） □ 心理支持
病情变异记录	□ 无　□ 有，原因： 1. 2.	□ 无　□ 有，原因： 1. 2.	□ 无　□ 有，原因： 1. 2.
护士签名			
医师签名			

日期	住院第 4~7 天 （手术日）		住院第 5~8 天 （术后第 1 日）
	术前与术中	术　后	
主要诊疗工作	□ 送患者入手术室 □ 麻醉准备，监测生命体征 □ 施行手术 □ 保持各引流管通畅 □ 解剖标本，送病理检查 □ 麻醉医师完成麻醉记录	□ 完成术后首次病程记录 □ 完成手术记录 □ 向患者及家属说明手术情况	□ 上级医师查房 □ 观察病情，引流量和颜色 □ 检查手术伤口，更换敷料 □ 分析实验室检查结果 □ 维持水、电解质平衡 □ 评估镇痛效果 □ 完成常规病程记录
重点医嘱	**长期医嘱** □ 胰腺癌常规护理 □ 一级护理 □ 禁食 **临时医嘱** □ 液体治疗 □ 麻醉诱导前 30 分钟使用抗菌药物 □ 支持治疗（视情况）	**长期医嘱** □ 胰腺癌术后常规护理 □ 一级护理 □ 禁食 □ 监测生命体征 □ 记录 24 小时液体出入量 □ 常规雾化吸入，bid □ 胃管接负压瓶吸引并记量（酌情） □ 腹腔引流管接负压吸引并记量 □ 尿管接尿袋，记尿量 □ 预防性抗菌药物使用 □ 监测血糖（视情况） □ 必要时测定中心静脉压 □ 必要时使用抑酸剂及生长抑素 **临时医嘱** □ 吸氧 □ 液体治疗 □ 术后当天查血常规和血生化 □ 必要时急查肝功能、凝血功能等 □ 明晨查血常规、生化和肝功能等	**长期医嘱** □ 患者既往基础用药（同前） □ 肠外营养治疗 **临时医嘱** □ 液体治疗及纠正水、电解质失衡 □ 根据病情复查实验室检查（如血常规、血生化等） □ 更换手术伤口敷料 □ 必要时测定中心静脉压 □ 根据病情变化施行相关治疗
主要护理工作	□ 术晨按医嘱清洁肠道，停留胃管、尿管 □ 健康教育 □ 饮食指导：禁食、禁水 □ 指导术前注射麻醉用药后注意事项 □ 安排陪送患者入手术室 □ 心理支持	□ 术后活动：去枕平卧 6 小时，协助改变体位及足部活动 □ 吸氧、禁食、禁水 □ 密切观察患者情况 □ 疼痛护理 □ 生活护理（一级护理） □ 皮肤护理 □ 管道护理及指导 □ 记录 24 小时出入量 □ 营养支持护理 □ 心理支持（患者及家属）	□ 体位与活动：协助翻身、取半坐或斜坡卧位 □ 密切观察患者病情变化 □ 饮食：禁食、禁水 □ 疼痛护理 □ 生活护理（一级护理） □ 皮肤护理 □ 管道护理及指导 □ 记录 24 小时出入量 □ 营养支持护理 □ 心理支持（患者及家属） □ 康复指导（运动指导） □ 夜间巡视

续表

日期	住院第 4~7 天（手术日）		住院第 5~8 天（术后第 1 日）
	术前与术中	术 后	
病情变异记录	□无 □有，原因： 1. 2.	□无 □有，原因： 1. 2.	□无 □有，原因： 1. 2.
护士签名			
医师签名			

日期	住院第 6~10 天 （术后第 2~3 日）	住院第 8~11 天 （术后第 4~6 日）	住院第 12~21 天 （出院日）
主要诊疗工作	□ 上级医师查房 □ 观察病情变化 □ 观察引流量和颜色 □ 评估镇痛效果 □ 复查实验室检查 □ 住院医师完成常规病程记录 □ 必要时予相关特殊检查	□ 上级医师查房 □ 观察腹部、肠功能恢复情况 □ 观察引流量和颜色 □ 根据手术情况和术后病理结果，进行肿瘤分期与后续治疗评定 □ 住院医师完成常规病程记录 □ 必要时予相关特殊检查	□ 上级医师查房 □ 明确是否符合出院标准 □ 通知出院处 □ 通知患者及其家属出院 □ 完成出院记录、病案首页、出院证明书等 □ 向患者告知出院后注意事项，如康复计划、返院复诊、后续治疗，及相关并发症的处理等 □ 出院小结、出院证明及出院须知并交患者或家属
重点医嘱	**长期医嘱** □ 继续监测生命体征（视情况） □ 拔除引流管（视情况） □ 拔除胃管（视情况） □ 拔除尿管（视情况） □ 肠外营养支持或液体治疗 □ 启动肠内营养（视情况） □ 无感染证据时停用抗菌药物 **临时医嘱** □ 其他相关治疗 □ 血常规、生化、肝肾功能等（视情况）	**长期医嘱** □ 二级或三级护理（视情况） □ 肛门排气后改流质饮食/半流质饮食 □ 拔除深静脉留置管（视情况） □ 停止记 24 小时出入量 □ 停止镇痛治疗 □ 逐步减少或停止肠外营养或液体治疗 □ 伤口换药/拆线（视情况） **临时医嘱** □ 复查血常规、生化、肝功能等 □ 必要时行 X 线胸片、CT、B 超等	**出院医嘱** □ 出院相关用药
主要护理工作	□ 体位与活动：协助翻身、取半坐或斜坡卧位 □ 密切观察患者病情变化 □ 饮食：禁食、禁水 □ 疼痛护理、皮肤护理 □ 生活护理（一级护理） □ 管道护理及指导 □ 记录 24 小时出入量 □ 营养支持护理 □ 观察患者腹部体征及肠道功能恢复的情况 □ 心理支持（患者及家属） □ 康复指导（运动指导） □ 夜间巡视	□ 体位与活动：取半坐或斜坡卧位，指导床上或床边活动 □ 饮食：胃肠功能恢复，指导清流质饮食 □ 疼痛护理及指导 □ 协助或指导生活护理 □ 遵医嘱拔除相应导管、镇痛泵管（麻醉医师执行） □ 记录 24 小时出入量 □ 营养支持护理 □ 观察患者腹部体征及胃肠道功能恢复的情况 □ 心理支持（患者及家属） □ 康复指导（运动指导） □ 夜间巡视	**出院指导** □ 办理出院手续 □ 复诊时间 □ 作息、饮食、活动 □ 服药指导 □ 日常保健 □ 清洁卫生 □ 疾病知识及后续治疗

续　表

日期	住院第 6~10 天 （术后第 2~3 日）	住院第 8~11 天 （术后第 4~6 日）	住院第 12~21 天 （出院日）
病情 变异 记录	□无　□有，原因： 1. 2.	□无　□有，原因： 1. 2.	□无　□有，原因： 1. 2.
护士 签名			
医师 签名			

第三十一章

脾破裂临床路径释义

【医疗质量控制指标】

指标一、诊断需结合有无腹部外伤史、临床表现、影像学检查及腹腔诊断性穿刺等。

指标二、准确把握手术指征，对于血流动力学不稳定，或保守治疗过程中出现血红蛋白进行性下降的患者应立即急诊手术。

指标三、对于手术方式，应依据"抢救生命第一，保脾第二"和"损伤控制"原则灵活选择。

指标四、术后使用抗菌药物应严格掌握指征。

一、脾破裂编码

疾病名称及编码：非创伤性脾破裂（ICD-10：D73.5）

创伤性脾破裂（ICD-10：S36.0）

手术操作名称及编码：脾破裂修补术（ICD-9-CM-3：41.95）

部分脾切除（ICD-9-CM-3：41.43）

脾切除术（ICD-9-CM-3：41.5）

二、临床路径检索方法

（D73.5/S36.0）伴（41.43/41.5/41.95）

三、国家医疗保障疾病诊断相关分组（CHS-DRG）

MDCQ 血液、造血器官及免疫疾病和功能障碍

QB1 脾切除术

四、脾破裂临床路径标准住院流程

（一）适用对象

第一诊断为脾破裂（ICD-10：D73.5/S36.0），行脾破裂修补、部分脾切除及脾切除术（ICD-9-CM-3：41.95/41.43/41.5）。

> 释义
>
> ■ 适用对象编码参见第一部分。
>
> ■ 本路径适用对象为因腹部外伤或无明显外伤史，引起脾脏实质破裂出血的病例，包括脾包膜下破裂或被膜及实质轻度裂伤、脾实质裂伤，但脾门未累及、严重的实质星状破裂或横断或脾门损伤及脾广泛破裂，脾蒂、脾动静脉主干受损。不包括腹部多发脏器损伤，如肝破裂、胰腺损伤、肠管破裂合并脾破裂，亦不包括因外科手术过程中副损伤引起的医源性脾破裂。
>
> ■ 根据脾破裂的范围及严重程度，脾破裂的手术方式分为脾破裂修补术、部分脾切除术及脾切除术，手术可通过传统开放手术或腹腔镜手术完成。

（二）诊断依据

根据《临床诊疗指南·普通外科分册》（中华医学会编，人民卫生出版社，2006年，第1版），全国高等学校教材八年制《外科学》（陈孝平，汪建平，赵继宗主编，人民卫生出版社，2018年，第9版），《黄家驷外科学》（吴孟超，吴在德主编，人民卫生出版社，2021年，第8版）。

1. 有外伤史，也可无明确外伤史。
2. 左上腹疼痛，可伴有内出血表现（脾被膜下或中央型破裂，内出血表现可不明显）。
3. 腹部超声或 CT 检查可有阳性发现。
4. 诊断性腹腔穿刺或腹腔灌洗有阳性发现。

> **释义**
>
> ■ 脾破裂患者往往有腹部外伤史，但脾脏慢性病理改变（如血吸虫病、传染性单核细胞增多症等）的患者可无明确外伤或在微弱外力下出现脾破裂。患者伤后一般立即出现腹痛，以左上腹为著，伴恶心、呕吐，如病情加重，可有失血性休克表现。查体腹部可发现外伤伤口或伤痕，有压痛、反跳痛及肌紧张表现，可有移动性浊音阳性表现。
>
> ■ 腹部 CT 检查是确诊脾破裂的重要影像学手段，可表现为脾实质内单个或多发混杂密度灶、低密度区内斑片状、线样高密度灶，脾脏体积增大、形态不规则、脾周或腹腔积液等影像学表现。
>
> ■ 腹腔穿刺抽出新鲜不凝血或血性液体为腹腔内出血的有力证据，但腹腔穿刺阴性不能除外脾破裂的可能。
>
> ■ 脾破裂应注意和肝破裂、肾脏破裂、胰腺损伤、肠系膜撕裂等其他腹腔脏器损伤鉴别，经常出现腹腔脏器多发伤。脾破裂合并肝破裂、胰腺损伤、肠管破裂等多发伤不属于本路径范畴。

（三）选择治疗方案的依据

根据《临床诊疗指南·普通外科分册》（中华医学会编，人民卫生出版社，2006年，第1版），全国高等学校教材八年制《外科学》（陈孝平，汪建平，赵继宗主编，人民卫生出版社，2018年，第9版），《黄家驷外科学》（吴孟超，吴在德主编，人民卫生出版社，2021年，第8版）。经保守治疗无效行脾破裂修补、部分脾切除及脾切除术。

> **释义**
>
> ■ 无失血性休克表现或容易纠正的一过性休克，影像学检查提示脾裂伤较局限、表浅，可暂不手术，嘱患者卧床、制动、应用止血药、严密监测各项生命体征及红细胞及血红蛋白等指标变化。
>
> ■ 如保守治疗过程中仍有活动性出血、生命体征不平稳，红细胞、血红蛋白进行性降低时应考虑立即急诊手术。
>
> ■ 如保守治疗过程中病情好转，无继续出血表现，无需手术患者不进入本路径。

（四）标准住院日

8~15 天。

> **释义**
>
> ■ 脾破裂患者入院后，常规术前检查、包括腹部增强 CT 检查等准备 1~2 天，术后恢复 7~14 天，总住院时间 8~15 天的均符合本路径要求。

（五）进入路径标准

1. 第一诊断必须符合 ICD-10：D73.5/S36.0 脾破裂疾病编码。
2. 当患者合并其他疾病，但住院期间不需要特殊处理也不影响第一诊断的临床路径流程实施时，可以进入路径。

> **释义**
>
> ■ 本路径适用对象为因腹部外伤或无明显外伤史，引起脾脏实质破裂出血的病例，不包括腹部多发脏器损伤，如肝破裂、胰腺损伤、肠管破裂合并脾破裂，亦不包括因外科手术过程中副损伤引起的医源性脾破裂。
>
> ■ 患者如果合并高血压、糖尿病、冠状动脉粥样硬化性心脏病、慢性阻塞性肺气肿、慢性肾病等其他慢性疾病，需要术前对症治疗时，如果不影响麻醉和手术，不延长术前准备的时间，可进入本路径。上述慢性疾病如果需要经治疗稳定后才能手术或拟行抗凝、抗血小板治疗等，术前需特殊准备的，应退出本路径。

（六）术前准备

1~2 天。

1. 急诊必须的检查项目：
（1）血常规、血型、尿常规。
（2）肝功能、肾功能、电解质、凝血功能、感染性疾病筛查（乙型肝炎、丙型肝炎、艾滋病、梅毒等）。
（3）腹部超声或 CT 检查。
（4）X 线胸片、心电图（休克时可行床边心电图，必要时待血流动力学稳定后行再行 X 线胸片检查）。
（5）诊断性腹腔穿刺或腹腔灌洗。
（6）营养筛查与评估：入院后 24 小时内完成。
2. 根据病情可选择的检查项目：
（1）血、尿淀粉酶。
（2）头颅或胸部 CT。

> **释义**
>
> ■ 必查项目是确保手术治疗安全、有效开展的基础，术前必须完成，另外需检查 ABO+RhD 血型，交叉配血。

■ 高龄患者或有心肺功能异常患者，如患者生命体征平稳，一般情况允许，可增加心脏彩超、肺功能、血气分析等检查，如患者为多发伤，可行头颅、胸部 CT 等检查，排除其他脏器有无损伤。可留置中心静脉导管，便于评估液体容量并建立快速补液通道。

（七）预防性抗菌药物选择与使用时机

1. 抗菌药物：按照《抗菌药物临床应用指导原则》（卫医发〔2015〕43 号）执行。可考虑使用第一、二代头孢菌素；明确感染患者，可根据药敏试验结果调整抗菌药物。如有继发感染征象，尽早开始抗菌药物的经验治疗。

预防性用抗菌药物，时间为术前 0.5 小时，手术超过 3 小时加用 1 次抗菌药物；总预防性用药时间一般不超过 24 小时，个别情况可延长至 48 小时。

2. 营养治疗药物：根据营养筛查与评估情况，有营养风险或存在营养不良的患者，应进行营养治疗。

> **释义**
>
> ■ 脾脏手术切口属于Ⅰ类切口，但如患者为腹部开放性损伤，局部污染较重，术后出现腹腔感染及切口感染的可能性较大，可按规定适当预防性和术后应用抗菌药物，通常选用第一代、二代头孢菌素。如术后感染无法控制，可根据细菌培养+药敏结果，选择敏感抗菌药物抗感染，必要时可使用第三代头孢菌素。

（八）手术日

入院第 1~2 天。

1. 麻醉方式：气管内插管全身麻醉或硬膜外麻醉。
2. 手术方式：根据脾破裂损伤情况选择开腹或腹腔镜脾破裂修补、部分脾切除及全脾切除术等。
3. 术中用药：麻醉常规用药和补充血容量药物（晶体、胶体）、止血药、血管活性药物。
4. 输血：根据术前血红蛋白状况及术中出血情况而定。
5. 病理学检查：术后标本送病理学检查。

> **释义**
>
> ■ 如患者入院时有失血性休克表现，可在抗休克的同时，尽快完成术前基本检查后立即急诊手术。
>
> ■ 手术原则为"抢救生命第一，保脾第二"和"损伤控制"，在不影响抢救生命的前提下，才考虑尽量保留脾脏。如脾脏为轻度包膜撕裂或轻度裂伤，可使用脾动脉结扎、氩气刀烧灼、生物胶粘合止血、物理凝固止血或血管缝线缝合修补术。如损伤范围局限于脾脏上极或下极，可考虑行脾部分切除。如脾脏多发裂伤，脾中心部碎裂、脾门撕裂、高龄患者等病情严重者，应行全脾切除术并迅速结束手术，也可行自体脾组织移植。如原先已有脾脏病理性肿大患者，也应行脾切除术。如患者

血流动力学稳定，术者腔镜手术经验丰富者，可选择腹腔镜手术，术中根据具体情况，如出血较为迅猛，患者生命体征不平稳者，可考虑中转开放手术。

■ 术前用抗菌药物参考《抗菌药物临床应用指导原则》执行。

■ 术中除麻醉常规用药外，根据患者术前红细胞、血红蛋白等指标及术中出血量情况，可输注悬浮红细胞、血浆、晶体、人工胶体，必要时使用血管活性药物及止血药物（如注射用尖吻蝮蛇血凝酶）。

■ 切除脾脏标本常规送病理检查。

（九）术后住院恢复

7~14 天。

1. 生命体征监测，严密观察有无再出血等并发症发生。

2. 术后用药：

（1）抗菌药物：按照《抗菌药物临床应用指导原则》（卫医发〔2015〕43 号）选用药物。

（2）营养治疗药物：有营养风险或营养不良的患者，24~48 小时内尽早启动肠内营养。肠内营养不能达到目标量 60% 时，可选全合一的方式实施肠外营养。

（3）可选择用药：如抑酸剂、止血药、化痰药等。

3. 根据患者病情，尽早拔除胃管、尿管、引流管、深静脉穿刺管。

4. 指导患者术后饮食。

5. 伤口处理。

6. 实验室检查：必要时复查血常规、血生化等。

释义

■ 术后重点监测血常规，观察腹腔引流管引流量及性状，了解有无出血，并监测体温变化。

■ 术后查引流液淀粉酶，了解有无胰瘘，如有明显胰瘘，可适当延长引流管保留时间。

■ 注意监测血小板变化，如大于 $500 \times 10^9/L$，应口服阿司匹林，如大于（800~1000）$\times 10^9/L$，应口服羟基脲、皮下注射低分子肝素等药物。

■ 术后如无明显出血迹象，不推荐常规使用止血药，对于有发生下肢深静脉血栓高危因素的患者，可嘱患者早期下床、下肢气压治疗，酌情使用低分子肝素等抗凝药。

■ 术后可根据患者恢复情况做必须复查的检查项目，并根据病情变化增加检查的频次。复查项目并不仅局限于路径中的项目。

（十）出院标准

1. 切口无明显感染，引流管拔除。

2. 生命体征平稳，可自由活动。

3. 营养摄入状况改善或营养状态稳定。

4. 无需要住院处理的其他并发症或合并症。

> **释义**
>
> ■ 主管医师应在出院前，通过复查的各项检查并结合患者恢复情况决定能否出院。如果确有需要继续留院治疗的情况，超出了路径所规定的时间，应先处理并发症并符合出院条件后再准许患者出院。

（十一）变异及原因分析

1. 观察和治疗过程中发现合并其他腹腔脏器损伤者，影响第一诊断的治疗时，需同时进行治疗，进入相关路径。

2. 手术后出现伤口脂肪液化或感染、腹腔感染、胰瘘等并发症，可适当延长住院时间，费用增加。

3. 非手术治疗患者住院时间可延长至2~3周。

> **释义**
>
> ■ 因每个医院实际情况不同，临床操作可能与路径要求不完全一致，对于轻微变异，如由于某种原因，路径指示应当于某一天的操作不能如期进行而要延期的，这种改变不会对最终结果产生重大改变，也不会更多的增加住院天数和住院费用，可不退出本路径。
>
> ■ 除以上所列变异及原因外，如还出现医疗、护理、患者、环境等多方面的变异原因，应阐明变异相关问题的重要性，必要时须及时退出本路径，并请应将特殊的变异原因进行归纳、总结，以便重新修订路径时作为参考，不断完善和修订路径。
>
> ■ 脾切除术后常见并发症，如胰瘘、腹腔感染、脾热、切口感染等，如出现上述并发症可注明变异及原因，并延长住院时间。

五、脾破裂临床路径给药方案

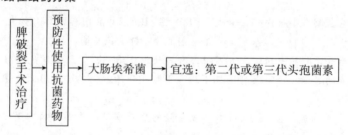

1. 用药选择：

（1）为预防术后切口感染，应针对肠道杆菌（最常见为大肠埃希菌）选用药物。

（2）第一代头孢菌素常用的注射剂有头孢唑林、头孢噻吩、头孢拉定等，第二代头孢菌素注射剂有头孢呋辛、头孢替安等，第三代头孢菌素包括头孢曲松、头孢他啶、头孢哌酮、头孢克肟等。

2. 药学提示：

（1）接受脾破裂手术者，应在术前0.5~2.0小时给药，或麻醉开始时给药，使手术切口暴露时局部组织中已达到足以杀灭手术过程中入侵切口细菌的药物浓度。

（2）手术时间较短（＜2 小时）的清洁手术，术前用药一次即可。手术时间超过 3 小时，或失血量大（＞1500ml），可手术中给予第 2 剂。

3. 注意事项：

（1）脾脏手术切口属于Ⅰ类切口，但如患者为腹部开放性损伤，局部污染较重，术后出现腹腔感染及切口感染的可能性较大，可按规定适当预防性和术后应用抗菌药物，通常选用第一代、第二代头孢菌素。如术后感染无法控制，可根据细菌培养+药敏结果，选择敏感抗菌药物抗感染，因腹腔感染多为革兰阴性杆菌，如大肠埃希菌等，可使用第三代头孢菌素，如头孢哌酮、头孢曲松等。

（2）用药前必须详细询问患者先前有否对头孢菌素类、青霉素类或其他药物的过敏史。

六、脾破裂临床路径护理规范

1. 脾破裂保守治疗期间应绝对卧床休息，同时监测生命体征、体温及血常规变化。

2. 手术中协助建立静脉通路，摆放合适手术体位，注意保温，预防压疮。

3. 术中根据具体手术方式，进行精细化配合，注重患者心理护理，减轻紧张情绪。

4. 术后监测生命体征，鼓励患者深呼吸，咳嗽咳痰，足踝运动，并进行气压治疗，鼓励患者早期下床活动，预防深静脉血栓形成。

5. 根据康复情况，指导患者饮食及运动。

七、脾破裂临床路径营养治疗规范

1. 对于有营养风险，无法进食患者应进行肠外营养支持。

2. 肠功能恢复后可逐渐进流质饮食、半流质饮食，逐渐过渡至正常饮食。

3. 如进食少者，可适当补液。

八、脾破裂临床路径患者健康宣教

1. 配合医师和护士，详细陈述病史、症状及既往合并疾病、过敏史及外伤史等。

2. 术后深呼吸，咳嗽咳痰，预防肺部感染和肺不张。

3. 早期下床活动，促进胃肠功能恢复，预防深静脉血栓。

4. 术后活动时注意保护引流管，勿暴力牵拉。

5. 术后注意清淡饮食，由流质饮食逐渐过渡至正常饮食。

九、推荐表单

（一）医师表单

脾破裂临床路径医师表单

适用对象：第一诊断为脾破裂（ICD-10：D73.5/S36.0）

行脾破裂修补、部分脾切除及脾切除术（ICD-9-CM-3：41.43/41.5/41.95）

患者姓名：	性别： 年龄： 门诊号：	住院号：
住院日期： 年 月 日	出院日期： 年 月 日	标准住院日：8~15 天

日期	住院第 1 天	
主要诊疗工作	□ 询问病史及体格检查 □ 开实验室检查单及 B 超检查（或 CT 扫描） □ 诊断性腹腔穿刺或腹腔灌洗 □ 配血及输血 □ 补液及抗休克治疗 □ 完成必要的相关科室会诊 □ 上级医师查房并判断是否需要急诊手术，并作术前评估 □ 申请急诊手术并开手术医嘱 □ 完成住院病历、首次病程记录、上级医师意见及术前小结 □ 完成术前总结、手术方式、手术关键步骤、术中注意事项等 □ 向患者及家属交代病情及手术安排，围手术期注意事项 □ 签署手术知情同意书、自费用品协议书、输血同意书、麻醉同意书或签授权委托书	
重点医嘱	**长期医嘱** □ 脾脏损伤护理常规 □ 一级护理 □ 禁食 □ 其他医嘱 **临时医嘱** □ 血常规、血型、尿常规 □ 肝肾功能、电解质、凝血功能、感染性疾病筛查 □ 配血及输血 □ X 线胸片和心电图（视情况） □ 腹部 B 超（或腹部 CT） □ 深静脉置管 □ 腹腔穿刺或腹腔灌洗	□ 扩容、补液 □ 心电、血压、血氧饱和度监测 □ 术前医嘱： 拟急诊气管内全身麻醉下行剖腹探查、脾切除术 备皮 术前禁食、禁水 麻醉前用药 术前留置胃管和尿管 □ 术中特殊用药 □ 带影像学资料入手术室
病情变异记录	□ 无 □ 有，原因： 1. 2.	□ 无 □ 有，原因： 1. 2.
医师签名		

日期	住院第 1 天 （手术日）		住院第 2~3 天 （术后第 1~2 日）
	术前与术中	术后	
主要诊疗工作	□ 陪送患者入手术室 □ 麻醉准备，监测生命体征 □ 施行手术 □ 保持各引流管通畅 □ 酌情留置中心静脉管	□ 麻醉医师完成麻醉记录 □ 完成术后首次病程记录 □ 完成手术记录 □ 向患者及家属说明手术情况 □ 监测生命体征 □ 保持腹腔引流管通畅引流 □ 术后切除脾脏标本送病理学检查	□ 上级医师查房 □ 观察病情变化 □ 观察引流量和颜色，视引流情况拔除引流管及尿管 □ 观察手术切口 □ 分析实验室检验结果 □ 维持水电解质平衡 □ 住院医师完成常规病程记录
重点医嘱	**长期医嘱** □ 脾脏损伤护理常规 □ 一级护理 □ 禁食 **临时医嘱** □ 术前 0.5 小时开始静脉滴注抗菌药物 □ 术中冷冻病理检查	**长期医嘱** □ 按剖腹探查、脾切除术后常规护理 □ 一级护理 □ 禁食 □ 心电监护 □ 常规雾化吸入，bid □ 胃肠减压并记量（根据手术情况决定） □ 留置导尿管并记量 □ 腹腔引流管接负压吸引并记量 □ 记录 24 小时出入总量 □ 化痰药、制酸剂（必要时） □ 抗菌药物 **临时医嘱** □ 吸氧 □ 急查血常规和血生化 □ 补液治疗 □ 使用止血药 □ 使用血管活性药物（必要时）	**长期医嘱** □ 医嘱同左 □ 停胃肠减压（视情况） □ 停留置导尿（视情况） **临时医嘱** □ 葡萄糖液和盐水液体支持治疗 □ 肠外营养支持（根据患者和手术情况决定） □ 伤口换药 □ 停心电监护 □ 复查血常规和血生化等检查 □ 无感染证据时停用抗菌药物
病情变异记录	□ 无 □ 有，原因： 1. 2.	□ 无 □ 有，原因： 1. 2.	□ 无 □ 有，原因： 1. 2.
医师签名			

日期	住院第 4~6 天 （术后第 3~5 日）	住院第 7 天 （术后第 6 日）	住院第 8~15 天 （出院日）
主要诊疗工作	□ 上级医师查房 □ 观察病情变化 □ 引流量减少后拔除引流管 □ 拔除深静脉置管 □ 住院医师完成常规病程记录 □ 切口换药	□ 上级医师查房 □ 观察有无手术并发症和切口愈合不良情况 □ 观察腹部情况 □ 住院医师完成常规病程记录	□ 上级医师查房 □ 伤口拆线 □ 拔除中心静脉管 □ 明确是否符合出院标准 □ 完成出院记录、病案首页、出院证明书等 □ 通知出入院处 □ 通知患者及家属 □ 向患者告知出院后注意事项，如康复计划、返院复诊、后续治疗及相关并发症的处理等 □ 出院小结、诊断证明书及出院须知交予患者
重点医嘱	**长期医嘱** □ 二级护理 □ 流质饮食或半流质饮食 **临时医嘱** □ 减少营养支持或液体支持 □ 切口换药 □ 拔胃管、尿管和引流管	**长期医嘱** □ 半流质饮食 **临时医嘱** □ 换药 □ 血常规、血液生化、肝功能组合（出院前） □ 必要时行腹部 B 超	**临时医嘱** □ 切口拆线 **出院医嘱** □ 出院后相关用药
病情变异记录	□ 无 □ 有，原因： 1. 2.	□ 无 □ 有，原因： 1. 2.	□ 无 □ 有，原因： 1. 2.
医师签名			

（二）护士表单

脾破裂临床路径护士表单

适用对象：第一诊断为脾破裂（ICD-10：D73.5/S36.0）

行脾破裂修补、部分脾切除及脾切除术（ICD-9-CM-3：41.43/41.5/41.95）

患者姓名：	性别：　　年龄：　　门诊号：		住院号：
住院日期：　　年　月　日	出院日期：　　年　月　日		标准住院日：8~15 天

日期	住院第 1 天	住院第 1 天 （手术日）	
		术前与术中	术后
健康宣教	□ 入院宣教 　介绍主管医师、护士 　介绍环境、设施 　介绍住院注意事项	□ 术前宣教 　疾病知识、术前准备及手术过程 　告知准备物品 　告知术后饮食、活动及探视注意事项 　告知术后可能出现的情况及应对方式 　主管护士与患者沟通，了解并指导心理应对 　告知家属等候区位置	□ 术后当日宣教 　告知监护设备、管路功能及注意事项 　告知饮食、体位要求 　告知疼痛注意事项 　告知术后可能出现情况及应对方式 　告知用药情况 　给予患者及家属心理支持 　再次明确探视陪护须知
护理处置	□ 核对患者姓名，佩戴腕带 □ 建立入院护理病历 □ 卫生处置：剪指（趾）甲，更换病号服	□ 协助医师完成术前检查 □ 术前准备 　配血、抗菌药物皮试 　备皮 　禁食、禁水 □ 送手术 　摘除患者各种活动物品 　核对患者资料及带药 　填写手术交接单，签字确认	□ 接手术 　核对患者及资料，签字确认
基础护理	□ 一级护理 □ 患者安全管理	□ 一级护理 □ 患者安全管理	□ 一级护理 □ 卧位护理：协助翻身、床上移动、预防压疮，疼痛护理、管道护理及指导、排泄护理 □ 患者安全管理
专科护理	□ 护理查体 □ 瞳孔、意识监测 □ 需要时，填写跌倒及压疮防范表 □ 静脉抽血、配血（必要时） □ 建立静脉通道，补液、扩容 □ 需要时，请家属陪护	□ 协助医师完成术前检查化验 □ 指导术前更衣、取下义齿等饰物 □ 告知患者及家属术前流程及注意事项 □ 进行备皮、配血、留胃管、尿管等术前准备 □ 术前手术物品准备 □ 安排陪送患者入手术室 □ 心理支持	□ 病情观察，写护理记录 　q1h 评估生命体征、瞳孔、意识、体征、肢体活动、皮肤情况、伤口敷料、各种引流管情况、出入量、静脉抽血（遵医嘱） □ 遵医嘱予止血、抑酸等治疗

续　表

日期	住院第1天	住院第1天 （手术日）	
		术前与术中	术后
重点 医嘱	□ 详见医嘱执行单	□ 详见医嘱执行单	□ 详见医嘱执行单
病情 变异 记录	□ 无　□ 有，原因： 1. 2.	□ 无　□ 有，原因： 1. 2.	□ 无　□ 有，原因： 1. 2.
护士 签名			

日期	住院第2~3天 （术后第1~2日）	住院第4~6天 （术后第3~5日）	住院第7天 （术后第6日）	住院第8~15天 （出院日）
健康宣教	□ 术后宣教 药物作用及频率 饮食、活动指导 复查患者对术前宣教内容的掌握程度 疾病恢复期注意事项 拔尿管后注意事项 下床活动注意事项	□ 术后宣教 药物作用及频率 饮食、活动指导 疾病恢复期注意事项	□ 术后宣教 药物作用及频率 饮食、活动指导 疾病恢复期注意事项	□ 出院宣教 复查时间 服药方法 活动休息 指导饮食 □ 指导办理出院手续
护理处置	□ 遵医嘱完成相关检查 □ 夹闭尿管，锻炼膀胱功能	□ 遵医嘱完成相关检查	□ 遵医嘱完成相关检查	□ 办理出院手续 □ 书写出院小结
基础护理	□ 一级或二级护理 □ 卧位护理：协助翻身、床上移动、预防压疮，疼痛护理、管道护理及指导、排泄护理 □ 患者安全管理	□ 二级护理 □ 体位与活动：取半坐或斜坡卧位，指导床上或床边活动 □ 饮食：拔除胃管后指导流质饮食或半流质饮食 □ 患者安全管理	□ 二级护理 □ 体位与活动：自主体位，指导下床活动 □ 饮食：指导半流饮食 □ 患者安全管理	□ 二级护理 □ 患者安全管理
专科护理	□ 病情观察，写护理记录 □ 记录24小时出入量 □ 饮食：禁食、禁水 □ 营养支持护理（遵医嘱） □ 用药指导 □ 心理支持（患者及家属）	□ 密切观察患者情况，包括观察腹部体征、胃肠功能恢复情况、切口敷料等 □ 疼痛护理 □ 遵医嘱拔除胃管、尿管等 □ 记录腹腔引流量，遵医嘱拔除深静脉置管、引流管 □ 营养支持护理 □ 用药指导 □ 心理支持（患者及家属）	□ 观察患者病情变化，包括生命体征、切口敷料、腹部体征 □ 协助或指导生活护理 □ 静脉抽血 □ 营养支持护理 □ 心理支持	□ 复诊时间 □ 作息、饮食、活动 □ 服药指导 □ 日常保健 □ 清洁卫生 □ 疾病知识及后续治疗
重点医嘱	□ 详见医嘱执行单	□ 详见医嘱执行单	□ 详见医嘱执行单	□ 详见医嘱执行单
病情变异记录	□ 无 □ 有，原因： 1. 2.	□ 无 □ 有，原因： 1. 2.	□ 无 □ 有，原因： 1. 2.	□ 无 □ 有，原因： 1. 2.
护士签名				

（三）患者表单

脾破裂临床路径患者表单

适用对象：第一诊断为脾破裂（ICD-10：D73.5/S36.0）
行脾破裂修补、部分脾切除及脾切除术（ICD-9-CM-3：41.43/41.5/41.95）

患者姓名：	性别：	年龄：	门诊号：	住院号：
住院日期：　　年　月　日	出院日期：　　年　月　日			标准住院日：8~15 天

日期	住院第 1 天	住院第 1 天（手术日）	
		术前与术中	术后
监测	□ 配合测量体温、脉搏、呼吸、血压、血氧饱和度、体重	□ 配合测量生命体征	□ 配合测量生命体征
医患配合	□ 护士行入院护理评估（简单询问病史） □ 接受入院宣教（环境介绍、病室规定、订餐制度、贵重物品保管等） □ 配合询问病史、收集资料，请务必详细告知既往史、用药史、过敏史 □ 配合进行体格检查 □ 有任何不适告知医师	□ 配合完善术前相关化验、检查 □ 术前宣教 □ 了解疾病知识、临床表现、治疗方法 □ 术前用物准备 □ 手术室接患者，配合核对 □ 医师与患者及家属介绍病情及手术谈话 □ 手术时家属在等候区等候 □ 探视及陪护制度	□ 术后体位：麻醉未醒时平卧，清醒后，4~6 小时无不适反应可垫枕或根据医嘱予监护设备、吸氧 □ 配合护士定时监测生命体征、瞳孔、肢体活动、切口敷料等 □ 不要随意动引流管 □ 疼痛的注意事项及处理 □ 告知医护不适及异常感受 □ 配合评估手术效果
重点诊疗及检查	□ 一级护理 □ 配合行各术前检查	□ 备皮 □ 配血 □ 术前签字	□ 一级护理 □ 予监护设备、吸氧 □ 注意留置管路安全与通畅 □ 用药：补液药物、止血、抑酸等药物的应用 □ 护士协助记录出入量
饮食及活动	□ 禁食、禁水 □ 限制活动	□ 术前 12 小时禁食、禁水 □ 限制活动	□ 禁食、禁水 □ 平卧，去枕 6 小时
患者签名			

日期	住院第 2~3 天 （术后第 1~2 日）	住院第 4~6 天 （术后第 3~5 日）	住院第 7 天 （术后第 6 日）	住院第 8~15 天 （出院日）
监测	□ 定时监测生命体征	□ 定时监测生命体征	□ 定时监测生命体征	□ 定时监测生命体征
医患配合	□ 医师巡视，了解病情 □ 配合必要的检查 □ 护士行晨晚间护理 □ 护士协助排泄等生活护理 □ 配合监测出入量 □ 膀胱功能锻炼，成功后可将尿管拔除，观察能否正常排尿 □ 注意探视及陪护时间	□ 医师巡视，了解病情 □ 配合必要的检查 □ 护士行晨晚间护理 □ 护士协助进食、进水、排泄等生活护理 □ 配合监测出入量	□ 医师巡视，了解病情 □ 配合必要的检查 □ 护士行晨晚间护理 □ 护士协助进食、进水、排泄等生活护理 □ 配合监测出入量	□ 护士行晨晚间护理 □ 医师拆线 □ 切口注意事项 □ 出院宣教 □ 接受出院前康复宣教 □ 学习出院注意事项 □ 了解复查程序 □ 办理出院手续，取出院带药
重点诊疗及检查	**重点诊疗** □ 一级或二级护理 □ 医师定时予切口换药 **重要检查** □ 定期抽血检验	**重点诊疗** □ 二级护理 □ 医师定时予切口换药 **重要检查** □ 定期抽血检验	**重点诊疗** □ 二级护理 □ 医师定时予切口换药 **重要检查** □ 定期抽血检验 □ 复查腹部超声、CT（必要时）	**重点诊疗** □ 二级护理 **重要检查** □ 定期抽血检验
饮食及活动	□ 禁食、禁水 □ 体位：协助改变体位、协助取斜坡卧位	□ 根据病情逐渐由流质饮食过渡至半流质饮食，营养均衡，取半坐或斜坡卧位，指导床上或床边活动 □ 视体力情况逐渐下床活动，循序渐进，注意安全	□ 半流质饮食，注意营养均衡，视体力情况下床活动，循序渐进，注意安全	□ 半流质饮食过渡至普通饮食，注意营养均衡，视体力适量下床活动，注意安全
患者签名				

附：原表单（2019 年版）

脾破裂临床路径表单

适用对象：第一诊断为脾破裂（ICD-10：D73.5/S36.0）

行脾破裂修补、部分脾切除及脾切除术（ICD-9-CM-3：41.43/41.5/41.95）

患者姓名：	性别：	年龄：	门诊号：	住院号：
住院日期： 年 月 日	出院日期： 年 月 日		标准住院日：8~15 天	

日期	住院第 1 天	
主要诊疗工作	□ 询问病史及体格检查 □ 开实验室检查单及超声检查（或 CT 扫描） □ 诊断性腹腔穿刺或腹腔灌洗 □ 配血及输血 □ 补液及抗休克治疗 □ 完成必要的相关科室会诊 □ 进行营养筛查与评估 □ 上级医师查房并判断是否需要急诊手术，并作术前评估 □ 申请急诊手术并开手术医嘱 □ 完成住院病历、首次病程记录、上级医师意见及术前小结 □ 完成术前总结、手术方式、手术关键步骤、术中注意事项等 □ 向患者及家属交代病情及手术安排，围手术期注意事项 □ 签署手术知情同意书、自费用品协议书、输血同意书、麻醉同意书或签授权委托书	
重点医嘱	**长期医嘱** □ 脾脏损伤护理常规 □ 一级护理 □ 禁食 □ 营养治疗药物（视评估情况） □ 其他医嘱 **临时医嘱** □ 血常规、血型、尿常规 □ 肝肾功能、电解质、凝血功能、感染性疾病筛查 □ 配血及输血 □ X 线胸片和心电图（视情况） □ 腹部超声（或腹部 CT） □ 深静脉置管 □ 腹腔穿刺或腹腔灌洗	□ 扩容、补液 □ 心电、血压、血氧饱和度监测 □ 术前医嘱： （1）拟急诊气管内全身麻醉下行剖腹探查、脾切除术 （2）备皮 （3）术前禁食、禁水 （4）麻醉前用药 （5）术前留置胃管和尿管 □ 术中特殊用药 □ 带影像学资料入手术室
主要护理工作	□ 入院介绍 □ 入院评估 □ 治疗护理 □ 静脉抽血、配血（必要时） □ 建立静脉通道，补液、扩容 □ 密切观察患者情况 □ 填写营养筛查评估表 □ 营养治疗护理（遵医嘱）	□ 健康教育 □ 活动指导：限制 □ 饮食指导：禁食 □ 疾病知识指导 □ 用药指导 □ 患者相关检查配合的指导

续　表

日期	住院第 1 天	
病情 变异 记录	□无　□有，原因： 1. 2.	□无　□有，原因： 1. 2.
护士 签名		
医师 签名		

日期	住院第 1 天（手术日）		住院第 2~3 天（术后第 1~2 日）
	术前与术中	术后	
主要诊疗工作	□ 陪送患者入手术室 □ 麻醉准备，监测生命体征 □ 施行手术 □ 保持各引流管通畅	□ 麻醉医师完成麻醉记录 □ 完成术后首次病程记录 □ 完成手术记录 □ 向患者及家属说明手术情况 □ 监测生命体征 □ 保持腹腔引流管通畅引流 □ 术后切除脾脏标本送病理学检查	□ 上级医师查房 □ 观察病情变化 □ 观察引流量和性状，视引流情况拔除引流管及尿管 □ 观察手术伤口 □ 分析实验室检验结果 □ 维持水电解质平衡 □ 住院医师完成常规病程记录
重点医嘱	**长期医嘱** □ 脾脏损伤护理常规 □ 一级护理 □ 禁食 **临时医嘱** □ 术前 0.5 小时开始滴抗菌药物 □ 术中冰冻检查 □ 术前营养治疗药物（视评估情况）	**长期医嘱** □ 按剖腹探查、脾切除术后常规护理 □ 一级护理 □ 禁食 □ 心电监护 □ 常规雾化吸入，一天两次 □ 胃管接负压瓶吸引并记量（根据手术情况决定） □ 尿管接尿袋 □ 腹腔引流管接负压吸引并记量 □ 记录 24 小时出入总量 □ 化痰药、制酸剂（必要时） □ 抗菌药物 **临时医嘱** □ 吸氧 □ 急查血常规和血生化 □ 补液治疗 □ 使用止血药 □ 使用血管活性药物（必要时）	**长期医嘱** □ 医嘱同左 □ 临时医嘱 □ 葡萄糖液和盐水液体支持治疗 □ 营养治疗药物 □ 伤口换药 □ 停心电监护 □ 复查血常规和血生化等检查 □ 无感染证据时停用抗菌药物
主要护理工作	□ 术前健康教育 □ 术前禁食、禁水 □ 指导术前更衣、取下义齿饰物等 □ 告知患者及家属术前流程及注意事项 □ 进行备皮、配血、停留胃管、尿管等术前准备 □ 术前手术物品准备 □ 安排陪送患者入手术室 □ 心理支持 □ 营养治疗护理（遵医嘱）	□ 术后活动：平卧，去枕 6 小时，协助改变体位及足部活动 □ 吸氧（必要时） □ 禁食、禁水 □ 密切观察患者病情 □ 疼痛护理、皮肤护理 □ 管道护理及指导 □ 生活护理（一级护理） □ 记录 24 小时出入量 □ 营养治疗护理 □ 用药指导 □ 静脉抽血（遵医嘱） □ 心理支持	□ 体位：协助改变体位、协助取斜坡卧位 □ 密切观察患者情况 □ 疼痛护理 □ 管道护理 □ 生活护理（一级护理） □ 皮肤护理 □ 记录 24 小时出入量 □ 饮食：禁食、禁水 □ 营养治疗护理 □ 用药指导 □ 心理支持（患者及家属） □ 康复指导（运动指导）

续　表

日期	住院第 1 天 （手术日）		住院第 2~3 天 （术后第 1~2 日）
	术前与术中	术后	
病情 变异 记录	□无　□有，原因： 1. 2.	□无　□有，原因： 1. 2.	□无　□有，原因： 1. 2.
护士 签名			
医师 签名			

日期	住院第 4~6 天 （术后第 3~5 日）	住院第 7 天 （术后第 6 日）	住院第 8~15 天 （出院日）
主要诊疗工作	□ 上级医师查房 □ 观察病情变化 □ 引流量减少后拔除引流管 □ 拔除深静脉置管 □ 住院医师完成常规病程记录 □ 伤口换药 □ 拔除胃管（视情况） □ 拔除尿管（视情况）	□ 上级医师查房 □ 观察有无手术并发症和切口愈合不良情况 □ 观察腹部情况 □ 住院医师完成常规病程记录 □ 再次进行营养筛查与评估	□ 上级医师查房 □ 伤口拆线 □ 明确是否符合出院标准 □ 完成出院记录、病案首页、出院证明书等 □ 通知出入院处 □ 通知患者及家属 □ 向患者告知出院后注意事项，如康复计划、返院复诊、后续治疗及相关并发症的处理等 □ 出院小结、诊断证明书及出院须知交予患者
重点医嘱	长期医嘱 □ 二级护理 □ 流质饮食或半流质饮食 临时医嘱 □ 减少营养治疗或液体治疗 □ 伤口换药 □ 拔胃管、尿管和引流管	长期医嘱 □ 半流质饮食 临时医嘱 □ 营养治疗药物（视评估情况） □ 换药 □ 血常规、血液生化、肝功能组合（出院前） □ 必要时行腹部超声	临时医嘱 □ 伤口拆线 出院医嘱 □ 出院后相关用药
主要护理工作	□ 体位与活动：取半坐或斜坡卧位，指导床上或床边活动 □ 饮食：拔除胃管后指导流质饮食或半流质饮食 □ 密切观察患者情况，包括观察腹部体征、胃肠功能恢复情况、伤口敷料等 □ 疼痛护理 □ 遵医嘱拔除胃管、尿管等 □ 记录腹腔引流量，遵医嘱拔除深静脉置管、引流管 □ 生活护理（一级或二级护理） □ 皮肤护理 □ 营养治疗护理 □ 用药指导 □ 心理支持（患者及家属） □ 康复指导	□ 体位与活动：自主体位，指导下床活动 □ 饮食：指导半流质饮食 □ 观察患者病情变化，包括生命体征、伤口敷料、腹部体征 □ 协助或指导生活护理 □ 静脉抽血 □ 营养治疗护理 □ 康复指导 □ 心理支持	□ 出院指导 □ 办理出院手续 □ 复诊时间 □ 服药指导 □ 日常保健 □ 清洁卫生 □ 疾病知识及后续治疗 □ 营养、防护等健康宣教
病情变异记录	□ 无 □ 有，原因： 1. 2.	□ 无 □ 有，原因： 1. 2.	□ 无 □ 有，原因： 1. 2.
护士签名			
医师签名			

第三十二章

原发性甲状腺功能亢进症临床路径释义

【医疗质量控制指标】

指标一、诊断需临床表现和辅助检查。

指标二、诊断明确正规内科治疗后复发患者需进行手术治疗。最常用术式为甲状腺次全切除手术。

指标三、术前准备充分，甲状腺功能亢进病情稳定。

指标四、本病为无菌手术，原则上不应用抗菌药物。

一、原发性甲状腺功能亢进症编码

疾病名称及编码：原发性甲状腺功能亢进症（ICD-10：E05）

手术操作名称及编码：甲状腺次全切除手术（ICD-9-CM-3：06.39）

二、临床路径检索方法

E05 伴 06.39

三、国家医疗保障疾病诊断相关分组（CHS-DRG）

MDCK 内分泌、营养代谢疾病及功能障碍

KT1 内分泌疾

四、原发性甲状腺功能亢进症临床路径标准住院流程

（一）适用对象

第一诊断为原发性甲状腺功能亢进症（ICD-10：E05.0），行甲状腺次全切除手术（ICD-9-CM-3：06.39）。

> **释义**
>
> ■ 本临床路径适用对象是正规内科治疗后复发患者。
> ■ 如患者合并有甲状腺癌应进入其他相应路径。

（二）诊断依据

根据《中国甲状腺疾病诊治指南》（中华医学会内分泌学分会编，2008 年，第 1 版），《甲状腺外科》（陈国锐主编，人民卫生出版社，2005 年，第 1 版）及全国高等学校教材《外科学》（陈孝平，汪建平，赵继宗主编，人民卫生出版社，2018 年，第 9 版）。

1. 临床甲状腺功能亢进症状和体征。
2. 甲状腺弥漫性肿大（触诊和 B 超证实）。
3. 血清 TSH 浓度降低，甲状腺激素浓度升高。
4. 眼球突出和其他浸润性眼征。
5. 胫前黏液性水肿。

6. 甲状腺 TSH 受体抗体（TRAb 或 TSAb）阳性。

以上标准中，1、2、3 项为诊断必备条件，4、5、6 项为诊断辅助条件。

（三）选择治疗方案的依据

根据《中国甲状腺疾病诊治指南》（中华医学会内分泌学分会编，2008 年，第 1 版），《甲状腺外科》（陈国锐，王梁明主编，人民卫生出版社，2005 年，第 1 版）及全国高等学校教材《外科学》（陈孝平，汪建平，赵继宗主编，人民卫生出版社，2018 年，第 9 版）。甲状腺次全切除手术适用于：

1. 甲状腺功能亢进长期药物治疗无效或效果不佳的。
2. 甲状腺功能亢进药物或碘^{131}放射性核素治疗后复发。
3. 甲状腺较大对周围脏器有压迫或胸骨后甲状腺肿。
4. 疑似与甲状腺癌并存者。
5. 妊娠期甲状腺功能亢进药物控制不佳者，可以在妊娠中期（13~24 周）进行手术。

（四）标准住院日

5~8 天。

（五）进入路径标准

1. 第一诊断必须符合 ICD-10：E05.0 原发性甲状腺功能亢进症疾病编码。
2. 有手术指征患者。
3. 患者的甲状腺功能亢进病情稳定，术前准备有两种方法，可在门诊完成：
（1）术前应用抗甲状腺药物基本控制甲状腺功能亢进症状后，改服 2 周碘剂，再进行手术。
（2）对症状较轻的患者开始即用碘剂，2~3 周后甲状腺功能亢进症状得到基本控制，可进行手术。
4. 当患者合并其他疾病，但住院期间不需要特殊处理也不影响第一诊断的临床路径流程实施时，可以进入路径。

> **释义**
>
> ■患者合并高血压、糖尿病、冠状动脉粥样硬化性心脏病等其他慢性疾病，如不影响麻醉和手术，不影响术前准备时间，可进入本路径。上述慢性疾病如需要经治疗稳定后才能手术，术前准备过程先进入其他相应内科疾病的诊疗路径。
>
> ■术中术后病理证实为恶性病变者，应进入其他相应路径。

（六）术前准备

1~2 天。

1. 必须的检查项目：
（1）血常规、尿常规、大便常规+隐血。
（2）肝肾功能、电解质、血糖、凝血功能、血清术前八项（乙肝表面抗体、乙肝表面抗原，乙肝 E 抗原、乙肝 E 抗体、乙肝核抗体、丙肝抗体、艾滋抗体、梅毒抗体）。
（3）心电图、胸部 X 线检查。
（4）甲状腺功能检查、抗甲状腺抗体、甲状腺球蛋白。
（5）请耳鼻喉科会诊了解声带情况。
（6）基础代谢率监测。

2. 根据患者病情可选择：

（1）气管正侧位行米-瓦试验。

（2）肺功能、超声心动图检查和血气分析等。

（3）甲状腺核素扫描、甲状腺 B 超。

> **释义**
>
> ■ 如有合并症可增加相关必要检查。
>
> ■ 甲状腺功能检查应包括 T3、T4、TSH，对于明显数值升高的患者应再次内科治疗后，行手术治疗。
>
> ■ B 超可提示有无可疑恶变结节，是重要的术前检查。
>
> ■ 对于腺体肥大明显者，可进行术前配血。

（七）预防性抗菌药物选择与使用时机

按照《抗菌药物临床应用指导原则》（卫医发〔2015〕43 号）执行。通常不需预防用抗菌药物。

（八）手术日

入院第 3~4 天。

1. 麻醉方式：气管内插管全身麻醉、局部麻醉或颈丛麻醉。

2. 手术方式：甲状腺次/近全切除术。

3. 术中用药：麻醉常规用药。

4. 输血：根据术前血红蛋白状况及术中出血情况而定。

5. 病理学检查：术中行冷冻病理学检查，术后行石蜡切片病理学检查。

6. 术中应用纳米炭进行甲状旁腺负显影及淋巴结示踪。术中应用神经监测仪进行喉返神经监测。

> **释义**
>
> ■ 常规保留甲状腺组织，约患者拇指大小。必要时，在术中可考虑使用神经监测技术实时监测，以避免喉返神经损伤。
>
> ■ 术中发现可疑恶性结节应进行术中冷冻切片病理检查。
>
> ■ 手术应常规放置引流，可选择皮片或引流管。

（九）术后住院恢复

2~5 天。

1. 生命体征监测，严密观察有无出血及甲状腺危象等并发症发生。

2. 视具体情况尽早拔除尿管、皮片或引流管。

3. 指导患者术后饮食。

4. 实验室检查：必要时复查血常规、血生化、甲状腺功能等。

> **释义**
> ■ 术后应密切观察伤口引流情况及呼吸通畅情况，床旁应常规备气管切开包。
> ■ 术后2~4周复查甲状腺功能，如有甲状腺功能减退应给予替代治疗。

（十）出院标准

1. 无切口感染，引流管已拔除。
2. 生命体征平稳，可自由活动。
3. 饮食恢复，无需静脉补液。
4. 无需要住院处理的其他并发症或合并症。

> **释义**
> ■ 一般情况好，颈部伤口无积液、积血，皮片或引流管拔除后即可出院。

（十一）变异及原因分析

1. 术前检查提示甲状腺功能亢进症状未能有效控制，则暂缓手术。
2. 术中冰冻提示甲状腺炎或甲状腺癌等，转入相应路径。
3 合并胸骨后巨大甲状腺肿有可能需要开胸手术。
4. 术后出现并发症需要进行相关的诊断和治疗。

五、原发性甲状腺功能亢进症临床路径给药方案

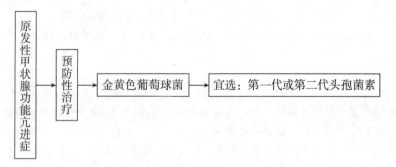

1. 用药选择：
（1）原发性甲状腺功能亢进为无菌手术，可不应用抗菌药物。
（2）为预防术后切口感染，应针对金黄色葡萄球菌选用药物。
（3）第一代头孢菌素常用的注射剂有头孢唑林、头孢噻吩、头孢拉定等，口服制剂有头孢拉定、头孢苄胺和头孢羟氨苄等。第二代头孢菌素注射剂有头孢呋辛、头孢替安等，口服制剂有头孢克洛、头孢呋辛酯和头孢丙烯等。
2. 药学提示：
（1）接受原发性甲状腺功能亢进手术者，应在术前0.5~2.0小时给药，或麻醉开始时给药，使手术切口暴露时局部组织中已达到足以杀灭手术过程中入侵切口细菌的药物浓度。
（2）手术时间较短（＜2小时）的清洁手术，术前用药一次即可。手术时间超过3小时，可手术中给予第2次。

3. 注意事项：

（1）原发性甲状腺功能亢进手术切口属于Ⅰ类切口，可不应用抗菌药物。如患者有免疫功能低下、伴有其他易感疾病时，可按规定适当预防性和术后应用抗菌药物，但需注意应尽可能单一、短程、较小剂量给药。

（2）用药前必须详细询问患者先前有否对头孢菌素类、青霉素类或其他药物的过敏史。

六、原发性甲状腺功能亢进症临床路径护理规范

1. 术前护理：

（1）心理干预和健康宣教：甲状腺功能亢进症患者精神敏感情绪不稳定、对手术倍感紧张和焦虑、心理负担重，应注意对其进行心理引导，使其心情平和，建立客观认知和积极心态。详细向患者讲解疾病及手术相关知识，根据患者自身特点，了解患者心理动向，充分告知，打消患者顾虑，增加手术信任感。借助健康宣教手册或者视频等，详细向患者讲解疾病知识、体位训练及功能训练。告知患者术后疼痛控制、早期下床活动、术后饮水及康复阶段需要注意事项。

（2）营养支持：甲状腺功能亢进患者的高代谢使得身体蛋白质消耗多于健康人群，患者应补充足够的热量和多补充优质蛋白质。同时，注意多补充瓜果蔬菜等富含维生素的食物。叮嘱患者少食多餐，切勿暴饮暴食。禁食海带、海鱼等含碘量较高的食物，不宜饮用浓茶、咖啡等刺激性饮料，针对营养不良患者给予肠内或肠外营养。

（3）术前准备：注意观察生命体征变化，每天凌晨测基础代谢率1次，并按医嘱给予服用抗甲状腺药物控制症状一直到基础代谢率正常，对于并发浸润突眼患者，叮嘱其注意保护眼部，睡眠时间应注意抬高头部，涂眼膏保护，最好戴上眼罩；对于老年患者，应注意避免过度疲劳和情绪激动。对于高度紧张患者，手术前夜给予安定等药物帮助睡眠。

2. 术中护理：术中进行体温监测，保持体温在36℃以上，严密监测患者生命体征变化情况，并做好记录，发现异常及时配合医师采取有效措施。

3. 术后护理：

（1）术后密切观察患者生命体征和症状，加强对患者的巡视，严密观察患者手术切口部位有无出血、血肿等情况。

1）生命体征监测，严密观察有无出血及甲状腺危象等并发症发生。床旁常规备气管切开包、吸痰器、氧气等。

2）患者清醒后对吞咽功能进行评估，恢复正常后可早期给予温凉流质饮食，一般术后6小时后给予流质饮食或半流质饮食。

3）保持呼吸道通畅，指导和协助患者咳嗽、咳痰，可行超声雾化，必要时行气管插管或气管切开，建立人工气道进行抢救。

（2）术后镇痛。根据患者病情情况采用个体化镇痛、超前镇痛、多模式镇痛。

（3）体位：患者麻醉清醒及血压平稳后给予半卧位，指导患者在床上进行腿部屈伸和翻身活动，避免颈部弯曲或过伸、快速的头部运动，待病情稳定宜早期下床实施颈部康复训练

（4）引流管的护理：告知患者及家属放置引流管的目的及意义，防止引流管被压、扭曲及脱落。保持引流通畅、固定，观察引出液体的性状，每天进行评估，尽早拔除。

（5）切口护理：密切关注手术切口的渗出和疼痛情况，定期更换无菌敷料，保持切口部位的清洁干燥，防止发生感染。及时采取措施缓解其术口疼痛感，减轻疼痛感对心理所造成的压力。

七、原发性甲状腺功能亢进症临床路径营养治疗规范

甲亢患者基础代谢增强，消耗大，应保证热量供应，宜给予高热量、高纤维素、高蛋白和矿物质丰富的饮食。鼓励多饮水，以补充出汗、呼吸加快等丢失的水分。避免进食含碘丰富的

食物和药品，忌辛辣食物、烟酒，少喝浓茶、咖啡。有突眼，患者应低盐饮食或辅以利尿剂，以减轻眼部水肿，外出时戴深色眼镜，防强光。

八、原发性甲状腺功能亢进症临床路径患者健康宣教

1. 原发性甲状腺功能亢进症是由于甲状腺本身产生甲状腺激素过多，而引起的甲状腺毒症，导致身体代谢活动加快，神经、循环、消化等循环性奋性增高和代谢亢进的临床综合征，常有多食消瘦，心悸，出汗等主要临床表现。其病因主要是弥漫性毒性甲状腺肿（Graves病）、多结节性毒性甲状腺肿和甲状腺自主高功能腺瘤（Plummer病）。

2. 普通人群中甲状腺功能亢进症的整体患病率约为 1.3%，一般来说，女性及吸烟者甲状腺功能亢进症的发病率较高。

3. 早期甲状腺功能亢进症没有特定的症状，症状取决于甲状腺功能亢进症的严重程度、受累的器官和患者的个体差异。甲状腺功能亢进症常有易激动、心动过速、乏力、怕热多汗、体重下降、食欲亢进等症状，大多数甲状腺功能亢进症患者有不同程度的眼部症状，单纯性突眼或浸润性突眼。部分患者伴有周期性瘫痪。

4. 患者具备以下三项即应考虑甲状腺功能亢进症的可能性：以高代谢症状和体征、甲状腺肿大、三血清甲状腺激素 T3/T4 水平增高，促甲状腺激素 TSH 水平降低。

5. 相关检查包括甲状腺功能检测、甲状腺自身抗体检测、血常规检查、碘[131]摄碘率、甲状腺放射性核素扫描、甲状腺超声等。

6. 现阶段甲状腺功能亢进症的治疗方式为药物治疗、碘[131]治疗和手术治疗。

7. 治疗期间应定期监测甲状腺功能，根据检查结果及时调整治疗方案。

九、推荐表单

（一）医师表单

原发性甲状腺功能亢进症临床路径医师表单

适用对象：第一诊断为原发性甲状腺功能亢进症（ICD-10：E05.0）

行甲状腺次全切术（ICD-9-CM-3：06.3902）

患者姓名：	性别：　　年龄：　　门诊号：	住院号：
住院日期：　　年　月　日	出院日期：　　年　月　日	标准住院日：5~8 天

时间	住院第 1~2 天	住院第 3~4 天 （手术日）
主要诊疗工作	□ 询问病史、体格检查、初步诊断 □ 完成住院病历和首次病程记录 □ 开具常规实验室检查单和辅助检查单 □ 上级医师查房、术前评估、确定手术方案 □ 完成术前小结和上级医师查房记录 □ 向患者及家属交代病情，签署手术知情同意书 □ 术前准备 □ 麻醉科医师术前访视，评估并记录，签署麻醉知情同意书 □ 签署术中冷冻病理检查及输血知情同意书 □ 下达术前医嘱	□ 实施手术 □ 下达术后医嘱 □ 完成手术记录和术后当天病程记录 □ 向家属交代术中情况及注意事项 □ 上级医师查房 □ 完成上级医师查房记录 □ 麻醉科医师术后随访 □ 交班前医师查看术后患者情况并记录交班
重点医嘱	**长期医嘱** □ 二级护理 □ 普通饮食 **临时医嘱** □ 血常规+血型、尿常规+镜检 □ 血生化、血糖、肝肾功能、凝血功能、感染性疾病筛查、甲状腺功能 □ 声带检查、耳鼻喉科会诊 □ 颈部 X 线片（气管相） **手术医嘱** □ 在颈丛神经阻滞麻醉或全身麻醉下行甲状腺（部分、次全、全）切除术 □ 如用普鲁卡因麻醉，应予皮试 □ 抗菌药物皮试 □ 必要的术前用药 □ 必要时术前备血	**长期医嘱** □ 术后护理常规 □ 一级护理 □ 术后 6 小时半流质饮食 □ 观察呼吸、切口渗血、有无声嘶 **临时医嘱** □ 心电监护、吸氧、静脉补液 □ 备气管切开包
病情变异记录	□ 无　□ 有，原因： 1. 2.	□ 无　□ 有，原因： 1. 2.
医师签名		

时间	住院第 4~6 天 （术后第 1 日）
主要 诊疗 工作	□ 上级医师查房：进行手术切口、并发症的评估，确定是否可以拔除切口皮片或引流管 □ 完成日常病程记录和上级医师查房记录
重 点 医 嘱	**长期医嘱** □ 二级护理 **临时医嘱** □ 切口换药
病情 变异 记录	□ 无 □ 有，原因： 1. 2.
医师 签名	

时间	住院第 6~8 天 （出院日）
主 要 诊 疗 工 作	□ 上级医师查房，确定患者出院日期 □ 完成上级医师查房记录 □ 出院日完成出院总结和病历首页的填写 □ 切口换药，切口评估 □ 向患者交代出院注意事项、复诊时间 □ 通知出院
重 点 医 嘱	**临时医嘱** □ 住院日切口换药 □ 通知出院 □ 出院日切口拆线
病情 变异 记录	□ 无 □ 有，原因： 1. 2.
医师 签名	

（二）护士表单

原发性甲状腺功能亢进症临床路径护士表单

适用对象：第一诊断为原发性甲状腺功能亢进症（ICD-10：E05.0）

行甲状腺次全切术（ICD-9-CM-3：06.3902）

患者姓名：	性别： 年龄： 门诊号：	住院号：
住院日期： 年 月 日	出院日期： 年 月 日	标准住院日：5~8 天

时间	住院第 1 天	住院第 2 天	住院第 3~4 天（手术日）
健康宣教	□ 介绍主管医师、护士 □ 介绍医院内相关制度 □ 介绍环境、设施 □ 介绍住院注意事项 □ 介绍疾病知识	□ 介绍术前准备及手术过程 □ 术前用药的药理作用及注意事项 □ 告知术前洗浴物品的准备 □ 告知签字及麻醉科访视事宜 □ 使用药品的宣教 □ 强调术前探视及陪护制度	□ 告知监护设备、管路功能及注意事项 □ 告知术后饮食、体位要求 □ 告知疼痛注意事项 □ 告知术后可能出现情况的应对方式 □ 告知术后探视及陪护制度
护理处置	□ 核对患者姓名，佩戴腕带 □ 建立入院护理病历 □ 卫生处置：剪指（趾）甲、沐浴，更换病号服 □ 防跌倒、坠床宣教 □ 遵医嘱完成特殊检查 □ 了解患者基础疾病，遵医嘱予以对应处理或检测	□ 协助完成相关检查，做好解释说明 □ 遵医嘱完成治疗及用药	□ 送手术 核对患者并脱去衣物，保护患者 核对患者资料及带药填写手术交接单接手术 核对患者及资料，填写手术交接单 □ 术后 遵医嘱完成治疗、用药
基础护理	□ 三级护理（生活不能完全自理患者予以二级护理） □ 晨晚间护理 □ 患者安全管理 □ 心理护理	□ 三级护理（生活不能完全自理患者予以二级护理） □ 晨晚间护理 □ 患者安全管理 □ 心理护理	□ 特级护理 □ 晨晚间护理 □ 协助生活护理 □ 指导患者采取正确体位 □ 六洁到位 □ 安全护理措施到位 □ 心理护理
专科护理	□ 护理查体 □ 填写跌倒及压疮防范表（需要时）	□ 遵医嘱完成相关检查和治疗	□ 密切观察患者生命体征 □ 密切观察引流的颜色、性质、量及伤口敷料情况 □ 患者声音、饮水情况 □ 准确记录 24 小时出入量 □ 遵医嘱予补液治疗
重点医嘱	□ 详见医嘱执行单	□ 详见医嘱执行单	□ 详见医嘱执行单
病情变异记录	□ 无 □ 有，原因： 1. 2.	□ 无 □ 有，原因： 1. 2.	□ 无 □ 有，原因： 1. 2.
护士签名			

时间	住院第 4~6 天 （术后第 1~2 日）	住院第 6~8 天 （出院日）
健 康 宣 教	□ 饮食指导 □ 下床活动注意事项 □ 评价以前宣教效果 □ 相关检查及化验的目的及注意事项 □ 术后用药指导	□ 指导办理出院手续 □ 定时复查 □ 出院带药服用方法 □ 活动休息 □ 指导饮食
护理 处置	□ 遵医嘱完成治疗、用药 □ 根据病情测量生命体征	□ 办理出院手续 □ 书写出院小结
基 础 护 理	□ 一级或二级护理（根据患者病情和生活自理能力 　 确定护理级别） □ 晨晚间护理 □ 协助生活护理 □ 协助饮水、进食温凉普通饮食	□ 二级护理 □ 晨晚间护理 □ 指导采取相应措施预防跌倒、坠床 □ 心理护理
专科 护理	□ 病情患者生命体征 □ 观察患者伤口敷料、引流管情况 □ 患者声音、饮水情况	□ 观察病情变化 □ 观察伤口敷料、患者声音、饮水情况
重点 医嘱	□ 详见医嘱执行单	□ 详见医嘱执行单
病情 变异 记录	□ 无　□ 有，原因： 1. 2.	□ 无　□ 有，原因： 1. 2.
护士 签名		

（三）患者表单

原发性甲状腺功能亢进症临床路径患者表单

适用对象：第一诊断为原发性甲状腺功能亢进症（ICD-10：E05.0）

行甲状腺次全切术（ICD-9-CM-3：06.3902）

患者姓名：	性别：　　年龄：　　门诊号：	住院号：
住院日期：　　年　月　　日	出院日期：　　年　月　　日	标准住院日：5~8 天

时间	住院第 1 天	住院第 2 天	住院第 3~4 天 （手术日）
监测	□ 测量生命体征、体重	□ 测量生命体征（1 次/日）	□ 测量生命体征 □ 24 小时出入量
医患配合	□ 护士行入院护理评估（简单询问病史） □ 接受介绍相关制度 □ 医师询问现病史、既往病史、用药情况，收集资料并进行体格检查 □ 环境介绍 □ 配合完善术前相关检查 □ 疾病知识、临床表现、治疗方法	□ 术前宣教 □ 配合完善术前相关检查、化验，如采血、留尿、心电图、X 线胸片、喉镜 □ 术前用物准备 □ 医师向患者及家属介绍病情手术谈话、术前签字 □ 手术时家属在等候区等候 □ 探视及陪护制度	□ 配合评估手术效果 □ 配合检查生命体征、伤口敷料、引流管，记出入量
护患配合	□ 配合测量体温、脉搏、呼吸、血压、体重 1 次 □ 配合完成入院护理评估（简单询问病史、过敏史、用药史） □ 接受入院宣教（环境介绍、病室规定、订餐制度、贵重物品保管、防跌倒坠床等） □ 有任何不适请告知护士	□ 配合测量体温、脉搏、呼吸、询问排便情况 1 次 □ 接受术前宣教 □ 抗菌药物皮试 □ 肠道准备：术前禁食 6 小时、禁水 2 小时 □ 自行沐浴 □ 准备好必要用物，吸水管、纸巾等 □ 取下义齿、饰品等，贵重物品交家属保管	□ 清晨测量体温、脉搏、呼吸 1 次 □ 送手术室前，协助完成核对，带齐影像资料，脱去衣物，上手术车 □ 返回病房后，协助完成核对，配合移至病床上 □ 配合检查生命体征、伤口敷料、声音及饮水；记录出入量 □ 配合术后吸氧、监护仪监测、输液 □ 配合缓解疼痛 □ 有任何不适请告知护士
饮食	□ 遵医嘱	□ 术前禁食 6 小时、禁水 2 小时	□ 术前禁食、禁水 □ 术后 5~6 小时可进食温凉水、酸奶及冰激凌等
排泄	□ 正常排尿便	□ 正常排尿便	□ 术后 4~5 小时内床上自行排尿 □ 床上排便
活动	□ 正常活动	□ 正常活动	□ 麻醉清醒后，头高位或半坐卧位 □ 卧床休息，保护管路 □ 床上活动，保护颈部伤口

附：原表单（2019 年版）

原发性甲状腺功能亢进症临床路径表单

适用对象：第一诊断为原发性甲状腺功能亢进症（ICD-10：E05.0）

行甲状腺次全切术（ICD-9-CM-3：06.3902）

患者姓名：	性别：	年龄：	门诊号：	住院号：
住院日期：　　年　月　日	出院日期：　　年　月　日			标准住院日：5~8 天

日期	住院第 1 天	住院第 2~3 天 （手术前 1 日）
主要诊疗工作	□ 询问病史及体格检查 □ 完成住院病历和首次病程记录 □ 开具实验室检查单 □ 上级医师查房与术前评估 □ 初步确定诊治方案和特殊检查项目	□ 上级医师查房 □ 完成术前准备与术前评估 □ 根据检查检验结果进行术前讨论，确定治疗方案 □ 如考虑有恶性转入相应临床路径 □ 完成必要的相关科室会诊 □ 术前 1 日申请手术及开手术医嘱 □ 完成上级医师查房记录、术前讨论、术前小结等 □ 完成术前总结、手术方式、手术关键步骤、术中注意事项等 □ 向患者及家属交代病情及手术安排，围手术期注意事项 □ 签署手术知情同意书、自费用品协议书、输血同意书、麻醉同意书或签授权委托书
重点医嘱	**长期医嘱** □ 外科三级护理常规（生活不能完全自理患者予以二级护理） □ 饮食（依据患者情况定） **临时医嘱** □ 血常规+血型、尿常规、大便常规+隐血 □ 凝血功能、电解质、肝肾功能、血糖、感染性疾病筛查、甲状腺功能、抗甲状腺抗体、甲状腺球蛋白 □ 心电图、胸部 X 线检查 □ 甲状腺 B 超，气管正侧位行米瓦氏试验、肺功能、超声心动图（视患者情况而定） □ 耳鼻喉科会诊 □ 其他：根据患者其他基础疾病情况而定	**长期医嘱** □ 患者既往基础用药 **临时医嘱** □ 会诊单 □ 术前医嘱： （1）常规准备明日在气管内全身麻醉下行甲状腺次全切除术 （2）备皮 （3）术前禁食 6 小时、禁水 2 小时 （4）麻醉用药 □ 术中特殊用药带药 □ 带影像学资料入手术室 □ 预约 ICU（视情况而定）
主要护理工作	□ 入院介绍 □ 入院评估 □ 健康教育 □ 活动指导 □ 饮食指导 □ 患者相关检查配合的指导 □ 心理支持	□ 静脉抽血 □ 健康教育 □ 饮食指导 □ 疾病知识指导 □ 术前指导 □ 促进睡眠（环境、药物） □ 心理支持

续　表

日期	住院第 1 天	住院第 2~3 天 （手术前 1 日）
病情 变异 记录	□ 无　□ 有，原因： 1. 2.	□ 无　□ 有，原因： 1. 2.
护士 签名		
医师 签名		

日期	住院第 3~4 天 （手术日）	
	术前与术中	术后
主要诊疗工作	□ 陪送患者入手术室 □ 麻醉准备，监测生命体征 □ 施行手术 □ 保持各引流管通畅 □ 术中行冷冻病理学检查，术终行石蜡常规病理学检查	□ 麻醉医师完成麻醉记录 □ 完成术后首次病程记录 □ 完成手术记录 □ 向患者及家属说明手术情况
重点医嘱	**长期医嘱** □ 甲状腺功能亢进症常规护理 □ 禁食 **临时医嘱** □ 术中冷冻检查	**长期医嘱** □ 甲状腺次全切除术后常规护理 □ 一级护理 □ 禁食 □ 颈部切口引流接负压袋吸引并记量 □ 尿管接尿袋（视手术时间而定） **临时医嘱** □ 吸氧 □ 床边备气管切开包 □ 血常规及生化检查（必要时）
主要护理工作	□ 健康教育 □ 饮食：术前禁食、禁水 □ 术前沐浴、更衣，取下义齿、饰物 □ 告知患者及家属术前流程及注意事项 □ 指导术前注射用药后注意事项 □ 术前手术物品准备 □ 陪送患者入手术室 □ 术中根据患者病情决定留置尿管 □ 床边放置气管切开包 □ 心理支持（患者及家属）	□ 体位与活动：清醒后可半卧位平卧，去枕 6 小时，协助改变体位（半坐卧位），指导颈部活动 □ 按医嘱吸氧、禁食、禁水 □ 密切观察患者情况 □ 疼痛护理 □ 留置管道护理及指导 □ 心理支持（患者及家属）
病情变异记录	□ 无　□ 有，原因： 1. 2.	
护士签名		
医师签名		

日期	住院第 4~6 天 （术后第 1~2 日）	住院第 5~8 天 （出院日）
主要诊疗工作	□ 上级医师查房 □ 观察病情变化，包括颈部、耳前叩击征及声音情况等 □ 观察引流量和性状，视引流情况拔除颈部引流管及尿管 □ 检查手术切口，更换敷料 □ 分析实验室检验结果 □ 维持水电解质平衡 □ 住院医师完成常规病程记录	□ 上级医师查房 □ 观察病情变化，包括颈部、耳前叩击征及声音情况等 □ 观察引流量和颜色 □ 住院医师完成常规病程记录 □ 必要时予相关特殊检查 □ 明确是否符合出院标准 □ 完成出院记录、病案首页、出院证明书等 □ 通知出入院处 □ 通知患者及家属 □ 向患者告知出院后注意事项，如康复计划、返院复诊、后续治疗及相关并发症的处理等 □ 出院小结、诊断证明书及出院须知交予患者
重点医嘱	**长期医嘱**（参见昨天医嘱） □ 甲状腺手术后常规护理 □ 一级护理（可入厕） □ 半流质饮食 □ 拔除颈部引流管接袋并记量 □ 化痰药 □ 患者既往基础用药 **临时医嘱** □ 适当补充葡萄糖液和盐水液体支持 □ 切口换药并视引流情况拔除引流管 □ 换药并拔除引流 □ 拔除尿管	**长期医嘱**（参见左列） □ 二级或三级护理（视情况） □ 患者既往基础用药 **临时医嘱** □ 补充进食不足的液体支持 □ 并发症处理（必要时） □ 预约切口拆线 **出院医嘱** □ 出院带药
主要护理工作	□ 体位：指导患者下床活动及颈部活动 □ 观察患者病情变化 □ 指导饮食 □ 遵医嘱拔除尿管 □ 疼痛护理 □ 生活护理（一级护理） □ 心理支持	□ 体位与活动：自主体位，指导颈部活动 □ 指导饮食 □ 协助或指导生活护理 □ 出院指导 □ 办理出院手续 □ 复诊时间 □ 作息、饮食、活动 □ 服药指导 □ 清洁卫生 □ 疾病知识
病情变异记录	□ 无 □ 有，原因： 1. 2.	□ 无 □ 有，原因： 1. 2.
护士签名		
医师签名		

第三十三章

结节性甲状腺肿临床路径释义

【医疗质量控制指标】

指标一、诊断需临床表现和辅助检查。

指标二、诊断明确需进行手术治疗。

指标三、本病为无菌手术，原则上不应用抗菌药物。

一、结节性甲状腺肿编码

疾病名称及编码：结节性甲状腺肿（ICD-10：E04.902/E04.903）

手术操作名称及编码：单侧甲状腺腺叶切除术（ICD-9-CM-3：06.2）

甲状腺病损切除术（ICD-9-CM-3：06.31）

甲状腺部分切除术（ICD-9-CM-3：06.39）

甲状腺次全切除术（ICD-9-CM-3：06.39）

甲状腺全部切除术（ICD-9-CM-3：06.4）

胸骨后甲状腺切除术（ICD-9-CM-3：06.5）

二、临床路径检索方法

（E04.902/E04.903）伴（06.2/06.31/06.39/06.4/06.5）

三、国家医疗保障疾病诊断相关分组（CHS-DRG）

MDCK 内分泌、营养、代谢疾病及功能障碍

KD1 甲状腺大手术

四、结节性甲状腺肿临床路径标准住院流程

（一）适用对象

第一诊断为结节性甲状腺肿（ICD-10：E04.902/ E04.903），行单侧甲状腺腺叶切除术（ICD-9-CM-3：06.2），甲状腺病损切除术（ICD-9-CM-3：06.31），甲状腺部分切除术（ICD-9-CM-3：06.39），甲状腺次全切除术（ICD-9-CM-3：06.39），甲状腺全部切除术（ICD-9-CM-3：06.4），胸骨后甲状腺切除术（ICD-9-CM-3：06.5）。

> 释义
>
> ■ 本临床路径适用对象是不伴有甲状腺功能亢进症的结节性甲状腺肿患者。
>
> ■ 如患者合并有甲状腺功能亢进症应进入其他相应路径。
>
> ■ 术中冷冻病理检查诊断为甲状腺癌的患者也进入其他相应路径。胸骨后巨大甲状腺肿压迫气管者可考虑进入其他相应路径。

（二）诊断依据

根据《临床诊疗指南·外科学分册》（中华医学会编，人民卫生出版社，2006年，第1版）。

1. 病史：颈部肿物。
2. 体格检查：触诊发现肿物随吞咽移动。
3. 实验室检查：甲状腺功能、甲状旁腺激素、降钙素、甲状腺球蛋白、肿瘤标志物。
4. 辅助检查：甲状腺及颈部淋巴结超声。
5. 鉴别诊断：必要时行甲状腺核素扫描、ECT、CT（排除胸骨后甲状腺肿及甲状腺癌的证据）检查。

释义

■ 甲状腺功能检查应包括 T3、T4、TSH，主要排除合并有甲状腺功能亢进症患者，甲状腺功能正常或减退者均可进入本路径。
■ 气管相可有助于确定有无手术指征。
■ B 超可明确甲状腺结节位置及大小，提示有无合并恶性结节，是重要的术前辅助检查。

（三）选择治疗方案的依据

根据《临床诊疗指南·外科学分册》（中华医学会编，人民卫生出版社，2006 年，第 1 版）。
1. 甲状腺肿物造成气管压迫症状；可疑恶变；伴随甲状腺功能亢进症表现；影响外观或正常生活；胸骨后甲状腺肿。
2. 患者的全身状况良好，无手术禁忌证。
3. 征得患者同意。

释义

■ 有气管移位或气管相显示气管受压改变者有手术指征。
■ 影像学检查或体格检查怀疑有恶性病变者有手术指征，术中术后病理证实为恶性病变者，应进入其他相应路径。
■ 合并甲状腺功能亢进症者也应进入其他路径。

（四）标准住院日

≤10 天。

（五）进入路径标准

1. 第一诊断符合 ICD-10：E04.902 结节性甲状腺肿疾病编码。
2. 年龄≤70 岁。
3. 需要进行手术治疗。
4. 当患者同时具有其他疾病诊断时，在住院期间不需特殊处理也不影响第一诊断的临床路径流程实施时，可以进入路径。
5. 对具有甲状腺功能亢进、甲状腺癌变可能等病情复杂的病例，不进入路径。

> **释义**
>
> ■ 患者合并高血压病、糖尿病、冠状动脉粥样硬化性心脏病等其他慢性疾病，如不影响麻醉和手术，不延长术前准备的时间，可进入本路径。上述慢性疾病如需要经治疗稳定后才能手术，术前准备过程先进入其他相应内科疾病的诊疗路径。
>
> ■ 合并甲状腺功能亢进者，建议内分泌科药物治疗，条件允许后可手术，但不进入此临床路径。
>
> ■ 术中术后病理证实为恶性病变者，应进入其他相应路径。

（六）术前准备（术前评估）

必须的检查项目：

1. 血常规、尿常规、凝血功能。
2. 甲状腺功能 T3，T4，TSH，TG，PTH，TPOAb 等。
3. 肝功能、肾功能、血糖、离子。
4. 血清术前八项（乙肝表面抗体、乙肝表面抗原，乙肝 E 抗原、乙肝 E 抗体，乙肝核抗体，丙肝抗体，艾滋抗体，梅毒抗体）。
5. 胸部 X 线片。
6. 心电图。
7. 甲状腺及颈部淋巴结超声。
8. 声带功能检查，必要时行电子喉镜检查。

> **释义**
>
> ■ 如有合并症可增加相关必要检查。
>
> ■ 巨大甲状腺肿，估计手术中操作困难，有可能出血较多时，应酌情配血。

（七）预防性抗菌药物选择与使用时机

1. 按《抗菌药物临床应用指导原则》（卫医发〔2015〕43 号）执行。
2. 无特殊情况，术后 24 小时停用预防性抗菌药物。

> **释义**
>
> ■ 本病为无菌手术，原则上不应用抗菌药物。

（八）手术日（依术前准备完成情况而定）

住院第 2~5 天。

1. 麻醉方式：颈丛阻滞麻醉或全身麻醉。
2. 手术方式：甲状腺（部分、次全、全）切除术。
3. 手术内置物：根据术中情况决定是否切口引流。
4. 病理：术中冷冻切片病理检查+术后石蜡切片病理检查。
5. 术中应用纳米炭进行甲状旁腺负显影及淋巴结示踪。术中应用神经监测仪进行喉返神经监测。

> **释义**
>
> ■ 术中视病变情况决定切除甲状腺范围，原则上应在尽可能保留正常甲状腺组织的情况下，尽量切除病变组织，延缓或避免因结节性甲状腺肿再次手术。必要时，在术中可考虑使用神经检测技术实时监测，以避免喉返神经损伤。
>
> ■ 术中发现可疑恶性结节应进行术中冷冻切片病理检查。
>
> ■ 根据手术范围，术中止血情况选择放置或不放置伤口引流，引流可选择皮片或引流管。

（九）术后住院恢复

≤6天。

术后必须复查甲状腺功能、甲状旁腺激素、血生化（包括血清钙）。

> **释义**
>
> ■ 术后应密切观察伤口引流情况及呼吸通畅情况，床旁应常规备气管切开包。
>
> ■ 术后2~4周复查甲状腺功能，如有甲状腺功能减退应给予替代治疗。

（十）出院标准（围绕一般情况、切口情况、第一诊断转归）

1. 一般情况良好。
2. 无引流管或引流管拔除。
3. 可门诊拆线，切口愈合良好。

> **释义**
>
> ■ 一般情况好，颈部伤口无积液、积血，引流管拔除后即可出院。

（十一）有无变异及原因分析

1. 因患者术后出现严重并发症而延期出院。
2. 术后诊断甲状腺功能亢进或甲状腺恶性肿瘤等情况。

五、结节性甲状腺肿临床路径给药方案

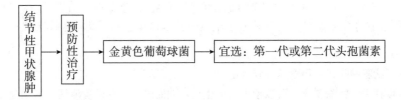

1. 用药选择：

（1）结节性甲状腺肿手术为无菌手术，可不应用抗菌药物。

（2）为预防术后切口感染，应针对金黄色葡萄球菌选用药物。

（3）第一代头孢菌素常用的注射剂有头孢唑林、头孢噻吩、头孢拉定等，口服制剂有头孢拉定、头孢氨苄和头孢羟氨苄等。第二代头孢菌素注射剂有头孢呋辛、头孢替安等，口服制剂有头孢克洛、头孢呋辛酯和头孢丙烯等。

2. 药学提示：

（1）接受结节性甲状腺肿手术者，应在术前0.5~2小时给药，或麻醉开始时给药，使手术切口暴露时局部组织中已达到足以杀灭手术过程中入侵切口细菌的药物浓度。

（2）手术时间较短（＜2小时）的清洁手术，术前用药一次即可。手术时间超过3小时，可手术中给予第2剂。

3. 注意事项：

（1）结节性甲状腺肿手术切口属于Ⅰ类切口，可不应用抗菌药物。如患者有免疫功能低下、伴有其他易感疾病时，可按规定适当预防性和术后应用抗菌药物，但需注意应尽可能单一、短程、较小剂量给药。

（2）用药前必须详细询问患者先前有否对头孢菌素类、青霉素类或其他药物的过敏史。

六、结节性甲状腺肿临床路径护理规范

1. 术前护理：

（1）心理疏导和健康宣教：详细向患者讲解疾病及手术相关知识，根据患者自身特点，了解患者心理动向，充分告知，打消患者顾虑，增加手术信任感。借助健康宣教手册或者视频等，详细向患者讲解疾病知识、体位训练及功能训练。告知患者术后疼痛控制、早期下床活动、术后饮水及康复阶段需要注意事项。

（2）营养支持：针对营养不良者给予肠内或肠外营养。

（3）术前准备：对于高度紧张患者，手术前夜给予地西泮等药物帮助睡眠。

2. 术中护理：术中进行体温监测，保持体温在36℃以上，严密监测患者生命体征变化情况，并做好记录，发现异常及时配合医师采取有效措施。

3. 术后护理：术后密切观察患者生命体征和症状，加强对患者的巡视，严密观察患者手术切口部位有无出血、血肿等情况。

（1）患者清醒后对吞咽功能进行评估，恢复正常后可早期给予温凉流质饮食，一般术后6小时给予流质或半流质饮食。

（2）术后镇痛。根据患者病情情况采用个体化镇痛、超前镇痛、多模式镇痛。

（3）体位：患者麻醉清醒及血压平稳后给予半卧位，指导患者在床上进行腿部屈伸和翻身活动，早期下床实施颈部康复训练

（4）引流管的护理：告知患者及家属放置引流管的目的及意义，防止引流管被压、扭曲及脱落。对引流管每天进行评估，尽早拔除。

（5）切口护理：密切关注手术切口的渗出和疼痛情况，定期更换无菌敷料，保持切口部位的清洁干燥，防止发生感染。及时采取措施缓解其术口疼痛感，减轻疼痛感对心理所造成的压力。

七、结节性甲状腺肿临床路径营养治疗规范

对于饮食种类无特殊要求，可以根据患者生活习惯而决定，宜进食清淡、易消化及高营养等食物，少食生冷辛辣刺激性食物，宜戒烟戒酒。术后早期因为全身麻醉的麻醉方式可能带来喉部不适，建议进食温凉的食物，使喉部更加舒适。

八、结节性甲状腺肿临床路径患者健康宣教

1. 结节性甲状腺肿是常见的甲状腺一种良性疾病，临床上较为常见。

2. 本病女性的发病率是男性的 3~5 倍，可呈地方性分布，好发于山区和远离海洋等碘缺乏的地区。

3. 主要表现为甲状腺肿大并形成多发性结节，可无其他症状。当病情发展甲状腺显著肿大时可引起压迫症状，如呼吸困难、吞咽困难、声音沙哑等。本病可并发甲状腺功能亢进和糖尿病。

4. 一般单纯的结节性甲状腺肿不需要手术治疗，当出现压迫症状、药物治疗效果不好或疑有癌变时应手术治疗。

5. 术前充分完善各项检查及术前准备，向患者告知疾病及手术相关知识，针对个人消除其焦虑心理，建立信任体系。

6. 术后充分告知护理常识，饮食治疗，换药，治疗，心理等指导。

7. 符合出院条件详细告知患者自行家中护理原则及指标，定期回院复查。

九、推荐表单

（一）医师表单

结节性甲状腺肿临床路径医师表单

适用对象：第一诊断为结节性甲状腺肿（ICD-10：E04.9）
行甲状腺（部分、次全、全）切除术（ICD-9-CM-3：06.2-06.5）

| 患者姓名： | 性别： | 年龄： | 门诊号： | 住院号： |

| 住院日期： | 年 月 日 | 出院日期： | 年 月 日 | 标准住院日：≤10 天 |

时间	住院第 1~4 天	住院第 2~5 天（手术日）
主要诊疗工作	□ 询问病史、体格检查、初步诊断 □ 完成住院病历和首次病程记录 □ 开具常规实验室检查单和辅助检查单 □ 上级医师查房、术前评估、确定手术方案 □ 完成术前小结和上级医师查房记录 □ 向患者及家属交代病情，签署手术知情同意书 □ 术前准备 □ 麻醉科医师术前访视，评估并记录，签署麻醉知情同意书 □ 签署术中冷冻病理检查及输血知情同意书 □ 下达术前医嘱	□ 实施手术 □ 下达术后医嘱 □ 完成手术记录和术后当天病程记录 □ 向家属交代术中情况及注意事项 □ 上级医师查房 □ 完成上级医师查房记录 □ 麻醉科医师术后随访 □ 交班前医师查看术后患者情况并记录交班
重点医嘱	**长期医嘱** □ 二级护理 □ 普通饮食 **临时医嘱** □ 血常规+血型、尿常规+镜检 □ 血生化、血糖、肝肾功能、凝血功能、感染性疾病筛查、甲状腺功能 □ 声带检查、耳鼻喉科会诊 □ 颈部 X 线片 **手术医嘱** □ 在颈丛神经阻滞麻醉或全身麻醉下行甲状腺（部分、次全、全）切除术 □ 如用普鲁卡因麻醉，应予皮试 □ 抗菌药物皮试 □ 必要的术前用药 □ 必要时术前备血	**长期医嘱** □ 术后护理常规 □ 一级护理 □ 术后 6 小时半流质饮食 □ 观察呼吸、切口渗血、有无声音嘶哑 **临时医嘱** □ 心电监护、吸氧、静脉补液 □ 备气管切开包
病情变异记录	□ 无 □ 有，原因： 1. 2.	□ 无 □ 有，原因： 1. 2.
医师签名		

时间	住院第 3~6 天 （术后第 1 日）	住院第 4~7 天 （术后第 2 日）
主要 诊疗 工作	□ 上级医师查房：进行手术切口、并发症的评估，确定是否可 　以拔除切口引流管 □ 完成日常病程记录和上级医师查房记录	□ 医师查房 □ 完成病程记录
重 点 医 嘱	**长期医嘱** □ 二级护理 **临时医嘱** □ 切口换药	**长期医嘱** □ 二级护理
病情 变异 记录	□ 无　□ 有，原因： 1. 2.	□ 无　□ 有，原因： 1. 2.
医师 签名		

时间	住院第 5~8 天 （术后第 3 日）	住院第 6~10 天 （术后第 4~6 日）
主要诊疗工作	□ 医师查房 □ 完成病程记录	□ 上级医师查房，确定患者出院日期 □ 完成上级医师查房记录 □ 出院日完成出院总结和病历首页的填写 □ 切口换药，切口评估 □ 向患者交代出院注意事项、复诊时间 □ 通知出院
重点医嘱	**长期医嘱** □ 二级护理	**临时医嘱** □ 住院日切口换药 □ 通知出院 □ 出院日切口拆线
病情变异记录	□ 无　□ 有，原因： 1. 2.	□ 无　□ 有，原因： 1. 2.
医师签名		

（二）护士表单

结节性甲状腺肿临床路径护士表单

适用对象：第一诊断为结节性甲状腺肿（ICD-10：E04.9）
　　　　　　行甲状腺（部分、次全、全）切除术（ICD-9-CM-3：06.2-06.5）

患者姓名：	性别：　年龄：　门诊号：	住院号：
住院日期：　　年　月　日	出院日期：　　年　月　日	标准住院日：≤10天

时间	住院第1天	住院第2天	住院第3~4天 （手术日）
健康宣教	□ 介绍主管医师、护士 □ 介绍医院内相关制度 □ 介绍环境、设施 □ 介绍住院注意事项 □ 介绍疾病知识	□ 介绍术前准备及手术过程 □ 术前用药的药理作用及注意事项 □ 告知术前洗浴物品的准备 □ 告知签字及麻醉科访视事宜 □ 使用药品的宣教 □ 强调术前探视及陪护制度	□ 告知监护设备、管路功能及注意事项 □ 告知术后饮食、体位要求 □ 告知疼痛注意事项 □ 告知术后可能出现情况的应对方式 □ 告知术后探视及陪护制度
护理处置	□ 核对患者姓名，佩戴腕带 □ 建立入院护理病历 □ 卫生处置：剪指（趾）甲、沐浴，更换病号服 □ 防跌倒、坠床宣教 □ 遵医嘱完成特殊检查 □ 了解患者基础疾病，遵医嘱予以对应处理或检测	□ 协助完成相关检查，做好解释说明 □ 遵医嘱完成治疗及用药	□ 送手术 核对患者并脱去衣物，保护患者 核对患者资料及带药 填写手术交接单接手术 核对患者及资料，填写手术交接单 □ 术后 遵医嘱完成治疗、用药
基础护理	□ 三级护理（生活不能完全自理患者予以二级护理） □ 晨晚间护理 □ 患者安全管理 □ 心理护理	□ 三级护理（生活不能完全自理患者予以二级护理） □ 晨晚间护理 □ 患者安全管理 □ 心理护理	□ 特级护理 □ 晨晚间护理 □ 协助生活护理 □ 指导患者采取正确体位 □ 六洁到位 □ 安全护理措施到位 □ 心理护理
专科护理	□ 护理查体 □ 填写跌倒及压疮防范表（需要时）	□ 遵医嘱完成相关检查和治疗	□ 密切观察患者生命体征 □ 密切观察引流的颜色、性质、量及伤口敷料情况 □ 患者声音、饮水情况 □ 准确记录24小时出入量 □ 遵医嘱予补液治疗
重点医嘱	□ 详见医嘱执行单	□ 详见医嘱执行单	□ 详见医嘱执行单
病情变异记录	□ 无　□ 有，原因： 1. 2.	□ 无　□ 有，原因： 1. 2.	□ 无　□ 有，原因： 1. 2.
护士签名			

时间	住院第 4~6 天 （术后第 1~2 日）	住院第 6~10 天 （出院日）
健康宣教	□ 饮食指导 □ 下床活动注意事项 □ 评价以前宣教效果 □ 相关检查的目的及注意事项 □ 术后用药指导	□ 指导办理出院手续 □ 定时复查 □ 出院带药服用方法 □ 活动休息 □ 指导饮食
护理处置	□ 遵医嘱完成治疗、用药 □ 根据病情测量生命体征	□ 办理出院手续 □ 书写出院小结
基础护理	□ 一级或二级护理（根据患者病情和生活自理能力确定护理级别） □ 晨晚间护理 □ 协助生活护理 □ 协助饮水、进食温凉普通饮食	□ 二级护理 □ 晨晚间护理 □ 指导采取相应措施预防跌倒、坠床 □ 心理护理
专科护理	□ 病情患者生命体征 □ 观察患者伤口敷料、引流管情况 □ 患者声音、饮水情况	□ 观察病情变化 □ 观察伤口敷料、患者声音、饮水情况
重点医嘱	□ 详见医嘱执行单	□ 详见医嘱执行单
病情变异记录	□ 无　□ 有，原因： 1. 2.	□ 无　□ 有，原因： 1. 2.
护士签名		

（三）患者表单

结节性甲状腺肿临床路径患者表单

适用对象：第一诊断为结节性甲状腺肿（ICD10：E04.9）

行甲状腺（部分、次全、全）切除术（ICD-9-CM-3：06.2-06.5）

患者姓名：	性别：　年龄：　门诊号：	住院号：
住院日期：　　年　月　　日	出院日期：　　年　月　　日	标准住院日：≤10 天

时间	住院第 1 天	住院第 2 天	住院第 3~4 天 （手术日）
监测	□ 测量生命体征、体重	□ 测量生命体征（1 次/日）	□ 测量生命体征 □ 24 小时出入量
医患配合	□ 护士行入院护理评估（简单询问病史） □ 接受介绍相关制度 □ 医师询问现病史、既往病史、用药情况，收集资料并进行体格检查 □ 环境介绍 □ 配合完善术前相关检查 □ 疾病知识、临床表现、治疗方法	□ 术前宣教 □ 配合完善术前相关检查，如采血、留尿、心电图、X 线胸片、喉镜 □ 术前用物准备 □ 医师向患者及家属介绍病情手术谈话、术前签字 □ 手术时家属在等候区等候 □ 探视及陪护制度	□ 配合评估手术效果 □ 配合检查生命体征、伤口敷料、引流管，记出入量
护患配合	□ 配合测量体温、脉搏、呼吸、血压、体重 1 次 □ 配合完成入院护理评估（简单询问病史、过敏史、用药史） □ 接受入院宣教（环境介绍、病室规定、订餐制度、贵重物品保管、防跌倒坠床等） □ 有任何不适请告知护士	□ 配合测量体温、脉搏、呼吸、询问排便情况 1 次 □ 接受术前宣教 □ 抗菌药物皮试 □ 肠道准备：术前 12 小时禁食、禁水 □ 自行沐浴 □ 准备好必要用物，吸水管、纸巾等 □ 取下义齿、饰品等，贵重物品交家属保管	□ 清晨测量体温、脉搏、呼吸 1 次 □ 送手术室前，协助完成核对，带齐影像资料；脱去衣物，上手术车 □ 返回病房后，协助完成核对，配合移至病床上 □ 配合检查生命体征、伤口敷料、声音及饮水；记录出入量 □ 配合术后吸氧、监护仪监测、输液 □ 配合缓解疼痛 □ 有任何不适请告知护士
饮食	□ 遵医嘱	□ 术前 12 小时禁食、禁水	□ 术前禁食、禁水 □ 术后 5~6 小时可进食温凉水、酸奶及冰激凌等
排泄	□ 正常排尿便	□ 正常排尿便	□ 术后 4~5 小时内床上自行排尿 □ 床上排便
活动	□ 正常活动	□ 正常活动	□ 麻醉清醒后，头高位或半坐卧位 □ 卧床休息，保护管路 □ 床上活动，保护颈部伤口

时间	住院第 4~6 天 （术后第 1~2 日）	住院第 6~10 天 （出院日）
医患 配合	□ 配合观察生命体征，检查伤口情况 □ 需要时，配合伤口换药 □ 配合拔除引流管	□ 接受出院前指导 □ 知道复查程序 □ 获取出院诊断书
护 患 配 合	□ 配合定时测量生命体征、每日询问排便情况 □ 配合检查伤口敷料，记录出入量 □ 接受输液等治疗 □ 接受进水、进食、排便等生活护理 □ 注意活动安全，避免坠床或跌倒 □ 配合执行探视及陪护	□ 接受出院宣教 □ 办理出院手续 □ 获取出院带药 □ 知道服药方法、作用、注意事项 □ 知道护理伤口的方法 □ 知道复印病历方法
饮食	□ 根据医嘱，可进温凉普通饮食	□ 根据医嘱进普通饮食
排泄	□ 无排便或稀便 □ 避免便秘	□ 正常排尿 □ 无排便或稀便 □ 避免便秘
活动	□ 可床边或下床活动 □ 注意保护管路，勿牵拉、脱出等	□ 正常适度活动，避免疲劳

附：原表单（2019 年版）

结节性甲状腺肿临床路径表单

适用对象：第一诊断为结节性甲状腺肿（ICD-10：E04.9）

行单侧甲状腺腺叶切除术（ICD-9-CM-3：06.2），甲状腺病损切除术（ICD-9-CM-3：06.31），甲状腺部分切除术（ICD-9-CM-3：06.39），甲状腺次全切除术（ICD-9-CM-3：06.39），甲状腺全部切除术（ICD-9-CM-3：06.4），胸骨后甲状腺切除术（ICD-9-CM-3：06.5）

患者姓名：		性别： 年龄： 门诊号：	住院号：
住院日期： 年 月 日		出院日期： 年 月 日	标准住院日：≤10 天

时间	住院第 1~4 天	住院第 2~5 天 （手术日）
主要诊疗工作	□ 询问病史、体格检查、初步诊断 □ 完成住院志和首次病程记录 □ 开具常规实验室检查单和辅助检查单 □ 上级医师查房、术前评估、确定手术方案 □ 完成术前小结和上级医师查房记录 □ 向患者及家属交代病情，签署手术知情同意书 □ 术前准备 □ 麻醉科医师术前访视，评估并记录，签署麻醉知情同意书 □ 签署术中病理冷冻检查及输血知情同意书 □ 下达术前医嘱	□ 实施手术 □ 下达术后医嘱 □ 完成手术记录和术后当天病程记录 □ 向家属交代术中情况及注意事项 □ 上级医师查房 □ 完成上级医师查房记录 □ 麻醉科医师术后随访 □ 交班前医师查看术后患者情况并记录交班
重点医嘱	**长期医嘱** □ 三级护理（生活不能完全自理患者予以二级护理） □ 普通饮食 **临时医嘱** □ 血常规+血型、尿常规+镜检 □ 血生化、血糖、肝肾功能、离子、凝血功能、感染性疾病筛查、甲状腺功能 □ 声带检查、耳鼻喉科会诊 □ 颈部 X 光片行米瓦氏试验 **手术医嘱** □ 在颈丛神经阻滞麻醉或全身麻醉下行甲状腺（部分、次全、全）切除术 □ 如用普鲁卡因麻醉，应予皮试 □ 抗菌药物皮试 □ 必要的术前用药 □ 必要时术前备血	**长期医嘱** □ 术后护理常规 □ 一级护理 □ 术后 6 小时半流质饮食 □ 观察呼吸、切口渗血、有无声嘶 **临时医嘱** □ 心电监护、吸氧、静脉补液 □ 备气管切开包
主要护理工作	□ 入院介绍、入院评估 □ 健康宣教、心理护理 □ 指导患者完成相关辅助检查 □ 术前准备 □ 定时巡视病房	□ 观察病情变化 □ 术后生活护理、饮食指导、心理护理、疼痛护理 □ 定时巡视病房

续 表

时间	住院第 1~4 天	住院第 2~5 天 （手术日）
病情 变异 记录	□无 □有，原因： 1. 2.	□无 □有，原因： 1. 2.
护士 签名		
医师 签名		

时间	住院第 3~6 天 （术后第 1 日）	住院第 4~7 天 （术后第 2 日）
主要 诊疗 工作	□ 上级医师查房：进行手术切口、并发症的评估，确定 　是否可以拔除切口引流管或引流条 □ 完成日常病程记录和上级医师查房记录	□ 医师查房 □ 完成病程记录
重 点 医 嘱	**长期医嘱** □ 二级护理 **临时医嘱** □ 切口换药	**长期医嘱** □ 二级护理
主 要 护 理 工 作	□ 观察患者病情变化 □ 健康宣教	□ 观察患者病情变化 □ 健康宣教
病情 变异 记录	□ 无 □ 有，原因： 1. 2.	□ 无 □ 有，原因： 1. 2.
护士 签名		
医师 签名		

时间	住院第 5~8 天 （术后第 3 日）	住院第 6~10 天 （术后第 4~6 日）
主要诊疗工作	□ 医师查房 □ 完成病程记录	□ 上级医师查房，确定患者出院日期 □ 完成上级医师查房记录 □ 出院日完成出院总结和病历首页的填写 □ 切口换药，切口评估 □ 向患者交代出院注意事项、复诊时间 □ 通知出院
重点医嘱	**长期医嘱** □ 二级护理	**临时医嘱** □ 住院日切口换药 □ 通知出院 □ 出院日切口拆线
主要护理工作	□ 观察患者病情变化 □ 健康宣教	□ 观察患者病情变化 □ 健康宣教 □ 协助患者办理出院手续 □ 出院指导
病情变异记录	□ 无　□ 有，原因： 1. 2.	□ 无　□ 有，原因： 1. 2.
护士签名		
医师签名		

第三十四章

甲状舌管囊肿临床路径释义

【医疗质量控制指标】

指标一、诊断需临床表现和辅助检查。

指标二、诊断明确尽早行手术治疗。

指标三、如合并感染需联合抗菌药物治疗，抗菌药物选择需结合药敏试验。

一、甲状舌管囊肿编码

疾病名称及编码：甲状舌管囊肿（ICD-10：Q89.202）

手术操作名称及编码：甲状舌管囊肿切除术（ICD-9-CM-3：Q6.701）

二、临床路径检索方法

Q89.202 半 06.701

三、国家医疗保障疾病诊断相关分组（CHS-DRG）

MDCD 头颈、耳、鼻、口、咽疾病及功能障碍

DZ1 其他头颈、耳、鼻、咽、口疾患

四、甲状舌管囊肿临床路径标准住院流程

（一）适用对象

第一诊断为甲状舌管囊肿（ICD-10：Q89.202），行甲状舌管囊肿切除术（ICD-9-CM-3：06.701）。

> **释义**
>
> ■ 适用对象编码参见第一部分。
>
> ■ 本路径适用对象为临床诊断为甲状舌管囊肿的患者，如为复杂性甲状舌管囊肿，或合并严重感染等并发症，需进入其他相应路径。

（二）诊断依据

根据《临床诊疗指南·耳鼻咽喉头颈外科学分册》（中华医学会编，人民卫生出版社，2009，第1版）：

1. 病史：颈部正中半圆形肿物。

2. 体格检查：触诊肿物呈囊性，位于皮下、舌骨与甲状软骨之间，表面光滑，随吞咽上下移动。

3. 辅助检查：超声检查。

4. 鉴别诊断：同位素检查排除异位甲状腺。

> **释义**
>
> ■ 本路径的制订主要参考国内权威参考书籍和诊疗指南。
>
> ■ 临床症状和专科查体是诊断甲状舌管囊肿的初步依据。囊肿可发生于颈前正中舌盲孔至胸骨切迹之间的任何部位，以舌骨体上下最常见，有时可偏向一侧。囊肿多呈圆形，生长缓慢，多无自觉症状，以偶然发现为多。囊肿质软，边界清楚，与表面皮肤和周围组织无粘连，位于舌骨下方的囊肿，在囊肿与舌骨体之间有时可扪及一坚韧的条索状物，囊肿可随吞咽及伸舌等动作而上下移动；若囊肿位于舌盲孔附近时，当其生长到一定程度可使舌根部抬高，发生吞咽、言语功能障碍。囊肿可经过舌盲孔与口腔相通而容易继发感染，当囊肿继发感染时，可出现疼痛，吞咽时尤甚。颈部检查可见囊肿表面皮肤发红，界限不清，当囊肿自行破溃或经皮肤切开引流时可形成甲状舌管瘘，此时因内容物引流囊肿可消失。临床上亦可见出生后即存在的原发甲状舌管瘘。甲状舌管瘘的瘘口较小，长期流出淡黄色的黏液或脓性黏液，当瘘口被阻塞时可导致瘘管的急性炎症发作。专科查体：触诊肿物呈囊性，位于皮下、舌骨与甲状软骨之间，表面光滑，随吞咽上下移动。超声检查和同位素检查常有助于诊断。

（三）进入路径标准

1. 第一诊断符合 ICD-10：Q89.202 甲状舌管囊肿疾病编码。
2. 无绝对手术禁忌。
3. 当患者同时具有其他疾病诊断，但在住院期间不需特殊处理也不影响第一诊断的临床路径流程实施时，可以进入路径。
4. 对可能存在癌变或异位甲状腺等病情复杂的病例，不进入路径。

> **释义**
>
> ■ 本路径适用对象为临床诊断为甲状舌管囊肿的患者，如为复杂性甲状舌管囊肿，或合并严重感染等并发症，需进入其他相应路径。
>
> ■ 入院后常规检查发现有基础疾病，如高血压、冠状动脉粥样硬化性心脏病、糖尿病、肝肾功能不全等，经系统评估后对甲状舌管囊肿手术治疗无特殊影响且无特殊专科治疗者，可进入路径。但可能加重基础疾病，增加医疗费用，延长住院时间。

（四）标准住院日

≤8 天。

> **释义**
>
> ■ 怀疑甲状舌管囊肿的患者入院后，完善相关病史采集、专科查体、术前检查，明确是否符合路径要求，完善术前准备 1~2 天，第 2 天行甲状舌管囊肿手术治疗。术后开始抗炎、换药等对症支持治疗，观察颈部及局部创面愈合情况，总住院时间不超过 8 天符合本路径要求。

注：因合并基础疾病，如高血压、冠状动脉粥样硬化性心脏病、糖尿病、肝肾功能不全等明显增加住院时间者应退出路径。

（五）住院期间的检查项目

1. 必须的检查项目：
（1）血常规、血型、凝血功能、尿常规、大便常规。
（2）肝功能、肾功能、电解质、血糖。
（3）感染性疾病筛查（乙肝、丙肝、艾滋病、梅毒等）。
（4）胸部 X 线片。
（5）心电图。
（6）肿物超声检查。
（7）甲状腺超声或同位素扫描排除异位甲状腺，并确定正常甲状腺位置。
2. 根据患者病情进行的检查项目：
（1）曾感染或囊肿较大时行颈部增强 CT 或 MRI。
（2）肺功能、超声心动图检查和血气分析等。

释义

■ 血常规、尿常规、大便常规是最基本的三大常规检查，进入路径的患者均需完成。肝肾功能、电解质、血糖、凝血功能、心电图、X 线胸片可评估有无基础疾病，是否影响住院时间、费用及其治疗预后；血型、感染性标志物用于手术前准备；所有患者均应行肿物彩超，明确病变部位及程度。

■ 本病需与其他相关疾病相鉴别，如异位甲状腺和甲状腺腺瘤，除查肿物彩超外，应行同位素检查；考虑其他性质颈部肿物，可行穿刺活检检查。

■ 由于部分甲状舌管囊肿患者病情较为复杂，触诊及彩超无法判断囊肿复杂程度时应行 CT 或 MRI 检查。针对心脏基础疾病患者可增加心脏彩超检查，评估术中心血管风险。

（六）治疗方案的选择

择期手术切除。

释义

■ 由于甲状舌管囊肿自愈的机会很低，不及时治疗会持续发作，加重病情，甚至继发感染。因此，对于诊断明确患者均应行手术治疗。甲状舌管囊肿切除术是治疗甲状舌管囊肿的常用术式。

■ 对于有明确手术禁忌无法手术患者，充分向患者及家属告知病情。

■ 合并感染者应给予抗感染治疗，待感染控制后择期行手术治疗。

（七）预防性抗菌药物选择与使用时机

1. 按《抗菌药物临床应用指导原则》（国卫办医发〔2015〕43号附件）执行。

2. 无明确感染史者，酌情预防性使用抗菌药物。

3. 反复感染史或存在瘘管时，应预防性使用抗菌药物。建议使用青霉素或头孢一代或二代抗菌药物，术前30分钟至2小时内首次用药，总疗程不超过24小时。青霉素和头孢过敏者使用克林霉素。

> **释义**
>
> ■ 对于无明显感染征象的甲状舌管囊肿患者，根据患者一般情况，酌情考虑是否预防性使用抗菌药物。反复感染史或存在瘘管时则应预防性使用抗菌药物，应严格遵循《抗菌药物临床应用指导原则》。建议使用青霉素或头孢一代或二代，过敏者考虑使用克林霉素。输注时间应为皮肤或黏膜切开前0.5~2小时，手术时间小于2小时于术前输注1次即可，若手术时间大于2小时则应于术中加用1次抗菌药物。

（八）手术日

1. 手术日为住院第2~4日（根据术前准备完成情况而定）。

2. 麻醉方式：全身麻醉。

3. 手术方式：甲状舌管囊肿切除术。

4. 手术内置物：根据术中情况决定是否放置引流管（片）。

5. 病理：术中冷冻病理及术后石蜡切片病理检查。

> **释义**
>
> ■ 所有手术患者均应行术后病理检查，如为恶性，则应退出路径。
>
> ■ 患者术中少量出血，可能应用特殊卫材如止血纱布等，有增加手术费用的可能。
>
> ■ 术中局部渗出物送细菌培养及药敏试验，可指导患者诊断敏感菌制订抗菌药物方案。

（九）术后恢复

≤6天。

> **释义**
>
> ■ 全身麻醉患者，术后回病房平卧6小时后可进流质饮食，继续补液抗感染治疗；局部麻醉患者术后即可进食，半小时后可下床活动。
>
> ■ 术后逐步恢复正常进食。
>
> ■ 术后用药：应用抗菌药物预防性抗感染，总疗程一般不超过24小时，特殊情况可根据患者术后具体情况决定抗菌药物使用频率及使用时间。
>
> ■ 术后每天换药1~2次，创面较深时，放置引流管（片）并保持引流通畅。
>
> ■ 术后复查血常规。

■ 术后异常反应处理：

(1) 疼痛处理：酌情选用镇静、镇痛药物、患者自控镇痛泵等。

(2) 术后尿潴留的预防及处理：控制输液速度及输液量，理疗，导尿等。

(3) 切口渗血处理：换药、出血点压迫、使用止血剂。

(4) 创面水肿：使用局部或全身消肿药物。

(5) 术后继发大出血处理。

(6) 其他情况处理：呕吐、发热、头痛等，对症处理。

（十）出院标准

1. 患者一般情况良好。

2. 无引流管或已拔除引流管（片）。

3. 切口愈合良好。

释义

■ 出院前，患者应血常规正常，无明显感染指征。

■ 局部创面无脓性分泌物，无假性愈合，无明显水肿、出血。

（十一）变异及原因分析

1. 因患者术后出现严重并发症而延期出院。

2. 术后诊断甲状舌管囊肿癌变等情况。

释义

　　■ 存在明显手术禁忌证患者，按标准保守治疗方案治疗，如患者局部症状缓解不明显，所有入路径患者发现其他严重基础疾病，需调整药物治疗或继续其他基础疾病的治疗，则中止本路径；个别甲状舌管囊肿患者反复感染，治疗疗程长、治疗费用高者，需退出本路径；术后病理诊断为甲状舌管囊肿癌变等情况时，需退出本路径；出现术后感染、大出血等并发症时，需转入相应路径。

　　■ 认可的变异原因主要是指患者入选路径后，在检查及治疗过程中发现患者合并存在事前未预知的、对本路径治疗可能产生影响的情况，需要中止执行路径或延长治疗时间、增加治疗费用。医师需在表单中明确说明。

　　■ 因患者方面的主观原因导致执行路径出现变异，需医师在表单中予以说明。

五、甲状舌管囊肿临床路径给药方案

1. 用药选择：

对于无明显感染征象的甲状舌管囊肿患者，根据患者一般情况，酌情考虑是否预防性使用抗菌药物。反复感染史或存在瘘管时则应预防性使用抗菌药物，应严格遵循《抗菌药物临床应用指导原则》。建议使用青霉素或头孢一代或二代，过敏者考虑使用克林霉素。输注时间应为皮肤或黏膜切开前 0.5~2.0 小时，手术时间＜2 小时于术前输注 1 次即可，若手术时间＞2小时则应于术中加用 1 次抗菌药物。

2. 药学提示：

青霉素和头孢菌素较为安全，可能出现的不良反应有药物热、皮疹、胃肠道功能紊乱、血小板减少、白细胞减少、嗜酸性粒细胞增多、血清谷丙转氨酶和尿素氮暂时升高、腹泻、过敏性皮疹、荨麻疹等。

3. 注意事项

(1) 应用头孢菌素和青霉素可能发生过敏，头孢菌素存在迟发过敏，应行皮试并严密监测。

(2) 应用头孢菌素饮酒会出现双硫仑样反应，应严格禁酒。

(3) 抗菌药物应用于肝肾功能障碍、儿童患者等应注意调整药物用量。

(4) 应用抗菌药物应监测血常规、血培养，及时调整抗菌药物方案。

六、甲状舌管囊肿临床路径护理规范

1. 术前护理：

(1) 合理饮食：嘱患者多饮水，多进食新鲜蔬菜、水果，多吃粗粮，少吃辛辣刺激性食物，忌烟酒。养成良好生活习惯。

(2) 应用抗菌药物：急性炎症期，遵医嘱给予抗菌药物。有条件时穿刺抽取脓液，并根据药敏试验结果合理选择抗菌药物，控制感染。

(3) 肠道准备：手术前一般不需要限制饮食，或进少渣饮食。手术当日禁食，并应在术前排空小便。

(4) 心理护理：详细向患者讲解疾病及手术相关知识，根据患者自身特点，了解患者心理动向，充分告知，打消患者顾虑，增加手术信任感。

2. 术后护理：

(1) 饮食及活动护理：术后当日应禁食或给予流质饮食，次日恢复普通饮食。术后 6 小时内尽量卧床休息，减少活动。6 小时后可适当下床活动，排尿、散步等，逐渐延长活动时间，并指导患者进行轻体力活动。

(2) 疼痛的护理：因颈部末梢神经丰富，痛觉敏感，导致大多数甲状舌管囊肿术后患者创面剧烈疼痛。疼痛轻微者可不予处理，但疼痛剧烈者应给予处理。指导患者采取各种有效镇痛措施，如分散注意力、听音乐等，必要时遵医嘱予镇痛药物治疗。

(3) 并发症的观察与护理：

1) 尿潴留：因手术、麻醉刺激、疼痛等原因造成术后尿潴留。若术后 8 小时仍未排尿且感下腹胀痛、隆起时，可行诱导、热敷或针刺帮助排尿。对膀胱平滑肌收缩无力者，肌内注射新斯的明 1mg（1 支），增强膀胱平滑肌收缩，可以排尿。必要时导尿。

2) 创面出血：因患者新生肉牙质地较脆，切口感染等导致创面出血。如患者出现恶心、呕吐、头晕、眼花、心悸、出冷汗、面色苍白等症状，敷料渗血较多，应及时通知医师行相应消除处理。

3) 切口感染：应注意术前改善全身营养状况；术后 2 日内保持切口周围皮肤清洁；切口定时换药，充分引流。

七、甲状舌管囊肿临床路径营养治疗规范

甲状舌管囊肿治疗对饮食没有绝对控制，无需绝对洁净。术后 3 日内适当控制饮食，循序渐进，手术当日及术后第一日给予患者全流质饮食，术后第二日给予患者普通饮食。由于全身麻醉原因，成人择期手术前 6 小时禁食，4 小时禁水；小儿术前 4~8 小时禁食（奶），2~3小时禁水。

八、甲状舌管囊肿临床路径患者健康宣教

1. 甲状舌管囊肿是一种先天性、发育性囊肿，男女均可发生，可发生于任何年龄，但以 30 岁以下青少年为多见。

2. 手术切除是甲状舌管囊肿治疗的主要方法，一旦确诊应择期行手术治疗。

3. 术前充分完善术前检查及术前准备，向患者告知疾病及手术相关知识，帮助准备围手术期用品，针对个人消除其焦虑心理，建立信任体系。

4. 术后充分告知护理常识，饮食治疗，换药，治疗，心理等指导。

5. 符合出院条件详细告知患者自行家中护理原则及指标，定期回院复查。

九、推荐表单

（一）医师表单

甲状舌管囊肿临床路径医师表单

适用对象：第一诊断甲状舌管囊肿（ICD-10：Q89.202）

行甲状舌管囊肿切除术（ICD-9-CM-3：06.701）

患者姓名：	性别：	年龄：	门诊号：	住院号：
住院日期：　年　月　日	出院日期：　年　月　日			标准住院日：≤8 天

时间	住院第 1~3 天	住院第 2~4 天（手术日）	住院第 3~5 天（术后第 1 日）*
诊疗工作	□ 询问病史、体格检查、初步诊断 □ 完成入院记录和首次病程记录 □ 开具常规实验室检查单和辅助检查单 □ 上级医师查房、术前评估、确定手术方案 □ 完成术前小结和上级医师查房记录 □ 向患者及家属交代病情，签署手术知情同意书 □ 麻醉医师术前访视、评估并记录，签署麻醉知情同意书 □ 开术前医嘱	□ 实施手术 □ 开术后医嘱 □ 完成手术记录和术后当天病程记录 □ 向家属交代术中情况及注意事项 □ 上级医师查房 □ 完成上级医师查房记录 □ 麻醉科医师术后随访 □ 交班前医师查看术后患者情况并记录交班	□ 上级医师查房：评估手术切口及并发症，确定是否可以拔除引流管（片） □ 完成日常病程记录和上级医师查房记录
重点医嘱	**长期医嘱** □ 二级护理 □ 普通饮食 **临时医嘱** □ 血常规+血型、尿常规、大便常规 □ 肝肾功能、血糖、凝血功能、感染性疾病筛查 □ 胸部 X 片、心电图 □ 甲状腺 B 超 **手术医嘱** □ 全身麻醉下行甲状舌管囊肿切除术 □ 抗菌药物皮试 □ 必要的术前用药 □ 必要时术前备血	**长期医嘱** □ 术后护理常规 □ 一级护理 □ 术后 6 小时半流质饮食 **临时医嘱** □ 心电监护、吸氧、静脉补液	**长期医嘱** □ 二级护理 **临时医嘱** □ 切口换药

时间	住院第 1~3 天	住院第 2~4 天（手术日）	住院第 3~5 天（术后第 1 日）*
病情变异记录	□无 □有，原因： 1. 2.	□无 □有，原因： 1. 2.	□无 □有，原因： 1. 2.
医师签名			

时间	住院第 4~6 天 （术后第 2 日）	住院第 5~7 天 （术后第 3 日）	住院第 6~8 天 （术后第 4 日）
主要诊疗工作	□ 医师查房 □ 完成病程记录	□ 医师查房 □ 完成病程记录	□ 上级医师查房，确定患者能否出院 □ 完成上级医师查房记录 □ 完成出院小结和病案首页的填写 □ 切口换药、切口评估 □ 向患者交代出院注意事项、复诊时间 □ 通知出院
重点医嘱	**长期医嘱** □ 二级护理	**长期医嘱** □ 二级护理	**临时医嘱** □ 切口换药 □ 出院
病情变异记录	□ 无　□ 有，原因： 1. 2.	□ 无　□ 有，原因： 1. 2.	□ 无　□ 有，原因： 1. 2.
医师签名			

　　注：＊患者如术后 1、2、3 天引流比较少，可经上级医师查房评估切口，确定是否可拔出引流管，是否能出院，不一定要术后第 4 日才出院。

（二）护士表单

甲状舌管囊肿临床路径护士表单

适用对象：第一诊断甲状舌管囊肿（ICD-10：Q89.202）

行甲状舌管囊肿切除术（ICD-9-CM-3：06.701）

患者姓名：	性别： 年龄： 门诊号：	住院号：
住院日期： 年 月 日	出院日期： 年 月 日	标准住院日：≤8天

时间	住院第1~3天	住院第2~4天 （手术日）	住院第3~5天 （术后第1日）*
健康宣教	□ 入院宣教、术前宣教 □ 介绍主管医师、护士 □ 介绍环境、设施 □ 介绍住院注意事项 □ 介绍探视和陪护制度 □ 告知手术所需物品准备	□ 术前、术后宣教 □ 告知饮食、体位要求 □ 告知术后需禁食6小时 □ 给予患者及家属心理支持再次明确探视陪护须知	□ 术后宣教 □ 饮食活动指导 □ 告知用药作用及频率 □ 告知换药准备、时间及要求 □ 强调探视及陪护制度
护理处置	□ 协助医师完成术前的相关检验 □ 核对患者姓名，佩戴腕带 □ 建立入院护理病历 □ 协助患者留取各种标本 □ 测量生命体征 □ 测量体重	□ 术前准备，送患者至手术中心，摘除患者义齿 □ 核对患者资料及术中带药 □ 接患者核对患者及资料 □ 禁食、禁水 □ 静脉输液	□ 遵医嘱完成相关护理
基础护理	□ 二级护理 □ 晨晚间护理 □ 患者安全管理	□ 一级护理 □ 晨晚间护理 □ 患者安全管理	□ 二级或一级护理 □ 晨晚间护理 □ 患者安全管理
专科护理	□ 护理查体 □ 病情观察 □ 局部体征的观察 □ 需要时，填写跌倒及压疮防范表 □ 需要时，请家属陪护 □ 确定饮食种类 □ 心理疏导	□ 病情观察 □ 监测生命体征 □ 遵医嘱完成相关护理 □ 心理护理	□ 病情观察 □ 遵医嘱完成相关护理 □ 心理护理
重点医嘱	□ 详见医嘱执行单	□ 详见医嘱执行单	□ 详见医嘱执行单
病情变异记录	□ 无 □ 有，原因： 1. 2.	□ 无 □ 有，原因： 1. 2.	□ 无 □ 有，原因： 1. 2.
护士签名			

时间	住院第 4~6 天 （术后第 2 日）	住院第 5~7 天 （术后第 3 日）	住院第 6~8 天 （术后第 4 日）
健康宣教	□ 术后宣教 □ 饮食、活动指导 □ 引导患者熟悉换药流程	□ 术后宣教 □ 饮食、活动指导 □ 引导患者熟悉换药流程	□ 出院宣教 □ 出院门诊换药 □ 活动休息 □ 指导饮食 □ 指导办理出院手续
护理处置	□ 遵医嘱完成相关护理	□ 遵医嘱完成相关护理	□ 办理出院手续 □ 书写出院小结
基础护理	□ 二级护理 □ 晨晚间护理 □ 患者安全管理	□ 二级护理 □ 晨晚间护理 □ 协助或指导活动 □ 患者安全管理	□ 二级护理 □ 晨晚间护理 □ 患者安全管理
专科护理	□ 病情观察 □ 心理护理	□ 病情观察 □ 出院指导 □ 心理护理	□ 病情观察 □ 创面渗出及渗血情况 □ 心理护理
重点医嘱	□ 详见医嘱执行单	□ 详见医嘱执行单	□ 详见医嘱执行单
病情变异记录	□ 无　□ 有，原因： 1. 2.	□ 无　□ 有，原因： 1. 2.	□ 无　□ 有，原因： 1. 2.
护士签名			

　　注：＊患者如术后 1、2、3 天引流比较少，可经上级医师查房评估切口，确定是否可拔出引流管，是否能出院，不一定要术后第 4 日才出院。

（三）患者表单

甲状舌管囊肿临床路径患者表单

适用对象：第一诊断甲状舌管囊肿（ICD-10：Q89.202）

行甲状舌管囊肿切除术（ICD-9-CM-3：06.701）

患者姓名：	性别：　　年龄：　　门诊号：	住院号：
住院日期：　　年　月　日	出院日期：　　年　月　日	标准住院日：≤8 天

时间	住院第 1~3 天	住院第 2~4 天（手术日）	住院第 3~5 天（术后第 1 日）＊
医患配合	□ 配合询问病史、收集资料，请务必详细告知既往史、用药史、过敏史 □ 配合进行体格检查 □ 有任何不适请告知医师	□ 配合完善术前相关检查，如采血、留尿、心电图、X 线胸片 □ 医师与患者及家属介绍病情及术前谈话、术前签字	□ 配合相关术后护理
护患配合	□ 配合测量体温、脉搏、呼吸 3 次、血压、体重 1 次 □ 配合完成入院护理评估（简单询问病史、过敏史、用药史） □ 接受入院宣教（环境介绍、病室规定、订餐制度、贵重物品保管等） □ 配合执行探视和陪护制度 □ 有任何不适请告知护士	□ 配合测量体温、脉搏、呼吸 3 次、询问大便情况 1 次 □ 接受术前宣教 □ 接受饮食宣教 □ 接受药物宣教 □ 完善手术相关物品准备 □ 接受饮食宣教：手术当天术后 6 小时禁食	□ 配合测量体温、脉搏、呼吸 □ 返回病房后，配合接受生命体征的监测 □ 配合检查意识（全身麻醉者） □ 配合缓解疼痛 □ 接受术后宣教 □ 接受药物宣教 □ 有任何不适请告知护士
饮食	□ 遵医嘱饮食	□ 术前禁食、禁水	□ 术后，根据医嘱 6 小时后试饮水，无恶心呕吐进少量流质饮食或者半流质饮食
排泄	□ 正常排尿便	□ 正常排尿便	□ 正常排尿便
活动	□ 正常活动	□ 正常活动	□ 正常活动

时间	住院第 4~6 天 （术后第 2 日）	住院第 5~7 天 （术后第 3 日）	住院第 6~8 天 （术后第 4 日）
医患配合	□ 配合遵嘱饮食及护理	□ 配合遵嘱饮食及护理	□ 配合相关换药工作 □ 配合办理出院
护患配合	□ 配合术后宣教	□ 配合术后宣教	□ 配合办理出院手续
饮食	□ 遵医嘱饮食	□ 遵医嘱饮食	□ 遵嘱饮食
排泄	□ 正常排尿便	□ 正常排尿便	□ 正常排尿便
活动	□ 正常活动	□ 正常活动	□ 正常活动

注：＊患者如术后 1、2、3 天引流比较少，可经上级医师查房评估切口，确定是否可拔出引流管，是否能出院，不一定要术后第 4 日才出院。

第三十五章

甲状腺良性肿瘤临床路径释义

【医疗质量控制指标】

指标一、诊断需临床表现及辅助检查。

指标二、严格把握手术指征。

指标三、手术并发症的防治。

一、甲状腺良性肿瘤编码

1. 原编码：

疾病名称及编码：甲状腺良性肿瘤（ICD-10：D34）

手术操作名称及编码：甲状腺部分切除、甲状腺次全切除或甲状腺近全切除术（ICD-9-CM-3：06.2/06.39）

2. 修改编码：

疾病名称及编码：甲状腺良性肿瘤（ICD-10：D34）

结节性甲状腺肿（ICD-10：E04）

手术操作名称及编码：单侧甲状腺腺叶切除术（ICD-9-CM-3：06.2）

部分甲状腺切除术（ICD-9-CM-3：06.3）

胸骨后甲状腺切除术（ICD-9-CM-3：06.5）

二、临床路径检索方法

（D34/E04）伴（06.2 /06.3 /06.5）

三、国家医疗保障疾病诊断相关分组（CHS-DRG）

MDCK 内分泌、营养、代谢疾病及功能障碍

KT1 内分泌疾患

四、甲状腺良性肿瘤临床路径标准住院流程

（一）适用对象

第一诊断为甲状腺良性肿瘤（ICD-10：D34），结节性甲状腺肿（ICD-10：E04），行单侧甲状腺腺叶切除术（ICD-9-CM-3：06.2），部分甲状腺切除术（ICD-9-CM-3：06.3），胸骨后甲状腺切除术（ICD-9-CM-3：06.5）。

> **释义**
>
> ■ 适用对象编码参见第一部分。
>
> ■ 本路径适用对象为甲状腺腺瘤，结节性甲状腺肿。
>
> ■ 根据肿瘤大小、部位，甲状腺良性肿瘤的手术方式分甲状腺部分切除、甲状腺腺叶切除术。胸骨后甲状腺肿切除术。

（二）诊断依据

根据《临床诊疗指南·普通外科分册》（中华医学会编，人民卫生出版社，2006 年，第 1 版），《甲状腺外科》（陈国锐，王深明主编，人民卫生出版社，2005 年，第 1 版）及全国高等学校教材《外科学》（陈孝平，汪建平，赵继宗主编，人民卫生出版社，2018 年，第 9 版）。

1. 发现颈前区肿物，无或伴有甲状腺功能亢进临床表现。
2. 体检提示颈前区肿块，随吞咽而上下活动。
3. 颈部超声提示甲状腺良性肿瘤。
4. 甲状腺功能正常或有甲状腺功能亢进表现。

> **释义**
>
> ■甲状腺良性肿瘤患者一般无明显症状。肿瘤呈圆形或椭圆形，大小不等，肿瘤活动度好，表面光滑，边界清，与周围组织无粘连，随吞咽上下移动。个别肿瘤较大者可压迫气管，使气管、食管移位。有时因肿块内出血，瘤体会突然增大，伴有局部胀痛。
>
> ■高分辨率超声检查是评估甲状腺结节的首选方法，对触诊怀疑，或是在 X 线、CT、MR 或 SPECT 检查中提示的甲状腺结节均应行超声检查。颈部超声可确定甲状腺结节的大小、数目、位置、质地、边界、包膜、钙化、血供和周围组织的关系等情况，同时评估颈部区域有无淋巴结及淋巴结大小、形态和结构特点。
>
> ■甲状腺良性肿瘤可以恶变，恶变者不属于本路径范畴。

（三）选择治疗方案的依据

根据《临床诊疗指南·普通外科分册》（中华医学会编，人民卫生出版社，2006 年，第 1 版），《甲状腺外科》（陈国锐，王深明主编，人民卫生出版社，2005 年，第 1 版）及全国高等学校教材《外科学》（陈孝平，汪建平，赵继宗主编，人民卫生出版社，2018 年，第 9 版）。

> **释义**
>
> ■各医疗单位执行甲状腺良性肿瘤临床路径时，可根据疾病肿瘤制订具体的入路名称。
>
> ■肿瘤较小或生长缓慢的甲状腺良性肿瘤可以不做处理。因病情复杂、患者自身机体的原因或医疗条件的限制不适合手术的患者，要向患者提供其他治疗方式的选择，履行医师的告知义务和患者对该病的知情权。
>
> ■本病是良性肿瘤，手术为择期手术。

（四）临床路径标准住院日

6~9 天。

> **释义**
>
> ■ 甲状腺良性肿瘤患者入院后，常规检查包括超声、X线检查等准备1~2天，术后恢复2~5天，总住院时间小于9天的均符合本路径要求。

（五）进入路径标准

1. 第一诊断必须符合甲状腺良性肿瘤（ICD-10：D34），结节性甲状腺肿（ICD-10：E04）编码。

2. 当患者合并其他疾病，但住院期间不需要特殊处理也不影响第一诊断的临床路径流程实施时，可以进入路径。

> **释义**
>
> ■ 本路径适用对象为甲状腺腺瘤、结节性甲状腺肿。
>
> ■ 患者如果合并高血压、糖尿病、冠状动脉粥样硬化性心脏病、慢性阻塞性肺炎、慢性肾病等其他慢性疾病，需要术前对症治疗时，如果不影响麻醉和手术，不影响术前准备的时间，可进入本路径。上述慢性疾病如果需要经治疗稳定后才能手术，术前需特殊准备的，先进入其他相应内科疾病的诊疗路径。

（六）术前准备

1~2天。

1. 必须的检查项目：

（1）血常规、尿常规、大便常规+隐血。

（2）肝功能、肾功能、电解质、血糖、凝血功能、感染性疾病筛查（乙型肝炎、丙型肝炎、艾滋病、梅毒等）和甲状旁腺素检查。

（3）心电图、胸部X线检查。

（4）甲状腺功能检查、抗甲状腺抗体、甲状腺球蛋白、血清降钙素，甲状腺及颈部淋巴结超声。

（5）请耳鼻喉科会诊了解声带情况。

2. 根据患者病情可选择：

（1）颈部CT检查（平扫或增强）、肺功能、超声心动图检查和血气分析等。

（2）甲状腺同位素扫描。

（3）对于困难和双侧手术术中可选择使用："纳米碳"（保护甲状旁腺）、"神经监测"（保护喉返神经）。

> **释义**
>
> ■ 必查项目是确保手术治疗安全、有效开展的基础，术前必须完成。
>
> ■ 为缩短患者住院等待时间，检查项目可以在患者入院前于门诊完成。
>
> ■ 对于肿瘤较大压迫气管或胸骨后甲状腺肿的患者，术前应进行颈部CT检查，评估气管受压情况，胸骨后肿瘤与颈部甲状腺是否连续，并明确肿块与周围组织、脏器的关系。

■ 对于肿瘤可疑恶变或合并甲状腺功能亢进者，可行甲状腺核素扫描。

■ 高龄患者或有心肺功能异常患者，术前根据病情增加心脏彩超、肺功能、血气分析等检查。

■ 对于巨大甲状腺肿、再次甲状腺手术等复杂手术，可选择使用纳米碳负显影、喉返神经监测技术来保护甲状旁腺/喉返神经等重要解剖结构。

（七）预防性抗菌药物选择与使用时机

按照《抗菌药物临床应用指导原则》（卫医发〔2015〕43号）执行。通常不需预防用抗菌药物。

> **释义**
>
> ■ 甲状腺良性肿瘤手术切口属于Ⅰ类切口，通常不需预防用抗菌药物。

（八）手术日

入院第3~4天。

1. 麻醉方式：气管内插管全身麻醉、局部麻醉或颈丛麻醉。
2. 手术方式：根据甲状腺肿物大小及其部位、性质选择甲状腺部分切除、甲状腺次全切除或甲状腺近全切除术。
3. 术中用药：麻醉常规用药。
4. 输血：根据术前血红蛋白状况及术中出血情况而定。
5. 病理学检查：术中行冷冻病理学检查，术后行石蜡切片病理学检查。
6. 对于困难和双侧手术术中可选择使用："纳米碳"（保护甲状旁腺）、"神经监测"（保护喉返神经）。

> **释义**
>
> ■ 目前甲状腺良性肿瘤手术多采用气管内插管全身麻醉。
>
> ■ 手术是否输血依照术中出血量而定，可根据医院条件采用自体血回输系统，必要时输异体血。
>
> ■ 手术中应常规进行术中冷冻病理学检查及术后石蜡切片病理学检查，明确肿瘤性质及治疗方案，恶变者不属于本路径范畴。
>
> ■ 对于巨大甲状腺肿等复杂手术，可选择使用纳米碳负显影、喉返神经监测技术来保护甲状旁腺/喉返神经等重要解剖结构。

（九）术后住院恢复

2~5天。

1. 生命体征监测，严密观察有无出血等并发症发生。
2. 根据病情，按照《国家基本药物》目录选择使用雾化、止血药、补液等治疗，时间1~2

天（视具体情况而定）。

3. 根据病情，尽早拔除尿管、引流管。

4. 实验室检查：必要时复查血常规、血生化等，可选择甲状旁腺素检查和血钙检查。

> **释义**
>
> ■ 术后可根据患者恢复情况做必须复查的检查项目，并根据病情变化增加检查的频次。复查项目并不仅局限于路径中的项目，还应包括甲状腺功能检查等。
>
> ■ 对于巨大甲状腺肿行甲状腺全切的患者，术后应及时关注甲状旁腺素及血钙变化。

（十）出院标准

1. 无切口感染。

2. 生命体征平稳，可自由活动。

3. 饮食恢复，无需静脉补液。

4. 无需要住院处理的其他并发症或合并症。

> **释义**
>
> ■ 主治医师应在出院前，通过复查的各项检查并结合患者恢复情况决定是否能出院。如果确有需要继续留院治疗的情况，超出了路径所规定的时间，应先处理并发症并符合出院条件后再准许患者出院。

（十一）变异及原因分析

1. 术中冷冻提示甲状腺炎或甲状腺癌等转入相应路径。

2. 胸骨后巨大甲状腺肿有可能需要开胸手术。

3. 合并甲状腺功能亢进症的甲状腺良性肿瘤转入相应路径。

4. 术后出现并发症需要进行相关的诊断和治疗。

> **释义**
>
> ■ 对于轻微变异，如由于某种原因，路径指示应当于某一天的操作不能如期进行而要延期的，这种改变不会对最终结果产生重大改变，也不会更多的增加住院天数和住院费用，可不出本路径。
>
> ■ 除以上所列变异及原因外，如还出现医疗、护理、患者、环境等多方面的变异原因，应阐明变异相关问题的重要性，必要时须及时退出本路径，并请应将特殊的变异原因进行归纳、总结，以便重新修订路径时作为参考，不断完善和修订路径。

五、甲状腺良性肿瘤临床路径给药方案

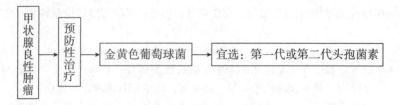

1. 用药选择：

（1）预防用药：根据《抗菌药物临床应用指导原则（2015 年版）》（国卫办医发〔2015〕43 号附件），甲状腺手术为清洁手术（Ⅰ类切口），通常不需预防用抗菌药物。对于手术范围较大，手术时间长，感染机会增加的患者及高龄或免疫缺陷等高危人群，可按规定适当预防性和术后应用抗菌药物，通常选用一代、二代头孢菌素。

（2）用药时间：预防性用抗菌药物时间为术前 0.5 小时，手术超过 3 小时加用 1 次抗菌药物；总预防性用药时间一般不超过 24 小时，个别情况可延长至 48 小时。

（3）药物选择：第一代头孢菌素常用的注射剂有头孢唑林、头孢噻吩、头孢拉定等。第二代头孢菌素注射剂有头孢呋辛、头孢替安等。使用头孢菌素前须进行皮试。对于头孢菌素过敏者可应用其他种类抗菌药物如万古霉素、去甲万古霉素、克林霉素等。

（4）若出现明显低钙血症，可给予静脉及口服钙剂，并给予骨化三醇等活性维生素 D 制剂。

2. 药学提示：

（1）对于甲状腺良性肿瘤手术需预防应用抗菌药物者，应在术前 0.5~2 小时给药，或麻醉开始时给药，使手术切口暴露时局部组织中已达到足以杀灭手术过程中入侵切口细菌的药物浓度。

（2）手术时间较短（＜2 小时）的清洁手术，术前用药一次即可。

（3）头孢菌素较为安全，可能出现的不良反应有药物热、皮疹、胃肠道功能紊乱、血小板减少、白细胞减少、嗜酸性粒细胞增多、血清谷丙转氨酶和尿素氮暂时升高以及腹泻。主要为过敏性皮疹、荨麻疹等。

3. 注意事项：

（1）甲状腺良性肿瘤手术切口属于Ⅰ类切口，对于高危人群，可按规定适当预防性和术后应用抗菌药物，但需注意应尽可能单一、短程、较小剂量给药。

（2）头孢菌素和青霉素存在交叉过敏，头孢菌素存在迟发过敏，应严密监测。

（3）应用头孢菌素饮酒会出现双硫仑样反应，应严格禁酒。

（4）用药前必须详细询问患者先前有否对头孢菌素类、青霉素类或其他药物的过敏史。

六、甲状腺良性肿瘤临床路径护理规范

1. 术前护理：

（1）合理饮食：嘱患者清淡饮食，多进食新鲜蔬菜、少吃辛辣刺激性食物，忌烟酒。

（2）手术体位功能练习：为了适应手术体位，减轻术后头痛等症状，患者在入院后即可开始肩枕头后仰卧位练习。将枕头垫于肩下，头尽量向后仰，抬高床头 5°~10°，练习时间由短到长，直到能坚持两个小时。

（3）肠道准备：晚餐清淡易消化饮食，避免辛辣刺激、油腻食物。可予以开塞露通便，术前6 小时禁食、2 小时禁水。

（4）心理护理：详细向患者讲解疾病及手术相关知识，缓解患者顾虑，增加手术信任感。

（5）睡眠和镇静：患者术前需保证充足的睡眠，必要时遵医嘱应用镇静剂。

2. 术后护理：

（1）体位：患者清醒后可给予半卧位，利于保持呼吸和引流通畅。

（2）切口护理：①保持切口敷料包扎完整，观察切口有无肿胀及渗出；②患者活动时注意保护切口，避免颈部过度运动；③必要时切口冰袋冷敷；④观察引流管是否通畅，引流液的颜色、性质和量的变化。

（3）饮食指导：术后当日禁食，清醒后可进少量温水，观察其有无呛咳、误吸等症状；术后第一日可进流质饮食、半流质饮食，少量蔬菜和水果。根据病情逐渐过渡到普通饮食，避免辛辣刺激、油腻及易引起腹胀的食物；术后恢复期宜多食优质蛋白、新鲜蔬菜和水果等。

（4）预防术后血栓形成：患者卧床时抬高双下肢，使下肢高于心脏水平 20~30cm。术后 6 小时后可适当下床活动，对于血栓高危患者建议穿医用弹力袜。

（5）呼吸道管理：①鼓励患者有效咳嗽、咳痰：必要时协助患者翻身、叩背咳痰，当痰液黏稠不易咳出时，应给予药物雾化吸入，口服化痰润喉含片等措施；②鼓励患者术后早期下床活动，预防坠积性肺炎；③密切观察患者体温和呼吸的变化。

（6）心理护理：关心、体贴患者，根据患者情绪变化，及时疏导患者调整心态。

（7）并发症的观察与护理：

1）呼吸困难和窒息　常发生术后 48 小时内，是术后最危急的并发症。切口内出血、喉头水肿、气管塌陷、痰液阻塞、双侧喉返神经损伤均可导致呼吸困难和窒息。患者表现为进行性呼吸困难、烦躁、发绀、颈部肿胀等，护士应密切观察病情变化，注意切口及引流情况，观察患者意识状态，备齐急救物品。配合医师进行抢救，开扩抢救空间。

2）喉返神经损伤：单侧喉返神经损伤表现为声音嘶哑，可遵医嘱应用促神经恢复的药物、雾化吸入、理疗等；双侧喉返神经损伤表现为声带麻痹、失音、呼吸困难。如出现重度呼吸困难，护士应配合医师立即床旁插气管导管或急诊行气管切开。

3）喉上神经损伤　喉上神经外侧支损伤表现为声带松弛、音调降低，内侧支损伤表现为饮水呛咳，容易误吸，嘱患者进食半固体食物。

4）甲状旁腺损伤：主要表现为低血钙，患者面部、唇部或手足部针刺麻木感或强直感。指导患者按时按量服用钙剂，强调增加高钙饮食，当患者抽搐发作时，安抚患者缓解其紧张情绪，遵医嘱静脉注射 10% 葡萄糖酸钙注射液 10~20ml。

5）甲状腺危象：合并甲状腺功能亢进的患者术后存在甲状腺危象的可能。该并发症常发生于术后 12~36 小时内，护理应及时观察患者生命体征，并及时识别上报医师。出现危象应立即建立静脉通路，吸氧、物理降温，并配合医师进行抢救。

七、甲状腺良性肿瘤临床路径营养治疗规范

甲状腺良性肿瘤患者围手术期应以清淡饮食为主。术前多进食新鲜蔬菜水果、少吃辛辣刺激性食物。术前 6 小时禁食，2 小时禁水。术后当日清醒后可进少量温水；术后第一日可进流质饮食、半流质饮食，少量蔬菜和水果，根据病情逐渐过渡到普通饮食。术后恢复期宜多食优质蛋白、新鲜蔬菜和水果等。术后出现明显低钙血症者，高钙饮食的同时避免高磷饮食，包括各类奶制品、动物内脏、豆制品等。口服左甲状腺素钠片的患者在早餐时应避开影响其吸收的食物，如奶制品、豆制品、含铁钙较高的食物。

八、甲状腺良性肿瘤临床路径患者健康宣教

1. 甲状腺是人体最大的内分泌器官，位于颈前甲状软骨下方气管两侧。其分泌的甲状腺激素参与调节体内各种代谢并影响机体的生长发育。

2. 甲状腺良性肿瘤一般不需要手术治疗，当出现肿瘤较大产生压迫症状、继发甲状腺功能亢进、胸骨后甲状腺肿、可疑恶变等情况下需尽早治疗。

3. 术前完善相关准备，包括：术前各项检查，合理饮食、手术体位功能练习、肠道准备等。

4. 术中可能存在的手术风险，如喉返神经及甲状旁腺损伤等，并根据病情选择性应用喉返神经监测、纳米碳甲状旁腺负显影等新技术。

5. 术后的饮食、活动、用药指导。

6. 手术切除了部分或全部的甲状腺，其分泌甲状腺激素的功能减退或消失，多数患者会出现甲状腺功能减低，需要口服甲状腺素行替代治疗。

7. 术后建议进行适当、适度的颈部功能锻炼，避免创面粘连，限制活动。

8. 离院后注意事项，定期监测甲状腺功能调整左甲状腺素片剂量。

九、推荐表单

（一）医师表单

甲状腺良性肿瘤临床路径医师表单

适用对象：第一诊断为甲状腺良性肿瘤（ICD-10：D34）结节性甲状腺肿（ICD-10：E04）
　　　　　行单侧甲状腺腺叶切除术（ICD-9-CM-3：06.2），部分甲状腺切除术（ICD-9-
　　　　　CM-3：06.3），胸骨后甲状腺切除术（ICD-9-CM-3：06.5）

患者姓名：	性别： 年龄： 门诊号：	住院号：
住院日期： 年 月 日	出院日期： 年 月 日	标准住院日：6~9 天

日期	住院第 1 天	住院第 2~3 天 （手术前 1 日）
主要诊疗工作	□ 询问病史及体格检查 □ 完成住院病历和首次病程记录 □ 开实验室检查单 □ 上级医师查房与术前评估 □ 初步确定诊治方案和特殊检查项目	□ 上级医师查房 □ 完成术前准备与术前评估 □ 根据检查检验结果进行术前讨论，确定治疗方案 □ 如考虑有恶性或甲状腺功能亢进症转入相应临床路径 □ 完成必要的相关科室会诊 □ 申请手术及开手术医嘱 □ 完成上级医师查房记录、术前讨论、术前小结等 □ 完成术前总结、手术方式、手术关键步骤、术中注意事项等 □ 向患者及家属交代病情及围手术期注意事项 □ 签署手术知情同意书、自费用品协议书、输血同意书、麻醉同意书或签授权委托书
重点医嘱	**长期医嘱** □ 外科二级护理常规 □ 饮食（依据患者情况定） □ 下达就进入临床路径医嘱 **临时医嘱** □ 血常规、尿常规、大便常规+隐血 □ 凝血功能、电解质、肝肾功能、感染性疾病筛查 □ 甲状腺功能、抗甲状腺抗体、甲状腺球蛋白、甲状腺 B 超 □ 心电图、胸部 X 线检查 □ 气管正侧位、肺功能、超声心动图（酌情） □ 耳鼻喉科会诊了解声带 □ 肺功能、超声心动图检查、血气分析、甲状腺核素扫描、颈部 CT（必要时）	**长期医嘱** □ 患者既往基础用药 **临时医嘱** □ 必要的科室会诊 **术前医嘱** □ 常规准备明日行甲状腺（部分、次全、近全）切除术 □ 备皮 □ 术前禁食 6 小时、禁水 2 小时 □ 麻醉前用药 □ 备血（必要时） □ 术中特殊用药带药 □ 带影像学资料入手术室 □ 预约 ICU（视情况而定）
病情变异记录	□ 无 □ 有，原因： 1. 2.	□ 无 □ 有，原因： 1. 2.
医师签名		

日期	住院第 3~4 天 （手术日）	
	术前与术中	术后
主要诊疗工作	□ 陪送患者入手术室 □ 麻醉准备，监测生命体征 □ 施行手术 □ 保持各引流管通畅 □ 术中行冷冻病理学检查，术后行石蜡病理学检查	□ 麻醉医师完成麻醉记录 □ 完成术后首次病程记录 □ 完成手术记录 □ 向患者及家属说明手术情况 □ 下达术后医嘱 □ 麻醉师术后随访 □ 观察呼吸、切口渗出、有无声音嘶哑及四肢末梢麻木
重点医嘱	**长期医嘱** □ 甲状腺良性肿瘤常规护理 □ 一级或二级护理 □ 禁食 **临时医嘱** □ 术中冷冻检查 □ 术中神经监测（必要时） □ 术中纳米碳（必要时） □ 应用抗菌药物（必要时）	**长期医嘱** □ 甲状腺部分切除术后常规护理 □ 一级护理（可如厕） □ 术后 6 小时半流质饮食 □ 雾化吸入 □ 颈部切口引流记量 □ 尿管接尿袋（视手术时间而定） **临时医嘱** □ 心电监护、吸氧 □ 静脉补液 □ 备气管切开包 □ 血常规及生化检查（必要时）
病情变异记录	□ 无　□ 有，原因： 1. 2.	□ 无　□ 有，原因： 1. 2.
医师签名		

日期	住院第 4~5 天 （术后第 1 日）	住院第 5~7 天 （术后第 2~4 日）	住院第 6~9 天 （出院日）
主要诊疗工作	□ 上级医师查房 □ 观察病情变化，包括颈部、耳前叩击征及声音情况等 □ 观察引流量和性状，视引流情况拔除颈部引流管及尿管 □ 检查手术切口，更换敷料 □ 分析实验室检查结果 □ 维持水电解质平衡 □ 住院医师完成常规病程记录	□ 上级医师查房 □ 观察病情变化，包括颈部、耳前叩击征及声音情况等 □ 观察引流量和颜色 □ 住院医师完成常规病程记录 □ 必要时予相关特殊检查	□ 上级医师查房 □ 切口拆线 □ 明确是否符合出院标准 □ 完成出院记录、病案首页、出院证明书等 □ 通知出入院处 □ 通知患者及家属 □ 向患者告知出院后注意事项，如康复计划、返院复诊、后续治疗，及相关并发症的处理等 □ 出院小结、疾病证明书及出院须知交予患者
重点医嘱	**长期医嘱** □ 甲状腺手术后常规护理 □ 一级护理 □ 半流质饮食 □ 雾化吸入 □ 视情况拔除颈部引流管 □ 化痰药（酌情） □ 患者既往基础用药 **临时医嘱** □ 适当补充葡萄糖液和盐水液体支持 □ 静脉口服钙剂（必要时） □ 切口换药根据引流情况拔除引流管 □ 拔除尿管	**长期医嘱** □ 二级或三级护理（视情况） □ 患者既往基础用药 □ 视情况拔除颈部引流管 **临时医嘱** □ 补充进食不足的液体支持 □ 切口换药，根据引流情况拔除引流 □ 静脉口服钙剂（必要时）	**临时医嘱** □ 切口拆线 **出院医嘱** □ 出院后相关用药
病情变异记录	□ 无　□ 有，原因： 1. 2.	□ 无　□ 有，原因： 1. 2.	□ 无　□ 有，原因： 1. 2.
医师签名			

（二）护士表单

甲状腺良性肿瘤临床路径护士表单

适用对象：第一诊断为甲状腺良性肿瘤（ICD-10：D34）

行甲状腺部分切除、甲状腺次全切除或甲状腺近全切除术（ICD-9-CM-3：06.2/06.39）

患者姓名：	性别：	年龄：	门诊号：	住院号：

住院日期： 年 月 日	出院日期： 年 月 日	标准住院日：6~9 天

时间	住院第 1 天	住院第 2~3 天 （手术前 1 日）	住院第 3~4 天 （手术日）
健康宣教	□ 入院宣教 　介绍主管医师、护士 　介绍环境、设施 　介绍住院注意事项	□ 术前宣教 　宣教疾病知识、术前准备及手术过程 　告知准备物品、沐浴 　告知术后饮食、活动及探视注意事项 　告知术后可能出现的情况及应对方式 □ 主管护士与患者沟通，了解并指导心理应对 □ 告知家属等候区位置	□ 术后当日宣教 　告知监护设备、管路功能及注意事项 　告知饮食、体位要求 　告知疼痛注意事项 　告知术后可能出现情况及应对方式 　告知用药情况 □ 给予患者及家属心理支持 □ 再次明确探视陪护须知
护理处置	□ 核对患者姓名，佩戴腕带 □ 建立入院护理病历 □ 更换病号服	□ 协助医师完成术前检查 □ 术前准备 　备皮；禁食、禁水；开塞露通便 　术前沐浴、取下饰品 　必要时配血、抗菌药物皮试	□ 送手术 　摘除患者各种活动物品 　核对患者资料及带药 　填写手术交接单，签字确认 □ 接手术 　核对患者及资料，签字确认
基础护理	□ 二级或三级护理 □ 晨晚间护理 □ 患者安全管理	□ 二级护理 □ 晨晚间护理 □ 患者安全管理	□ 一级护理 □ 头部抬高或半坐卧位 □ 排泄护理 □ 患者安全管理
专科护理	□ 护理查体 □ 基础生命体征监测 □ 需要时，请家属陪护	□ 协助医师完成术前检查化验	□ 病情观察，评估生命体征、伤口敷料、各种引流管情况、出入量、有无手足抽搐及声音嘶哑情况 □ 遵医嘱予液体支持、化痰、雾化吸入等治疗 □ 床边放置气管切开包
重点医嘱	□ 详见医嘱执行单	□ 详见医嘱执行单	□ 详见医嘱执行单
病情变异记录	□ 无　□ 有，原因： 1. 2.	□ 无　□ 有，原因： 1. 2.	□ 无　□ 有，原因： 1. 2.
护士签名			

时间	住院第 4~7 天 （术后第 1~4 日）	住院第 6~9 天 （术后第 3~6 日）
健康宣教	□ 术后宣教 　药物作用及频率 　饮食、活动指导 　复查患者对术前宣教内容的掌握程度 　疾病恢复期注意事项 　拔尿管后注意事项 　拔颈部引流管后注意事项 　下床活动注意事项	□ 出院宣教 　复查时间 　服药方法 　活动休息 　指导饮食 　康复训练方法 □ 指导办理出院手续
护理处置	□ 遵医嘱完成相关检查 □ 视情况拔除尿管	□ 办理出院手续 □ 书写出院小结
基础护理	□ 一级或二级或三级护理 □ 晨晚间护理 □ 协助进食、进水（饮水呛咳者鼻饲） □ 协助翻身、床上移动、预防压疮 □ 排泄护理 □ 协助更衣 □ 患者安全管理	□ 二级或三级护理 □ 晨晚间护理 □ 协助或指导进食、进水 □ 协助或指导床旁活动 □ 康复训练 □ 患者安全管理
专科护理	□ 病情观察 □ 评估生命体征、伤口敷料、各种引流管情况、出入量、有无手足抽搐及声音嘶哑情况 □ 遵医嘱予液体支持、化痰、雾化吸入等治疗 □ 需要时，联系主管医师给予相关治疗及用药	□ 病情观察 □ 生命体征、伤口敷料、有无手足抽搐及声音嘶哑及是否改善情况
重点医嘱	□ 详见医嘱执行单	□ 详见医嘱执行单
病情变异记录	□ 无　□ 有，原因： 1. 2.	□ 无　□ 有，原因： 1. 2.
护士签名		

（三）患者表单

甲状腺良性肿瘤临床路径患者表单

适用对象：第一诊断为甲状腺良性肿瘤（ICD-10：D34）

行甲状腺部分切除、甲状腺次全切除或甲状腺近全切除术（ICD-9-CM-3：06.2/06.39）

患者姓名：	性别：　年龄：　门诊号：	住院号：
住院日期：　　年　月　日	出院日期：　　年　月　日	标准住院日：6~9 天

时间	住院第 1 天	住院第 2~3 天（手术前 1 日）	住院第 3~4 天（手术日）
监测	□ 测量生命体征、体重	□ 每日测量生命体征、询问排便情况，手术前 1 天晚测量生命体征	□ 手术清晨测量生命体征、血压 1 次，必要时测量血糖
医患配合	□ 护士行入院护理评估（简单询问病史） □ 接受入院宣教 □ 医师询问病史、既往病史、用药情况，收集资料 □ 进行体格检查	□ 配合完善术前相关检查 □ 术前宣教 □ 甲状腺良性肿瘤疾病知识、临床表现 □ 治疗方法 □ 术前用物准备：毛巾、饮用水等 □ 手术室接患者，配合核对 □ 医师与患者及家属介绍病情及手术谈话 □ 手术时家属在等候区等候 □ 探视及陪护制度	□ 术后宣教 术后体位：麻醉未醒时平卧，清醒后，平卧，去枕 6 小时，协助改变体位，根据医嘱予监护设备、吸氧 □ 配合护士定时监测生命体征、伤口敷料等 □ 不要随意动引流管 □ 疼痛的注意事项及处理 □ 告知医护不适及异常感受 □ 配合评估手术效果
重点诊疗及检查	**重点诊疗** □ 二级护理 □ 既往基础用药	**重点诊疗** □ 术前准备 □ 备皮 □ 配血（必要时） □ 术前签字 **重要检查** □ 心电图、X 线胸片 □ 颈部 B 超、耳鼻喉科会诊声带 □ 甲状腺放射性核素扫描（必要时） □ 颈部 CT（必要时）	**重点诊疗** □ 一级护理 □ 予监护设备、吸氧 □ 注意留置管路安全与通畅 □ 用药：补液、化痰药物的应用 □ 护士协助记录出入量
饮食及活动	□ 普通饮食 □ 正常活动	□ 禁食 6 小时、禁水 2 小时 □ 正常活动	□ 根据病情半流质饮食或鼻饲 □ 卧床休息，自主体位

时间	住院第 4~7 天 （术后第 1~4 日）	住院第 6~9 天 （术后第 3~6 日）
监测	□ 定时监测生命体征，每日询问排便情况	□ 定时监测生命体征、每日询问排便情况
医患配合	□ 医师巡视，了解病情 □ 配合生命体征的观察及必要的检查 □ 护士行晨晚间护理 □ 护士协助进食、进水、排泄等生活护理 □ 配合监测出入量 □ 视情况将尿管拔除 □ 配合功能恢复训练（必要时） □ 注意探视及陪护时间	□ 护士行晨晚间护理 □ 医师拆线 □ 伤口注意事项 □ 配合功能恢复训练（必要时） □ 出院宣教 □ 接受出院前康复宣教 □ 学习出院注意事项 □ 了解复查程序 □ 办理出院手续，取出院带药
重点诊疗及检查	**重点诊疗** □ 一级或二级或三级护理 □ 静脉用药逐渐过渡至口服药 □ 医师定时予伤口换药 **重要检查** □ 定期抽血检验	**重点诊疗** □ 二级或三级护理 □ 普通饮食 □ 医师定时予伤口换药 **重要检查** □ 定期抽血检验（必要时）
饮食及活动	□ 根据病情逐渐由半流质饮食过渡至普通饮食，营养均衡，食用高蛋白、低脂肪、易消化，避免产气食物（牛奶、豆浆）及油腻食物。鼓励多食汤类食物，蔬菜及水果补充水分，卧床休息时可头高位，渐坐起 □ 术后第 1~2 天可视体力情况渐下床活动，循序渐进，注意安全 □ 行功能恢复锻炼（必要时）	□ 普通饮食，营养均衡 □ 勿吸烟、饮酒 □ 正常活动 □ 行功能恢复训练（必要时）

附：原表单（2019年版）

甲状腺良性肿瘤临床路径表单

适用对象：第一诊断为甲状腺良性肿瘤（ICD-10：D34），结节性甲状腺肿（ICD-10：E04）
行单侧甲状腺腺叶切除术（ICD-9-CM-3：06.2），部分甲状腺切除术（ICD-9-CM-3：06.3），胸骨后甲状腺切除术（ICD-9-CM-3：06.5）

| 患者姓名： | 性别： | 年龄： | 门诊号： | 住院号： |
| 住院日期：　年　月　日 | 出院日期：　年　月　日 | | | 标准住院日：6~9天 |

日期	住院第1天	住院第2~3天（手术前1天）
主要诊疗工作	□ 询问病史及体格检查 □ 完成住院病历和首次病程记录 □ 开实验室检查单 □ 上级医师查房与术前评估 □ 初步确定诊治方案和特殊检查项目	□ 上级医师查房 □ 完成术前准备与术前评估 □ 根据检查检验结果进行术前讨论，确定治疗方案 □ 如考虑有恶性或甲状腺功能亢进症转入相应临床路径 □ 完成必要的相关科室会诊 □ 申请手术及开手术医嘱 □ 完成上级医师查房记录、术前讨论、术前小结等 □ 完成术前总结、手术方式、手术关键步骤、术中注意事项等 □ 向患者及家属交代病情及围手术期注意事项 □ 签署手术知情同意书、自费用品协议书、输血同意书、麻醉同意书或签授权委托书
重点医嘱	长期医嘱 □ 外科二级护理常规 □ 饮食（依据患者情况定） 临时医嘱 □ 血常规、尿常规、大便常规+隐血 □ 凝血功能、电解质、肝肾功能、血糖、感染性疾病筛查 □ 甲状腺功能、抗甲状腺抗体、甲状腺球蛋白、甲状腺超声 □ 心电图、胸部X线检查 □ 气管正侧位行米瓦氏试验、肺功能、超声心动图（酌情） □ 耳鼻喉科会诊了解声带	长期医嘱 □ 患者既往基础用药 临时医嘱 □ 必要的科室会诊 □ 术前医嘱： 　（1）常规准备明日行甲状腺部分切除术 　（2）备皮 　（3）术前禁食6小时、禁水2小时 　（4）麻醉前用药 　（5）备血 □ 术中特殊用药带药 □ 带影像学资料入手术室 □ 预约ICU（视情况而定）
主要护理工作	□ 入院介绍 □ 入院评估 □ 健康教育 □ 活动指导 □ 饮食指导 □ 患者相关检查配合的指导 □ 心理支持	□ 静脉抽血 □ 健康教育 □ 饮食指导 □ 疾病知识指导 □ 术前指导 □ 促进睡眠（环境、药物） □ 心理支持

日期	住院第 1 天	住院第 2~3 天 （手术前 1 天）
病情 变异 记录	□ 无　□ 有，原因： 1. 2.	□ 无　□ 有，原因： 1. 2.
护士 签名		
医师 签名		

日期	住院第 3~4 天 （手术日）	
	术前与术中	术后
主要诊疗工作	□ 陪送患者入手术室 □ 麻醉准备，监测生命体征 □ 施行手术 □ 保持各引流管通畅 □ 术中行冷冻病理学检查，术终行常规病理学检查	□ 麻醉医师完成麻醉记录 □ 完成术后首次病程记录 □ 完成手术记录 □ 向患者及家属说明手术情况
重点医嘱	**长期医嘱** □ 甲状腺良性肿瘤常规护理 □ 一级或二级护理 □ 禁食 **临时医嘱** □ 术中冷冻检查	**长期医嘱** □ 甲状腺部分切除术后常规护理 □ 一级护理 □ 禁食 □ 常规雾化吸入，一天两次 □ 颈部切口引流接负压袋吸引并记量 □ 尿管接尿袋（视手术时间而定） □ 化痰药 **临时医嘱** □ 吸氧 □ 床边备气管切开包 □ 血常规及生化检查（必要时）
主要护理工作	□ 健康教育 □ 饮食：术前禁食、禁水 □ 术前沐浴、更衣，取下义齿、饰物 □ 告知患者及家属术前流程及注意事项 □ 指导术前注射用药后注意事项 □ 术前手术物品准备 □ 陪送患者入手术室 □ 术中按需留置尿管 □ 床边放置气管切开包 □ 心理支持	□ 体位与活动：平卧，去枕 6 小时，协助改变体位（半坐卧位） □ 按医嘱吸氧、禁食、禁水 □ 密切观察患者情况 □ 疼痛护理 □ 留置管道护理及指导 □ 心理支持（患者及家属）
病情变异记录	□ 无　□ 有，原因： 1. 2.	□ 无　□ 有，原因： 1. 2.
护士签名		
医师签名		

日期	住院第 4~5 天 （术后第 1 日）	住院第 5~7 天 （术后第 2~4 日）	住院第 6~9 天 （出院日）
主要诊疗工作	□ 上级医师查房 □ 观察病情变化，包括颈部、耳前叩击征及声音情况、呼吸情况、有无饮水呛咳、手足抽搐等 □ 观察引流量和性状，视引流情况拔除颈部引流管及尿管 □ 检查手术切口，更换敷料 □ 分析实验室检验结果 □ 维持水电解质平衡 □ 住院医师完成常规病程记录	□ 上级医师查房 □ 观察病情变化，包括颈部、耳前叩击征及声音情况、呼吸情况、有无饮水呛咳、手足抽搐等 □ 观察引流量和颜色 □ 住院医师完成常规病程记录 □ 必要时予相关特殊检查	□ 上级医师查房 □ 切口拆线 □ 明确是否符合出院标准 □ 完成出院记录、病案首页、出院证明书等 □ 通知出入院处 □ 通知患者及家属 □ 向患者告知出院后注意事项，如康复计划、返院复诊、后续治疗，及相关并发症的处理等 □ 出院小结、疾病证明书及出院须知交予患者
重点医嘱	**长期医嘱** □ 甲状腺手术后常规护理 □ 一级护理 □ 半流质饮食 □ 常规雾化，一天两次 □ 视情况拔除颈部引流管接袋并记量 □ 化痰药（酌情） □ 患者既往基础用药 **临时医嘱** □ 适当补充葡萄糖液和盐水液体支持 □ 切口换药并拔除引流 □ 拔除尿管	**长期医嘱** □ 二级或三级护理（视情况） □ 患者既往基础用药 **临时医嘱** □ 补充进食不足的液体支持	**临时医嘱** □ 切口拆线 **出院医嘱** □ 出院后相关用药
主要护理工作	□ 体位：指导患者下床活动及颈部活动 □ 观察患者病情变化 □ 指导饮食 □ 遵医嘱拔除尿管 □ 疼痛护理 □ 生活护理（一级护理） □ 心理支持	□ 体位与活动：自主体位，指导颈部活动 □ 指导饮食 □ 协助或指导生活护理	□ 出院指导 □ 办理出院手续 □ 预约复诊时间 □ 作息、饮食、活动指导 □ 服药指导 □ 清洁卫生 □ 疾病知识
病情变异记录	□ 无　□ 有，原因：	□ 无　□ 有，原因：	□ 无　□ 有，原因：
护士签名			
医师签名			

第三十六章

甲状腺癌临床路径释义

【医疗质量控制指标】

指标一、诊断需临床表现和辅助检查。

指标二、诊断明确尽早行手术治疗。

指标三、甲状腺癌原发灶切除及淋巴结清扫范围。

指标四、手术并发症的防治。

一、甲状腺癌编码

疾病名称及编码：甲状腺癌（ICD-10：C73）

手术操作名称及编码：甲状腺癌根治手术（ICD-9-CM-3：06.2-06.4）

颈淋巴结根治性切除（ICD-9-CM-3：40.4）

二、临床路径检索方法

C73 伴 06.2-06.4 /（06.2-06.4+40.4）

三、国家医疗保障疾病诊断相关分组（CHS-DRG）

MDCK 内分泌、营养、代谢疾病及功能障碍

KD1 甲状腺大手术

四、甲状腺癌临床路径标准住院流程

（一）适用对象

第一诊断为甲状腺癌（ICD-10：C73），行甲状腺癌根治手术（ICD-9-CM-3：06.2-06.4 伴 40.4）。

> **释义**
>
> ■ 适用对象编码参见第一部分。
> ■ 本路径适用对象为甲状腺恶性肿瘤。
> ■ 甲状腺癌的手术方式为甲状腺癌根治手术。

（二）诊断依据

根据《临床诊疗指南·普通外科分册》（中华医学会编，人民卫生出版社，2006 年，第 1 版），《甲状腺外科》（陈国锐主编，人民卫生出版社，2005 年，第 1 版）及全国高等学校教材《外科学》（陈孝平，汪建平，赵继宗主编，人民卫生出版社，2018 年，第 9 版）。

1. 症状及体征：颈部肿物，可伴有声音嘶哑或呼吸、吞咽困难，体格检查有甲状腺结节，有或无颈部肿大淋巴结。

2. 影像学检查：主要依靠超声彩色多普勒、放射性核素扫描诊断，CT、MR 及 SPECT 等可提供参考。

3. 血清降钙素测定对早期诊断甲状腺髓样癌有十分重要的价值。

4. 病理：针吸细胞学诊断或术中冷冻活检。

> **释义**
>
> ■ 甲状腺恶性肿瘤患者一般无明显症状，多在体检发现。晚期可出现声音嘶哑、呼吸、吞咽困难，未分化癌可短期出现上述症状。转移至淋巴结时，可发现颈部淋巴结肿大。当患者甲状腺肿块不明显，因发现转移灶就诊时，应考虑到甲状腺癌的可能。髓样癌患者可出现腹泻，颜面潮红等症状。
>
> ■ 高分辨率超声检查是评估甲状腺结节的首选方法，对触诊怀疑，或是在 X 线、CT、MR 或 SPECT 检查中提示的甲状腺结节均应行超声检查。颈部超声可确定甲状腺结节的大小、数目、位置、质地、边界、包膜、钙化、血供和周围组织的关系等情况，同时评估颈部区域有无淋巴结及淋巴结大小、形态和结构特点。以下超声征象提示甲状腺癌可能性大：①实性低回声结节；②结节内血供丰富（TSH 正常情况下）；③结节形态和边缘不规则，晕环缺如；④微小钙化，针尖样弥散分布或簇状分布的钙化；⑤同时伴有颈部淋巴结超声影像异常。
>
> ■ 放射性核素扫描受显像仪分辨率所限，适用于直径＞1cm 结节，显像示"冷结节"应考虑恶性的可能，"热结节"绝大部分为良性。
>
> ■ CT、MR 及 SPECT 主要显示肿瘤与周围组织结构的关系，协助制订手术方案。
>
> ■ 甲状腺髓样癌来源于分泌降钙素的甲状腺滤泡旁细胞（又称 C 细胞），因此血清降钙素可作为甲状腺髓样癌特异性肿瘤标志物。
>
> ■ 术前通过针吸细胞学诊断甲状腺癌的灵敏度为 83%（65%~98%），特异性为 92%（72%~100%），术前针吸细胞学检查有助于减少不必要的甲状腺结节手术，并帮助确定恰当的手术方案。术中应常规进行冷冻活检，确定肿瘤性质，决定手术方案。

（三）选择治疗方案的依据

根据《临床诊疗指南·普通外科分册》（中华医学会编，人民卫生出版社，2006 年，第 1 版），《甲状腺外科》（陈国锐主编，人民卫生出版社，2005 年，第 1 版）及全国高等学校教材《外科学》（陈孝平，汪建平，赵继宗主编，人民卫生出版社，2018 年，第 9 版）。

1. 以手术治疗为主，辅助应用核素、甲状腺激素及放射治疗。

2. 手术治疗：对于不同病理类型的甲状腺癌应采取不同的手术方式。

（1）乳头状癌、滤泡状癌：甲状腺全切除（即病灶侧甲状腺叶全切除，对侧甲状腺叶全/近全切除，峡部全切除）或患侧叶甲状腺全切除+峡部切除；确定双侧腺体内都有甲状腺癌结节时，应作全甲状腺切除术及中央组淋巴结切除术。颈淋巴结肿大并证实为甲状腺癌转移的患者，应进行包括颈部淋巴结清扫在内的甲状腺癌联合根治手术。病灶相当广泛累及双侧腺体并转移至双侧颈部淋巴结，原发病灶与转移灶相互融合粘连应作全甲状腺切除+双侧颈淋巴结清扫术。

（2）髓样癌：术中如能以冷冻切片确诊为髓样癌，则应做全甲状腺切除。

释义

■甲状腺癌的治疗方法主要包括手术治疗、术后核素治疗和TSH抑制治疗。分化差的甲状腺癌可辅助放疗。手术治疗最为主要，直接影响本病的后续治疗及随访，并与预后密切相关。甲状腺癌治疗的总体发展趋势是个体化的综合治疗。

■分化型甲状腺癌甲状腺切除范围中国指南推荐为全/近全甲状腺切除和甲状腺腺叶+峡部切除。

■全/近全甲状腺切除术适应证包括：①童年期有头颈部放射线照射史或放射性尘埃接触史；②原发灶最大直径＞4cm；③多癌灶，尤其是双侧癌灶；④不良的病理亚型如：乳头状癌的高细胞型、柱状细胞型、弥漫硬化型、实体亚型、滤泡状癌的广泛浸润型，低分化型甲状腺癌；⑤已有远处转移，需行术后碘[131]治疗；⑥伴有双侧颈部淋巴结转移；⑦伴有腺外侵犯（如气管、食管、颈动脉或纵隔侵犯等）。全/近全甲状腺切除术的相对适应证是：肿瘤最大直径介于1~4cm之间，伴有甲状腺癌高危因素或合并对侧甲状腺结节。

■甲状腺腺叶+峡部切除术的适应证为：局限于一侧腺叶内的单发肿瘤，并且肿瘤原发灶≤1cm、复发危险度低、无童年期头颈部放射线接触史、无颈部淋巴结转移和远处转移、对侧腺叶内无结节。相对适应证为：局限于一侧腺叶内的单发肿瘤，并且肿瘤原发灶≤4cm、复发危险度低、对侧腺叶内无结节；微小浸润型滤泡状癌。

■分化型甲状腺癌术中有效保留甲状旁腺和喉返神经的情况下均应行病灶同侧中央组淋巴结清扫术。对临床颈部非中央区淋巴结转移（cN1b）的患者，行颈侧区淋巴结清扫术。建议根据中央区转移淋巴结的数量和比例、原发灶的位置、大小、病理分型和术中对非中央区淋巴结探查情况等进行综合评估，对部分临床颈部中央区淋巴结转移（cN1a）患者行颈侧区部淋巴结清扫。

■甲状腺髓样癌无论是家族型还是散发性，因具有侵袭性和多灶性特点，均应采取全甲状腺切除。美国甲状腺协会2009年推荐的《甲状腺髓样癌诊疗指南》中具体阐述了髓样癌的手术切除范围及程度，推荐甲状腺髓样癌均应作全甲状腺切除和颈淋巴结清扫。

（四）标准住院日

7~14天。

释义

■甲状腺癌患者入院后，常规检查包括超声、CT检查等准备1~3天，术后恢复4~10天，总住院时间小于14天的均符合本路径要求。

（五）进入路径标准

1. 第一诊断必须符合ICD-10：C73甲状腺癌的疾病编码。
2. 当患者合并其他疾病，但住院期间不需要特殊处理也不影响第一诊断的临床路径流程实施时，可以进入路径。

> **释义**
>
> ■ 本路径适用对象为甲状腺癌。
> ■ 患者如果合并高血压、糖尿病、冠状动脉粥样硬化性心脏病、慢性阻塞性肺炎、慢性肾病等其他慢性疾病，需要术前对症治疗时，如果不影响麻醉和手术，不影响术前准备的时间，可进入本路径。上述慢性疾病如果需要经治疗稳定后才能手术，术前需特殊准备的，先进入其他相应内科疾病的诊疗路径。

（六）术前准备

1~3 天。

1. 必须的检查项目：

（1）血常规、尿常规、大便常规+隐血。

（2）肝功能、肾功能、电解质、凝血功能、感染性疾病筛查（乙型肝炎、丙型肝炎、艾滋病、梅毒等）。

（3）心电图、胸部 X 线检查。

（4）甲状腺功能检查、抗甲状腺抗体、甲状腺球蛋白、血清降钙素。

（5）甲状腺放射性核素扫描、甲状腺及颈部淋巴结 B 超。

（6）请耳鼻喉科会诊了解声带情况。

2. 根据患者病情可选择：

（1）气管正侧位。

（2）肺功能、超声心动图检查和血气分析等。

（3）CT 检查。

> **释义**
>
> ■ 必查项目是确保手术治疗安全、有效开展的基础，术前必须完成。
> ■ 为缩短患者住院等待时间，检查项目可以在患者入院前于门诊完成。
> ■ 对于肿瘤较大压迫气管术前应进行气管正侧位，评价气管受压情况。
> ■ 对肿瘤侵犯周围组织或转移明显时，可行甲状腺放射性核素扫描、颈部 CT 及肺部 CT 检查。
> ■ 高龄患者或有心肺功能异常患者，术前根据病情增加心脏彩超、肺功能、血气分析等检查。

（七）预防性抗菌药物选择与使用时机

1. 抗菌药物：按照《抗菌药物临床应用指导原则》（卫医发〔2015〕43 号）执行。通常不需预防用抗菌药物。如果手术范围大、时间长、污染机会增加可考虑预防性使用抗菌药物，使用第一代头孢菌素。预防性用抗菌药物使用时间为术前 0.5~2 小时给药，或麻醉开始时给药，使用手术切暴露时局部组织中已达到足以杀灭手术过程中入侵切口细菌的药物浓度。

2. 预防性用抗菌药物，时间为术前 0.5 小时，手术超过 3 小时加用 1 次抗菌药物；总预防性用药时间一般不超过 24 小时，个别情况可延长至 48 小时。

> **释义**
>
> ■ 甲状腺癌手术切口属于Ⅰ类切口，对于甲状腺癌手术范围较大，手术时间长，污染机会增加的患者及高龄或免疫缺陷等高危人群，可按规定适当预防性和术后应用抗菌药物，通常选用第一代、第二代头孢菌素。预防性用抗菌药物使用时间为术前 0.5~2.0 小时给药，或麻醉开始时给药，使手术切口暴露时局部组织中已达到足以杀灭手术过程中入侵切口细菌的药物浓度。

（八）手术日

入院第 4~7 天。

1. 麻醉方式：气管插管全身麻醉、局部麻醉或颈丛麻醉。
2. 手术方式：根据甲状腺癌的组织学类型选择甲状腺癌手术。
3. 术中用药：麻醉常规用药和补充血容量药物（晶体、胶体）。
4. 输血：根据术前血红蛋白状况及术中出血情况而定。
5. 病理学检查：术中行冷冻病理学检查，术后行石蜡切片病理学检查。
6. 根据情况术中可选择使用："纳米碳"（保护甲状旁腺）、"神经监测"（保护喉返神经）。

> **释义**
>
> ■ 目前甲状腺癌手术多采用气管插管全身麻醉。
>
> ■ 手术是否输血依照术中出血量而定，可根据医院条件采用自体血回输系统，必要时输异体血。
>
> ■ 手术中应常规进行术中冷冻病理学检查及术后石蜡切片病理学检查，明确肿瘤性质及治疗方案，病理为甲状腺良性肿瘤者不属于本路径范畴。
>
> ■ 甲状腺癌的患者以下情况应考虑应用术中神经监测：①癌灶位于腺体背侧；②需行颈部淋巴结清扫，尤其中央组淋巴结肿大者；③再次手术，结构紊乱组织粘连者；伴胸骨后甲状腺肿，巨大甲状腺肿物，考虑喉返神经移位者；④术前影像学提示有内脏转位或锁骨下动脉变异，可疑非返性喉返神经者；⑤已有单侧声带麻痹，对侧叶需行手术治疗者；⑥需行甲状腺全切除术，特别是腔镜下手术。

（九）术后住院恢复

4~10 天。

1. 生命体征监测，严密观察有无出血等并发症发生。
2. 根据病情，按照《国家基本药物》目录选择使用雾化、止血药、补液等治疗，时间 1~2 天（视具体情况而定）。
3. 根据病情，尽早拔除尿管、引流管。
4. 实验室检查：必要时复查血常规、血生化等。

> **释义**
>
> ■ 术后可根据患者恢复情况做必须复查的检查项目，并根据病情变化增加检查的频次。复查项目并不仅局限于路径中的项目，必要时复查的实验室检查项目还应

包括状腺功能、甲状旁腺激素等。

■甲状腺全/近全切除术后的患者，术后应重点关注血钙情况，及时纠正可能出现的低钙血症。

（十）出院标准

1. 无切口感染、引流管拔除。
2. 生命体征平稳，可自由活动。
3. 饮食恢复，无需静脉补液。
4. 无需住院处理的其他并发症或合并症。

释义

■主治医师应在出院前，通过复查的各项检查并结合患者恢复情况决定是否能出院。如果确有需要继续留院治疗的情况，超出了路径所规定的时间，应先处理并发症并符合出院条件后再准许患者出院。

（十一）变异及原因分析

1. 术前分期不准确者，术中可根据探查结果改变术式。
2. 根据临床分期和术中情况决定是否术后^{131}I放射治疗。
3. 术后出现并发症需要进行相关的诊断和治疗。

释义

■对于轻微变异，如由于某种原因，路径指示应当于某一天的操作不能如期进行而要延期的，这种改变不会对最终结果产生重大改变，也不会更多的增加住院天数和住院费用，可不出本路径。

■除以上所列变异及原因外，如还出现医疗、护理、患者、环境等多方面的变异原因，应阐明变异相关问题的重要性，必要时须及时退出本路径，并请应将特殊的变异原因进行归纳、总结，以便重新修订路径时作为参考，不断完善和修订路径。

五、甲状腺癌临床路径给药方案

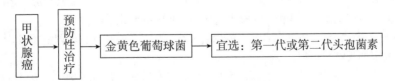

1. 用药选择：

（1）为预防术后切口感染，应针对金黄色葡萄球菌选用药物。

（2）第一代头孢菌素常用的注射剂有头孢唑林、头孢噻吩、头孢拉定等。第二代头孢菌素注射剂有头孢呋辛、头孢替安等。使用头孢菌素前须进行皮试。对于头孢菌素过敏者可应用其他种类抗菌药物如万古霉素、去甲万古霉素、克林霉素等。

2. 药学提示：

（1）对于甲状腺癌手术需预防应用抗菌药物者，应在术前 0.5~2 小时给药，或麻醉开始时给药，使手术切口暴露时局部组织中已达到足以杀灭手术过程中入侵切口细菌的药物浓度。

（2）手术时间较短（＜2 小时）的清洁手术，术前用药一次即可。手术时间超过 3 小时，或失血量大（＞1500ml），可手术中给予第 2 剂。

3. 注意事项：

（1）甲状腺癌手术切口属于 I 类切口，对于甲状腺癌手术范围较大，手术时间长，污染机会增加的患者及高龄或免疫缺陷等高危人群，可按规定适当预防性和术后应用抗菌药物，但需注意应尽可能单一、短程、较小剂量给药。

（2）用药前必须详细询问患者先前有否对头孢菌素类、青霉素类或其他药物的过敏史。

六、甲状腺癌临床路径护理规范

1. 术前护理：

（1）合理饮食：嘱患者清淡饮食，多进食新鲜蔬菜、少吃辛辣刺激性食物，忌烟酒。

（2）手术体位功能练习：为了适应手术体位，减轻术后头痛等症状，患者在入院后即可开始肩枕头后仰卧位练习。将枕头垫于肩下，头尽量向后仰，抬高床头 5°~10°，练习时间由短到长，直到能坚持两个小时。

（3）肠道准备：晚餐清淡易消化饮食，避免辛辣刺激、油腻食物。可予以开塞露通便，晚12 点后禁食、禁水。

（4）心理护理：详细向患者讲解疾病及手术相关知识，缓解患者顾虑，增加手术信任感。

（5）睡眠和镇静：患者术前需保证充足的睡眠，必要时遵医嘱应用镇静剂。

2. 术后护理：

（1）体位：患者清醒后可给予半卧位，利于保持呼吸和引流通畅。

（2）切口护理：①保持切口敷料包扎完整，观察切口有无肿胀及渗出；②患者活动时注意保护切口，避免颈部过度运动；③必要时切口冰袋冷敷；④观察引流管是否通畅，引流液的颜色、性质和量的变化。

（3）饮食指导：术后当日禁食，清醒后可进少量温水，观察其有无呛咳、误吸等症状；术后第一日可进流质饮食、半流质饮食，少量蔬菜和水果。根据病情逐渐过渡到普通饮食，避免辛辣刺激、油腻及易引起腹胀的食物；术后恢复期宜多食优质蛋白、新鲜蔬菜和水果等。如术后出现淋巴漏则需禁食并配合静脉营养，并根据恢复情况调整饮食。

（4）预防术后血栓形成：患者卧床时抬高双下肢，使下肢高于心脏水平 20~30cm。术后 6 小时后可适当下床活动，对于血栓高危患者建议穿医用弹力袜。

（5）呼吸道管理：①鼓励患者有效咳嗽、咳痰：必要时协助患者翻身、叩背咳痰，当痰液黏稠不易咳出时，应给予药物雾化吸入，口服化痰润喉含片等措施；②鼓励患者术后早期下床活动，预防坠积性肺炎；③密切观察患者体温和呼吸的变化。

（6）心理护理：关心、体贴患者，根据患者情绪变化，及时疏导患者调整心态。

（7）并发症的观察与护理：

1）呼吸困难和窒息患者常发生术后 48 小时内，是术后最危急的并发症。切口内出血、喉头水肿、气管塌陷、痰液阻塞、双侧喉返神经损伤均可导致呼吸困难和窒息。患者表现为进行性呼吸困难、烦躁、发绀、颈部肿胀等，护士应密切观察病情变化，注意切口及引流情况，观察患者意识状态，备齐急救物品。配合医师进行抢救，开扩抢救空间。

2）喉返神经损伤：单侧喉返神经损伤表现为声音嘶哑，可遵医嘱应用促神经恢复的药物、雾化吸入、理疗等；双侧喉返神经损伤表现为声带麻痹、失音、呼吸困难。如出现重度呼吸困难，护士应配合医师立即床旁插气管导管或急诊行气管切开。

3）喉上神经损伤：喉上神经外侧支损伤表现为声带松弛、音调降低，内侧支损伤表现为饮水呛咳，容易误吸，嘱患者进食半固体食物。

4）甲状旁腺损伤：主要表现为低血钙，患者面部、唇部或手足部针刺麻木感或强直感。指导患者按时按量服用钙剂，强调增加高钙饮食，当患者抽搐发作时，安抚患者缓解其紧张情绪，遵医嘱静脉注射 10% 葡萄糖酸钙注射液 10~20ml。

5）淋巴漏：一般表现为术后 24~72 小时颈部引流量逐渐增多，颜色由淡红色血性转为淡黄色液体。如出现淋巴漏，嘱患者禁食、禁水或清流质饮食，并给予静脉营养，补充液体和电解质。保持引流管通畅，持续负压吸引，局部加压包扎。

七、甲状腺癌临床路径营养治疗规范

甲状腺癌患者围手术期应以清淡饮食为主。术前多进食新鲜蔬菜水果、少吃辛辣刺激性食物。术前 6 小时禁食，2 小时禁水。术后当日清醒后可进少量温水；术后第一日可进流质饮食、半流质饮食，少量蔬菜和水果，根据病情逐渐过渡到普通饮食。术后恢复期宜多食优质蛋白、新鲜蔬菜和水果等。术后出现明显低钙血症者，高钙饮食的同时避免高磷饮食，包括各类奶制品、动物内脏、豆制品等。出现淋巴漏，在引流较多的情况下需禁食、禁水，根据病情逐渐过渡到清流质饮食、低脂饮食。口服左甲状腺素片的患者在早餐时应避开影响其吸收的食物，如奶制品、豆制品、含铁、钙较高的食物。术后需进一步碘[131]治疗的患者在治疗前需低碘饮食（<50μg/d），至少持续 1~2 周。

八、甲状腺癌临床路径患者健康宣教

1. 甲状腺癌是头颈部最常见的恶性肿瘤，近年来甲状腺癌的发生率逐年快速增长，已成为发病率增长最快的恶性肿瘤。

2. 甲状腺癌根据病理类型分为乳头状癌、滤泡状癌、髓样癌和未分化癌。其中乳头状癌和滤泡状癌统称为分化型甲状腺癌，占总体比例90%以上，五年生存率可达98%左右，及时发现、及时治疗，预后相对较好。髓样癌和未分化癌在临床所占的比例较少，恶性程度较高、预后相对较差。

3. 手术、碘[131]治疗、内分泌抑制治疗等手段的联合应用可以使绝大多分化型甲状腺癌得到完全缓解、部分缓解或者病情稳定。

4. 术前完善相关准备，包括：术前各项检查，合理饮食、手术体位功能练习、肠道准备等。

5. 术中可能存在的手术风险，如喉返神经、喉上神经外支、甲状旁腺损伤、喉头水肿等，如需颈部淋巴结清扫，则可能发生淋巴漏。根据病情选择性应用喉返神经监测、纳米碳甲状旁腺负显影等新技术。

6. 术后饮食对于含碘量并无特殊要求，如需通过进一步碘[131]治疗降低肿瘤复发风险的患者，治疗前需低碘饮食（<50μg/d），至少持续 1~2 周。

7. 甲状腺癌根治性手术需切除一侧或全部的甲状腺，患者术后服用左甲状腺素片来进行 TSH 的抑制治疗，有两方面的原因：一方面可以补充手术造成的甲状腺功能的低下，另一方面可以抑制肿瘤的复发和转移。

8. 术后建议进行适当、适度的颈部功能锻炼，避免创面粘连，限制活动。

9. 离院后注意事项，定期监测甲状腺功能调整左甲状腺素片剂量。对于甲状腺全切患者，复查时监测甲状腺球蛋白水平可有效了解肿瘤的复发情况。

九、推荐表单

（一）医师表单

甲状腺癌临床路径医师表单

适用对象：第一诊断为甲状腺恶性肿瘤（ICD-10：C73）

行甲状腺恶性肿瘤根治术（ICD-9-CM-3：06.2-06.4 伴 40.4）

患者姓名：		性别：	年龄：	门诊号：	住院号：
住院日期： 年 月 日		出院日期： 年 月 日			标准住院日：7~14 天

日期	住院第 1 天	住院第 2~5 天	住院第 3~6 天（手术前 1 日）
主要诊疗工作	□ 询问病史及体格检查 □ 完成住院病历和首次病程记录书写 □ 开实验室检查单 □ 上级医师查房与术前评估 □ 初步确定诊治方案和特殊检查项目	□ 上级医师查房 □ 完成术前准备与术前评估 □ 根据体检、B 超、CT 结果等，术前讨论，确定治疗方案 □ 完成必要的相关科室会诊 □ 住院医师完成上级医师查房记录等病历资料	□ 申请手术及开手术医嘱 □ 住院医师完成上级医师查房记录、术前讨论、术前小结等 □ 完成术前总结、手术方式、手术关键步骤、术中注意事项等 □ 向患者及家属交代病情及手术安排，围手术期注意事项 □ 签署手术知情同意书、自费用品协议书、输血同意书、麻醉同意书或签授权委托书
重点医嘱	**长期医嘱** □ 外科二级护理常规 □ 饮食（依据患者情况定） □ 下达进入临床路径医嘱 **临时医嘱** □ 血常规、尿常规、大便常规+隐血 □ 凝血功能、电解质、肝肾功能、感染性疾病筛查 □ 甲状腺功能、抗甲状腺抗体、甲状腺球蛋白、血清降钙素 □ 心电图、X 线胸片 □ 甲状腺 B 超，甲状腺核素扫描、气管正侧位、肺功能、超声心动图（视患者情况而定） □ 耳鼻喉科会诊了解声带 □ 必要时行 CT 检查	**长期医嘱** □ 患者既往基础用药 **临时医嘱** □ 会诊单	**长期医嘱** □ 患者既往基础用药 **临时医嘱** □ 术前医嘱 （1）常规准备明日在全身麻醉下行甲状腺癌根治术 （2）备皮 （3）术前禁食 6 小时、禁水 2 小时 （4）麻醉前用药 （5）备血（必要时） □ 抗菌药物皮试，术前 30 分抗菌药物静脉输注（必要时） □ 术中特殊用药带药 □ 带影像学资料入手术室 □ 预约 ICU（视情况而定）
病情变异记录	□ 无 □ 有，原因： 1. 2.	□ 无 □ 有，原因： 1. 2.	□ 无 □ 有，原因： 1. 2.
医师签名			

日期	住院第 4~7 天 （手术日）		住院第 5~8 天 （术后第 1 日）
	术前与术中	术后	
主要诊疗工作	□ 陪送患者入手术室 □ 麻醉准备，监测生命体征 □ 施行手术 □ 保持各引流管通畅 □ 术中行冷冻病理学检查，术终常规病理学检查	□ 麻醉医师完成麻醉记录 □ 完成术后首次病程记录 □ 完成手术记录 □ 向患者及家属说明手术情况	□ 上级医师查房 □ 观察病情变化，包括颈部、耳前叩击征及声音情况等 □ 观察引流量和性状，视引流情况拔除颈部引流管及尿管 □ 检查手术切口，更换敷料 □ 分析实验室检验结果 □ 维持水电解质平衡 □ 住院医师完成常规病程记录
重点医嘱	**长期医嘱** □ 甲状腺癌常规护理 □ 禁食 **临时医嘱** □ 应用抗菌药物（必要时） □ 术中冷冻检查 □ 术中神经监测（必要时）	**长期医嘱** □ 甲状腺癌根治术后常规护理 □ 一级护理 □ 禁食 □ 雾化吸入 □ 化痰药 □ 颈部切口引流记量 □ 尿管接尿袋（视手术时间而定） **临时医嘱** □ 吸氧 □ 心电监护 □ 床边备气管切开包 □ 血常规及生化检查（必要时） □ 镇痛（必要时） □ 补液 □ 补充钙剂（必要时） □ 应用抗菌药物（视情况而定）	**长期医嘱** □ 甲状腺癌根治术后常规护理 □ 一级护理 □ 半流质饮食 □ 雾化吸入 □ 化痰药 □ 无感染证据时停用抗菌药物 □ 颈部切口引流并记量 □ 患者既往基础用药 **临时医嘱** □ 适当补充葡萄糖液和生理盐水液体支持 □ 补充钙剂（必要时） □ 切口换药，视情况拔除引流管 □ 拔除尿管
病情变异记录	□ 无　□ 有，原因： 1. 2.	□ 无　□ 有，原因： 1. 2.	□ 无　□ 有，原因： 1. 2.
医师签名			

日期	住院第6~9天 （术后第2~4日）	住院第7~13天 （出院日）
主要诊疗工作	□ 上级医师查房 □ 观察病情变化，包括颈部、耳前叩击征及声音情况等 □ 观察引流量和颜色而决定是否拔除引流管 □ 更改护理级别 □ 住院医师完成常规病程记录 □ 必要时予相关特殊检查	□ 上级医师查房 □ 切口拆线 □ 明确是否符合出院标准 □ 完成出院记录、病案首页、出院证明书等 □ 通知出入院处 □ 通知患者及家属 □ 向患者告知出院后注意事项，如康复计划、返院复诊、后续治疗，及相关并发症的处理等 □ 出院小结、疾病证明书及出院须知交予患者
重点医嘱	长期医嘱（参见前1天） □ 二级或三级护理（视情况） □ 半流质饮食至普通饮食 □ 患者既往基础用药 临时医嘱 □ 补充进食不足的液体支持 □ 补充钙剂（必要时） □ 切口换药，视情况拔除引流 □ 并发症处理（必要时）	长期医嘱 □ 患者既往基础用药 临时医嘱 □ 切口拆线 出院医嘱 □ 出院后相关用药
病情变异记录	□ 无 □ 有，原因： 1. 2.	□ 无 □ 有，原因： 1. 2.
医师签名		

（二）护士表单

甲状腺癌临床路径护士表单

适用对象：第一诊断为甲状腺恶性肿瘤 （ICD-10：C73）

行甲状腺恶性肿瘤根治术（ICD-9-CM-3：06.2-06.4 伴 40.4）

患者姓名：	性别： 年龄： 门诊号：	住院号：
住院日期： 年 月 日	出院日期： 年 月 日	标准住院日：7~14 天

时间	住院第 1 天	住院第 2~6 天 （手术前 1 日）	住院第 4~7 天 （手术日）
健康宣教	□ 入院宣教 　介绍主管医师、护士 　介绍环境、设施 　介绍住院注意事项	□ 术前宣教 　宣教疾病知识、术前准备及手术过程 　告知准备物品、沐浴 　告知术后饮食、活动及探视注意事项 　告知术后可能出现的情况及应对方式 □ 主管护士与患者沟通，了解并指导 　心理应对 □ 告知家属等候区位置	□ 术后当日宣教 　告知监护设备、管路功能及 　注意事项 　告知饮食、体位要求 　告知疼痛注意事项 　告知术后可能出现情况及应 　对方式 　告知用药情况 □ 给予患者及家属心理支持 □ 再次明确探视陪护须知
护理处置	□ 核对患者姓名，佩 　戴腕带 □ 建立入院护理病历 □ 更换病号服 □ 告知相关检验项目 　及注意事项	□ 协助医师完成术前检查 □ 术前准备 　备皮 　禁食、禁水 　开塞露通便 　术前沐浴、取下饰品 　必要时配血、抗菌药物皮试	□ 送手术 　摘除患者各种活动物品 　核对患者资料及带药 　填写手术交接单，签字确认 □ 接手术 　核对患者及资料，签字确认
基础护理	□ 二级护理 □ 晨晚间护理 □ 患者安全管理	□ 二级护理 □ 晨晚间护理 □ 患者安全管理	□ 一级护理 □ 头高位或半坐卧位，协助改 　变体位 □ 排泄护理 □ 患者安全管理
专科护理	□ 护理查体 □ 基础生命体征监测 □ 需要时，请家属 　陪护	□ 协助医师完成术前检查化验	□ 病情观察，评估生命体征、 　伤口敷料、各种引流管情 　况、出入量、有无手足抽搐 　及声音嘶哑情况 □ 遵医嘱予液体支持、化痰、 　雾化吸入等治疗 □ 床边放置气管切开包
重点医嘱	□ 详见医嘱执行单	□ 详见医嘱执行单	□ 详见医嘱执行单
病情变异记录	□ 无 □ 有，原因： 1. 2.	□ 无 □ 有，原因： 1. 2.	□ 无 □ 有，原因： 1. 2.
护士签名			

时间	住院第 5~9 天 （术后第 1~4 日）	住院第 7~13 天 （术后第 3~8 日）
健康宣教	□ 术后宣教 　药物作用及频率 　饮食、活动指导 　复查患者对术前宣教内容的掌握程度 　疾病恢复期注意事项 　拔尿管后注意事项 　拔颈部引流管后注意事项 　下床活动注意事项	□ 出院宣教 　复查时间 　服药方法 　活动休息 　指导饮食 　康复训练方法 □ 指导办理出院手续
护理处置	□ 遵医嘱完成相关检查 □ 夹闭尿管，锻炼膀胱功能	□ 办理出院手续 □ 书写出院小结
基础护理	□ 一级或二级或三级护理 □ 晨晚间护理 □ 协助进食、进水（饮水呛咳者鼻饲） □ 协助翻身、床上移动、预防压疮 □ 排泄护理 □ 协助更衣 □ 患者安全管理	□ 二级或三级护理 □ 晨晚间护理 □ 协助或指导进食、进水 □ 协助或指导床旁活动 □ 康复训练 □ 患者安全管理
专科护理	□ 病情观察 　评估生命体征、伤口敷料、各种引流管情况、出入量、有无手足抽搐及声音嘶哑情况 □ 遵医嘱予液体支持、化痰、雾化吸入等治疗 □ 需要时，联系主管医师给予相关治疗及用药	□ 病情观察 　生命体征、伤口敷料、有无手足抽搐及声音嘶哑及是否改善情况
重点医嘱	□ 详见医嘱执行单	□ 详见医嘱执行单
病情变异记录	□ 无　□ 有，原因： 1. 2.	□ 无　□ 有，原因： 1. 2.
护士签名		

（三）患者表单

甲状腺癌临床路径患者表单

适用对象：第一诊断为甲状腺恶性肿瘤（ICD-10：C73）

行甲状腺恶性肿瘤根治术（ICD-9-CM-3：06.2-06.4 伴 40.4）

| 患者姓名： | | 性别： 年龄： 门诊号： | | 住院号： |

| 住院日期： 年 月 日 | | 出院日期： 年 月 日 | | 标准住院日：7~14 天 |

时间	住院第 1 天	住院第 2~6 天 （手术前 1 日）	住院第 4~7 天 （手术日）
监测	□ 测量生命体征、体重	□ 每日测量生命体征、询问排便情况，手术前 1 日晚测量生命体征	□ 手术清晨测量生命体征、血压 1 次，必要时测量血糖
医患配合	□ 护士行入院护理评估（简单询问病史） □ 接受入院宣教 □ 医师询问病史、既往病史、用药情况，收集资料 □ 进行体格检查	□ 配合完善术前相关化验、检查 □ 术前宣教 甲状腺恶性肿瘤疾病知识、临床表现 □ 治疗方法 术前用物准备：毛巾、饮用水等 □ 手术室接患者，配合核对 □ 医师与患者及家属介绍病情及手术 □ 谈话 □ 手术时家属在等候区等候 □ 探视及陪护制度	□ 术后宣教 术后体位：头高位或半坐卧位，协助改变体位，根据医嘱予监护设备、吸氧 □ 配合护士定时监测生命体征、伤口敷料等 □ 不要随意动引流管 □ 疼痛的注意事项及处理 □ 告知医护不适及异常感受 □ 配合评估手术效果
重点诊疗及检查	**重点诊疗** □ 二级护理 □ 既往基础用药	**重点诊疗** □ 术前准备 备皮 配血（必要时） 术前签字 **重要检查** □ 心电图、X 线胸片 □ 颈部 B 超 □ 甲状腺核素扫描（必要时）	**重点诊疗** □ 一级护理 □ 予监护设备、吸氧 □ 注意留置管路安全与通畅 □ 用药：补液、化痰药物的应用 □ 护士协助记录出入量
饮食及活动	□ 普通饮食 □ 正常活动	□ 禁食 6 小时、禁水 2 小时 □ 正常活动	□ 根据病情半流质饮食或鼻饲 □ 卧床休息，自主体位

时间	住院第5~9天 （术后第1~4日）	住院第7~13天 （术后第3~8日）
监测	□ 定时监测生命体征，每日询问排便情况	□ 定时监测生命体征、每日询问排便情况
医患配合	□ 医师巡视，了解病情 □ 配合生命体征的观察及必要的检查 □ 护士行晨晚间护理 □ 护士协助进食、进水、排泄等生活护理 □ 配合监测出入量 □ 膀胱功能锻炼，成功后可将尿管拔除 □ 配合功能恢复训练（必要时） □ 注意探视及陪护时间	□ 护士行晨晚间护理 □ 医师拆线 □ 伤口注意事项 □ 配合功能恢复训练（必要时） □ 出院宣教 □ 接受出院前康复宣教 □ 学习出院注意事项 □ 了解复查程序 □ 办理出院手续，取出院带药
重点诊疗及检查	**重点诊疗** □ 一级或二级或三级护理 □ 静脉用药逐渐过渡至口服药 □ 医师定时予伤口换药 **重要检查** □ 定期抽血检验	**重点诊疗** □ 二级或三级护理 □ 普通饮食 □ 医师定时予伤口换药 **重要检查** □ 定期抽血检验（必要时）
饮食及活动	□ 根据病情逐渐由半流质饮食过渡至普通饮食，营养均衡，食用高蛋白、低脂肪、易消化，避免产气食物（牛奶、豆浆）及油腻食物。鼓励多食汤类食物，蔬菜及水果补充水分 □ 卧床休息时可头高位，渐坐起 □ 术后第1~2天可视体力情况渐下床活动，循序渐进，注意安全 □ 行功能恢复锻炼（必要时）	□ 普通饮食，营养均衡 □ 勿吸烟、饮酒 □ 正常活动 □ 行功能恢复训练（必要时）

附：原表单（2011 年版）

甲状腺癌临床路径表单

适用对象：第一诊断为甲状腺恶性肿瘤（ICD-10：C73）

　　　　行甲状腺恶性肿瘤根治术（ICD-9-CM-3：06.2-06.4 伴 40.4）

| 患者姓名： | 性别：　　年龄：　　门诊号： | 住院号： |
| 住院日期：　　年　月　日 | 出院日期：　　年　月　日 | 标准住院日：7~14 天 |

日期	住院第 1 天	住院第 2~5 天	住院第 3~6 天 （手术前 1 日）
主要诊疗工作	□ 将甲状腺恶性肿瘤诊疗计划书交给患者 □ 询问病史及体格检查 □ 完成住院病历和首次病程记录书写 □ 开实验室检查单 □ 上级医师查房与术前评估 □ 初步确定诊治方案和特殊检查项目	□ 上级医师查房 □ 完成术前准备与术前评估 □ 根据体检、B 超、CT 结果等，术前讨论，确定治疗方案 □ 完成必要的相关科室会诊	□ 申请手术及开手术医嘱 □ 住院医师完成上级医师查房记录、术前讨论、术前小结等 □ 完成术前总结、手术方式、手术关键步骤、术中注意事项等 □ 向患者及家属交代病情及手术安排，围手术期注意事项 □ 签署手术知情同意书、自费用品协议书、输血同意书、麻醉同意书或签授权委托书
重点医嘱	**长期医嘱** □ 外科二级护理常规 □ 饮食（依据患者情况定） **临时医嘱** □ 血常规、尿常规、大便常规 + 隐血 □ 凝血功能、电解质、肝肾功能、感染性疾病筛查 □ 甲状腺功能、抗甲状腺抗体、甲状腺球蛋白、血清降钙素 □ 心电图、X 线胸片 □ 甲状腺 B 超，甲状腺核素扫描、气管正侧位、肺功能、超声心动图（视患者情况而定） □ 耳鼻喉科会诊了解声带 □ 必要时行 CT 检查	**长期医嘱** □ 患者既往基础用药 **临时医嘱** □ 会诊单	**长期医嘱** □ 患者既往基础用药 **临时医嘱** □ 术前医嘱 （1）常规准备明日在气管内麻醉下行甲状腺手术 （2）备皮 （3）术前禁食 6 小时、禁水 2 小时 （4）麻醉前用药 （5）备血 □ 术中特殊用药带药 □ 带影像学资料入手术室 □ 预约 ICU（视情况而定）
主要护理工作	□ 介绍环境 □ 入院评估 □ 饮食：普通饮食 □ 指导患者相关检查的配合 □ 心理支持	□ 静脉抽血 □ 患者活动：无限制 □ 饮食：普通饮食 □ 术前指导及皮肤清洁 □ 心理支持	□ 患者活动：无限制 □ 饮食：术前晚禁食、禁水 □ 告知患者及家属术前流程及注意事项 □ 术前沐浴、更衣，取下义齿、饰物 □ 术前手术物品准备 □ 心理支持（患者及家属）

续　表

日期	住院第 1 天	住院第 2~5 天	住院第 3~6 天 （手术前 1 日）
病情 变异 记录	□无　□有，原因： 1. 2.	□无　□有，原因： 1. 2.	□无　□有，原因： 1. 2.
护士 签名			
医师 签名			

日期	住院第 4~7 天 （手术日）		住院第 5~8 天 （术后第 1 日）
	术前与术中	术后	
主要诊疗工作	□ 陪送患者入手术室 □ 麻醉准备，监测生命体征 □ 施行手术 □ 保持各引流管通畅 □ 术中行冷冻病理学检查，术终常规病理学检查	□ 麻醉医师完成麻醉记录 □ 完成术后首次病程记录 □ 完成手术记录 □ 向患者及家属说明手术情况	□ 上级医师查房 □ 观察病情变化，包括颈部、耳前叩击征及声音情况等 □ 观察引流量和性状，视引流情况拔除颈部引流管及尿管 □ 检查手术切口，更换敷料 □ 分析实验室检验结果 □ 维持水电解质平衡 □ 住院医师完成常规病程记录
重点医嘱	**长期医嘱** □ 甲状腺癌常规护理 □ 禁食 **临时医嘱** □ 必要时应用抗菌药物 □ 术中冷冻检查	**长期医嘱** □ 甲状腺癌切除术后常规护理 □ 一级护理 □ 禁食 □ 雾化吸入 □ 颈部切口引流接负压袋吸引并记量 □ 尿管接尿袋（视手术时间而定） □ 化痰药 □ 预防性抗菌药物使用（视情况而定） **临时医嘱** □ 吸氧 □ 床边备气管切开包 □ 血常规及生化检查（必要时）	**长期医嘱**（参见左列） □ 甲状腺癌根治术后常规护理 □ 一级护理 □ 半流质饮食 □ 雾化吸入 □ 化痰药 □ 无感染证据时停用抗菌药物 □ 患者既往基础用药 **临时医嘱** □ 适当补充葡萄糖液和生理盐水液体支持 □ 切口换药，视情况拔除引流管 □ 拔除尿管
主要护理工作	□ 健康教育 □ 饮食：术晨禁食、禁水 □ 告知患者及家属术前流程及注意事项 □ 指导术前注射用药后注意事项 □ 陪送患者入手术室 □ 术中按需留置尿管 □ 心理支持（患者及家属）	□ 体位与活动：头高位或半坐卧位，协助改变体位 □ 按医嘱吸氧、禁食、禁水 □ 密切观察患者情况 □ 疼痛护理 □ 留置管道护理及指导 □ 心理支持（患者及家属）	□ 静脉抽血 □ 体位：协助改变体位（取斜坡卧位） □ 密切观察患者情况 □ 疼痛护理 □ 留置管道护理及指导（尿管、颈部引流管） □ 遵医嘱拔除尿管 □ 饮食指导 □ 生活护理（一级护理） □ 心理支持
病情变异记录	□ 无　□ 有，原因： 1. 2.	□ 无　□ 有，原因： 1. 2.	□ 无　□ 有，原因： 1. 2.
护士签名			
医师签名			

日期	住院第 6~9 天 （术后第 2~4 日）	住院第 7~13 天 （出院日）
主要诊疗工作	□ 上级医师查房 □ 观察病情变化，包括颈部、耳前叩击征及声音情况等 □ 观察引流量和颜色而决定是否拔除引流管 □ 更改护理级别 □ 住院医师完成常规病程记录 □ 必要时予相关特殊检查	□ 上级医师查房 □ 切口拆线 □ 明确是否符合出院标准 □ 完成出院记录、病案首页、出院证明书等 □ 通知出入院处 □ 通知患者及家属 □ 向患者告知出院后注意事项，如康复计划、返院复诊、后续治疗，及相关并发症的处理等 □ 出院小结、疾病证明书及出院须知交予患者
重点医嘱	**长期医嘱**（参见前 1 天） □ 二级或三级护理（视情况） □ 半流至普通饮食 □ 患者既往基础用药 **临时医嘱** □ 补充进食不足的液体支持 □ 切口换药 □ 并发症处理（必要时）	**长期医嘱** □ 患者既往基础用药 **临时医嘱** □ 切口拆线 **出院医嘱** □ 出院后相关用药
主要护理工作	□ 体位：指导患者下床活动及颈部活动 □ 观察患者病情变化 □ 指导饮食 □ 疼痛护理 □ 生活护理（二级护理） □ 心理支持	□ 指导对疾病的认识、后续治疗及日常保健 □ 指导按时服药 □ 指导作息、饮食及活动 □ 指导复诊时间 □ 办理出院手续指导等
病情变异记录	□ 无 □ 有，原因： 1. 2.	□ 无 □ 有，原因： 1. 2.
护士签名		
医师签名		

第三十七章

急性乳腺炎临床路径释义

【医疗质量控制指标】

指标一、诊断需结合临床表现和相关辅助检查。

指标二、如脓肿形成尽早行穿刺或切开脓肿引流。

指标三、如系哺乳期乳腺炎应加强母乳喂养指导，避免再次发生乳腺炎。

指标四、如合并明显全身感染表现，可使用抗菌药物治疗，抗菌药物选择需结合药敏试验。

一、急性乳腺炎编码

1. 原编码：

疾病名称及编码：急性乳腺炎（ICD-10：O91，N61）

手术操作名称及编码：乳腺脓肿切开引流术（ICD-9-CM-3：85.0）

2. 修改编码：

疾病名称及编码：急性乳腺炎（ICD-10：O91.0/O91.1/N61）

手术操作名称及编码：乳腺脓肿切开引流术（ICD-9-CM-3：85.0）

二、临床路径检索方法

（O91.0/O91.1/N61）伴 85.0

三、国家医疗保障疾病诊断相关分组（CHS-DRG）

MDCJ 皮肤、皮下组织及乳腺疾病及功能障碍

JV2 乳房良性病变

四、急性乳腺炎临床路径标准住院流程

（一）适用对象

第一诊断为急性乳腺炎（ICD-10：O90/O91/N61），行乳腺脓肿切开引流术（ICD-9-CM-3：85.0）。

> 释义
>
> ■ 急性乳腺炎（acute mastitis）是指乳腺的急性化脓性感染，乳腺导管内及周围结缔组织炎症，多见于初产妇。哺乳期内均可发生，多见于产后3~4周，又称产褥期乳腺炎。
>
> ■ 急性乳腺炎伴脓肿形成需行脓肿切开引流术：当急性乳腺炎控制不佳时会形成脓肿，局部形成肿物并伴有波动感。深部脓肿常需超声检查发现，脓肿区超声呈液性暗区。
>
> ■ 急性乳腺炎无脓肿形成时需积极局部治疗和药物治疗，不进入此路径。

（二）诊断依据

根据《临床诊疗指南·外科学分册》（中华医学会编，人民卫生出版社，2006年，第1版），《黄家驷外科学》（吴孟超，吴在德主编，人民卫生出版社，2021年，第8版）。

1. 病史：乳房出现红、肿、热、痛等急性炎症表现；多为哺乳期女性，常发生在产后3~4周；也可为非哺乳期女性。

2. 体征：患侧乳房出现红、肿、热、痛等急性炎症表现，常伴有患侧腋窝淋巴结肿大、压痛等，随炎症发展常伴有寒战、高热、脉搏加快等全身中毒表现。

3. 实验室检查：白细胞计数和/或中性粒细胞计数明显增高。

4. 影像学检查：超声提示有炎性浸润，可见液性暗区，单个或多个脓腔形成。

> **释义**
>
> ■ 需重视急性乳腺炎的流行病学特点即多见于产后哺乳期。急性乳腺炎乳房的红、肿、热、痛症状多比较典型，结合产后哺乳的病史和实验室及影像学发现可作出诊断。对非哺乳期乳腺炎症性改变需鉴别浆细胞性乳腺炎、炎性乳腺癌等。浆细胞性乳腺炎多发生在非哺乳期，可伴有先天乳头发育不良、乳头溢液。进一步发展可形成肿物，继发细菌感染后可出现红、肿、局部皮温升高和疼痛。炎性乳腺癌是乳腺癌一特殊临床类型，进展快、预后差，主要表现为乳房水肿、局部皮肤发红、橘皮征阳性、皮温升高，但疼痛不明显，没有全身性炎症表现。患者流行病学资料在这三者鉴别中有重要参考价值，必要时需病理活检确诊。

（三）治疗方案的选择

根据《临床诊疗指南·外科学分册》（中华医学会编，人民卫生出版社，2006年，第1版），《黄家驷外科学》（吴孟超，吴在德主编，人民卫生出版社，2021年，第8版）。

1. 早期未形成脓肿前，应用抗菌药物可获得良好效果。

2. 中医中药治疗，可用蒲公英、野菊花等清热解毒药物。

3. 脓肿形成后，及时行脓肿切开引流。

> **释义**
>
> ■ 急性乳腺炎的进展因人、因治疗而异。一般初期呈急性蜂窝织炎样改变，数天后可能形成脓肿。脓肿形成者往往全身症状较重、疼痛明显，表浅脓肿可以触及波动感。在急性乳腺炎初期尚无脓肿形成时治疗以促进乳汁通畅排出、药物治疗为主，此时患者不适合进入本路径。
>
> ■ 急性乳腺炎的重要病因是乳汁引流不通畅，所以保证乳汁分泌正常是所有治疗的基础。炎症早期可继续对侧哺乳，患侧通过理疗热敷、手法按摩促进乳汁排出及炎症消退。
>
> ■ 脓肿形成的诊断对进入该路径非常关键。首先脓肿形成者一般疼痛、发热症状明显，浅表者查体可触及波动感，深部或多发、多房脓肿常需超声发现，针头穿刺抽出脓液可证实。穿刺脓液送细菌培养及药敏试验。

（四）标准住院日

≤11 天。

> **释义**
>
> ■ 考虑急性乳腺炎伴乳腺脓肿形成收入院者，可于 1~3 天积极完善术前准备，如无手术禁忌可尽快手术引流。

（五）进入路径标准

1. 第一诊断必须符合 ICD-10：O90/O91/N61 急性乳腺炎疾病编码。
2. 拟行脓肿切开引流。
3. 当患者同时具有其他疾病诊断，但在住院期间不需特殊处理、也不影响第一诊断临床路径流程实施时，可以进入路径。

> **释义**
>
> ■ 患者同时具有其他疾病影响第一诊断及临床路径流程实施时均不适合进入临床路径。
>
> ■ 无脓肿切开引流指征患者不适合进入本临床路径。

（六）术前准备

1~3 天。

1. 必须的检查项目：
(1) 血常规、尿常规、大便常规。
(2) 肝肾功能、凝血功能、血型、感染性疾病筛查（乙型肝炎、丙型肝炎、艾滋病、梅毒等）。
(3) X 线胸片、心电图。
(4) 乳房超声（脓肿形成者需行术前定位）。
2. 根据患者伴随疾病可选择：肺功能、超声心动图等。

> **释义**
>
> ■ 部分或全部检查可以在门、急诊完成。血常规、尿常规、大便常规是三大基本检查，进入路径者均需完成，其他肝肾功能、凝血及 X 线胸片、心电图和感染筛查则为手术前患者基线评估的需要。
>
> ■ 特殊情况下有其他重要脏器病变时可在可选项中增加必要检查项目。
>
> ■ 乳腺彩超检查必须在术前完成，以进行脓肿定位及判断有无多房或深部脓肿，需要时术中也可用来定位。

（七）抗菌药物选择与使用时机

1. 按照《抗菌药物临床应用指导原则》（卫医发〔2015〕43 号）执行，并结合患者的病情决定抗菌药物的选择。

2. 入院后即开始使用抗菌药物，经验性抗菌治疗可选用耐青霉素酶的半合成青霉素、头孢菌素、大环内酯类或克林霉素类药物。

> **释义**
>
> ■ 急性乳腺炎的致病菌多为葡萄球菌，尤以金黄色葡萄球菌常见，因而经验性抗菌治疗可选择耐青霉素酶的半合成青霉素、头孢菌素。对于青霉素类过敏患者可以选择大环内酯类或克林霉素类药物，后者可能在乳汁中分泌所以在哺乳期需慎用。一般在脓肿切开、通畅引流后局部感染可迅速得到控制。

（八）手术日

入院第 2~4 天。

1. 麻醉方式：全身麻醉或局部麻醉。
2. 术中用药：麻醉常规用药。
3. 术后取（炎性）组织或脓腔壁组织送病理检查，脓液送细菌培养+药敏试验，根据培养结果调整抗菌药物种类。

> **释义**
>
> ■ 脓肿范围小可在局部麻醉下完成手术，如脓肿范围大或深部脓肿局部麻醉效果欠佳，全身麻醉较为理想。
>
> ■ 术中留取脓液行病原学诊断也是非常重要的部分。根据病原学诊断和药敏结果帮助调整抗菌药物的应用。在药敏结果出来前经验性抗菌治疗可选择半合成青霉素、头孢菌素等药物。脓肿壁或周围炎性组织需留取送病理检查，以确定诊断。

（九）术后住院恢复

3~7 天。

1. 复查项目：血常规，必要时行乳房超声复查。
2. 术后抗菌药物：按照《抗菌药物临床应用指导原则》（卫医发〔2015〕43 号）执行，抗菌药物用至体温正常后 3 天。

> **释义**
>
> ■ 术后复查血常规及观测体温变化了解炎症控制情况。对于深部脓肿或多房脓肿或引流不畅时可借助超声检查判断乳房内有无脓液集聚。在脓肿获得通畅引流后，体温会很快恢复正常，抗菌药物在体温正常 3 天后可停用。哺乳期乳腺炎应用抗菌药物的时候，需考虑药物经乳汁排泄的问题，某些经乳汁排泄的药物如大环内酯类药物，在应用时应评估婴儿从乳汁中摄入抗菌药物的风险，必要时可暂停授乳。

（十）出院标准

1. 体温正常 3 天，引流管通畅或已拔除。

2. 常规实验室检查指标无明显异常。

3. 没有需要住院处理的并发症和/或合并症。

> **释义**
>
> ■ 脓肿切开引流后需注意观察引流或渗出量，保证引流通畅。敷料需及时更换，保持干燥。体温正常，引流减少，连续两天 24 小时不超过 20ml 可拔除引流管。

（十一）变异及原因分析

1. 有影响手术的其他疾病，需要进行相关的诊断和治疗，住院时间延长。

2. 出现新发脓肿，需要继续治疗，将延长住院时间，增加治疗费用。

3. 未形成脓肿患者，不进入本路径。

4. 采用穿刺等微创技术处理脓肿者，不进入本路径。

> **释义**
>
> ■ 微小变异：因为急诊手术提前结束或进入下一日检查或治疗；因医院检验项目的及时性，不能按照要求完成检查；因为节假日不能按照要求完成检查；患者不愿配合完成相应检查。乳房内出现新发脓肿继续治疗产生的变异。
>
> ■ 重大变异：治疗中并发重大疾病需要进一步诊断和治疗；因各种原因需要其他治疗措施；医院与患者或家属发生医疗纠纷，患者要求离院或转院；不愿按照要求出院随诊而导致入院时间明显延长。

五、急性乳腺炎临床路径给药方案

1. 用药选择：

（1）急性乳腺炎诊断明确后尽早开始抗菌药物经验治疗。应选用能覆盖金黄色葡萄球菌和链球菌的药物。

（2）住院手术治疗患者应留取脓液标本，送细菌培养及药敏试验。

（3）轻症患者可口服用药；重症患者选用静脉给药，待发热控制后改用口服药序贯治疗。

2. 药学提示：

（1）急性乳腺炎常见致病菌为金黄色葡萄球菌，目前很多金黄色葡萄球菌存在对青霉素耐药的情况，因而经验性治疗可选择耐青霉素酶的半合成青霉素、头孢菌素。

（2）应用半合成青霉素或头孢菌素均需根据说明书要求进行青霉素皮试或头孢菌素皮试。对上述药物过敏者可考虑大环内酯类药物、克林霉素等。

（3）大环内酯类静脉给药可引起血栓性静脉炎，故红霉素静滴时药物浓度不宜超过 1mg/ml。

（4）应考虑患者处于哺乳期这一特点，注意药物经母乳排泄影响乳儿的可能。哺乳期患者时应避免选用氨基糖苷类、喹诺酮类、四环素类、氯霉素、磺胺药等。大环内酯类药物乳汁中分泌量较高，应用时应暂停授乳。青霉素类、头孢菌素类等 β-内酰胺类在乳汁中含量低，青霉素类有可致过敏反应的可能。哺乳期患者应用任何抗菌药物时，均宜暂停授乳。

3. 注意事项：

（1）半合成青霉素、头孢菌素等半衰期短，应每天多次应用。

（2）对脓肿形成的急性乳腺炎患者抗菌药物治疗不能替代充分通畅引流的外科治疗。

六、急性乳腺炎临床路径护理规范

1. 术前护理：

（1）心理护理：大多数乳腺炎患者为哺乳期妇女，且多为初产妇。对疼痛及婴儿都比较担心，应给予相关的健康指导、心理支持，使患者安心治疗。

（2）炎症初期可继续授乳。喂奶前要清洁乳头、婴儿口腔及乳头周围，如有乳头皲裂可用乳汁局部涂抹，哺乳后用吸乳器抽吸，尽量排空乳房内积乳。

（3）密切观察患者体温及患乳局部变化，如出现高热时给予对症处理。

（4）炎症继续发展形成乳腺脓肿时，行切开引流术。遵医嘱给予口服回奶药物，观察断乳效果以防止奶瘘发生及影响伤口愈合。

2. 术后护理：

（1）全身麻醉术后清醒后可给予半卧位，普通饮食。

（2）注意病情观察，定时测量体温、脉搏、呼吸，了解血细胞计数及分类的变化，必要时遵医嘱做血培养。高热时给予物理降温。

（3）观察伤口敷料，若出现渗血渗液及时报告医师。

（4）若患者出现伤口疼痛评分≥4分，及时报告医师，予以处理。

（5）用宽松的胸罩将两侧乳房托起，以减轻疼痛，有利于血液循环，促进炎症的控制。

（6）遵医嘱给予抗菌药物，观察药物作用及不良反应。

七、急性乳腺炎临床路径营养治疗规范

急性乳腺炎及脓肿形成后的手术治疗对饮食没有绝对影响，无需特别注意。适当调配饮食的目的是为保证患者基本营养需求并促进伤口愈合。在断乳时应减少汤水摄入，有利于减少乳汁分泌。基本原则为：术后麻醉恢复后可恢复进食。充足谷类食物提供必要能量外，应适当增加蛋白质和维生素类食物摄入，鼓励蔬菜水果的摄入。由于手术麻醉需要，成人择期手术前6小时禁食，4小时禁水。

八、急性乳腺炎临床路径患者健康宣教

1. 告知保持乳头清洁，防止乳头损伤，及时治疗乳头皲裂，防止细菌侵入。

2. 告知防止乳汁淤积，授乳后及时排空多余的乳汁。

3. 告知养成定时授乳、婴儿不含乳头入睡等良好的习惯，及时治疗婴儿口腔内炎症。

4. 指导患者正确母乳喂养技术，确保婴儿口腔和母亲乳头乳晕正确衔接，减少吸吮导致乳头损伤。

九、推荐表单

（一）医师表单

急性乳腺炎临床路径医师表单

适用对象：第一诊断为急性乳腺炎（ICD-10：O91，N61）
行乳腺脓肿切开引流术（ICD-9-CM-3：85.0）

患者姓名：	性别：　　年龄：　　门诊号：	住院号：
住院日期：　　年　月　日	出院日期：　　年　月　日	标准住院日：7~14天

时间	住院第1天	住院第2~3天	住院第3~4天（手术日）
主要诊疗工作	□ 询问病史及体格检查 □ 完成病历书写 □ 完善检查 □ 上级医师查房与术前评估 □ 初步确定手术方式和日期	□ 上级医师查房 □ 完成术前准备与术前评估 □ 完成必要的相关科室会诊 □ 完成术前小结、上级医师查房记录等病历书写 □ 签署手术知情同意书 □ 签署自费用品协议书（必要时） □ 向患者及家属交代围手术期注意事项	□ 手术 □ 术者完成手术记录 □ 完成术后病程 □ 上级医师查房 □ 向患者及家属交代病情及术后注意事项
重点医嘱	**长期医嘱** □ 外科护理常规 □ 二级护理 □ 饮食 □ 患者既往基础用药 □ 使用抗菌药物 **临时医嘱** □ 血常规、尿常规、大便常规 □ 肝肾功能、凝血功能、血型、感染性疾病筛查 □ X线胸片、心电图 □ 乳房超声及脓肿定位 □ 肺功能、超声心动图（视基础疾病而定） □ 青霉素试敏	**长期医嘱** □ 患者既往基础用药 **术前医嘱** □ 拟明日在局部麻醉/全身麻醉下行乳腺脓肿切开引流术 □ 术前6小时禁食、禁水 □ 备皮 □ 使用抗菌药物	**长期医嘱** □ 术后6小时后普通饮食（全身麻醉）/普通饮食（局部麻醉） □ 一级（全身麻醉）或二级护理（局部麻醉） □ 使用抗菌药物 **临时医嘱** □ 必要时给予镇痛药物
病情变异记录	□ 无　□ 有，原因： 1. 2.	□ 无　□ 有，原因： 1. 2.	□ 无　□ 有，原因： 1. 2.
医师签名			

时间	住院第 4~5 天 （术后第 1 日）	住院第 6~7 天 （术后第 2~3 日）	住院第 7~11 天 （术后第 3~7 日，出院日）
主要诊疗工作	□ 上级医师查房，注意病情变化 □ 住院医师完成病历书写 □ 注意引流量和引流液性状 □ 注意观察体温、血压等 □ 根据需要复查血常规	□ 上级医师查房 □ 完成常规病历书写 □ 根据引流情况决定是否拔除引流管	□ 上级医师查房，进行手术及伤口评估，确定有无手术并发症和切口愈合不良情况，明确是否出院 □ 完成出院记录、病案首页、出院证明书等 □ 向患者交代出院后的注意事项
重点医嘱	**长期医嘱** □ 二级护理 □ 普通饮食 □ 使用抗菌药物 **临时医嘱** □ 换药	**长期医嘱** □ 二级护理 □ 普通饮食 □ 使用抗菌药物 **临时医嘱** □ 换药	**出院医嘱** □ 换药 □ 必要时复查患乳彩超 □ 拔除引流或定期门诊换药
病情变异记录	□ 无　□ 有，原因： 1. 2.	□ 无　□ 有，原因： 1. 2.	□ 无　□ 有，原因： 1. 2. .
医师签名			

（二）护士表单

急性乳腺炎临床路径护士表单

适用对象：第一诊断为急性乳腺炎（ICD-10：O91，N61）
行乳腺脓肿切开引流术（ICD-9-CM-3：85.0）

患者姓名：	性别：　年龄：　门诊号：	住院号：
住院日期：　　年　月　日	出院日期：　　年　月　日	标准住院日：7~14 天

时间	住院第 1 天	住院第 2~3 天	住院第 3~4 天 （手术日）
健康宣教	□ 介绍主管医师、护士 □ 介绍环境、设施 □ 介绍住院注意事项 □ 入院护理评估 □ 指导进行相关检查 □ 母乳喂养技术宣教	□ 晨起静脉取血 □ 卫生知识及手术知识宣教 □ 嘱患者禁食、禁水时间 □ 药敏试验 □ 备皮	□ 术前更衣 □ 指导手术注意事项 □ 给予术后饮食指导 □ 指导并协助术后活动
护理处置	□ 核对患者姓名、佩戴腕带 □ 建立入院护理病历 □ 卫生处置：剪指（趾）甲、沐浴、更换病号服 □ 执行入院后医嘱	□ 随时观察患者病情变化 □ 遵医嘱正确使用抗菌药物 □ 协助医师完成各项检查 □ 术前准备 □ 禁食、禁水	□ 与手术室人员核对患者 □ 执行术后医嘱 □ 观察术后病情变化 □ 观察创口出血及引流情况 □ 保持各种管路通畅
基础护理	□ 二级护理 □ 晨晚间护理 □ 患者安全管理	□ 二级护理 □ 晨晚间护理 □ 患者安全管理	□ 一级护理 □ 晨晚间护理 □ 患者安全管理
专科护理	□ 护理查体 □ 体温、疼痛评估 □ 心理护理	□ 体温监测 □ 遵医嘱完成相关检查 □ 心理护理 □ 术后疼痛评估 □ 遵医嘱正确给药 □ 指导患者术前准备	□ 病情观察：评估患者生命体征，特别是体温 □ 观察伤口引流情况 □ 观察伤口敷料包扎 □ 需要时请家属陪护 □ 心理护理
重点医嘱	□ 详见医嘱执行单	□ 详见医嘱执行单	□ 详见医嘱执行单
病情变异记录	□ 无　□ 有，原因： 1. 2.	□ 无　□ 有，原因： 1. 2.	□ 无　□ 有，原因： 1. 2.
护士签名			

时间	住院第 4~5 天 （术后第 1 日）	住院第 6~7 天 （术后第 2~3 日）	住院第 7~11 天 （术后第 3~7 日，出院日）
健康 宣教	□ 术后康复宣教 □ 观察进食情况并进行指导	□ 术后换药注意事项的宣教 □ 防止乳汁淤积	□ 急性乳腺炎知识指导 □ 正确母乳喂养技术宣教 □ 指导办理出院手续
护 理 处 置	□ 观察病情变化 □ 观察创口出血情况 □ 观察进食情况并给予指导 □ 心理与生活护理	□ 观察病情变化及饮食情况 □ 心理与生活护理	□ 指导办理出院手续 □ 指导复查时间和注意事项
基础 护理	□ 二级护理 □ 晨晚间护理 □ 患者安全管理	□ 二级护理 □ 晨晚间护理 □ 患者安全管理	□ 三级护理 □ 晨晚间护理 □ 患者安全管理
专 科 护 理	□ 护理查体 □ 体温、疼痛评估 □ 心理护理	□ 体温监测 □ 遵医嘱完成相关检查 □ 心理护理 □ 协助换药 □ 遵医嘱正确给药 □ 指导患者乳房按摩	□ 病情观察：评估患者生命 □ 观察伤口引流情况 □ 观察伤口敷料包扎
重点 医嘱	□ 详见医嘱执行单	□ 详见医嘱执行单	□ 详见医嘱执行单
病情 变异 记录	□ 无 □ 有，原因： 1. 2.	□ 无 □ 有，原因： 1. 2.	□ 无 □ 有，原因： 1. 2.
护士 签名			

（三）患者表单

急性乳腺炎临床路径患者表单

适用对象：第一诊断为急性乳腺炎（ICD-10：O91，N61）

行乳腺脓肿切开引流术（ICD-9-CM-3：85.0）

患者姓名：	性别： 年龄： 门诊号：	住院号：
住院日期： 年 月 日	出院日期： 年 月 日	标准住院日：7~14 天

时间	入院当天	住院第 2~3 天 （住院期间）	住院第 3~4 天 （手术日）
医患配合	□ 配合询问病史、收集资料，请务必详细告知既往史、用药史、过敏史 □ 配合进行体格检查 □ 有任何不适告知医师	□ 配合完善相关检查，如采血、留尿、心电图、X 线胸片等 □ 医师向患者及家属介绍病情，签署手术知情同意 □ 如有异常检查结果需进一步检查 □ 配合用药及治疗 □ 配合医师调整用药 □ 有任何不适告知医师	□ 接受手术前指导 □ 知道手术目的、方式 □ 了解麻醉方式
护患配合	□ 配合测量体温、脉搏、呼吸、血压、血氧饱和度、体重 □ 配合完成入院护理评估单（简单询问病史、过敏史、用药史） □ 接受入院宣教（环境介绍、病室规定、订餐制度、贵重物品保管等） □ 有任何不适告知护士	□ 配合测量体温、脉搏、呼吸，询问每日排便情况 □ 接受相关检查宣教，正确留取标本，配合检查 □ 有任何不适告知护士 □ 接受输液、服药治疗 □ 注意活动安全，避免坠床或跌倒 □ 配合执行探视及陪护 □ 接受疾病及用药等相关知识指导	□ 配合测量体温、脉搏、呼吸，询问每日排便情况 □ 接受引流量记录 □ 配合伤口情况检查 □ 有任何不适告知护士 □ 接受输液、服药治疗 □ 注意活动安全，避免坠床或跌倒 □ 配合执行探视及陪护 □ 接受疾病及用药等相关知识指导
饮食	□ 普通饮食	□ 术前 6~8 小时禁食、禁水	□ 术后 6 小时禁食
排泄	□ 正常排尿便	□ 正常排尿便	□ 正常排尿便
活动	□ 适量活动	□ 适量活动	□ 适量活动

时间	住院第 4~5 天 （术后第 1 日）	住院第 6~7 天 （术后第 2~3 日）	住院第 7~11 天 （术后第 3~7 天，出院日）
医患 配合	□ 配合医师查房 □ 配合进行伤口检查 □ 有任何不适告知医师	□ 配合伤口换药 □ 配合用药及治疗 □ 有任何不适告知医师	□ 接受出院前查体 □ 配合换药
护患 配合	□ 配合测量体温、脉搏、呼吸、血压、血氧饱和度、体重 □ 配合完成术后护理评估单（简单询问病史、过敏史、用药史） □ 接受入院宣教（环境介绍、病室规定、订餐制度、贵重物品保管等） □ 有任何不适告知护士	□ 配合测量体温、脉搏、呼吸，询问每日排便情况 □ 配合护士母乳喂养技术宣教 □ 配合乳房按摩理疗 □ 配合用药及治疗 □ 有任何不适告知护士 □ 接受输液、服药治疗 □ 注意活动安全，避免坠床或跌倒 □ 配合执行探视及陪护 □ 接受疾病及用药等相关知识指导	□ 配合测量体温、脉搏、呼吸，询问每日排便情况 □ 接受引流量记录 □ 配合伤口情况检查 □ 有任何不适告知护士 □ 配合出院宣教 □ 配合完成术后护理记录评估单 □ 配合执行探视及陪护
饮食	□ 普通饮食	□ 普通饮食	□ 普通饮食
排泄	□ 正常排尿便	□ 正常排尿便	□ 正常排尿便
活动	□ 适量活动	□ 适量活动	□ 适量活动

附：原表单（2019 年版）

急性乳腺炎临床路径表单

适用对象：第一诊断为急性乳腺炎（ICD-10：O91，N61）

行乳腺脓肿切开引流术（ICD-9-CM-3：85.0）

患者姓名：	性别：　　年龄：　　门诊号：	住院号：
住院日期：　　年　月　日	出院日期：　　年　月　日	标准住院日：7~11 天

时间	住院第 1 天	住院第 2~3 天	住院第 2~4 天 （手术日）
主要诊疗工作	□ 询问病史及体格检查 □ 完成病历书写 □ 完善检查 □ 上级医师查房与术前评估 □ 初步确定手术方式和日期	□ 上级医师查房 □ 完成术前准备与术前评估 □ 完成必要的相关科室会诊 □ 完成术前小结、上级医师查房记录等病历书写 □ 签署手术知情同意书 □ 签署自费用品协议书（必要时） □ 向患者及家属交代围手术期注意事项	□ 手术 □ 术者完成手术记录 □ 完成术后病程 □ 上级医师查房 □ 向患者及家属交代病情及术后注意事项
重点医嘱	**长期医嘱** □ 外科护理常规 □ 二级护理 □ 饮食 □ 患者既往基础用药 □ 使用抗菌药物 □ 临时医嘱 □ 血常规、尿常规、大便常规 □ 肝肾功能、凝血功能、血型、感染性疾病筛查 □ X 线胸片、心电图 □ 乳房超声及脓肿定位 □ 肺功能、超声心动图（视情况而定） □ 青霉素试敏	**长期医嘱** □ 患者既往基础用药 **术前医嘱** □ 拟明日局部麻醉/全身麻醉下行乳腺脓肿切开引流术 □ 术前 6 小时禁食、禁水 □ 备皮 □ 使用抗菌药物	**长期医嘱** □ 术后 6 小时后普通饮食（全身麻醉）/普通饮食（局部麻醉） □ 一级护理（全身麻醉）/二级护理（局部麻醉） □ 使用抗菌药物 **临时医嘱** □ 必要时给予镇痛药物
主要护理工作	□ 介绍病房环境、设施及设备 □ 入院护理评估 □ 执行入院后医嘱 □ 指导进行相关检查等	□ 晨起静脉取血 □ 卫生知识及手术知识宣教 □ 嘱患者禁食、禁水时间 □ 药敏试验 □ 备皮	□ 术前更衣 □ 观察术后病情变化 □ 记录疼痛评分 □ 观察创口出血及引流情况 □ 保持各种管路通畅 □ 给予术后饮食指导 □ 指导并协助术后活动

续　表

时间	住院第 1 天	住院第 2~3 天	住院第 2~4 天 （手术日）
病情 变异 记录	□无　□有，原因： 1. 2.	□无　□有，原因： 1. 2.	□无　□有，原因： 1. 2.
护士 签名			
医师 签名			

时间	住院第 3~5 天 （术后第 1 日）	住院第 4~7 天 （术后第 2~3 日）	住院第 7~11 天 （术后第 3~7 日，出院日）
主要诊疗工作	□ 上级医师查房，注意病情变化 □ 住院医师完成常规病历书写 □ 注意引流量和引流液性状 □ 注意观察体温、血压等 □ 根据需要复查血常规	□ 上级医师查房 □ 完成常规病历书写 □ 根据引流情况决定是否拔除引流管	□ 上级医师查房，进行手术及伤口评估，确定有无手术并发症和切口愈合不良情况，明确是否出院 □ 完成出院记录、病案首页、出院证明书等 □ 向患者交代出院后的注意事项
重点医嘱	**长期医嘱** □ 二级护理 □ 普通饮食 □ 使用抗菌药物 **临时医嘱** □ 换药	**长期医嘱** □ 二级护理 □ 普通饮食 □ 使用抗菌药物 **临时医嘱** □ 换药	**出院医嘱** □ 换药 □ 复查患乳彩超 □ 拔除引流或定期门诊换药
主要护理工作	□ 观察病情变化 □ 记录疼痛评分 □ 观察创口出血情况 □ 观察进食情况并给予指导 □ 心理与生活护理 □ 术后患肢功能锻炼	□ 观察病情变化及饮食情况 □ 心理与生活护理 □ 术后患肢功能锻炼	□ 指导办理出院手续 □ 指导复查时间和注意事项
病情变异记录	□ 无　□ 有，原因： 1. 2.	□ 无　□ 有，原因： 1. 2.	□ 无　□ 有，原因： 1. 2. .
护士签名			
医师签名			

第三十八章

乳腺良性肿瘤临床路径释义

【医疗质量控制指标】

指标一、诊断需临床表现和辅助检查。

指标二、诊断明确择期手术治疗。

一、乳腺良性肿瘤编码

1. 原编码：

疾病名称及编码：乳腺良性肿瘤（ICD-10：D24）

手术操作名称及编码：乳腺肿瘤切除术或病变导管切除术（ICD-9-CM-3：85.21）

2. 修改编码：

疾病名称及编码：乳腺良性肿瘤（ICD-10：D24）

　　　　　　　　乳腺发育不良（ICD-10：N60）

手术操作名称及编码：乳腺肿瘤切除术（ICD-9-CM-3：85.21）

　　　　　　　　　　病变导管切除术（ICD-9-CM-3：85.22）

二、临床路径检索方法

（D24/N60）伴（85.21/85.22）

三、国家医疗保障疾病诊断相关分组（CHS-DRG）

MDCJ 皮肤、皮下组织及乳腺疾病及功能障碍

JV2 乳房良性病变

JB3 其他乳房手术

四、乳腺良性肿瘤临床路径标准住院流程

（一）适用对象

第一诊断为乳腺良性肿瘤（ICD-10：D24），乳腺发育不良（ICD-10：N60），行乳腺肿瘤切除术（ICD-9-CM-3：85.21），病变导管切除术（ICD-9-CM-3：85.22）。

> **释义**
>
> ■ 适用对象编码参见第一部分。
>
> ■ 本路径适用对象为乳腺良性肿瘤及乳腺发育不良等良性疾病拟行开放性手术的患者，包括纤维腺瘤、导管内乳头状瘤、良性叶状肿瘤、纤维囊性乳腺病、硬化性腺病、乳腺囊肿等。
>
> ■ 乳腺良性肿瘤根据病变分布范围手术方式可分为乳腺肿瘤切除术或乳腺区段切除术或病变导管切除术。导管内乳头状瘤手术除切除病变导管外，还需切除部分腺体。

（二）诊断依据

根据《临床诊疗指南·外科学分册》（中华医学会编，人民卫生出版社，2006 年，第 1 版），本组疾病包括乳房纤维腺瘤、乳管内乳头状瘤等。

1. 症状：乳房肿物，乳头溢液或溢血。
2. 体征：乳房单发或多发肿物，质地韧，表面光滑，活动度可；边界清楚，可呈分叶状；挤压乳晕周围，病变乳管可出现溢液。
3. 影像学检查：B 超和钼靶检查。
4. 病理检查：乳头溢液细胞学检查未见恶性细胞。

> **释义**
>
> ■ 乳腺良性肿瘤中最常见的为纤维腺瘤，多见于 18~25 岁的年轻女性，可双侧发病。良性叶状肿瘤也较为常见，特点为肿瘤分叶状，生长较快，切除后反复发作应警惕交界性叶状肿瘤或肉瘤可能，后者为恶性病变。导管内乳头状瘤也是常见的乳腺良性肿瘤，肿瘤可沿导管蔓延生长，临床表现常有乳头溢液或溢血。伴有重度非典型增生时视为癌前病变。
>
> ■ 乳房良性肿物的钼靶表现常为边界清楚、形态规则的中高密度影，有时有分叶。彩超有助于判断肿物的囊实性，多表现为边界清楚、包膜完整的低回声区，后方回声可增强。乳管镜检查及乳管造影对于诊断导管内占位性病变有帮助。
>
> ■ 乳腺癌、乳房肉瘤、淋巴瘤或乳房内转移瘤均属于恶性病变，不属于本路径范畴。

（三）治疗方案的选择

根据《临床技术操作规范·普通外科分册》（中华医学会编，人民军医出版社，2007 年，第 1 版）。

1. 乳房肿物切除术：体检可扪及或影像学检查发现的乳房肿物。
2. 乳腺病变导管切除术：适合乳管内乳头状瘤。

> **释义**
>
> ■ 各医疗单位执行乳腺良性瘤临床路径时，可根据肿瘤的具体部位制订具体的入路名称。
>
> ■ 纤维腺瘤及叶状肿瘤均可行肿物切除术。导管内乳头状瘤因病变沿导管走行分布，推荐行病变导管及支配腺体区的区段切除术。
>
> ■ 对于叶状肿瘤尤其是怀疑交界性叶状肿瘤，应完整切除肿瘤及其包膜，并切除一部分周边正常腺体，以减少术后局部复发风险。

（四）标准住院日

2~4 天。

> **释义**
>
> ■乳腺良性肿瘤患者入院后行术前常规检查，包括乳腺彩超及钼靶，需1~2天，术后恢复1~2天，符合出院标准后可出院。总住院天数应不超过5天。

（五）进入路径标准

1. 第一诊断为乳腺良性肿瘤（ICD-10：D24），乳腺发育不良（ICD-10：N60）疾病编码。
2. 当患者合并其他疾病，但住院期间不需要特殊处理也不影响第一诊断的临床路径流程实施时，可以进入路径。

> **释义**
>
> ■本路径使用乳腺良性肿瘤患者，如纤维腺瘤、导管内乳头状瘤、良性叶状肿瘤等。
>
> ■患者如果合并高血压、糖尿病、冠状动脉粥样硬化性心脏病、慢性阻塞性肺炎、慢性肾病等其他慢性疾病，需术前对症治疗时，如果不影响麻醉和手术，不影响术前准备时间，可进入本路径。上述慢性疾病如果需要经治疗稳定后才能手术，或抗凝、抗血小板治疗等，术前需特殊准备的，先进入其他相应内科疾病的诊疗路径。

（六）术前准备

1~2天。
1. 必须的检查项目：
（1）血常规、尿常规。
（2）肝功能、肾功能、电解质、凝血功能、感染性疾病筛查（乙型肝炎、丙型肝炎、艾滋病、梅毒等）。
（3）心电图、胸部X线检查。
（4）乳腺彩超及术前定位。
2. 根据患者病情可选择：
（1）钼靶检查或乳腺MRI。
（2）乳管镜检查或乳管造影。
（3）肺功能、超声心动图等。

> **释义**
>
> ■必查项目是确保手术治疗安全、有效开展的基础，术前必须完成。
>
> ■为缩短患者住院等待时间，检查项目可以在患者入院前于门诊完成。
>
> ■高龄患者或有心肺功能异常患者，术前根据病情增加超声心动、肺功能、血气分析等检查。

（七）预防性抗菌药物选择与使用时机

按照《抗菌药物临床应用指导原则》（卫医发〔2015〕43号）执行。通常不需预防用抗菌药物。

> **释义**
>
> ■ 乳腺良性肿瘤手术切口为Ⅰ级切口，不需要预防性使用抗菌药物。

（八）手术日

入院第 2~3 天。

1. 麻醉方式：局部麻醉（必要时区域阻滞麻醉或全身麻醉）。
2. 手术方式：乳腺肿物切除术或病变导管切除术。
3. 术中用药：麻醉常规用药。
4. 手术内固定物：无。
5. 输血：根据术前血红蛋白状况及术中出血情况而定。
6. 病理：术后标本送病理学检查（视术中情况行术中冷冻病理检查）。

> **释义**
>
> ■ 局部扩大切除可采用静脉麻醉。
> ■ 术前用抗菌药物参考《抗菌药物临床应用指导原则》执行。
> ■ 纤维腺瘤及良性叶状肿瘤均可行肿物切除术。导管内乳头状病变可沿导管分布走行，推荐行病变导管及所辖腺体区域的区段切除术。
> ■ 对于良性叶状肿瘤或怀疑交界性叶状肿瘤，应完整切除肿瘤及其包膜，并切除一部分周围正常腺体，以减少术后局部复发风险。

（九）术后住院恢复

0~1 天。

1. 必要时复查的检查项目：血常规。
2. 术后用药：抗菌药物：按照《抗菌药物临床应用指导原则》（卫医发〔2015〕43 号）执行。通常不需预防用抗菌药物。
3. 严密观察有无出血等并发症，并作相应处理。

> **释义**
>
> ■ 多数生长缓慢的小纤维腺瘤，尤其是多发纤维腺瘤的患者，可观察。
> ■ 术后可对手术区域加压包扎 24 小时预防伤口积血或血肿形成。
> ■ 手术切口为Ⅰ级切口，不需要预防性使用抗菌药物。

（十）出院标准

1. 伤口愈合好：无积血，无感染征象。
2. 没有需要住院处理的并发症和/或合并症。

> **释义**
>
> ■ 乳腺良性肿瘤患者入院后行术前常规检查需1~2天，术后恢复1~2天，总住院天数小于5天符合本路径要求。
>
> ■ 出院时应伤口愈合良好，无伤口感染或严重脂肪液化、血肿。如有门诊可处理的伤口愈合不良情况，应嘱患者返院时间和频率。

（十一）变异及原因分析

1. 有影响手术的合并症，需要进行相关的诊断和治疗。
2. 病理报告为恶性病变，需要按照乳腺癌进入相应路径治疗。

> **释义**
>
> ■ 对于轻微变异，如由于某种原因，路径指示应当于某一天的操作不能如期进行而要延期的，这种改变不会对最终结果产生重大改变，也不会更多的增加住院天数和住院费用，可不出本路径。
>
> ■ 除以上所列变异及原因外，如还出现医疗、护理、患者、环境等多方面的变异原因，应阐明变异相关问题的重要性，必要时须及时退出本路径，并应将特殊的变异原因进行归纳总结。

五、乳腺良性肿瘤临床路径护理规范

1. 术前护理：详细向患者讲解疾病及手术相关知识，根据患者自身特点，了解患者心理动向，充分告知，打消患者顾虑，增加手术信任感。
2. 术后护理：
（1）饮食及活动护理：观察患者术后有无恶心呕吐等不适，如无不适，指导患者进食容易消化食物。术后避免剧烈活动，指导患者进行轻体力活动。
（2）疼痛的护理：疼痛轻微者可不予处理，但疼痛剧烈者应给予处理。指导患者采取各种有效镇痛措施，如分散注意力、听音乐等，必要时遵医嘱予镇痛药物治疗。
（3）并发症的观察与护理：注意观察加压包扎的压迫位置及力度，如患者出现恶心、呕吐、头晕、眼花、心悸、出冷汗、面色苍白等应及时通知医师行相应消除处理。

六、乳腺良性肿瘤临床路径营养治疗规范

清淡饮食，避免外源性补充雌激素。

七、乳腺良性肿瘤临床路径患者健康宣教

1. 术前充分完善术前检查及术前准备，向患者告知疾病及手术相关知识，帮助准备围手术期用品，针对个人消除其焦虑心理，建立信任体系。
2. 术后充分告知护理常识，饮食建议，换药，治疗，心理等指导。
3. 告知患者定期复查。

八、推荐表单

（一）医师表单

乳腺良性肿瘤临床路径医师表单

适用对象：第一诊断为乳腺良性肿瘤（ICD-10：D24），乳腺发育不良（ICD-10：N60）
行乳腺肿瘤切除术（ICD-9-CM-3：85.21），病变导管切除术（ICD-9-CM-3：85.22）

| 患者姓名： | | 性别：　　年龄：　　门诊号： | 住院号： |
| 住院日期：　　年　月　日 | | 出院日期：　　年　月　日 | 标准住院日：3~5 天 |

日期	住院第 1 天	住院第 2 天 （手术准备日）
主要诊疗工作	□ 询问病史及体格检查 □ 完成住院病历和首次病程记录 □ 开实验室检查单 □ 上级医师查房 □ 初步确定诊治方案和特殊检查项目	□ 手术医嘱 □ 上级医师查房 □ 完成术前准备与术前评估 □ 根据检查检验结果，行术前讨论，确定手术方案 □ 完成必要的相关科室会诊 □ 住院医师完成上级医师查房记录、术前小结 □ 完成术前总结（拟行手术方式、手术关键步骤、术中注意事项等） □ 签署手术知情同意书（含标本处置）、自费用品协议书、输血同意书、麻醉同意书或授权委托书 □ 向患者及家属交代病情、手术安排及围手术期注意事项
重点医嘱	**长期医嘱** □ 外科二级或三级护理常规 □ 饮食：根据患者情况而定 □ 患者既往基础用药 **临时医嘱** □ 血常规+血型、尿常规 □ 凝血功能、电解质、肝肾功能、感染性疾病筛查 □ 心电图、胸部 X 线检查 □ 乳腺彩超、钼靶摄片 □ 必要时行乳腺 MR、血气分析、肺功能、超声心动图	**长期医嘱** □ 外科护理常规 □ 二级或三级护理 □ 饮食 □ 患者既往基础用药 **临时医嘱** □ 术前医嘱： □ 常规准备明日在局部麻醉/区域阻滞麻醉/全身麻醉下行乳腺肿物切除术/病变导管切除术 □ 术前禁食、禁水 □ 药敏试验 □ 备皮术前禁食 4~6 小时，禁水 2~4 小时 □ 麻醉前用药（术前 30 分钟）
病情变异记录	□ 无　□ 有，原因： 1. 2.	□ 无　□ 有，原因： 1. 2.
医师签名		

日期	住院第 3 天（手术日）		住院第 4 天（术后第 1 天）	住院第 5 天（术后第 2 天，出院日）
	术前与术中	术后		
主要诊疗工作	□ 送患者入手术室 □ 麻醉准备，监测生命体征 □ 施行手术 □ 解剖标本，送病理检查	□ 麻醉医师完成麻醉记录 □ 完成术后首次病程记录 □ 完成手术记录 □ 向患者及家属说明手术情况	□ 上级医师查房 □ 住院医师完成常规病程记录 □ 必要时进行相关特殊检查	□ 上级医师查房 □ 明确是否符合出院标准 □ 完成出院记录、病案首页、出院证明书等 □ 通知出入院处 □ 通知患者及家属 □ 向患者告知出院后注意事项，如康复计划、返院复诊、后续治疗，及相关并发症的处理等 □ 出院小结、诊断证明书及出院须知交予患者
重点医嘱	**长期医嘱** □ 禁食、禁水 **临时医嘱** □ 术前 0.5 小时使用抗菌药物 □ 液体治疗 □ 相应治疗（视情况）	**长期医嘱** □ 按相应麻醉术后护理 □ 饮食（禁食、禁水 6 小时，全身麻醉后） □ 心电监测 6 小时（全身麻醉后） **临时医嘱** □ 酌情镇痛 □ 观察术后病情变化 □ 观察创口出血及引流情况 □ 给予术后饮食指导 □ 指导并协助术后活动	**长期医嘱** □ 二级或三级护理（视情况）	**临时医嘱** □ 切口换药（酌情） **出院医嘱** □ 出院后相关用药 □ 伤口门诊拆线
病情变异记录	□ 无　□ 有，原因： 1. 2.	□ 无　□ 有，原因： 1. 2.	□ 无　□ 有，原因： 1. 2.	□ 无　□ 有，原因： 1. 2.
医师签名				

（二）护士表单

乳腺良性肿瘤临床路径护士表单

适用对象：第一诊断为乳腺良性肿瘤（ICD-10：D24），乳腺发育不良（ICD-10：N60）

行乳腺肿瘤切除术（ICD-9-CM-3：85.21），病变导管切除术（ICD-9-CM-3：85.21）

患者姓名：	性别： 年龄： 门诊号：	住院号：
住院日期： 年 月 日	出院日期： 年 月 日	标准住院日：3~5 天

日期	住院第 1 天	住院第 2 天 （手术准备日）
健康宣教	□ 入院宣教 　介绍主管医师、护士 　介绍环境、设施 　介绍住院注意事项	□ 术前宣教 　宣教疾病知识、术前准备及手术过程 　告知准备物品、沐浴 　告知术后饮食、活动及探视注意事项，告知术后可能出现的情况及应对方式 □ 主管护士与患者沟通，了解并指导心理应对 □ 告知家属等候区位置
护理处置	□ 核对患者姓名，佩戴腕带 □ 建立入院护理病历 □ 卫生处置：剪指（趾）甲、沐浴，更换病号服	□ 协助医师完成术前检查 □ 术前准备 　备皮、宣教 　备皮、禁食、禁水
主要护理工作	□ 入院介绍 □ 入院评估 □ 静脉抽血 □ 健康教育 □ 饮食指导 □ 患者相关检查配合的指导 □ 执行入院后医嘱 □ 心理支持	□ 健康教育 □ 饮食：术前禁食、禁水 □ 术前沐浴、更衣，取下活动义齿、饰物 □ 告知患者及家属手术流程及注意事项 □ 手术备皮、药敏试验 □ 术前手术物品准备 □ 促进睡眠（环境、药物）
病情变异记录	□ 无 □ 有，原因： 1. 2.	□ 无 □ 有，原因： 1. 2.
护士签名		

日期	住院第 3 天（手术日）		住院第 4 天（术后第 1 日）	住院第 5 天（术后第 2 日，出院日）
	术前与术中	术后		
健康宣教	□ 术后当日宣教 □ 告知饮食、体位要求 □ 告知疼痛注意事项 □ 告知术后可能出现情况及应对方式 □ 给予患者及家属心理支持 □ 再次明确探视陪护须知	□ 术后宣教 □ 药物作用及频率 □ 饮食、活动指导 □ 复查患者对术前宣教 □ 内容的掌握程度 □ 疾病恢复期注意事项 □ 下床活动注意事项	□ 术后宣教 □ 指导功能锻炼	□ 出院宣教 □ 指导办理出院手续
护理处置	□ 送手术 摘除患者各种活动物品 核对患者资料及带药 填写手术交接单，签字确认 □ 接手术 核对患者及资料，签字确认	□ 功能训练指导	□ 功能训练指导	□ 出院指导
主要护理工作	□ 健康教育 □ 术前更衣 □ 饮食指导：禁食、禁水 □ 指导术前注射麻醉用药后注意事项 □ 安排陪送患者入手术室 □ 心理支持	□ 术后活动：按相应麻醉采取体位，指导并协助术后活动 □ 全身麻醉后禁食、禁水 6 小时 □ 密切观察患者情况 □ 疼痛护理 □ 生活护理 □ 术后饮食指导 □ 心理支持（患者及家属）	□ 体位与活动：自主体位 □ 观察患者情况 □ 协助生活护理 □ 心理支持（患者及家属） □ 康复指导（运动指导、功能锻炼）	□ 出院指导 □ 办理出院手续 □ 复诊时间 □ 作息、饮食、活动 □ 服药指导 □ 日常保健 □ 清洁卫生 □ 疾病知识
病情变异记录	□ 无 □ 有，原因： 1. 2.	□ 无 □ 有，原因： 1. 2.	□ 无 □ 有，原因： 1. 2.	□ 无 □ 有，原因： 1. 2.
护士签名				

（三）患者表单

乳腺良性肿瘤临床路径患者表单

适用对象：第一诊断为乳腺良性肿瘤（ICD-10：D24），乳腺发育不良（ICD-10：N60）
　　　　　行乳腺肿瘤切除术（ICD-9-CM-3：85.21），病变导管切除术（ICD-9-CM-3：85.21）

患者姓名：		性别：	年龄：	门诊号：	住院号：
住院日期：　　年　月　日		出院日期：　　年　月　日			标准住院日：3~5 天

日期	住院第 1 天	住院第 2 天 （手术准备日）
监测	□ 测量生命体征、体重	□ 每日测量生命体征、询问排便情况，手术前 1 天晚测量生命体征
医患配合	□ 护士行入院护理评估（简单询问病史） □ 接受入院宣教 □ 医师询问病史、既往病史、用药情况，收集资料 □ 进行体格检查	□ 配合完善术前相关检查，术前宣教 □ 乳腺肿瘤疾病知识、临床表现、治疗方法 □ 术前用物准备：备皮刀、弹力胸带 □ 手术室接患者，配合核对 □ 医师与患者及家属介绍病情及手术谈话 □ 手术时家属在等候区等候 □ 探视及陪护制度
重点诊疗及检查	**重点诊疗** □ 二级护理 □ 既往基础用药	**重点诊疗** □ 术前准备 　　备皮 　　术前签字 **重要检查** □ 心电图、X 线胸片 □ 彩超、钼靶 □ 乳腺 MR
饮食及活动	□ 普通饮食 □ 正常活动	□ 术前 12 小时禁食、禁水 □ 正常活动

日期	住院第 3 天 （手术日）		住院第 4 天 （术后第 1 日）	住院第 5 天 （术后第 2 日，出院日）
	术前与术中	术后		
监测	□ 测量生命体征	□ 每日测量生命体征	□ 测量生命体征	□ 办理出院手续
医患 配合	□ 摘除患者各种活动 物品	□ 下床活动，功能训练	□ 功能训练	□ 办理出院手续
重点 诊疗 及 检查	□ 术前更衣	□ 术后活动：按相应麻 醉采取体位，术后 活动 □ 全身麻醉后禁食、禁 水 6 小时	□ 更换伤口辅料，观 察伤口愈合情况	□ 办理出院手续 □ 确定复查时间
饮食 及 活动	□ 禁食、禁水 12 小时	□ 正常饮食 □ 正常活动	□ 正常饮食 □ 正常活动	□ 正常饮食 □ 正常活动

附：原表单（2019 年版）

乳腺良性肿瘤临床路径表单

适用对象：第一诊断为乳腺良性肿瘤（ICD-10：D24），乳腺发育不良（ICD-10：N60）
行乳腺肿瘤切除术（ICD-9-CM-3：85.21），病变导管切除术（ICD-9-CM-3：85.21）

患者姓名：		性别： 年龄： 门诊号：		住院号：
住院日期： 年 月 日		出院日期： 年 月 日		标准住院日：3~5 天

日期	住院第 1 天	住院第 2 天 （手术准备日）
主要诊疗工作	□ 询问病史及体格检查 □ 完成住院病历和首次病程记录 □ 开实验室检查单 □ 上级医师查房 □ 初步确定诊治方案和特殊检查项目	□ 手术医嘱 □ 上级医师查房 □ 完成术前准备与术前评估 □ 根据检查检验结果，行术前讨论，确定手术方案 □ 完成必要的相关科室会诊 □ 住院医师完成上级医师查房记录、术前小结 □ 完成术前总结（拟行手术方式、手术关键步骤、术中注意事项等） □ 签署手术知情同意书（含标本处置）、自费用品协议书、输血同意书、麻醉同意书或授权委托书 □ 向患者及家属交代病情、手术安排及围手术期注意事项
重点医嘱	**长期医嘱** □ 外科二级或三级护理常规 □ 饮食：根据患者情况而定 □ 患者既往基础用药 **临时医嘱** □ 血常规+血型、尿常规 □ 凝血功能、电解质、肝肾功能、感染性疾病筛查 □ 心电图、胸部 X 线检查 □ 乳腺彩超、钼靶摄片 □ 必要时行乳腺 MR、血气分析、肺功能、超声心动图	**长期医嘱** □ 外科护理常规 □ 二级或三级护理 □ 饮食 □ 患者既往基础用药 **临时医嘱** □ 术前医嘱： □ 常规准备明日在局部麻醉/区域阻滞麻醉/全身麻醉下行乳腺肿物切除术/病变导管切除术 □ 术前禁食、禁水 □ 药敏试验 □ 备皮术前禁食 4~6 小时，禁水 2~4 小时 □ 麻醉前用药（术前 30 分钟）
主要护理工作	□ 入院介绍 □ 入院评估 □ 静脉抽血 □ 健康教育 □ 饮食指导 □ 患者相关检查配合的指导 □ 执行入院后医嘱 □ 心理支持	□ 健康教育 □ 饮食：术前禁食、禁水 □ 术前沐浴、更衣，取下活动义齿、饰物 □ 告知患者及家属手术流程及注意事项 □ 手术备皮、药敏试验 □ 术前手术物品准备 □ 促进睡眠（环境、药物） □ 心理支持

续　表

日期	住院第 1 天	住院第 2 天 （手术准备日）
病情 变异 记录	□无　□有，原因： 1. 2.	□无　□有，原因： 1. 2.
护士 签名		
医师 签名		

日期	住院第 3 天 （手术日）		住院第 4 天 （术后第 1 日）	住院第 5 天 （术后第 2 日，出院日）
	术前与术中	术后		
主要诊疗工作	□ 送患者入手术室 □ 麻醉准备，监测生命体征 □ 施行手术 □ 解剖标本，送病理检查	□ 麻醉医师完成麻醉记录 □ 完成术后首次病程记录 □ 完成手术记录 □ 向患者及家属说明手术情况	□ 上级医师查房 □ 住院医师完成常规病程记录 □ 必要时进行相关特殊检查	□ 上级医师查房 □ 明确是否符合出院标准 □ 完成出院记录、病案首页、出院证明书等 □ 通知出入院处 □ 通知患者及家属 □ 向患者告知出院后注意事项，如康复计划、返院复诊、后续治疗，及相关并发症的处理等 □ 出院小结、诊断证明书及出院须知交予患者
重点医嘱	**长期医嘱** □ 禁食、禁水 **临时医嘱** □ 术前 0.5 小时使用抗菌药物 □ 液体治疗 □ 相应治疗（视情况）	**长期医嘱** □ 按相应麻醉术后护理 □ 饮食（禁食、禁水 6 小时，全身麻醉后） □ 心电监测 6 小时（全身麻醉后） **临时医嘱** □ 酌情镇痛 □ 观察术后病情变化 □ 观察创口出血及引流情况 □ 给予术后饮食指导 □ 指导并协助术后活动	**长期医嘱** □ 二级或三级护理（视情况）	**临时医嘱** □ 切口换药（酌情） **出院医嘱** □ 出院后相关用药 □ 伤口门诊拆线
主要护理工作	□ 健康教育 □ 术前更衣 □ 饮食指导：禁食、禁水 □ 指导术前注射麻醉用药后注意事项 □ 安排陪送患者入手术室 □ 心理支持	□ 术后活动：按相应麻醉采取体位，指导并协助术后活动 □ 全身麻醉后禁食、禁水 6 小时 □ 密切观察患者情况 □ 疼痛护理 □ 生活护理 □ 术后饮食指导 □ 心理支持（患者及家属）	□ 体位与活动：自主体位 □ 观察患者情况 □ 协助生活护理 □ 心理支持（患者及家属） □ 康复指导（运动指导、功能锻炼）	□ 出院指导 □ 办理出院手续 □ 复诊时间 □ 作息、饮食、活动 □ 服药指导 □ 日常保健 □ 清洁卫生 □ 疾病知识
病情变异记录	□ 无 □ 有，原因： 1. 2.	□ 无 □ 有，原因： 1. 2.	□ 无 □ 有，原因： 1. 2.	□ 无 □ 有，原因： 1. 2.
护士签名				
医师签名				

第三十九章

乳房肿物开放性手术临床路径释义

【医疗质量控制指标】

指标一、诊断需临床表现和辅助检查。

指标二、诊断明确择期手术治疗。

一、乳房肿物开放性手术编码

1. 原编码:

疾病名称及编码:乳房肿物 (ICD-10: N63.x00)

手术操作名称及编码:局部麻醉下乳房肿物切除术

2. 修改编码:

疾病名称及编码:乳房肿物 (ICD-10: N63)

手术操作名称及编码:乳房病损局部切除术 (ICD-9-CM-3: 85.21)

二、临床路径检索方法

N63 伴 85.21

三、国家医疗保障疾病诊断相关分组 (CHS-DRG)

MDCJ 皮肤、皮下组织及乳腺疾病及功能障碍

JV2 乳房良性病变

JB3 其他乳房手术

四、乳房肿物开放性手术临床路径标准住院流程

(一) 适用对象

第一诊断为乳房肿物 (ICD-10: N63.x00),行局部麻醉下乳房肿物切除术。

> **释义**
>
> - 适用对象编码参见第一部分。
> - 本路径适用对象为乳房肿物拟行开放性手术的患者。
> - 适用对象中不包括已知乳腺恶性疾病的患者。

(二) 诊断依据

1. 病史:乳房肿物。

2. 体征:肿物质韧、边界清、活动度可。

3. 辅助检查:彩超、钼靶等。

> **释义**
>
> ■ 本路径的制订主要参考国内权威参考书籍及诊疗指南。
> ■ 根据病史中肿物的性质、活动度、边界等给予临床初步诊断。
> ■ 彩超及乳腺 X 线摄影是乳房肿物诊断的主要辅助手段。

（三）治疗方案的选择

1. 行局部麻醉下肿物切除术。
2. 若病变范围较广或病变累及乳头乳晕后方，为尽量保持乳房的外形，必要时加行筋膜组织瓣成形术或乳头乳晕成形术。

> **释义**
>
> ■ 本病通常采用局部麻醉，根据实际情况可考虑局部麻醉加强化。
> ■ 以完整切除肿物为目标，无需扩大切除正常乳腺组织，术中应尽量保持乳房外形，缝合时注意腺体对合，避免形成空腔。乳头后方肿物切除后应注意避免乳头塌陷。

（四）标准住院日

≤7 天。

> **释义**
>
> ■ 诊断为乳腺肿物的患者入院后，术前检查1~2天，第3天行手术治疗，患者术后恢复3~4天，病情平稳（见"出院标准"）时可出院。总住院时间不超过7天符合本路径要求。

（五）进入路径标准

1. 第一诊断必须符合 ICD-10：N63.x00 乳房肿块编码。
2. 当患者同时具有其他疾病诊断，但在住院期间不需特殊处理也不影响第一诊断的临床路径流程实施时，可以进入路径。

> **释义**
>
> ■ 进入本路径的患者为第一诊断为乳腺肿物，需除外合并其他急重症或合并症。
> ■ 对于合并其他疾病，但不需特殊处理，不影响第一诊断且对手术无较大影响者可以进入路径。
> ■ 对于合并其他疾病合理治疗后病情稳定，抑或目前尚需持续用药，但不影响手术预后和路径实施的，可以进入路径，但可能会延长住院时间，增加治疗费用。
> ■ 对于合并对手术有较大影响的内科疾病者，需请相关科室会诊，对病情进行评估和控制以保证手术安全，影响路径实施的应退出本路径。

（六）术前准备

1~3 天。

1. 血常规、尿常规、大便常规、凝血实验、血糖、肝功能、肾功能、电解质、血脂、传染病四项、甲状腺功能、性激素六项。

2. X 线胸片、肝胆胰脾彩超、甲状腺彩超、盆腔彩超、心电图、心脏彩超、双肾输尿管膀胱彩超。

3. 双乳彩超、钼靶，必要时行双乳 MRI 检查等。

> **释义**
>
> ■ 血常规、尿常规、大便常规是基本检验项目，进入路径的患者均需完成。肝肾功能、电解质、血糖、凝血功能、心电图、X 线胸片可评估有无基础疾病，是否影响住院时间、费用及其治疗预后。性腺激素可进一步了解患者卵巢功能。
>
> ■ 肝胆胰脾肾彩超及盆腔彩超有助于判断患者是否存在其他脏器器质性疾病。乳腺彩超、钼靶是基本的影像学检查，进入路径的患者均需完成。对于可疑的多灶或多中心病灶患者，推荐 MRI 检查。

（七）手术日

入院第 3~4 天。

1. 麻醉方式：局部麻醉。

2. 术中用药：利多卡因针、肾上腺素针。

> **释义**
>
> ■ 乳腺肿物开放性手术常规使用局部麻醉，依据具体情况选择是否使用局部麻醉强化。
>
> ■ 局部麻醉药物可选择利多卡因或罗哌卡因等，可应用肾上腺素减少术中出血，但应注意评估患者是否存在应用肾上腺素禁忌。

（八）术后住院恢复

4~7 天。

> **释义**
>
> ■ 术后恢复、获得术后病理约需 4~7 天，病理回报、病情平稳（见"出院标准"）时可出院。术后恢复时间 4~7 天符合本路径要求。

（九）出院标准

1. 快速病理及常规病理提示无恶变。

2. 没有需要住院处理的并发症和/或合并症。

> **释义**
>
> ■ 患者出院前应一般情况良好。
> ■ 患者伤口无感染，对于门诊可处理的皮下积液，患者需遵医嘱返院处理伤口直至皮下积液消失、伤口完全愈合。
> ■ 没有需要住院处理的与本次手术有关的并发症如下肢深静脉血栓形成等。

（十）变异及原因分析

1. 有影响手术的其他疾病，需要进行相关的诊断和治疗，住院时间延长。
2. 出现术后脂肪液化、切口感染等并发症，需要继续治疗，将延长住院时间，增加治疗费用。
3. 术后常规病理示癌变，需二次手术者，不进入本路径。

> **释义**
>
> ■ 有影响手术的合并症，如糖尿病、心血管疾病等，可能需要同时治疗或疾病本身导致术后恢复缓慢，从而导致治疗时间延长或治疗费用增加，严重影响路径实施者退出路径。
> ■ 围手术期的并发症，如脂肪液化、切口感染、术后出血等，可能导致二次手术或恢复延迟，从而造成住院日延长或费用超出参考标准。
> ■ 术后病理回报为乳腺癌者，需二次手术，应退出本路径，进入相应路径。

五、乳房肿物开放性手术临床路径护理规范

1. 术前护理：详细向患者讲解疾病及手术相关知识，根据患者自身特点，了解患者心理动向，充分告知，打消患者顾虑，增加手术信任感。
2. 术后护理：
（1）饮食及活动护理：观察患者术后有无恶心呕吐等不适，如无不适，指导患者进食容易消化食物。术后避免剧烈活动，指导患者进行轻体力活动。
（2）疼痛的护理：疼痛轻微者可不予处理，但疼痛剧烈者应给予处理。指导患者采取各种有效镇痛措施，如分散注意力、听音乐等，必要时遵医嘱予镇痛药物治疗。
（3）并发症的观察与护理：注意观察加压包扎的压迫位置及力度，如患者出现恶心、呕吐、头晕、眼花、心悸、出冷汗、面色苍白等应及时通知医师行相应消除处理。

六、乳房肿物开放性手术临床路径营养治疗规范

健康饮食，避免外源性补充雌激素。

七、乳房肿物开放性手术临床路径患者健康宣教

1. 术前充分完善术前检查及术前准备，向患者告知疾病及手术相关知识，帮助准备围手术期用品，针对个人消除其焦虑心理，建立信任体系。
2. 术后充分告知护理常识，饮食建议，换药，治疗，心理等指导。
3. 告知患者定期复查。

八、推荐表单

（一）医师表单

乳房肿物开放性手术临床路径医师表单

适用对象：第一诊断为乳房肿物（ICD-10：N63）

行乳房病损局部切除术（ICD-9-CM-3：85.21）

患者姓名：	性别： 年龄： 门诊号：	住院号：
住院日期： 年 月 日	出院日期： 年 月 日	标准住院日：5~7 天

时间	住院第 1 天	住院第 2~3 天	住院第 3~4 天（手术日）
主要诊疗工作	□ 询问病史及体格检查 □ 完成病历书写 □ 完善检查 □ 上级医师查房与术前评估 □ 初步确定手术方式和日期	□ 上级医师查房 □ 完成术前准备与术前评估 □ 完成必要的相关科室会诊 □ 完成术前小结、上级医师查房记录等病历书写 □ 签署手术知情同意书 □ 签署自费用品协议书、输血同意书（必要时） □ 向患者及家属交代围手术期注意事项	□ 手术 □ 术者完成手术记录 □ 完成术后病程 □ 上级医师查房 □ 向患者及家属交代病情及术后注意事项
重点医嘱	**长期医嘱** □ 外科护理常规 □ 二级护理 □ 饮食 □ 患者既往基础用药 **临时医嘱** □ 血常规、尿常规、大便常规 □ 血糖、血脂、肝肾功能、电解质、甲状腺功能、性激素六项、凝血功能、传染病四项 □ X 线胸片、肝胆胰脾彩超、甲状腺彩超、心脏彩超、心电图、双肾输尿管膀胱彩超 □ 双乳彩超、钼靶、MRI □ 肺功能、24 小时动态心动图（视情况而定）	**长期医嘱** □ 患者既往基础用药 **术前医嘱** □ 拟明日/下周一在局部麻醉/全身麻醉下行乳房肿块切除术 □ 备皮 □ 预约术中快速冷冻病理 □ 术前 12 小时禁食、禁水	**长期医嘱** □ 一级护理 □ 术后 3 小时内监测血压 **临时医嘱** □ 必要时给予止吐、镇痛药物 □ 给予止血等对症支持治疗 □ 必要时给予补液治疗
病情变异记录	□ 无 □ 有，原因： 1. 2.	□ 无 □ 有，原因： 1. 2.	□ 无 □ 有，原因： 1. 2.
医师签名			

时间	住院第 4~5 天 （术后第 1 日）	住院第 5~7 天 （术后第 2~3 日，出院日）
主要 诊疗 工作	□ 上级医师查房，注意病情变化 □ 住院医师完成常规病历书写 □ 注意外层敷料是否有无渗出 □ 注意观察体温、血压等	□ 上级医师查房，进行手术及伤口评估，确 　定有无手术并发症和切口愈合不良情况， 　明确是否出院 □ 完成出院记录、病案首页、出院证明书等 □ 向患者交代出院后的注意事项
重 点 医 嘱	**长期医嘱** □ 二级护理 **临时医嘱** □ 换药 □ 必要时给予止血治疗	**长期医嘱** □ 今日出院 **临时医嘱** □ 换药 □ 病历复印
病情 变异 记录	□ 无　□ 有，原因： 1. 2.	□ 无　□ 有，原因： 1. 2. .
医师 签名		

（二）护士表单

乳房肿物开放性手术临床路径护士表单

适用对象：第一诊断为乳房肿物（ICD-10：N63）

行乳房病损局部切除术（ICD-9-CM-3：85.21）

患者姓名：	性别： 年龄： 门诊号：	住院号：
住院日期： 年 月 日	出院日期： 年 月 日	标准住院日：5~7天

时间	住院第1天	住院第2~3天	住院第3~4天（手术日术前与术中）
健康宣教	□ 入院宣教 介绍主管医师、护士 介绍环境、设施 介绍住院注意事项	□ 术前宣教 宣教疾病知识、术前准备及手术过程 告知准备物品、沐浴 告知术后饮食、活动及探视注意事项告知术后可能出现的情况及应对方式 □ 主管护士与患者沟通，了解并指导心理应对 □ 告知家属等候区位置	□ 术后当日宣教 告知饮食、体位要求 告知疼痛注意事项 告知术后可能出现情况及应对方式 □ 给予患者及家属心理支持 □ 再次明确探视陪护须知
护理处置	□ 核对患者姓名，佩戴腕带 □ 建立入院护理病历 □ 卫生处置：剪指（趾）甲、沐浴，更换病号服	□ 协助医师完成术前检查 □ 术前准备 □ 备皮、宣教 □ 备皮、禁食、禁水	□ 送手术 摘除患者各种活动物品 核对患者资料及带药 填写手术交接单，签字确认 □ 接手术 核对患者及资料，签字确认
主要护理工作	□ 入院介绍 □ 入院评估 □ 静脉抽血 □ 健康教育 □ 饮食指导 □ 患者相关检查配合的指导 □ 执行入院后医嘱 □ 心理支持	□ 健康教育 □ 饮食：术前禁食、禁水 □ 术前沐浴、更衣，取下活动义齿、饰物 □ 告知患者及家属手术流程及注意事项 □ 手术备皮、药敏试验 □ 术前手术物品准备 □ 促进睡眠（环境、药物）	□ 健康教育 □ 术前更衣 □ 饮食指导：禁食、禁水 □ 指导术前注射麻醉用药后注意事项 □ 安排陪送患者入手术室 □ 心理支持
病情变异记录	□ 无 □ 有，原因： 1. 2.	□ 无 □ 有，原因： 1. 2.	□ 无 □ 有，原因： 1. 2..
护士签名			

时间	住院第 3~4 天 （手术日术后）	住院第 4~5 天	住院第 5~7 天
健康宣教	□ 术后宣教 　药物作用及频率 　饮食、活动指导 　复查患者对术前宣教 　内容的掌握程度 　疾病恢复期注意事项 □ 下床活动注意事项	□ 术后宣教 □ 指导功能锻炼	□ 出院宣教 □ 指导办理出院手续
护理处置	□ 功能训练指导	□ 功能训练指导	□ 出院指导
主要护理工作	□ 术后活动：按相应麻醉采取体位， 　指导并协助术后活动 □ 全身麻醉后禁食、禁水 6 小时 □ 密切观察患者情况 □ 疼痛护理 □ 生活护理 □ 术后饮食指导 □ 心理支持（患者及家属）	□ 体位与活动：自主体位 □ 观察患者情况 □ 协助生活护理 □ 心理支持（患者及家属） □ 康复指导（运动指导、功能 　锻炼）	□ 出院指导 □ 办理出院手续 □ 复诊时间 □ 作息、饮食、活动 □ 服药指导 □ 日常保健 □ 清洁卫生 □ 疾病知识
病情变异记录	□ 无　□ 有，原因： 1. 2.	□ 无　□ 有，原因： 1. 2.	□ 无　□ 有，原因： 1. 2.
护士签名			

（三）患者表单

乳房肿物开放性手术临床路径患者表单

适用对象：第一诊断为乳房肿物（ICD-10：N63）

行乳房病损局部切除术（ICD-9-CM-3：85.21）

患者姓名：	性别： 年龄： 门诊号：	住院号：
住院日期： 年 月 日	出院日期： 年 月 日	标准住院日：5~7 天

日期	住院第 1 天	住院第 2 天
监测	□ 测量生命体征、体重	□ 每日测量生命体征、询问排便情况，手术前 1 天晚测量生命体征
医患配合	□ 护士行入院护理评估（简单询问病史） □ 接受入院宣教 □ 医师询问病史、既往病史、用药情况，收集资料 □ 进行体格检查	□ 配合完善术前相关检查，术前宣教 □ 乳腺肿瘤疾病知识、临床表现、治疗方法 □ 术前用物准备：备皮刀、弹力胸带 □ 手术室接患者，配合核对 □ 医师与患者及家属介绍病情及手术谈话 □ 手术时家属在等候区等候 □ 探视及陪护制度
重点诊疗及检查	**重点诊疗** □ 二级护理 □ 既往基础用药	**重点诊疗** □ 术前准备 □ 备皮 □ 术前签字 **重要检查** □ 心电图、X 线胸片 □ 彩超，钼靶 □ 乳腺 MR
饮食及活动	□ 普通饮食 □ 正常活动	□ 术前 12 小时禁食、禁水 □ 正常活动

日期	住院第 3~4 天 （手术日）		住院第 4~5 天 （术后第 1 日）	住院第 5~7 天 （术后第 2 日，出院日）
	术前与术中	术后		
监测	□ 测量生命体征	□ 每日测量生命体征	□ 测量生命体征	□ 办理出院手续
医患 配合	□ 摘除患者各种活动 　物品	□ 下床活动，功能训练	□ 功能训练	□ 办理出院手续
重点 诊疗 及 检查	□ 术前更衣	□ 术后活动：按相应 　麻醉采取体位，术 　后活动 □ 全身麻醉后禁食、 　禁水 6 小时	□ 更换伤口辅料，观 　察伤口愈合情况	□ 办理出院手续 □ 确定复查时间
饮食 及 活动	□ 禁食、禁水 12 小时	□ 正常饮食 □ 正常活动	□ 正常饮食 □ 正常活动	□ 正常饮食 □ 正常活动

附：原表单（2016 年版）

乳房肿物开放性手术临床路径表单

适用对象：第一诊断为乳房肿块（N63.x00）

行乳房肿块切除术

患者姓名：	性别：	年龄：	门诊号：	住院号：

住院日期： 年 月 日	出院日期： 年 月 日	标准住院日：5~7 天

时间	住院第 1 天	住院第 2~3 天	住院第 3~4 天（手术日）
主要诊疗工作	□ 询问病史及体格检查 □ 完成病历书写 □ 完善检查 □ 上级医师查房与术前评估 □ 初步确定手术方式和日期	□ 上级医师查房 □ 完成术前准备与术前评估 □ 完成必要的相关科室会诊 □ 完成术前小结、上级医师查房记录等病历书写 □ 签署手术知情同意书 □ 签署自费用品协议书、输血同意书（必要时） □ 向患者及家属交代围手术期注意事项	□ 手术 □ 术者完成手术记录 □ 完成术后病程 □ 上级医师查房 □ 向患者及家属交代病情及术后注意事项
重点医嘱	长期医嘱 □ 外科护理常规 □ 二级护理 □ 饮食 □ 患者既往基础用药 临时医嘱 □ 血常规、尿常规、大便常规 □ 血糖、血脂、肝肾功能、电解质、甲状腺功能、性激素六项、凝血功能、传染病四项 □ X 线胸片、肝胆胰脾彩超、甲状腺彩超、心脏彩超、心电图、双肾输尿管膀胱彩超 □ 双乳彩超、钼靶、MRI □ 肺功能、24 小时动态心动图（视情况而定）	长期医嘱 □ 患者既往基础用药 **术前医嘱** □ 拟明日/下周一局部麻醉下行乳房肿块切除术 □ 备皮 □ 预约术中快速冷冻病理	长期医嘱 □ 一级护理 □ 术后 3 小时内监测血压 临时医嘱 □ 必要时给予止吐、镇痛药物 □ 给予止血等对症支持治疗 □ 必要时给予补液治疗
主要护理工作	□ 介绍病房环境、设施及设备 □ 入院护理评估 □ 执行入院后医嘱 □ 指导进行相关检查等	□ 晨起静脉取血 □ 卫生知识及手术知识宣教 □ 嘱患者禁食、禁水时间 □ 备皮	□ 术前更衣 □ 观察术后病情变化 □ 观察外层敷料有无渗血 □ 保持各种管路通畅 □ 给予术后饮食指导 □ 指导并协助术后活动

时间	住院第 1 天	住院第 2~3 天	住院第 3~4 天 （手术日）
病情 变异 记录	□ 无 　□ 有，原因： 1. 2.	□ 无 　□ 有，原因： 1. 2.	□ 无 　□ 有，原因： 1. 2.
护士 签名			
医师 签名			

时间	住院第 4~5 天 （术后第 1 日）	住院第 5~7 天 （术后第 2~3 日，出院日）
主要 诊疗 工作	□ 上级医师查房，注意病情变化 □ 住院医师完成常规病历书写 □ 注意外层敷料是否有无渗出 □ 注意观察体温、血压等	□ 上级医师查房，进行手术及伤口评估，确 　定有无手术并发症和切口愈合不良情况， 　明确是否出院 □ 完成出院记录、病案首页、出院证明书等 □ 向患者交代出院后的注意事项
重 点 医 嘱	**长期医嘱** □ 二级护理 **临时医嘱** □ 换药 □ 必要时给予止血治疗	**长期医嘱** □ 今日出院 **临时医嘱** □ 换药 □ 病历复印
主要 护理 工作	□ 观察病情变化 □ 观察创口出血情况 □ 观察进食情况并给予指导 □ 心理与生活护理	□ 指导办理出院手续 □ 指导复查时间和注意事项
病情 变异 记录	□ 无　□ 有，原因： 1. 2.	□ 无　□ 有，原因： 1. 2. .
护士 签名		
医师 签名		

第四十章

乳房肿物微创旋切术临床路径释义

【医疗质量控制指标】

指标一、诊断需临床表现和辅助检查。

指标二、诊断明确择期手术治疗。

一、乳房肿物微创旋切术编码

1. 原编码:

疾病名称及编码:乳房肿物(ICD-10: N64.901)

手术操作名称及编码:乳房肿物微创旋切术

2. 修改编码:

疾病名称及编码:乳房肿物(ICD-10: N63)

手术操作名称及编码:乳房病损微创旋切术(ICD-9-CM-3: 85.2101)

二、临床路径检索方法

N63 伴 85.2101

三、国家医疗保障疾病诊断相关分组(CHS-DRG)

MDCJ 皮肤、皮下组织及乳腺疾病及功能障碍

JB3 其他乳房手术

JV2 乳房良性病变

四、乳房肿物微创旋切术临床路径标准住院流程

(一)适用对象

第一诊断为乳房肿物(ICD-10: N64.901),行乳房肿物微创旋切术。

> **释义**
>
> ■ 适用对象编码参见第一部分。
> ■ 本路径适用对象为乳房肿物拟行微创旋切手术的患者。
> ■ 适用对象中不包括已知乳腺恶性疾病的患者。

(二)诊断依据

1. 病史:乳房肿块。

2. 体征:未及肿块,或可及质韧、边界清、活动度可的肿块。

3. 辅助检查:彩超、钼靶、MRI 等。

> **释义**
> ■ 本路径的制订主要参考国内权威参考书籍及诊疗指南。
> ■ 根据病史中肿物的大小、性质、活动度、边界等给予临床初步诊断。
> ■ 彩超及乳腺 X 线摄影是乳房肿物诊断的主要辅助手段，必要时可行 MRI 检查。

（三）治疗方案的选择

1. 行局部麻醉下乳房肿物微创旋切术。
2. 若术中血肿较大或刺破皮肤，为尽量保持乳房外形，必要时加行肿块切除术。

> **释义**
> ■ 本病通常采用局部麻醉，根据实际情况可考虑局部麻醉加强化。
> ■ 应严格筛选患者，对于肿瘤较大、靠近乳头乳晕区以及靠近皮肤的肿物，尽量避免实施本手术。如术中出现严重出血、刺破皮肤等情况，如有必要，可加行肿物切除术。

（四）标准住院日

≤7 天。

> **释义**
> ■ 诊断为乳腺肿物的患者入院后，术前检查 1~2 天，第 3 天行手术治疗，患者术后恢复 3~4 天，病情平稳（见出院标准）时可出院。总住院时间不超过 7 天符合本路径要求。

（五）进入路径标准

1. 第一诊断必须符合 ICD-10：N64.901 乳房肿物编码。
2. 当患者同时具有其他疾病诊断，但在住院期间不需特殊处理也不影响第一诊断的临床路径流程实施时，可以进入路径。

> **释义**
> ■ 进入本路径的患者为第一诊断为乳腺肿物，需除外合并其他急重症或合并症。
> ■ 对于合并其他疾病，但不需特殊处理，不影响第一诊断且对手术无较大影响者可以进入路径。
> ■ 对于合并其他疾病合理治疗后病情稳定，抑或目前尚需持续用药，但不影响手术预后和路径实施的，可以进入路径，但可能会延长住院时间，增加治疗费用。
> ■ 对于合并对手术有较大影响的内科疾病者，需请相关科室会诊，对病情进行评估和控制以保证手术安全，影响路径实施的应退出本路径。

（六）术前准备

1~3 天。

1. 血常规、尿常规、大便常规、凝血实验、血糖、肝功能、肾功能、电解质、血脂、传染病四项、甲状腺功能、性激素六项。

2. X 线胸片、肝胆胰脾彩超、甲状腺彩超、盆腔彩超、心电图、心脏彩超、双肾输尿管膀胱彩超。

3. 双乳彩超、钼靶，必要时行双乳 MRI 检查等。

> **释义**
>
> ■ 血常规、尿常规、大便常规是基本检验项目，进入路径的患者均需完成。肝肾功能、电解质、血糖、凝血功能、心电图、X 线胸片可评估有无基础疾病，是否影响住院时间、费用及其治疗预后。性腺激素可进一步了解患者卵巢功能。
>
> ■ 肝胆胰脾肾彩超及盆腔彩超有助于判断患者是否存在其他脏器器质性疾病。乳腺彩超、钼靶是基本的影像学检查，进入路径的患者均需完成。对于可疑的多灶或多中心病灶患者，推荐 MRI 检查。

（七）手术日

第 3~4 天。

1. 麻醉方式：局部麻醉。

2. 术中用药：利多卡因针、肾上腺素针。

> **释义**
>
> ■ 乳腺肿物微创旋切手术常规使用局部麻醉，依据具体情况选择是否使用局部麻醉强化。
>
> ■ 局部麻醉药物可选择利多卡因或罗哌卡因等，推荐加入肾上腺素以减少术中出血，术后加压包扎。应用肾上腺素时应注意评估患者是否存在禁忌。

（八）术后住院恢复

4~7 天。

> **释义**
>
> ■ 术后恢复、获得术后病理约需 4~7 天，病理回报、病情平稳（见"出院标准"）时可出院。术后恢复时间 4~7 天符合本路径要求。

（九）出院标准

1. 快速病理及常规病理提示无恶变。

2. 没有需要住院处理的并发症和/或合并症。

> **释义**
>
> ■ 患者出院前应一般情况良好。
>
> ■ 患者伤口无感染、严重出血、血肿等情况，对于门诊可处理的皮下积液、血肿或感染，患者需遵医嘱返院处理伤口直至皮下积液消失、伤口完全愈合。

（十）变异及原因分析

1. 有影响手术的其他疾病，需要进行相关的诊断和治疗，住院时间延长。
2. 出现伤口血肿，需要继续治疗，将延长住院时间，增加治疗费用。
3. 术后常规病理示癌变，需二次手术者，不进入本路径。

> **释义**
>
> ■ 有影响手术的合并症，如糖尿病、心血管疾病等，可能需要同时治疗或疾病本身导致术后恢复缓慢，从而导致治疗时间延长或治疗费用增加，严重影响路径实施者退出路径。
>
> ■ 围手术期的并发症，如伤口感染、术后出血、大血肿形成等，可能导致二次手术或恢复延迟，从而造成住院日延长或费用超出参考标准。
>
> ■ 术后病理回报为乳腺癌者，需二次手术，应退出本路径，进入相应路径。

五、乳房肿物微创旋切术临床路径护理规范

1. 术前护理：详细向患者讲解疾病及手术相关知识，根据患者自身特点，了解患者心理动向，充分告知，打消患者顾虑，增加手术信任感。
2. 术后护理：
（1）饮食及活动护理：观察患者术后有无恶心呕吐等不适，如无不适，指导患者进食容易消化食物。术后避免剧烈活动，指导患者进行轻体力活动。
（2）疼痛的护理：疼痛轻微者可不予处理，但疼痛剧烈者应给予处理。指导患者采取各种有效镇痛措施，如分散注意力、听音乐等，必要时遵医嘱予镇痛药物治疗。
（3）并发症的观察与护理：注意观察加压包扎的压迫位置及力度，如患者出现恶心、呕吐、头晕、眼花、心悸、出冷汗、面色苍白等应及时通知医师行相应消除处理。

六、乳房肿物微创旋切术临床路径营养治疗规范

健康饮食，避免外源性补充雌激素。

七、乳房肿物微创旋切术临床路径患者健康宣教

1. 术前充分完善术前检查及术前准备，向患者告知疾病及手术相关知识，帮助准备围手术期用品，针对个人消除其焦虑心理，建立信任体系。
2. 术后充分告知护理常识，饮食建议，换药，治疗，心理等指导。
3. 告知患者定期复查。

八、推荐表单

(一) 医师表单

乳房肿物微创旋切术临床路径医师表单

适用对象：第一诊断为乳房肿物 (ICD-10：N63)

行乳房病损微创旋切术 (ICD-9-CM-3：85.2101)

患者姓名：	性别：	年龄：	门诊号：	住院号：
住院日期： 年 月 日	出院日期： 年 月 日			标准住院日：4~6 天

日期	住院第 1 天	住院第 2 天 (手术准备日)
主要诊疗工作	□ 询问病史及体格检查 □ 完成住院病历和首次病程记录 □ 开实验室检查单 □ 上级医师查房 □ 初步确定诊治方案和特殊检查项目	□ 手术医嘱 □ 上级医师查房 □ 完成术前准备与术前评估 □ 根据检查检验结果，行术前讨论，确定手术方案 □ 完成必要的相关科室会诊 □ 住院医师完成上级医师查房记录、术前小结 □ 完成术前总结 (拟行手术方式、手术关键步骤、术中注意事项等) □ 签署手术知情同意书 (含标本处置)、自费用品协议书、输血同意书、麻醉同意书或授权委托书 □ 向患者及家属交代病情、手术安排及围手术期注意事项
重点医嘱	**长期医嘱** □ 外科二级或三级护理常规 □ 饮食：根据患者情况而定 □ 患者既往基础用药 **临时医嘱** □ 血常规+血型、尿常规 □ 凝血功能、电解质、肝肾功能、感染性疾病筛查 □ 心电图、胸部 X 线检查 □ 乳腺彩超、钼靶摄片 □ 必要时行血气分析、肺功能、超声心动图	**长期医嘱** □ 外科护理常规 □ 二级或三级护理 □ 饮食 □ 患者既往基础用药 **临时医嘱** □ 术前医嘱 □ 常规准备明日在局部麻醉/区域阻滞麻醉/全身麻醉下行乳腺肿物微创旋切术 □ 术前禁食、禁水 □ 药敏试验 □ 麻醉前用药 (术前 0.5 小时)
病情变异记录	□ 无 □ 有，原因： 1. 2.	□ 无 □ 有，原因： 1. 2.
医师签名		

日期	住院第 3 天（手术日）		住院第 4 天（术后第 1 日）	住院第 5~6 天（术后第 2 日，出院日）
	术前与术中	术后		
主要诊疗工作	□ 送患者入手术室 □ 麻醉准备，监测生命体征 □ 施行手术 □ 解剖标本，送病理检查	□ 麻醉医师完成麻醉记录 □ 完成术后首次病程记录 □ 完成手术记录 □ 向患者及家属说明手术情况	□ 上级医师查房 □ 住院医师完成常规病程记录 □ 必要时进行相关特殊检查	□ 上级医师查房 □ 明确是否符合出院标准 □ 完成出院记录、病案首页、出院证明书等 □ 通知出入院处 □ 通知患者及家属 □ 向患者告知出院后注意事项，如康复计划、返院复诊、后续治疗，及相关并发症的处理等 □ 出院小结、诊断证明书及出院须知交予患者
重点医嘱	**长期医嘱** □ 禁食、禁水 **临时医嘱** □ 液体治疗 □ 相应治疗（视情况）	**长期医嘱** □ 按相应麻醉术后护理 □ 饮食（禁食、禁水 6 小时，全身麻醉后） □ 心电监测 6 小时（全身麻醉后） **临时医嘱** □ 酌情镇痛 □ 观察术后病情变化 □ 观察创口出血及引流情况 □ 给予术后饮食指导 □ 指导并协助术后活动	**长期医嘱** □ 二级或三级护理（视情况）	**临时医嘱** □ 切口换药（酌情） **出院医嘱** □ 出院后相关用药 □ 伤口门诊拆线
病情变异记录	□ 无 □ 有，原因： 1. 2.	□ 无 □ 有，原因： 1. 2.	□ 无 □ 有，原因： 1. 2.	□ 无 □ 有，原因： 1. 2.
医师签名				

（二）护士表单

乳房肿物微创旋切术临床路径护士表单

适用对象：第一诊断为乳房肿物（ICD-10：N63）

行乳房病损微创旋切术（ICD-9-CM-3：85.2101）

患者姓名：	性别：	年龄：	门诊号：	住院号：
住院日期： 年 月 日	出院日期： 年 月 日			标准住院日：4~6 天

日期	住院第 1 天	住院第 2 天 （手术准备日）
健康宣教	□ 入院宣教 　介绍主管医师、护士 　介绍环境、设施 　介绍住院注意事项	□ 术前宣教 　宣教疾病知识、术前准备及手术过程 　告知准备物品、沐浴 　告知术后饮食、活动及探视注意事项 　告知术后可能出现的情况及应对方式 □ 主管护士与患者沟通，了解并指导心理应对 □ 告知家属等候区位置
护理处置	□ 核对患者姓名，佩戴腕带 □ 建立入院护理病历 □ 卫生处置：剪指（趾）甲、沐浴，更换病号服	□ 协助医师完成术前检查 □ 术前准备 □ 备皮、宣教 □ 备皮、禁食、禁水
主要护理工作	□ 入院介绍 □ 入院评估 □ 静脉抽血 □ 健康教育 □ 饮食指导 □ 患者相关检查配合的指导 □ 执行入院后医嘱 □ 心理支持	□ 健康教育 □ 饮食：术前禁食、禁水 □ 术前沐浴、更衣，取下活动义齿、饰物 □ 告知患者及家属手术流程及注意事项 □ 手术备皮、药敏试验 □ 术前手术物品准备 □ 促进睡眠（环境、药物）
病情变异记录	□ 无 □ 有，原因： 1. 2.	□ 无 □ 有，原因： 1. 2.
护士签名		

日期	住院第 3 天 （手术日）		住院第 4 天 （术后第 1 日）	住院第 5~6 天 （术后第 2 日，出院日）
	术前与术中	术后		
健康宣教	□ 术后当日宣教 　告知饮食、体位要求 　告知疼痛注意事项 　告知术后可能出现 　情况及应对方式 □ 给予患者及家属心 　理支持 □ 再次明确探视陪护 　须知	□ 术后宣教 　药物作用及频率 　饮食、活动指导 　复查患者对术前宣教 　内容的掌握程度 　疾病恢复期注意事项 □ 下床活动注意事项	□ 术后宣教 □ 指导功能锻炼	□ 出院宣教 □ 指导办理出院手续
护理处置	□ 送手术 　摘除患者各种活动 　物品 　核对患者资料及带药 　填写手术交接单， 　签字确认 □ 接手术 　核对患者及资料， 　签字确认	□ 功能训练指导	□ 功能训练指导	□ 出院指导
主要护理工作	□ 健康教育 □ 术前更衣 □ 饮食指导：禁食、 　禁水 □ 指导术前注射麻醉 　用药后注意事项 □ 安排陪送患者入手 　术室 □ 心理支持	□ 术后活动：按相应 　麻醉采取体位，指 　导并协助术后活动 □ 全身麻醉后禁食、 　禁水 6 小时 □ 密切观察患者情况 □ 疼痛护理 □ 生活护理 □ 术后饮食指导 □ 心理支持（患者及 　家属）	□ 体位与活动：自主 　体位 □ 观察患者情况 □ 协助生活护理 □ 心理支持（患者及 　家属） □ 康复指导（运动指 　导、功能锻炼）	□ 出院指导 □ 办理出院手续 □ 复诊时间 □ 作息、饮食、活动 □ 服药指导 □ 日常保健 □ 清洁卫生 □ 疾病知识
病情变异记录	□ 无　□ 有，原因： 1. 2.	□ 无　□ 有，原因： 1. 2.	□ 无　□ 有，原因： 1. 2.	□ 无　□ 有，原因： 1. 2.
护士签名				

（三）患者表单

乳房肿物微创旋切术临床路径患者表单

适用对象：第一诊断为乳房肿物（ICD-10：N63）
行乳房病损微创旋切术（ICD-9-CM-3：85.2101）

患者姓名：		性别： 年龄： 门诊号：	住院号：
住院日期： 年 月 日		出院日期： 年 月 日	标准住院日：4~6 天

日期	住院第 1 天	住院第 2 天（手术准备日）
监测	□ 测量生命体征、体重	□ 每日测量生命体征、询问排便情况，手术前 1 天晚测量生命体征
医患配合	□ 护士行入院护理评估（简单询问病史） □ 接受入院宣教 □ 医师询问病史、既往病史、用药情况，收集资料 □ 进行体格检查	□ 配合完善术前相关检查，术前宣教 □ 乳腺肿瘤疾病知识、临床表现、治疗方法 □ 术前用物准备：备皮刀、弹力绷带 □ 手术室接患者，配合核对 □ 医师与患者及家属介绍病情及手术谈话 □ 手术时家属在等候区等候 □ 探视及陪护制度
重点诊疗及检查	**重点诊疗** □ 二级护理 □ 既往基础用药	**重点诊疗** □ 术前准备 □ 备皮 □ 术前签字 **重要检查** □ 心电图、X 线胸片 □ 彩超，钼靶 □ 乳腺 MR
饮食及活动	□ 普通饮食 □ 正常活动	□ 术前禁食、禁水 □ 正常活动

日期	住院第 3 天 （手术日）		住院第 4 天 （术后第 1 日）	住院第 5~6 天 （术后第 2 日，出院日）
	术前与术中	术后		
监测	□ 测量生命体征	□ 每日测量生命体征	□ 测量生命体征	□ 办理出院手续
医患 配合	□ 摘除患者各种活动 　物品	□ 下床活动，功能训练	□ 功能训练	□ 办理出院手续
重点 诊疗 及 检查	□ 术前更衣	□ 术后活动：按相应 　麻醉采取体位，术 　后活动 □ 全身麻醉后禁食、 　禁水 6 小时	□ 更换伤口辅料，观 　察伤口愈合情况	□ 办理出院手续 □ 确定复查时间
饮食 及 活动	□ 禁食、禁水 12 小时	□ 正常饮食 □ 正常活动	□ 正常饮食 □ 正常活动	□ 正常饮食 □ 正常活动

附：原表单（2016 年版）

乳房肿物微创旋切术临床路径表单

适用对象：第一诊断为乳房肿物（ICD-10：N64.901）
行乳房肿物微创旋切术

患者姓名：	性别：　　年龄：　　门诊号：	住院号：
住院日期：　　年　月　日	出院日期：　　年　月　日	标准住院日：4~6 天

时间	住院第 1 天	住院第 2~4 天
主要诊疗工作	□ 询问病史及体格检查 □ 完成病历书写 □ 完善检查 □ 上级医师查房与术前评估 □ 初步确定手术方式和日期	□ 上级医师查房 □ 完成术前准备与术前评估 □ 完成必要的相关科室会诊 □ 完成术前小结、上级医师查房记录等病历书写 □ 签署手术知情同意书 □ 签署自费用品协议书、输血同意书（必要时） □ 向患者及家属交代围手术期注意事项
重点医嘱	**长期医嘱** □ 外科护理常规 □ 二级护理 □ 饮食 □ 患者既往基础用药 **临时医嘱** □ 血常规、尿常规、大便常规 □ 血糖、血脂、肝肾功能、电解质、甲状腺功能、性激素六项、凝血功能、传染病四项 □ X 线胸片、肝胆胰脾彩超、甲状腺彩超、心脏彩超、心电图、双肾输尿管膀胱彩超 □ 双乳彩超、钼靶、MRI □ 肺功能、24 小时动态心动图（视情况而定）	**长期医嘱** □ 患者既往基础用药 **术前医嘱** □ 拟明日/下周一在局部麻醉下行乳房肿物微创旋切术 □ 备皮 □ 预约术中快速冷冻病理
主要护理工作	□ 介绍病房环境、设施及设备 □ 入院护理评估 □ 执行入院后医嘱 □ 指导进行相关检查等	□ 晨起静脉取血 □ 卫生知识及手术知识宣教 □ 嘱患者禁食、禁水时间 □ 备皮
病情变异记录	□ 无　□ 有，原因： 1. 2.	□ 无　□ 有，原因： 1. 2.
护士签名		
医师签名		

时间	住院第 3~5 天 （手术日）	住院第 4~6 天 （术后第 1~3 日）
主要 诊疗 工作	□ 手术 □ 术者完成手术记录 □ 完成术后病程 □ 上级医师查房 □ 向患者及家属交代病情及术后注意事项	□ 上级医师查房，进行手术及伤口评估，确 定有无手术并发症和切口愈合不良情况， 明确是否出院 □ 完成出院记录、病案首页、出院证明书等 □ 向患者交代出院后的注意事项
重 点 医 嘱	**长期医嘱** □ 一级护理 □ 术后 3 小时内监测血压 **临时医嘱** □ 必要时给予止吐、镇痛药物 □ 给予止血等对症支持治疗 □ 必要时给予补液治疗	**长期医嘱** □ 今日出院 **临时医嘱** □ 换药 □ 必要时给予止血药物应用 □ 病例复印
主 要 护 理 工 作	□ 术前更衣 □ 观察术后病情变化 □ 观察外层敷料有无渗血 □ 保持各种管路通畅 □ 给予术后饮食指导 □ 指导并协助术后活动	□ 指导办理出院手续 □ 指导复查时间和注意事项
病情 变异 记录	□ 无　□ 有，原因： 1. 2.	□ 无　□ 有，原因： 1. 2.
护士 签名		
医师 签名		

第四十一章

乳腺癌临床路径释义

【医疗质量控制指标】

指标一、诊断需临床表现和辅助检查。

指标二、诊断明确择期手术治疗。

一、乳腺癌编码

1. 原编码：

疾病名称及编码：乳腺癌（ICD-10：C50.900）

手术操作名称及编码：乳腺癌根治术（保乳、改良根治、根治术）

2. 修改编码：

疾病名称及编码：乳腺癌（ICD-10：C50）

手术操作名称及编码：乳腺癌根治术（保乳、改良根治、根治术）（ICD-9-CM-3：85.33-85.48）

二、临床路径检索方法

C50 伴（85.33-85.48）

三、国家医疗保障疾病诊断相关分组（CHS-DRG）

MDCJ 皮肤、皮下组织及乳腺疾病及功能障碍

JR1 乳房恶性肿瘤

JA1 乳房恶性肿瘤根治性切除术

四、乳腺癌临床路径标准住院流程

（一）适用对象

第一诊断为乳腺癌（ICD-10：C50.900），拟行乳腺癌根治术（保乳、改良根治、根治术）。

> **释义**
> ■ 适用对象编码参见第一部分。
> ■ 本路径适用对象为临床诊断为乳腺癌的患者，包括经穿刺或开放活检病理证实的乳腺癌患者和影像学检查高度可疑为乳腺癌的患者。
> ■ 可手术乳腺癌0、Ⅰ、部分Ⅱ期患者及部分Ⅱ、Ⅲ期（炎性乳腺癌除外）经新辅助化疗降期患者。
> ■ 适用对象中不包括良性肿瘤、炎性疾病等。

（二）诊断依据

1. 病史：乳腺肿块、乳头溢液、无痛。

2. 体征：肿块质硬、边界不清、活动度差，与皮肤粘连。

3. 橘皮征、血性乳头溢液等。

4. 辅助检查：彩超、钼靶、MRI 等。

5. 病理：穿刺或活检诊断。

> **释义**
>
> ■ 本路径的制订主要参考国际及国内权威参考书籍及诊疗指南。上述临床资料及实验室检查是确诊乳腺癌及评估患者是否有手术指征的重要依据。
>
> ■ 病史和体征是诊断乳腺癌的依据，根据病史中肿瘤的性质、活动度、边界、乳头乳晕异常、溢液性质、腋窝淋巴结性质等给予临床初步诊断。橘皮征和乳头血性溢液对诊断乳腺癌有帮助，但并非乳腺癌患者的特有体征。
>
> ■ 彩超及乳腺 X 线摄影是乳腺癌诊断的主要辅助手段。
>
> ■ 术前乳腺 MRI 检查是排除多中心或多灶性微小病变的重要检查手段。
>
> ■ 空心针穿刺或开放活检病理学诊断是乳腺癌的确诊方法，细胞学检查不能作为确诊依据。
>
> ■ 早期乳腺癌患者临床症状及体征均不明显，如影像学检查高度可疑，亦可进入路径。

（三）治疗方案的选择及依据

1. 改良根治术：明确乳腺癌患者。

2. 保乳手术：有保乳意愿、适宜行保乳手术的乳腺癌患者。

3. 其他术式：不适合上述术式的乳腺癌患者。

4. 可行前哨淋巴结活检等。

> **释义**
>
> ■ 本病确诊后即应开始综合治疗，包括局部治疗和系统治疗。局部治疗包括手术治疗和放疗，系统治疗包括化疗、内分泌治疗、靶向治疗等。其中手术治疗是乳腺癌的主要治疗手段，其他治疗称为辅助治疗。综合治疗的目的在于消除原发病灶，控制全身微小转移灶，降低局部复发和远处转移风险，改善患者预后。
>
> ■ 改良根治术是乳腺癌的经典术式。包括患侧乳房切除和腋窝淋巴结清扫（Ⅰ、Ⅱ站）。
>
> ■ 保乳手术是乳腺癌局部治疗的趋势。对于有保乳意愿、无放疗禁忌证的患者，如可获得可靠的阴性切缘和满意的术后外观，均可行保乳手术。
>
> ■ 对于不适合行保乳手术但对术后外观要求较高的患者，在充分沟通和知情同意的基础上，可进行Ⅰ期乳房重建手术（包括假体重建和自体组织重建）。
>
> ■ 患者对腋窝淋巴结清扫导致的患肢功能障碍等重要并发症知情，并同意行腋窝淋巴结清扫术。为了避免不必要的腋窝清扫，降低腋窝清扫术后并发症，对临床腋窝阴性（查体和影像学检查均未提示腋窝淋巴结转移）或临床阳性但经针吸活检病理证实阴性的乳腺癌患者，可由有经验的外科团队行前哨淋巴结活检术。

（四）标准住院日

≤18 天。

> **释义**
>
> ■ 怀疑或确诊乳腺癌的患者入院后，全身检查除外远处转移需 2~3 天，第 4 天行手术治疗，患者术后恢复、获得术后病理约需 5~6 天，第 10~11 天开始化疗（如需要），化疗后 5~6 天观察化疗不良反应，给予对症处理，病情平稳（见"出院标准"）时可出院。总住院时间不超过 18 天符合本路径要求。

（五）进入路径标准

1. 第一诊断必须符合 ICD-10：C50.900 乳腺癌疾病编码。
2. 当患者合并其他疾病，但住院期间无需特殊处理也不影响第一诊断时，可以进入路径。

> **释义**
>
> ■ 进入本路径的患者为第一诊断为乳腺癌，需除外合并其他急重症或远处转移等情况。
>
> ■ 本路径包括可手术乳腺癌 0、Ⅰ、部分Ⅱ期患者，及部分Ⅱ、Ⅲ期（炎性乳腺癌除外）经新辅助化疗降期患者，但不包括良性肿瘤、炎性疾病等。
>
> ■ 对于合并其他疾病，但不需特殊处理，不影响第一诊断且对手术无较大影响者可以进入路径。
>
> ■ 对于合并其他疾病合理治疗后病情稳定，抑或目前尚需持续用药，但不影响手术预后和路径实施的，可以进入路径，但可能会延长住院时间，增加治疗费用。
>
> ■ 对于合并对手术有较大影响的内科疾病者，需请相关科室会诊，对病情进行评估和控制以保证手术安全，影响路径实施的应退出本路径。

（六）术前准备（术前评估）

3~5 天。
1. 血常规、尿常规、大便常规、凝血实验、血糖、肝功能、肾功能、电解质、血脂、传染病四项、甲状腺功能、性激素六项。
2. X 线胸片、肝胆胰脾彩超、甲状腺彩超、盆腔彩超、心电图、心脏彩超、双肾输尿管膀胱彩超。
3. 乳腺彩超、钼靶，必要时行双乳 MRI 检查等。
4. 根据临床需要选做：肿瘤标志物全套、血气分析、肺功能、24 小时动态心电图、头、胸、上腹部 CT、MRI、ECT 等。

> **释义**
>
> ■ 血常规、尿常规、大便常规是基本检验项目，进入路径的患者均需完成。肝肾功能、电解质、血糖、凝血功能、心电图、X 线胸片可评估有无基础疾病，是否影响住院时间、费用及其治疗预后。性腺激素可进一步了解患者卵巢功能。肝胆胰脾肾彩超及盆腔彩超有助于判断患者是否存在远处转移。乳腺彩超、钼靶是基本的影像学检查，进入路径的患者均需完成。需行保乳或新辅助治疗的患者，推荐 MRI 检查，但 MRI 检查不应作为保乳手术前的必需检查。多数初治乳腺癌患者肿瘤标志物

不高，但肿瘤标志物检测可作为患者的基线资料，建议检测。根据患者临床分期可选择行胸腹部 CT、上腹 MRI、ECT 或 PET-CT 以除外全身转移。

■ 当无病理学确诊的可疑乳腺癌患者进入本路径时，需与其他引起乳房肿块的疾病相鉴别。如纤维腺瘤、叶状肿瘤也可表现为无痛性肿块，与老年人多见的黏液腺癌较难鉴别；导管内乳头状瘤也可表现为单孔或多孔乳头陈旧血性溢液，与浸润性乳腺癌、导管原位癌或导管内乳头状癌较难鉴别；非哺乳期乳腺炎有局部皮肤红肿热痛，有橘皮征，抗菌药物治疗效果不佳等表现，与炎性乳腺癌较难鉴别。因此，乳腺癌的确诊需依靠病理。

（七）预防性抗菌药物选择与使用时机

预防性抗菌药物应用应按《抗菌药物临床应用指导原则（2015 年版）》（国卫办医发〔2015〕43 号）。

1. 预防性用药时间为术前 30 分钟。
2. 手术超过 3 小时加用 1 次抗菌药物。
3. 术后 24 小时内停止使用抗菌药物。

> **释义**
>
> ■ 乳腺手术为清洁切口手术，不推荐围手术期常规使用抗菌药物。
> ■ 患者存在感染高危因素如免疫缺陷、高龄、术前化疗导致免疫低下、乳房重建手术等情况，可酌情预防性应用抗菌药物。预防性应用抗菌药物应术前 30 分钟给予第一代或第二代头孢菌素，避免联合用药，手术时间超过 3 小时，可追加一次术中抗菌药物。预防用药应在 24 小时内停止。重度高危的患者可延长至 48 小时。

（八）手术日

入院第 ≤4 天。

1. 麻醉方式：全身麻醉。
2. 手术方式：乳房单纯切除术、乳癌改良根治术、乳癌保乳术、乳癌根治及扩大根治术，必要时行前哨淋巴结活检术及乳房重建术。
3. 手术内固定物：皮肤钉合器的应用、切缘钛夹标志等。
4. 输血：视术中情况而定。
5. 病理：冷冻、石蜡切片，免疫组化检查，必要时行 FISH 基因检测。
6. 其他：必要时术中使用可吸收缝线、双极电凝、术后应用镇痛泵。

> **释义**
>
> ■ 乳腺癌手术常规使用全身麻醉，依据具体情况选择是否使用术后镇痛泵。
> ■ 乳腺癌手术一般不需要输血，但应具备紧急输血条件，应对突发情况（如大血管破裂等）。
> ■ 术中可使用钛夹标记瘤床位置便于术后辅助放疗定位。

- 腺体和切口的缝合可根据需要选择可吸收缝线、皮肤钉合器等。
- 手术结束时可以使用 5-FU 液冲洗创腔，以减低复发和转移概率。
- 原发肿瘤病理结果应包括 ER、PR、HER2、Ki-67 等重要免疫组化指标，对于免疫组化 HER2（++）者应行 FISH 检测。

（九）术后住院恢复

≤14 天。

> **释义**
>
> ■ 如防治伤口引流管，通常于术后 7~10 天待引流量少于 20ml/d 时拔出，如发生伤口感染，出现的高峰时间为术后 7 天左右。乳腺癌是全身性疾病，必须采取综合治疗方法，术后还应采取化学药物、内分泌、放射、免疫及生物学治疗多种方法，减少化疗不良反应，改善患者生存质量。术后恢复、获得术后病理约需 5~6 天，病情平稳（见"出院标准"）时可出院。术后恢复时间不超过 14 天符合本路径要求。

（十）出院标准（围绕一般情况、切口情况、第一诊断转归）

1. 切口愈合好，切口无感染，无皮瓣坏死（或门诊可处理的皮缘坏死）。
2. 没有需要住院处理的并发症或合并症。

> **释义**
>
> ■ 患者出院前应一般情况良好。
> ■ 患者切口愈合好，无感染，无严重皮瓣坏死或严重皮下积液可出院。对于门诊可处理的皮瓣坏死和皮下积液，患者需遵医嘱返院处理伤口直至皮下积液消失、伤口完全愈合。
> ■ 没有需要住院处理的与本次手术有关的并发症如下肢深静脉血栓形成等。

（十一）有无变异及原因分析

1. 有影响手术的合并症，需要进行相应的诊断和治疗。
2. 行保乳手术时，必须行钼靶或 MRI 检查以排除多病灶。
3. 术前可行空心针等穿刺活检。
4. 患者其他方面的原因。
5. 本路径仅限手术方面，其他如新辅助化疗、术中放疗、术后辅助化疗等均未纳入本路径范围。

釋义

　　■有影响手术的合并症，如糖尿病、心血管疾病等，可能需要同时治疗或疾病本身导致术后恢复缓慢，从而导致治疗时间延长或治疗费用增加，严重影响路径实施者退出路径。

　　■围手术期的并发症，如术后出血等，可能导致二次手术或恢复延迟，从而造成住院日延长或费用超出参考标准。

　　■因患者主观方面的原因造成执行路径时出现变异，应在表单中明确说明。

　　■本路径仅限手术方面，如患者经术前评估需接受新辅助化疗，应退出本路径。术中放疗、术后辅助化疗等均未纳入本路径。

五、乳腺癌临床路径给药方案

1. 用药选择：

（1）内分泌治疗药物：内分泌治疗是激素受体阳性乳腺癌患者的重要治疗方法。内分泌治疗药物根据作用机制可分为雌激素受体阻断剂、芳香化酶抑制剂（AI）、促黄体生成激素释放激素（LHRH）类似物等，其中雌激素受体阻断剂和芳香化酶抑制剂是最常用的内分泌治疗药物。

1）雌激素受体阻断剂：他莫昔芬为代表性药物。根据国内外重要诊治指南与规范，推荐绝经前患者使用，绝经后患者如不能耐受芳香化酶抑制剂，也建议使用他莫昔芬。每日 2 次，每次 10mg 口服，推荐用药时间为 5 年，对于复发转移高风险患者，如耐受性良好，可延长用药至 10 年。

2）芳香化酶抑制剂：通过抑制芳香化酶的活性，阻断卵巢以外组织中雄烯二酮和睾酮经芳香化作用转化成雌激素，抑制乳腺癌细胞生长。根据化学结构可分为非甾体类药物，如阿那曲唑、来曲唑和甾体类药物如依西美坦。AI 仅适用于绝经后患者使用，绝经前患者如使用 AI，应同时应用促黄体生成激素释放激素类似物。每日 1 次，每次 1 片口服。推荐用药时间为 5 年。对于围绝经期患者，可先应用他莫昔芬 2~3 年，确认绝经后换用 AI 2~3 年，或先使用他莫昔芬 5 年，确认绝经后换用 AI 5 年。

3）LHRH 类似物：通过负反馈抑制下丘脑产生促性腺激素释放激素（GnRH），同时竞争性地与垂体细胞膜上的 GnRH 受体或 LHRH 受体结合，阻止垂体产生促性腺激素，从而减少卵巢分泌雌激素。代表性药物为戈舍瑞林。某些复发转移高风险的绝经前乳腺癌患者，可考虑术后辅助内分泌治疗应用 LHRH 类似物联合依西美坦。腹壁皮下注射，每 4 周应用 1 次。

（2）化疗药物：治疗乳腺癌的常用化疗药物，包括烷化剂、抗代谢性药物、抗菌药物、生物碱和紫杉醇类。化疗药物通过改变或抑制癌细胞的生化代谢过程，从而干扰癌细胞的繁殖。依其作用的细胞周期时相可分为：①细胞周期特异性药物，这类药物仅在细胞周期的特异时相才有作用，如抗代谢药物和有丝分裂抑制剂；②细胞周期非特异性药物，这类药物在细胞周期的任一时相都有作用，对非增殖周期的细胞也有作用，如烷化剂和抗菌药物类药物。

1）蒽环类药物：表柔比星为代表，与环磷酰胺联用时推荐剂量为 $100mg/m^2$，与紫杉类药物联用时推荐剂量为 $75mg/m^2$。静脉输入，每 3 周 1 次。

2）紫杉类药物：多西他赛为代表，只能用于静脉滴注。所有患者在接受多西他赛治疗期前均必须口服糖皮质激素类，如地塞米松，在多西他赛滴注 1 天前服用，每天 16mg，持续至少 3 天，以预防过敏反应和体液潴留。多西他赛单药的推荐剂量为 $100mg/m^2$，联合用药的推荐剂量为 $75mg/m^2$，静脉滴注 1 小时，每 3 周 1 次。

（3）靶向治疗药物：用于浸润性乳腺癌 HER2 阳性的患者。HER2 阳性的定义为免疫组化 HER2（+++）或（++），但 FISH 检测 HER2 基因扩增。以曲妥珠单抗为代表药物。首次剂量 8mg/kg，维持剂量 6mg/kg，每 3 周静脉输入 1 次。推荐用药时间为 1 年。靶向治疗开始前需评估心脏功能，用药期间每 3 个月复查超声心动。

（4）中成药：具有解毒散结、消肿止痛等作用的部分中成药可以缓解乳腺癌患者的不适症状，减轻不良反应，例如可考虑使用西黄胶囊改善癌痛、皮肤红肿、乳腺癌术后上肢水肿等。

2. 药学提示：

（1）雌激素受体阻断剂（他莫昔芬）：用药前应评估血栓栓塞的风险。用药前检查有视力障碍、肝肾功能不全者慎用。多数耐受性良好，常见不良反应包括子宫内膜增厚，高脂血症，血栓栓塞性疾病。用药期间定期复查肝肾功能及血脂，每年行妇科彩超检查。

（2）芳香化酶抑制剂：多数耐受性良好，常见不良反应包括骨质疏松，骨密度下降，骨折事件发生率升高，肌肉关节疼痛，乏力、不适等。用药期间应同时补充钙剂及维生素 D，定期复查骨密度。

（3）紫杉类药物：常见不良反应包括乏力、骨髓抑制、过敏、水钠潴留、腹泻及胃肠道反应。部分病例可发生严重过敏反应，其特征为低血压与支气管痉挛，需要中断治疗。停止滴注并立即治疗后患者可恢复正常。部分病例也可发生轻度过敏反应，如脸红，伴有或不伴有瘙痒的红斑、胸闷、背痛、呼吸困难、药物热或寒战。极少病例发生胸腔积液、腹水、心包积液、毛细血管通透性增加以及体重增加。为了减少液体潴留，应给患者预防性使用皮质类固醇。

（4）曲妥珠单抗：不良反应较少，主要为心脏功能损害。临床试验中观察到使用本药治疗的患者中有心功能不全的表现。在单独使用曲妥珠单抗治疗的患者中，中至重度心功能不全（NTHA 分级 Ⅲ／Ⅳ）的发生率为 5%。用药前及用药开始后每 3 个月复查超声心动，评估左室射血分数。出现下列情况时，应停止曲妥珠单抗治疗至少 4 周，并每 4 周检测 1 次 LVEF。LVEF 较治疗前绝对数值下降≥16%；LVEF 低于该检测中心正常范围并且 LVEF 较治疗前绝对数值下降≥10%；4~8 周 LVEF 回升至正常范围或 LVEF 较治疗前绝对数值下降≤15%，可恢复使用曲妥珠单抗；LVEF 持续下降（＞8 周），或者 3 次以上因心肌病而停止曲妥珠单抗治疗，应永久停止使用曲妥珠单抗。

3. 注意事项：

（1）他莫昔芬与华法林或任何其他香豆素抗凝药联合应用时可发生抗凝作用显著增高，故联合应用时应密切监测患者。与细胞毒药物联合使用时，血栓栓塞的风险增加。骨转移患者使用他莫昔芬治疗初期，如同时使用那些能够降低肾脏钙排泄的药物如噻嗪类利尿药，可能增加高钙血症的风险。

（2）多西他赛与顺铂联合使用时，宜先用多西他赛后用顺铂，以免降低多西他赛的消除率；而与蒽环类药物联合使用时，给药顺序与上述相反，宜先予蒽环类药物后予多西他赛。多西他赛与酮康唑之间可能发生相互作用，同用时应格外小心。

六、乳腺癌临床路径护理规范

1. 术前护理：详细向患者讲解疾病及手术相关知识，根据患者自身特点，了解患者心理动向，充分告知，打消患者顾虑，增加手术信任感。

2. 术后护理：

（1）饮食及活动护理：观察患者术后有无恶心呕吐等不适，如无不适，指导患者进食容易消化食物。术后避免剧烈活动，避免患侧上肢负重。

（2）疼痛的护理：疼痛轻微者可不予处理，但疼痛剧烈者应给予处理。指导患者采取各种有效镇痛措施，如分散注意力、听音乐等，必要时遵医嘱予镇痛药物治疗。

（3）并发症的观察与护理：注意观察加压包扎的压迫位置及力度，如患者出现恶心、呕吐、头晕、眼花、心悸、出冷汗、面色苍白等应及时通知医师行相应消除处理。患侧上肢如出现淋巴水肿，指导患者抬高上肢，促进淋巴回流。

七、乳腺癌临床路径营养治疗规范

健康饮食，避免外源性补充雌激素。

八、乳腺癌临床路径患者健康宣教

1. 术前充分完善术前检查及术前准备，向患者告知疾病及手术相关知识，帮助准备围手术期用品，针对个人消除其焦虑心理，建立信任体系。

2. 术后充分告知护理常识，饮食建议，换药，治疗，心理等指导。

3. 告知患者定期复查。

九、推荐表单

（一）医师表单

乳腺癌临床路径医师表单

适用对象：第一诊断为乳腺癌（ICD-10：C50）

行乳腺癌根治术（保乳、改良根治、根治术）（ICD-9-CM-3：85.33-85.48）

患者姓名：	性别： 年龄： 门诊号：	住院号：
住院日期： 年 月 日	出院日期： 年 月 日	标准住院日：≤18 天

时间	住院第 1 天	住院第 2~5 天	住院第 3~6 天（手术日）
主要诊疗工作	□ 询问病史及体格检查 □ 交代病情，将乳腺肿瘤诊疗计划书交给患者 □ 书写病历 □ 开具实验室检查单 □ 上级医师查房与术前评估 □ 初步确定手术方式和日期	□ 上级医师查房 □ 完成术前准备与术前评估 □ 穿刺活检（视情况而定） □ 根据体检、彩超、钼靶、穿刺病理结果等，行术前讨论，确定手术方案 □ 完成必要的相关科室会诊 □ 住院医师完成术前小结、上级医师查房记录等病历书写 □ 签署手术知情同意书、自费用品协议书、输血同意书 □ 向患者及家属交代围手术期注意事项	□ 实施手术 □ 术者完成手术记录 □ 住院医师完成术后病程记录 □ 上级医师查房 □ 向患者及家属交代病情及术后注意事项
重点医嘱	**长期医嘱** □ 乳腺外科护理常规 □ 二级护理 □ 饮食 □ 留陪护 1 人 □ 患者既往基础用药 **临时医嘱** □ 血常规、尿常规、大便常规 □ 血糖、血脂、肝肾功能、电解质、甲状腺功能、性激素六项、凝血功能、传染病四项、肿瘤标志物全套 □ X 线胸片、肝胆胰脾彩超、甲状腺彩超、心脏彩超、心电图、双肾输尿管膀胱彩超 □ 双乳彩超、钼靶、MRI □ 肺功能、24 小时动态心动图（视情况而定）	**长期医嘱** □ 患者既往基础用药 **临时医嘱** □ 手术医嘱 □ 在全身麻醉下行乳腺癌改良根治术、乳腺癌根治术或扩大根治术、乳腺癌保乳术、乳腺单纯切除术，必要时行前哨淋巴结活检术、乳房再造 □ 术前 12 小时禁食，4 小时禁水 □ 送手术通知单，麻醉会诊单 □ 术区备皮 □ 预约术中快速冷冻 □ 预防性抗菌药物应用 □ 术晨留置尿管	**长期医嘱** □ 术后禁食、禁水 □ 一级护理 □ 吸氧、心电监护、尿管护理、会阴护理、口腔护理 □ 术后引流管护理、持续负压吸引 □ 置气垫床、平卧位 □ 双下肢气压泵治疗 **临时医嘱** □ 必要时给予止吐、镇痛药物 □ 给予止血、补液、雾化吸入等对症支持治疗 □ 必要时给予提高免疫力治疗

续　表

时间	住院第 1 天	住院第 2~5 天	住院第 3~6 天 （手术日）
病情 变异 记录	□无　□有，原因： 1. 2.	□无　□有，原因： 1. 2.	□无　□有，原因： 1. 2.
医师 签名			

时间	住院第 4~7 天 （术后第 1 日）	住院第 5~9 天 （术后第 2~3 日）	至住院第 18 天 （术后第 4~12 日）
主要诊疗工作	□ 上级医师查房，注意病情变化 □ 住院医师完成常规病历书写 □ 注意引流量	□ 上级医师查房 □ 住院医师完成常规病历书写 □ 根据引流情况明确是否拔除引流管	□ 上级医师查房，进行手术及切口评估，确定有无手术并发症和切口愈合不良情况，明确是否出院 □ 完成出院记录、并案首页、出院证明书等，向患者交代出院后的注意事项，如：返院复诊的时间、地点，发生紧急情况时的处理等
重点医嘱	**长期医嘱** □ 普通饮食 □ 自主体位 □ 双下肢气压泵治疗 □ 负压吸引 □ 胸壁负压鼓护理，按时更换负压引流器 **临时医嘱** □ 继续止血、补液、雾化吸入治疗 □ 止吐（必要时） □ 镇痛（必要时） □ 提高免疫力治疗（必要时）	**长期医嘱** □ 胸壁引流管护理 □ 每日更换负压引流器 □ 负压吸引 **临时医嘱** □ 继续止血、补液、雾化吸入治疗 □ 止吐（必要时） □ 镇痛（必要时） □ 静脉输液（必要时） □ 提高免疫力治疗（必要时）	**出院医嘱** □ 出院带药 □ 适时切口换药
病情变异记录	□ 无　□ 有，原因： 1. 2.	□ 无　□ 有，原因： 1. 2.	□ 无　□ 有，原因： 1. 2.
医师签名			

（二）护士表单

乳腺癌临床路径护士表单

适用对象：第一诊断为乳腺癌（ICD-10：C50）

行乳腺癌根治术（保乳、改良根治、根治术）（ICD-9-CM-3：85.33-85.48）

患者姓名：		性别： 年龄： 门诊号：	住院号：
住院日期： 年 月 日		出院日期： 年 月 日	标准住院日：≤18天

时间	住院第1天	住院第2~5天	住院第3天（手术日） 术前与术中	住院第3天（手术日） 术后
健康宣教	□ 入院宣教 介绍主管医师、护士 介绍环境、设施 介绍住院注意事项	□ 术前宣教 宣教疾病知识、术前准备及手术过程 告知准备物品、沐浴 告知术后饮食、活动及探视注意事项告知术后可能出现的情况及应对方式 □ 主管护士与患者沟通，了解并指导心理应对 □ 告知家属等候区位置	□ 术后当日宣教 告知饮食、体位要求 告知疼痛注意事项 告知术后可能出现情况及应对方式 □ 给予患者及家属心理支持 □ 再次明确探视陪护须知	□ 术后宣教 药物作用及频率 饮食、活动指导 复查患者对术前宣教内容的掌握程度 疾病恢复期注意事项 下床活动注意事项
护理处置	□ 核对患者姓名，佩戴腕带 □ 建立入院护理病历 □ 卫生处置：剪指（趾）甲、沐浴，更换病号服	□ 协助医师完成术前检查 □ 术前准备 备皮、宣教 备皮、禁食、禁水	□ 送手术 摘除患者各种活动物品 核对患者资料及带药 填写手术交接单，签字确认 □ 接手术 核对患者及资料，签字确认	□ 功能训练指导
主要护理工作	□ 入院介绍 □ 入院评估 □ 静脉抽血 □ 健康教育 □ 饮食指导 □ 患者相关检查配合的指导 □ 执行入院后医嘱 □ 心理支持	□ 健康教育 □ 饮食：术前禁食、禁水 □ 术前沐浴、更衣，取下活动义齿、饰物 □ 告知患者及家属手术流程及注意事项 □ 手术备皮、药敏试验 □ 术前手术物品准备 □ 促进睡眠（环境、药物）	□ 健康教育 □ 术前更衣 □ 饮食指导：禁食、禁水 □ 指导术前注射麻醉用药后注意事项 □ 安排陪送患者入手术室 □ 心理支持	□ 术后活动：按相应麻醉采取体位，指导并协助术后活动 □ 全身麻醉后禁食、禁水6小时 □ 密切观察患者情况 □ 疼痛护理 □ 生活护理 □ 术后饮食指导 □ 心理支持（患者及家属）

续　表

时间	住院第 1 天	住院第 2~5 天	住院第 3 天 （手术日）	
			术前与术中	术后
病情 变异 记录	□无　□有，原因： 1. 2.	□无　□有，原因： 1. 2.	□无　□有，原因： 1. 2.	□无　□有，原因： 1. 2.
护士 签名				

时间	住院第 4~7 天 （术后第 1 日）	住院第 5~9 天 （术后第 2~3 日）	至住院第 18 天 （术后第 4~12 日）
健康宣教	□ 记录生命体征 □ 记录引流量 □ 肢体功能锻炼指导 □ 术后宣教	□ 记录引流量 □ 肢体功能锻炼指导 □ 术后宣教	□ 出院宣教 □ 指导办理出院手续
护理处置	□ 功能锻炼指导 □ 翻身拍背	□ 功能锻炼指导	□ 出院指导
主要护理工作	□ 体位与活动：自主体位 □ 观察患者情况 □ 协助生活护理 □ 心理支持（患者及家属） □ 康复指导（运动指导、功能锻炼）	□ 体位与活动：自主体位 □ 观察患者情况 □ 协助生活护理 □ 心理支持（患者及家属） □ 康复指导（运动指导、功能锻炼）	□ 出院指导 □ 办理出院手续 □ 复诊时间 □ 作息、饮食、活动 □ 服药指导 □ 日常保健 □ 清洁卫生 □ 疾病知识
病情变异记录	□ 无　□ 有，原因： 1. 2.	□ 无　□ 有，原因： 1. 2.	□ 无　□ 有，原因： 1. 2.
护士签字			

（三）患者表单

乳腺癌临床路径患者表单

适用对象：第一诊断为乳腺癌（ICD-10：C50）

行乳腺癌根治术（保乳、改良根治、根治术）（ICD-9-CM-3：85.33-85.48）

患者姓名：		性别：　　年龄：　　门诊号：		住院号：
住院日期：　　年　月　日		出院日期：　　年　月　日		标准住院日：≤18 天

时间	住院第 1 天	住院第 2~5 天	住院第 3 天（手术日）	
			术前与术中	术后
监测	□ 测量生命体征、体重	□ 每日测量生命体征、询问排便情况，手术前 1 天晚测量生命体征		□ 测量生命体征
医患配合	□ 护士行入院护理评估（简单询问病史） □ 接受入院宣教 □ 医师询问病史、既往病史、用药情况，收集资料 □ 进行体格检查	□ 配合完善术前相关检查，术前宣教 □ 乳腺肿瘤疾病知识、临床表现、治疗方法 □ 术前用物准备：备皮刀、弹力胸带 □ 手术室接患者，配合核对 □ 医师与患者及家属介绍病情及手术谈话 □ 手术时家属在等候区等候 □ 探视及陪护制度	□ 摘除患者各种活动物品	
重点诊疗及检查	**重点诊疗** □ 二级护理 □ 既往基础用药	**重点诊疗** □ 术前准备 　备皮 　术前签字 **重要检查** □ 心电图、X 线胸片 □ 彩超，钼靶 □ 乳腺 MR		□ 术前更衣
饮食及活动	□ 普通饮食 □ 正常活动	□ 术前 12 小时禁食、禁水 □ 正常活动	□ 禁食、禁水 12 小时	□ 正常饮食 □ 正常活动

时间	住院第 4~7 天 （术后第 1 日）	住院第 5~9 天 （术后第 2~3 日）	至住院第 18 天 （术后第 4~12 日）
监测	□ 记录生命体征 □ 记录引流量 □ 肢体功能锻炼	□ 测量生命体征	
医患 配合	□ 下地活动 □ 功能锻炼	□ 功能训练	
重点 诊疗 及 检查	□ 体位与活动：自主体位 □ 观察患者情况 □ 协助生活护理 □ 心理支持（患者及家属） □ 康复指导（运动指导、功能 　锻炼）	□ 更换伤口辅料，观察伤口愈 　合情况	□ 办理出院手续 □ 确定复查时间
饮食 及 活动	□ 禁食、禁水 12 小时	□ 正常饮食 □ 正常活动	□ 正常饮食 □ 正常活动

附：原表单（2016 年版）

乳腺癌临床路径表单

适用对象：第一诊断为乳腺癌（C50.900）
　　　　　行手术治疗

患者姓名：	性别：　年龄：　门诊号：	住院号：
住院日期：　年　月　日	出院日期：　年　月　日	标准住院日：≤18 天

时间	住院第 1 天	住院第 2~5 天	住院第 3~6 天（手术日）
主要诊疗工作	□ 询问病史及体格检查 □ 交代病情，将乳腺肿瘤诊疗计划书交给患者 □ 书写病历 □ 开具实验室检查单 □ 上级医师查房与术前评估 □ 初步确定手术方式和日期	□ 上级医师查房 □ 完成术前准备与术前评估 □ 穿刺活检（视情况而定） □ 根据体检、彩超、钼靶、穿刺病理结果等，行术前讨论，确定手术方案 □ 完成必要的相关科室会诊 □ 住院医师完成术前小结、上级医师查房记录等病历书写 □ 签署手术知情同意书、自费用品协议书、输血同意书 □ 向患者及家属交代围手术期注意事项	□ 实施手术 □ 术者完成手术记录 □ 住院医师完成术后病程记录 □ 上级医师查房 □ 向患者及家属交代病情及术后注意事项
重点医嘱	**长期医嘱** □ 乳腺外科护理常规 □ 二级护理 □ 饮食 □ 留陪护 1 人 □ 患者既往基础用药 **临时医嘱** □ 血常规、尿常规、大便常规 □ 血糖、血脂、肝肾功能、电解质、甲状腺功能、性激素六项、凝血功能、传染病四项、肿瘤标志物全套 □ X 线胸片、肝胆胰脾彩超、甲状腺彩超、心脏彩超、心电图、双肾输尿管膀胱彩超 □ 双乳彩超、钼靶、MRI □ 肺功能、24 小时动态心动图（视情况而定）	**长期医嘱** □ 患者既往基础用药 **临时医嘱** □ 手术医嘱 □ 在全身麻醉下行乳腺癌改良根治术、乳腺癌根治术或扩大根治术、乳腺癌保乳术、乳腺单纯切除术，必要时行前哨淋巴结活检术、乳房再造 □ 术前 12 小时禁食，4 小时禁水 □ 送手术通知单，麻醉会诊单 □ 术区备皮 □ 预约术中快速冷冻 □ 预防性抗菌药物应用 □ 术晨留置尿管	**长期医嘱** □ 术后禁食、禁水 □ 一级护理 □ 吸氧、心电监护、尿管护理、会阴护理、口腔护理 □ 术后引流管护理、持续负压吸引 □ 置气垫床、平卧位 □ 双下肢气压泵治疗 **临时医嘱** □ 必要时给予止吐、镇痛药物 □ 给予止血、补液、雾化吸入等对症支持治疗 □ 必要时给予提高免疫力治疗

续　表

时间	住院第 1 天	住院第 2~5 天	住院第 3~6 天（手术日）
主要护理工作	□ 入院介绍 □ 入院评估 □ 指导患者进行相关辅助检查	□ 术前准备 □ 术前宣教（提醒患者术前禁食、禁水） □ 心理护理	□ 观察患者病情变化 □ 术后生活护理、疼痛护理 □ 定时巡视病房
病情变异记录	□ 无　□ 有，原因： 1. 2.	□ 无　□ 有，原因： 1. 2.	□ 无　□ 有，原因： 1. 2.
护士签名	白班	小夜班	大夜班	白班	小夜班	大夜班	白班	小夜班	大夜班
医师签名									

第四十二章

肢体血管瘤临床路径释义

【医疗质量控制指标】

指标一、诊断需临床表现和辅助检查。

指标二、达到治疗标准尽早行手术治疗。

指标三、根据病情选择合理的治疗方法。

一、肢体血管瘤编码

1. 原编码：

疾病名称及编码：肢体血管瘤编码（ICD-10：D18.006）

2. 修改编码：

疾病名称及编码：肢体血管瘤编码（ICD-10：D18.006）

手术操作名称及编码：血管瘤切除术（ICD-9-CM-3：86.3x15）

硬化剂注射治疗（ICD-9-CM-3：99.29）

电化学疗法（ICD-9-CM-3：86.24）

二、临床路径检索方法

D18.006 伴（86.3x15/86.24/99.29）

三、国家医疗保障疾病诊断相关分组（CHS-DRG）

MDCF 循环系统疾病及功能障碍

FF2 外周动脉其他手术

四、肢体血管瘤临床路径标准住院流程

（一）适用对象

第一诊断为肢体血管瘤（ICD-10：D18.006），行手术治疗。

> 释义
>
> ■ 适用对象编码参见第一部分。
>
> ■ 本路径适用对象为临床诊断为肢体血管瘤且行手术治疗的患者，如保守治疗则需进入其他相应路径。

（二）诊断依据

根据《临床诊疗指南·外科学分册》（中华医学会编，人民卫生出版社，2006年，第1版）。

1. 明显的临床症状：肢体局部肿胀、发热、疼痛等。

2. 典型体征：局部包块、局部压痛阳性、静脉石形成、破溃等。

3. 排除面积较大无法手术切除的血管瘤及肢体其他性质肿物。

4. 磁共振平扫加增强检查明确。

> **释义**
>
> ■ 本路径的制订主要参考国内权威参考书籍和诊疗指南。
>
> ■ 病史和临床症状是诊断肢体血管瘤的初步依据，多数患者表现为肢体局部肿胀、发热、疼痛等症状。磁共振检查可见明显信号改变，动静脉造影可明确诊断。部分患者临床表现不典型，如磁共振或 DSA 检查支持血管瘤，亦可进入路径。

（三）治疗方案的选择

根据《临床诊疗指南·外科学分册》（中华医学会编，人民卫生出版社，2006 年，第 1 版）。

1. 手术：血管瘤切除术，硬化剂治疗，电化学治疗等。

2. 手术方式：血管瘤完整切除及部分切除，硬化剂或电化学闭合。

> **释义**
>
> ■ 本病确诊后即应开始综合性治疗，包括一般治疗和药物治疗，目的在于消除病因、缓解临床症状、降低破裂的概率和减少并发症的发生。
>
> ■ 一旦诊断明确，应评估手术指征，对于血管瘤治疗应根据病损类型，位置及患者的年龄等因素来决定。目前一般是通过手术切除，硬化剂注射疗法或电化学闭合，手术切除对血管瘤效果比较好。
>
> ■ 硬化剂注射治疗用于术前使血管瘤减小或术后残留的病灶及某些不宜切除和修复的部位等，此外也可单独用于一些进展较慢的病灶，此疗法主要适用于海绵状血管瘤及毛细血管瘤，可作为海绵状血管瘤的主要或辅助疗法。对单纯性、蜷蜒状及大面积的血管瘤疗效很差。
>
> ■ 电化学疗法适用于绝大多数静脉畸形，尤其治疗海绵状血管瘤效果较好。电化学疗法应用数根电针，经皮肤直接穿刺到病变区域，连接到电化学治疗仪上进行治疗。治疗后病变的血管内皮细胞被破坏，病变区域内的血液凝固，可压缩的软包块变成实体硬块，病变体积变小，临床症状缓解，病变发展进程延缓。治疗后的实体硬块逐渐为人体所吸收。

（四）标准住院日

不超过 15 天。

> **释义**
>
> ■ 怀疑肢体血管瘤患者入院后，术前准备 1~3 天，排除手术禁忌。手术日不超过入院后 5 天，术后药物治疗及复查，主要观察手术效果及伤口愈合，总住院时间不超过 10 天符合本路径要求。

（五）进入路径标准

1. 第一诊断必须符合 ICD-10：D18.006 肢体血管瘤疾病编码。

2. 当患者同时具有其他疾病诊断，但在住院期间不需要特殊处理也不影响第一诊断的临床路径流程实施时，可以进入路径。

3. 血管瘤侵及周围深部组织和/或面积较大无法手术切除者不进入本路径。

> **释义**
>
> ■ 进入本路径的患者为第一诊断为肢体血管瘤，且行手术治疗，需除外其他部位血管瘤及非手术治疗患者。
>
> ■ 入院后常规检查发现有基础疾病，如高血压、冠状动脉粥样硬化性心脏病、糖尿病、肝肾功能不全等，经系统评估后对肢体血管瘤诊断治疗无特殊影响者，可进入路径。但可能增加医疗费用，延长住院时间。

（六）术前准备

不超过 3 天

1. 必须检查的项目：

（1）血常规、尿常规、大便常规。

（2）肝功能、肾功能、电解质、血糖、血脂、血凝、血型、感染性疾病筛查（乙型肝炎、丙型肝炎、艾滋病、梅毒等）。

（3）X 线胸片、心电图、肢体 DR 片、磁共振平扫加增强。

2. 根据患者病情选择：血同型半胱氨酸、叶酸、维生素 B_{12}、叶酸药物基因、心脏彩超、肝胆胰脾彩超、肢体 CTA、肢体动静脉造影、肺功能检查等。

> **释义**
>
> ■ 血常规、尿常规、大便常规+隐血是最基本的三大常规检查，进入路径的患者均需完成。肝肾功能、电解质、血糖、血脂、凝血功能、心电图、X 线胸片可评估有无基础疾病，是否影响住院时间、费用及其治疗预后；血型、感染性疾病筛查用于术前准备；一般情况较差的患者可行心脏彩超、肝胆胰脾彩超、肺功能检查等，已排除手术禁忌，评估手术风险；无禁忌证患者均应行肢体 DR 片、磁共振平扫加增强，除此之外亦可行肢体 CTA、肢体动静脉造影检查已明确诊断和评估病情。

（七）选择用药

抗菌药物：根据《抗菌药物临床应用指导原则（2015 年版）》（国卫办医发〔2015〕43 号）执行，并结合患者的病情决定抗菌药物的选择，可选用革兰阳性菌敏感的抗菌药物，以第一、第二代头孢菌素为主，特殊情况除外，一般术前 0.5~2.0 小时。

> **释义**
>
> ■ 应尽量选择单一抗菌药物预防用药，避免不必要的联合使用。预防用药应针对手术路径中可能存在的污染菌，对于肢体血管瘤围手术期预防性应用抗菌药物，建议选用针对金黄色葡萄球菌的抗菌药物，以第一、第二代头孢菌素为主。头孢菌素过敏者，针对革兰阳性菌可用万古霉素、去甲万古霉素、克林霉素等。

■ 静脉输注应在皮肤、黏膜切开前 0.5～1 小时或麻醉开始时给药，在输注完毕后开始手术，保证手术部位暴露时局部组织中抗菌药物已达到足以杀灭手术过程中沾染细菌的药物浓度。万古霉素或氟喹诺酮类等由于需输注较长时间，应在手术前 1～2 小时开始给药。抗菌药物的有效覆盖时间应包括整个手术过程。手术时间较短（＜2 小时）的清洁手术术前给药一次即可。如手术时间超过 3 小时或超过所用药物半衰期的 2 倍以上，或成人出血量超过 1500ml，术中应追加 1 次。预防用药时间不超过 24 小时。

（八）手术日

入院不超过 5 天。

1. 麻醉方式：全身麻醉、硬膜外麻醉、硬膜外蛛网膜下腔联合阻滞麻醉或腰麻、局部麻醉。
2. 术中用药：麻醉常规用药，术后镇痛用药根据患者情况决定。
3. 输血：视术中情况而定。

释义

■ 术中根据患者基础疾病及手术情况个体化给药。

（九）术后住院恢复

不超过 10 天。

1. 必须复查的检查项目：术后三天血常规、肝肾功能、电解质、血凝试验。
2. 术后用药：应用改善循环药物。抗菌药物可选用一线抗菌药物，预防性使用，用药时间 1～2天。严重感染风险的可适当延长应用抗菌药物时间或提高抗菌药物强度。

释义

■ 本手术切口为Ⅰ类切口，一般无需预防性应用抗菌药物，若需使用则参考上述释义。
■ 其他根据患者具体情况对症用药。

（十）出院标准

1. 患者体温正常，伤口无感染迹象，能正常下床活动。
2. 没有需要住院处理的并发症。

释义

■ 患者出院前应完成所有必须检查项目，观察临床症状是否减轻或消失；观察伤口愈合情况。

（十一）变异及原因分析

1. 严重基础疾病可能对手术造成影响者，术前准备时间会延长。

2. 术后出现伤口感染、下肢深静脉血栓形成等并发症时，住院恢复时间相应延长。

> **释义**
>
> ■ 在住院治疗过程中，发现其他严重基础病，需调整药物治疗或继续其他基础疾病的治疗，则中止本路径；术后出现严重并发症，治疗疗程长、治疗费用高者，需退出本路径或转入相应路径。
>
> ■ 认可的变异原因主要是指患者入选路径后，在检查及治疗过程中发现患者合并存在事前未预知的、对本路径治疗可能产生影响的情况，需要中止执行路径或延长治疗时间、增加治疗费用。医师需在表单中明确说明。
>
> ■ 因患者方面的主观原因导致执行路径出现变异，需医师在表单中予以说明。

五、肢体血管瘤临床路径给药方案

1. 用药选择：无特殊，根据患者具体情况对症治疗。肢体血管瘤手术切口属于 I 类切口，无需预防性应用抗菌药物。如需使用，建议选用针对金黄色葡萄球菌的抗菌药物，以第一、第二代头孢菌素为主。头孢菌素过敏者，针对革兰阳性菌可用万古霉素、去甲万古霉素、克林霉素。一般静脉输注应在皮肤、黏膜切开前 0.5~1.0 小时或麻醉开始时给药，手术时间较短（<2 小时）的清洁手术术前给药 1 次即可。如手术时间超过 3 小时或超过所用药物半衰期的 2 倍以上，或成人出血量超过 1500ml，术中应追加一次。预防用药时间不超过 24 小时。

2. 药学提示：

（1）头孢菌素类是由冠头孢菌培养液中分离的头孢菌素 C，经改造侧链而得到的一系列半合成抗菌药物。其优点是：抗菌谱广，对厌氧菌有高效；引起的过敏反应较青霉素类低；对酸及对各种细菌产生的 β-内酰胺酶较稳定；作用机制同青霉素，也是抑制细菌细胞壁的生成而达到杀菌的目的。

（2）第一代头孢菌素：供注射用的有头孢噻吩、头孢唑林、头孢乙腈、头孢匹林、头孢硫脒、头孢西酮等。

（3）第二代头孢菌素：供注射用的有头孢呋辛、头孢孟多、头孢替安、头孢尼西、头孢雷特等。

3. 注意事项：头孢菌素类药物毒性较低，不良反应较少。常见的是过敏反应，多为皮疹、荨麻疹等，过敏性休克罕见。第二代头孢菌素对肾脏的毒性很小。有报道大剂量使用头孢菌素可发生头痛、头晕以及可逆性中毒性精神病等中枢神经系统反应。

六、肢体血管瘤临床路径护理规范

1. 术前护理：

（1）心理护理：医护人员应关心、同情、体贴患者，给予患者心理支持，讲解疾病有关知识，改变患者认知，介绍成功案例，树立战胜疾病的信心，主动配合治疗和护理。

（2）饮食护理：术前 6~12 小时禁食、禁水，术后 6 小时进易消化、少刺激、低脂、富含纤维的饮食，保持大便通畅。

（3）病情观察：观察患者肢体血管瘤的部位、性质、生长速度、有无疼痛等症状。

（4）皮肤准备：根据患者手术方式予皮肤准备。

2. 术后护理：

（1）体位：全身麻醉或硬膜外麻醉后护理常规。术后平卧 24 小时，限制肢体活动，同时肢体保持功能位。嘱患者进行肌肉的伸缩活动，促进肢体血液循环，预防深静脉血栓形成。

（2）病情观察：严密观察患者生命体征变化及肢体活动情况。注意观察患肢足背动脉搏动、下肢温度变化、穿刺处有无血肿及皮下淤血等。

（3）伤口护理：观察患者伤口情况，有无渗血、血肿等情况，注意及时调整穿刺处加压包扎的压力，防止因包扎过松导致出血或因过紧导致下肢缺血，防止血栓形成。如伤口出血、渗血，必要时遵医嘱予砂袋压迫、冷敷止血，减少渗血。若发现伤口红、肿、热、痛等感染现象，遵医嘱使用抗菌药物。

（4）并发症观察与护理：

1）血栓形成：严密观察肢体肿胀及末梢血液循环情况，术后应鼓励患者早期下床活动，避免久站、久坐，指导患者进行肢体功能康复训练，避免深静脉血栓形成，发现异常及时报告医师给予处理。

2）烧伤皮肤和损伤皮肤：女性患者或皮下组织较少患者容易出现，如发生报告医师给予对症处理。

3）皮肤感觉障碍：患者出现局部皮肤麻木，皮肤条索样感觉或烧灼感为皮肤感觉障碍，多数并不严重，而且为自限性，告知患者症状可在 1 年内逐渐消失。对于大范围的皮肤感觉障碍，嘱患者保护下肢皮肤，避免过冷、过热、过硬的物体接触皮肤，以免意外事件发生。

4）皮肤坏死：硬化剂外溢、动脉内注射等因素可导致皮肤坏死。观察皮温、皮肤颜色，如出现皮肤坏死，立即通知医师。小面积皮肤坏死可自愈，如坏死面积较大，则需要植皮。

七、肢体血管瘤临床路径营养治疗规范

低盐、低脂、低胆固醇饮食。肢体血管瘤治疗对饮食无绝对的控制，术前 6~12 小时禁食、禁水，术后 6 小时进易消化、少刺激、低脂、富含纤维的饮食，保持大便通畅。

八、肢体血管瘤临床路径患者健康宣教

1. 行为指导：指导患者建立健康的生活方式，戒烟、限酒，适当活动，避免劳累，注意休息。必要时控制体重。

2. 饮食指导：进易消化、少刺激、低脂、富含纤维的饮食，保持大便通畅。

3. 出院后 1~2 个月门诊复诊，教会患者自我检查方法，如有不适请及时就诊。

九、推荐表单

(一) 医师表单

肢体血管瘤临床路径医师表单

适用对象：第一诊断为肢体血管瘤 (ICD-10：D18.006)

　　　　　行手术治疗

患者姓名：	性别：　　年龄：	住院号：
住院日期：　　年　月　日	出院日期：　　年　月　日	标准住院日：7~10 天

时间	住院第 1 天	住院第 2~4 天
主要诊疗工作	□ 询问病史、体格检查 □ 病历书写 □ 开具实验室检查单 □ 上级医师查房及术前评估 □ 初步确定手术日期（急诊或限期手术）	□ 上级医师查房 □ 完成术前准备及评估 □ 完成术前小结、上级医师查房记录等书写 □ 根据体检以及辅助检查结果讨论制订手术方案 □ 必要的相关科室会诊 □ 签署手术同意书、自费用品同意书、输血同意书等文件 □ 向患者及家属交代围手术期注意事项
重点医嘱	**长期医嘱** □ 血管外科护理常规 □ 二级护理 □ 饮食 **临时医嘱** □ 血常规、尿常规、大便常规 □ 肝肾功能、电解质、血糖、血脂、凝血功能、感染性疾病筛查 □ X 线胸片、心电图、肢体 DR 片、磁共振平扫加增强	**长期医嘱** □ 患者既往基础用药 **临时医嘱** □ 必要的会诊意见及处理 □ 术前禁食、禁水 □ 备皮，必要时导尿 □ 术前用药 □ 预防用药抗菌药物
病情变异记录	□ 无　□ 有，原因： 1. 2.	□ 无　□ 有，原因： 1. 2.
医师签名		

时间	住院第 4~6 天 （手术日）	住院第 5~7 天 （术后第 1 日）
主要 诊疗 工作	□ 手术 □ 完成手术记录书写 □ 术后病程记录书写 □ 上级医师查房 □ 向患者及家属交代术后注意事项	□ 上级医师查房 □ 术后病程记录书写 □ 查看下肢情况及伤口 □ 观察生命体征变化
重 点 医 嘱	**长期医嘱** □ 一级护理 □ 心电监护 □ 吸氧 □ 禁食、禁水（全身麻醉患者） □ 记 24 小时引流液量（必要时） □ 观察肢体末梢血运 **临时医嘱** □ 补液（视情况而定） □ 输血（必要时） □ 抗菌药物	**长期医嘱** □ 视情况改饮食 □ 一级护理 □ 心电监护 **临时医嘱** □ 止吐、镇痛药物 □ 根据情况决定是否静脉营养 □ 补液支持治疗
病情 变异 记录	□ 无　□ 有，原因： 1. 2.	□ 无　□ 有，原因： 1. 2.
医师 签名		

时间	住院第 6~8 天 （术后第 2 日）	住院第 7~9 天 （术后第 3 日）	住院第 7~10 天 （出院日）
主要诊疗工作	□ 上级医师查房 □ 术后病程记录书写 □ 查看肢体血运情况及伤口 □ 观察生命体征变化	□ 上级医师查房 □ 术后病程记录书写 □ 查看伤口 □ 观察生命体征变化	□ 上级医师查房，进行伤口评估，决定是否可以出院 □ 完成出院记录、病案首页、出院证明等文件 □ 交代出院后注意事项如复查时间、出现手术相关意外情况时的处理等
重点医嘱	**长期医嘱** □ 一级护理 □ 饮食 **临时医嘱** □ 伤口换药	**长期医嘱** □ 二级护理 □ 饮食 **临时医嘱** □ 视具体情况而定 □ 可考虑拔除引流管（必要时） □ 复查血常规、肝肾功能、电解质、血糖等	**临时医嘱** □ 拆线、换药 □ 出院带药
病情变异记录	□ 无 □ 有，原因： 1. 2.	□ 无 □ 有，原因： 1. 2.	□ 无 □ 有，原因： 1. 2.
医师签名			

（二）护士表单

肢体血管瘤临床路径护士表单

适用对象：第一诊断为肢体血管瘤（ICD-10：D18.006）
行手术治疗

患者姓名：	性别： 年龄：	住院号：
住院日期： 年 月 日	出院日期： 年 月 日	标准住院日：7~10 天

时间	住院第 1 天	住院第 2~4 天
健康宣教	□ 入院宣教 　介绍主管医师、护士 　介绍环境、设施 　介绍住院注意事项 　介绍探视和陪护制度 　介绍贵重物品制度	□ 药物宣教 　术前检查前宣教 □ 宣教检查前准备及检查后注意事项 □ 主管护士与患者沟通，消除患者紧张情绪
护理处置	□ 核对患者姓名，佩戴腕带 □ 建立入院护理病历 □ 协助患者留取各种标本 □ 测量体重	□ 观察患者病情变化 □ 协助完成相关检查 □ 生活及心理护理 □ 指导陪护工作 □ 定时巡视病房
基础护理	□ 介绍病房环境及设施 □ 告知医院规章制度 □ 入院护理评估和计划 □ 风险评估	□ 二级护理 □ 晨晚间护理 □ 排泄管理 □ 患者安全管理
专科护理	□ 护理查体 □ 病情观察 □ 体征的观察 □ 需要时，填写跌倒及压疮防范表 □ 需要时，请家属陪护 □ 确定饮食种类 □ 心理护理	□ 护理查体 □ 病情观察 □ 体征的观察 □ 心理护理
重点医嘱	□ 详见医嘱执行单	□ 详见医嘱执行单
病情变异记录	□ 无 □ 有，原因： 1. 2.	□ 无 □ 有，原因： 1. 2.
护士签名		

时间	住院第 4~6 天 （手术日）	住院第 5~7 天 （术后第 1 日）
健康宣教	□ 告知家属等候区位置 □ 告知手术当前禁食、禁水 □ 告知体位要求 □ 告知术后疼痛处理方法 □ 给予患者及家属心理支持 □ 介绍术后注意事项，告知术后可能出现的情况及应对方式 □ 告知氧气，监护设备、管路功能及注意事项 □ 再次明确探视陪护须知	□ 告知禁食、禁水 □ 告知引流管、尿管的名称、位置和作用 □ 告知氧气、监护仪的使用 □ 术后药物作用及频率 □ 告知术后排痰的方法和重要性 □ 相关检查及化验的目的、注意事项
护理处置	□ 送手术 　核对患者姓名并摘除衣物，保护患者 　核对资料及带药 　填写手术交接单 □ 术后 　核对患者姓名及资料填写手术交接单 　遵医嘱完成治疗、用药	□ 遵医嘱完成治疗、用药 □ 遵医嘱完成相关检查 □ 测量记录生命体征
基础护理	□ 特级护理 □ 晨晚间护理 □ 给予生活护理 □ 协助患者采取正确体位 □ 安全护理措施到位	□ 特级护理 □ 晨晚间护理 □ 床上温水擦浴，协助更衣 □ 协助生活护理 □ 安全护理措施到位 □ 心理护理
专科护理	□ 观察生命体征及术后护理常规 □ 观察双下肢血运情况 □ 伤口观察 □ 心理和生活护理	□ 指导患者术后功能锻炼 □ 观察下肢血运情况 □ 伤口愈合情况 □ 心理和生活护理
重点医嘱	□ 详见医嘱执行单	□ 详见医嘱执行单
病情变异记录	□ 无　□ 有，原因： 1. 2.	□ 无　□ 有，原因： 1. 2.
护士签名		

时间	住院第 6~9 天 （术后第 2~3 日）	住院第 7~10 天 （出院日）
健康宣教	□ 下地活动注意事项及安全指导 □ 术后药物作用及频率 □ 饮食宣教 □ 疾病恢复期注意事项 □ 拔除尿管后注意事项 □ 复查患者对术前宣教内容的掌握程度 □ 再次明确探视陪护须知	□ 指导办理出院手续 □ 定时复查 □ 出院带药服用方法 □ 注意休息 □ 饮食指导
护理处置	□ 遵医嘱完成治疗、用药 □ 遵医嘱完成相关检查 □ 测量记录生命体征	□ 办理出院手续 □ 书写出院小结
基础护理	□ 一级护理 □ 晨晚间护理 □ 床上温水擦浴，协助更衣 □ 协助生活护理 □ 安全护理措施到位 □ 心理护理	□ 二级护理 □ 晨晚间护理 □ 安全护理措施到位 □ 心理护理
专科护理	□ 指导患者术后功能锻炼 □ 观察下肢血运情况 □ 伤口愈合情况 □ 心理和生活护理	□ 观察下肢血运情况 □ 伤口愈合情况 □ 心理和生活护理
重点医嘱	□ 详见医嘱执行单	□ 详见医嘱执行单
病情变异记录	□ 无　□ 有，原因： 1. 2.	□ 无　□ 有，原因： 1. 2.
护士签名		

（三）患者表单

肢体血管瘤临床路径患者表单

适用对象：第一诊断为肢体血管瘤（ICD-10：D18.006）
　　　　　行手术治疗

患者姓名：	性别：　　年龄：	住院号：
住院日期：　　年　月　日	出院日期：　　年　月　日	标准住院日：7~10 天

时间	住院第 1 天	住院第 2~4 天
医患配合	□ 医师询问现病史、既往病史、用药情况，收集资料并进行体格检查 □ 环境介绍、住院制度 □ 配合完善术前相关检查 □ 有任何不适请告知医师	□ 配合完善术前相关检查 □ 医师向患者及家属介绍病情，进行手术谈话签字 □ 麻醉师与患者进行术前访视
护患配合	□ 配合测量体温、脉搏、呼吸、血压、体重 1 次 □ 配合完成入院护理评估（简单询问病史、过敏史、用药史） □ 接受入院宣教（环境介绍、病室规定、订餐制度、贵重物品保管等） □ 有任何不适请告知护士	□ 配合测量体温、脉搏、呼吸、询问排便情况 □ 接受配血，以备术中需要时用 □ 接受备皮 □ 接受药物灌肠（必要时） □ 自行沐浴，加强头部清洁 □ 准备好必要用物，吸水管、奶瓶、纸巾等 □ 义齿、饰品等交家属保管 □ 配合执行探视及陪护
饮食	□ 低盐低脂饮食 □ 糖尿病饮食（必要时）	□ 术前 12 小时禁食、禁水
排泄	□ 正常排尿便 □ 记录尿量	□ 正常排尿便 □ 记录尿量
活动	□ 正常活动	□ 正常活动

时间	住院第 4~6 天 （手术日）	住院第 5~9 天 （术后第 1~3 日）	住院第 7~10 天 （出院日）
医患配合	□ 如病情需要，配合术后转入监护病房 □ 配合评估手术效果 □ 配合检查意识、肢体、胸腹部 □ 需要时，配合复查血液指标 □ 有任何不适请告知医师	□ 配合检查体征、引流 □ 需要时，配合伤口换药 □ 配合拔除引流管、尿管 □ 配合伤口拆线	□ 接受出院前指导 □ 知道复查程序 □ 继续药物治疗
护患配合	□ 清晨测量体温、脉搏、呼吸、血压 1 次 □ 送手术室前，协助完成核对，带齐资料，脱去衣物，上手术车 □ 返回病房后，协助完成核对，配合抬患者上病床 □ 配合检查意识、肢体、各引流管，记出入量 □ 配合术后吸氧、监护仪检测、输液，注意各引流情况 □ 遵医嘱采取正确体位 □ 配合缓解疼痛 □ 有任何不适请告知护士	□ 配合定时测量生命体征、每日记录排气、排便情况 □ 配合检查体征、引流，记录出入量 □ 接受排痰、输液、服药等治疗 □ 后期接受进食、进水、排便等生活护理 □ 配合活动，预防皮肤压力伤 □ 注意活动安全，避免坠床或跌倒 □ 配合执行探视及陪护	□ 接受出院宣教 □ 办理出院手续 □ 获取出院诊断书 □ 知道服药方法、作用、注意事项 □ 知道护理伤口方法 □ 知道复印病历方法
饮食	□ 禁食、禁水	□ 根据医嘱，由禁食、清流质饮食逐渐过渡到流质饮食	□ 根据医嘱，饮食调整
排泄	□ 保留尿管	□ 保留尿管过渡到正常排尿 □ 避免便秘	□ 正常排尿便 □ 避免便秘
活动	□ 卧床休息，保护管路 □ 双下肢活动	□ 根据医嘱，平卧→半坐→床边站立→下床活动 □ 注意保护管路，勿牵拉、脱出等	□ 正常适度活动，避免疲劳

附：原表单（2016 年版）

肢体血管瘤临床路径表单

适用对象：第一诊断为肢体血管瘤（ICD-10：D18.006）
行手术治疗

患者姓名：	性别：　年龄：　住院号：	
住院日期：　　年　月　日	出院日期：　　年　月　日	标准住院日：7~10 天

时间	住院第 1 天	住院第 2~4 天
主要诊疗工作	□ 询问病史、体格检查 □ 病历书写 □ 开具实验室检查单 □ 上级医师查房及术前评估 □ 初步确定手术日期（急诊或限期手术）	□ 上级医师查房 □ 完成术前准备及评估 □ 完成术前小结、上级医师查房记录等书写 □ 根据体检以及辅助检查结果讨论制订手术方案 □ 必要的相关科室会诊 □ 签署手术同意书、自费用品同意书、输血同意书等文件 □ 向患者及家属交代围手术期注意事项
重点医嘱	**长期医嘱** □ 血管外科护理常规 □ 二级护理 □ 饮食 **临时医嘱** □ 血常规、尿常规、大便常规 □ 肝肾功能、电解质、血糖、血脂、凝血功能、感染性疾病筛查 □ X 线胸片、心电图、肢体 DR 片、磁共振平扫加增强	**长期医嘱** □ 患者既往基础用药 **临时医嘱** □ 必要的会诊意见及处理 □ 术前禁食、禁水 □ 备皮，必要时导尿 □ 术前用药 □ 预防用药抗菌药物
主要护理工作	□ 介绍病房环境及设施 □ 告知医院规章制度 □ 入院护理评估和计划 □ 风险评估	□ 心理护理 □ 执行术前医嘱 □ 告知手术相关注意事项 □ 饮食指导和用药指导
病情变异记录	□ 无　□ 有，原因： 1. 2.	□ 无　□ 有，原因： 1. 2.
护士签名		
医师签名		

时间	住院第 4~6 天 （手术日）	住院第 5~7 天 （术后第 1 日）
主要 诊疗 工作	□ 手术 □ 完成手术记录书写 □ 术后病程记录书写 □ 上级医师查房 □ 向患者及家属交代术后注意事项	□ 上级医师查房 □ 术后病程记录书写 □ 查看下肢情况及伤口 □ 观察生命体征变化
重 点 医 嘱	**长期医嘱** □ 一级护理 □ 心电监护 □ 吸氧 □ 禁食、禁水（全身麻醉患者） □ 记 24 小时引流液量（必要时） □ 观察肢体末梢血运 **临时医嘱** □ 补液（视情况而定） □ 输血（必要时） □ 抗菌药物	**长期医嘱** □ 视情况改饮食 □ 一级护理 □ 心电监护 **临时医嘱** □ 止吐、镇痛药物 □ 根据情况决定是否静脉营养 □ 补液支持治疗
主要 护理 工作	□ 观察生命体征及全身麻醉术后护理常规 □ 观察双下肢血运情况 □ 伤口观察 □ 心理和生活护理	□ 指导患者术后功能锻炼 □ 观察肢体血运情况 □ 伤口愈合情况 □ 心理和生活护理
病情 变异 记录	□ 无　□ 有，原因： 1. 2.	□ 无　□ 有，原因： 1. 2.
护士 签名		
医师 签名		

时间	住院第 6~8 天 （术后第 2 日）	住院第 7~9 天 （术后第 3 日）	住院第 7~10 天 （出院日）
主要诊疗工作	□ 上级医师查房 □ 术后病程记录书写 □ 查看肢体血运情况及伤口 □ 观察生命体征变化	□ 上级医师查房 □ 术后病程记录书写 □ 查看伤口 □ 观察生命体征变化	□ 上级医师查房，进行伤口评估，决定是否可以出院 □ 完成出院记录、病案首页、出院证明等文件 □ 交代出院后注意事项如复查时间、出现手术相关意外情况时的处理等
重点医嘱	**长期医嘱** □ 一级护理 □ 饮食 **临时医嘱** □ 伤口换药	**长期医嘱** □ 二级护理 □ 饮食 **临时医嘱** □ 视具体情况而定 □ 可考虑拔除引流管（必要时） □ 复查血常规、肝肾功能、电解质、血糖等	**临时医嘱** □ 拆线、换药 □ 出院带药
主要护理工作	□ 指导患者术后功能锻炼 □ 观察肢体血运情况 □ 伤口愈合情况 □ 心理和生活护理 □ 饮食指导	□ 指导患者术后功能锻炼 □ 观察肢体血运情况 □ 伤口愈合情况 □ 心理和生活护理 □ 出院指导	□ 指导办理出院手续
病情变异记录	□ 无　□ 有，原因： 1. 2.	□ 无　□ 有，原因： 1. 2.	□ 无　□ 有，原因： 1. 2.
护士签名			
医师签名			

第四十三章

门静脉高压症临床路径释义

【医疗质量控制指标】

指标一、诊断需临床表现和辅助检查。

指标二、诊断明确选择相应治疗手段。

指标三、诊治过程中预防和关注曲张静脉破裂出血。

一、门静脉高压症编码

1. 原编码：

疾病名称及编码：门静脉高压症 ［ICD-10：K76.6 伴（K70-K71↑，K74↑，I98.3*）］

手术操作名称及编码：分流或断流术（ICD-9-CM-3：39.1，42.91，44.91）

2. 修改编码：

疾病名称及编码：门静脉高压症（ICD-10：K76.6）

　　　　　　　　血吸虫病性门静脉高压症（ICD-10：B65.2+ K76.0*）

手术操作名称及编码：分流或断流术（ICD-9-CM-3：39.1，42.91，44.91）

二、临床路径检索方法

（K76.6/B65.2+ K76.0*）伴（39.1/42.91/44.91）

三、国家医疗保障疾病诊断相关分组（CHS-DRG）

MDCH 肝、胆、胰疾病及功能障碍

HS2 肝硬化

四、门静脉高压症临床路径标准住院流程

（一）适用对象

第一诊断为门静脉高压症（ICD-10：K76.6），血吸虫病性门静脉高压症（ICD-10：B65.2+ K76.0*），行分流或断流术（ICD-9-CM-3：39.1，42.91，44.91）。

> 释义

> ■ 本路径主要适用对象为肝内型门脉高压症（病因为肝内窦前型梗阻，如血吸虫病肝硬化、先天性肝纤维化；肝内窦性梗阻，如各种感染性免疫性肝炎；肝内窦后性梗阻，如酒精性肝炎），不包括肝前型门脉高压症（病因为先天性门静脉畸形、门静脉血栓、门静脉海绵样变、脾胃区炎性或肿瘤性压迫）、肝后型门脉高压症（病因为巴德吉利亚综合征）。

> ■ 该病因首次手术患者，术后再出血患者不进入此路径。

> ■ 治疗手段包门体分流术、贲门周围血管离断术、肝移植等。

（二）诊断依据

根据《临床诊疗指南·外科学分册》（中华医学会编，人民卫生出版社，2006 年，第 1 版），《黄家驷外科学》（吴孟超，吴在德主编，人民卫生出版社，2021 年，第 8 版）。

2. 实验室检查：可有脾功能亢进性外周血细胞计数下降、血胆红素升高、白/球蛋白比例倒置等肝功能受损表现。

3. 特殊检查：结合超声、CT、上消化道造影、内镜检查、肝功能储备检测、肝纤维化测定、肝活检（必要时可做骨髓穿刺）结果明确。

> **释义**
>
> ■ 多见于中年男子，病情发展缓慢。症状因病因不同而有所差异，但主要是脾大、脾功能亢进、消化道出血和腹腔积液，部分患者有黄疸、前腹壁静脉曲张等。
>
> ■ 实验室检查中常可见：①血常规："三少"，以白细胞和血小板改变最为明显；②肝功能：常出现血浆白蛋白降低，球蛋白增高，白/球蛋白比例倒置；③凝血功能：凝血酶原时间延长。
>
> ■ 特殊检查常可见：①超声提示肝硬化、脾大、腹腔积液、门静脉系统血流量改变、出现血栓等情况；②腹部 CT、门静脉系统重建提示有肝硬化、脾大、腹腔积液，门静脉系统及其他重要血管的位置、内径发生改变，出现血栓等情况；③食管 X 线吞钡检查发现于食管充盈时轮廓呈虫蚀样改变，排空时呈蚯蚓或串珠状负影；④胃镜提示食管胃底静脉曲张，胃黏膜病变、溃疡。

（三）选择治疗方案的依据

根据《临床诊疗指南·外科学分册》（中华医学会编，人民卫生出版社，2006 年，第 1 版），《黄家驷外科学》（吴孟超，吴在德主编，人民卫生出版社，2021 年，第 8 版），全国高等学校教材五年制《外科学》（陈孝平，汪建平，赵继宗主编，人民卫生出版社，2018 年，第 9 版）。

1. 药物治疗：抑酸剂（质子泵抑制剂）、生长抑素及其类似物、特利加压素、非选择性 β 受体阻断剂等，扩容、抗休克等治疗。

2. 止血治疗：三腔两囊管应用、胃冠状静脉栓塞术或经颈静脉肝内门体静脉分流术。

3. 内镜套扎或硬化剂注射。

4. 手术治疗：

（1）贲门周围血管离断术（脾切、断流术）。

（2）门体分流术：脾肾分流术；肠系膜上静脉-下腔静脉侧侧吻合术；限制性门腔静脉侧侧分流术；远端脾肾静脉分流术。

（3）肝移植：治疗终末期肝病合并门静脉高压症、食管胃底静脉曲张出血，需严格掌握适应证。

> **释义**
>
> ■ 预防和治疗曲张静脉破裂出血的措施主要包括三个方面：药物和内镜治疗为第一线治疗，分流术和断流术为第二线治疗，终末期肝病行肝移植治疗。外科治疗门静脉高压症主要是预防和控制食管胃底曲张静脉破裂出血。为了提高治疗效果，应根据患者的具体情况，采用药物、内镜、介入放射学和外科手术的综合性治疗措施。

■ 经颈静脉肝内门体静脉分流术（TIPS）目前的主要适应证是药物和内镜治疗无效、肝功能差的曲张静脉破裂出血患者，以及用于等待行肝移植的患者，作为术前预防食管胃底曲张静脉破裂大出血的措施。

■ 对于没有黄疸、没有明显腹水的患者（Child A、B级），①发生食管胃底曲张静脉破裂大出血，经过复苏期处理和严格的内科治疗控制出血后；②曾发生过、特别是多次发生食管胃底曲张静脉破裂大出血者，都应积极准备采取手术治疗。

■ 手术术式：①脾肾分流术的门体静脉分流量适中，仍有相当量的门脉血供肝，术后肝性脑病发生率较低；②肠系膜上静脉-下腔静脉侧侧吻合术分流量较小，适用于脾静脉条件不好，肝门粘连难以分离、门静脉闭塞或曾行脾切除术者；当遇肠系膜上静脉有明显炎症，静脉周围粘连等情况不适合此术式；③限制性门腔静脉侧侧分流术可充分降低门静脉压力，制止食管胃底曲张静脉出血，同时保证部分入肝血流；④远端脾肾静脉分流术能有效控制门静脉高压症食管胃底曲张静脉出血，同时能维持门静脉的向肝灌注血流，适用于肝代偿功能较好，并有合适的静脉解剖条件和门静脉向肝血流的患者。有腹水、门静脉栓塞、门静脉离肝血流、肝功能代偿差的患者不适合做此分流术。

■ 贲门周围血管离断术常与脾切除合并进行，是目前国内治疗食管胃底曲张静脉出血的主要术式，不仅离断了食管胃底的静脉侧支，还保存了门静脉入肝血流。这一术式还适用于门静脉属支中没有可供与体静脉吻合的通畅静脉，既往分流手术和其他非手术疗法失败而又不适合分流手术的患者。

■ 单纯脾切除术主要用于脾大、脾功能亢进，而无食管胃底静脉曲张的门静脉高压症患者。脾切除术也多与分流术和断流术合用，作为门静脉高压症手术治疗的一部分，而不单独施行。

■ 肝移植术是外科治疗终末期肝病的有效措施，是治疗终末期肝病并门静脉高压、食管胃底曲张静脉出血患者的理想方法。

■ 因严重出血而急诊手术的病例也在此路径范畴，但术前检查要求更短时间完成。急诊手术宜采取贲门周围血管离断术。

（四）标准住院日

14~18天。

> **释义**
>
> ■ 因上消化道出血、门静脉高压症准备行手术治疗的患者入院后，术前准备时间在7天之内，主要进行一系列术前检查以评估肝功能、肝血流、全身整体状态等以及选择何种术式。手术日一般为第6~8天，但如患者整体状态较差，应在术前先进行支持治疗，调整至可耐受手术时方可进行。术后住院恢复时间7~10天，主要是手术创伤修复术后评估肝脏功能、全身状态、手术效果等。

（五）进入路径标准

1. 第一诊断必须符合门静脉高压症（ICD-10：K76.6），血吸虫病性门静脉高压症（ICD-

10：B65.2+ K76.0＊）疾病编码。

2. 需行门脉高压症分流或断流术者，无手术治疗禁忌证。

3. 当患者同时具有其他疾病诊断，但在住院期间不需要特殊处理也不影响第一诊断的临床路径流程实施时，可以进入路径。

> **释义**
>
> ■ 对于黄疸、大量腹腔积液、肝功能严重损害者（Child-Pugh C 级），建议先由消化内科支持治疗，暂不进入此临床路径。经评估肝功能好转后，可进入路径。
>
> ■ 患者如果合并高血压、糖尿病、冠状动脉粥样硬化性心脏病等其他慢性疾病，术前需要对症治疗，如果不影响麻醉和手术，不延长术前准备的时间，可进入本路径。上述慢性疾病如果需要经治疗稳定后才能手术，术前准备过程先进入其他相应内科疾病的诊疗路径。

（六）术前准备（术前评估）

5~7 天。

1. 必须的检查项目：

（1）血常规、尿常规、大便常规+隐血。

（2）肝肾功能、电解质、血型、凝血功能、血氨、甲胎蛋白、各种肝炎病毒学指标检测（乙型肝炎五项、乙型肝炎 DNA 定量、抗 HCV）、其他感染性疾病筛查（抗 HIV、TPHA）。

（3）X 线胸片、心电图、腹部超声、上消化道造影、胃镜、腹部 CT（增强及血管重建）。

2. 根据患者情况选择：肝功能储备检测、肝纤维化测定、超声心动图和肺功能等。

（七）选择用药

抗菌药物：按照《抗菌药物临床应用指导原则》（卫医发〔2015〕43 号）执行，并结合患者的病情决定抗菌药物的选择和使用时间。

> **释义**
>
> ■ 该手术切口属于Ⅱ类切口，且均切除脾脏、肝功能常有异常、抗感染能力差，一旦感染可导致严重后果，尤其是腹水感染。因此，可适当预防性和术后（3~7 天）应用抗菌药物，建议选用第二代头孢菌素+甲硝唑。
>
> ■ 预防性用抗菌药物，通常时间为术前 30 分钟。

（八）手术日

入院第 3~8 天

1. 麻醉方式：全身麻醉。

2. 手术内固定物：吻合器（如需做食管横断吻合、幽门成型）、人造血管（限制性门体静脉分流术中可能使用）。

3. 术中用药：麻醉常规用药、术后镇痛泵。

4. 输血：视术中情况而定。

> **释义**
>
> ■ 基本手术方式为脾切除、分流术或断流术。
>
> ■ 术中是否输血依照出血量而定，切脾时建议采用自体血回输系统，必要时输异体血。

（九）术后住院恢复

4~10 天。

1. 必须复查的检查项目：血常规 、肝肾功能、电解质、血氨、凝血五项、胃镜或上消化道造影（必要时）、腹部增强 CT（必要时）。

2. 术后用药：

（1）抗菌药物：按照《抗菌药物临床应用指导原则》（卫医发〔2015〕43 号）选择抗菌药物，并结合患者的病情决定抗菌药物的选择和使用时间。

（2）祛聚药：视术后血小板升高情况而定。

（3）根据患者情况使用护肝药、抑酸剂、支链氨基酸、白蛋白。

（十）出院标准

①一般情况好，可进流质饮食；②伤口愈合良好，无皮下积液（或门诊可处理的少量积液），引流管拔除，或者伤口愈合不良但下级医院可以诊治；③脾功能亢进缓解和/或消化道出血已控制；④没有需住院处理的并发症和/或合并症。

> **释义**
>
> ■ 根据术后复查情况决定能否出院。出现严重感染、吻合口并发症、顽固性腹腔积液、肝衰竭、切口愈合不良时，需继续留院治疗。

（十一）变异及原因分析

1. 有影响手术的合并症，需要进行相关的诊断和治疗，住院时间、费用延长。

2. 出现手术并发症，需要进行相关的诊断和治疗，住院时间延长、费用增加。

3. 考虑行肝移植者，退出本路径。

五、门静脉高压症临床路径给药方案

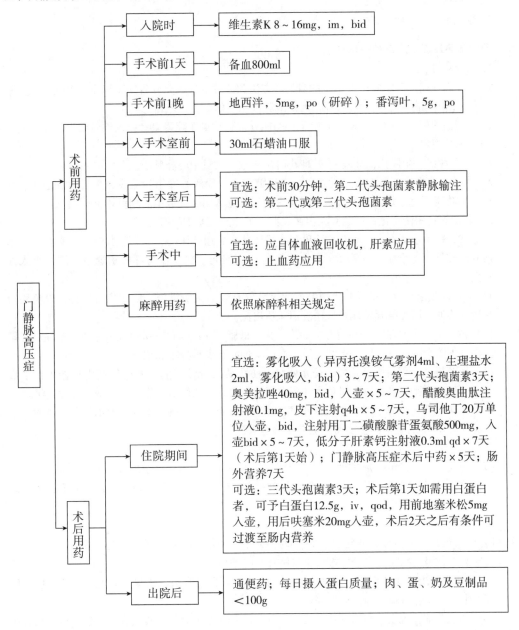

1. 用药选择：

（1）入院后，针对患者肝功能异常导致凝血障碍，予维生素 K 药物。

（2）术前，备血 800ml 为拟用血量，根据实际情况可以调整。术前经鼻下胃管，下管前口服30ml 石蜡油防止食管黏膜曲张静脉破裂。术前、术后选择抗菌药物的应用参照抗菌药物使用规范。术后肠外营养还是肠内营养需视情况而定，不能过早强行肠内营养，一般要有过渡。

（3）出院后应注意低蛋白饮食、通便，防止血氨过高。

2. 药学提示：

（1）乌司他丁：偶见白细胞减少或嗜酸性粒细胞增多。偶见恶心、呕吐、腹泻，偶有 AST、

ALT 升高。注射部位：偶见血管痛、发红、瘙痒感、皮疹等。偶见过敏。

（2）头孢菌素：注意皮试。

3. 注意事项：术后应根据实验室检查调整用药。

六、门静脉高压症临床路径护理规范

1. 术前护理：

（1）心理护理：详细向患者手术的目的、方法和注意事项，充分告知，解除思想顾虑，安慰患者，使其消除抑郁和悲观心理，增加战胜疾病的信心，以取得患者配合。

（2）用药护理：入院后，遵医嘱给予肝功能异常导致凝血障碍患者肌内注射维生素 K 药物。

（3）病情观察：

1）严密观察生命体征，准确记录 24 小时出入量，测量中心静脉压。

2）由于血液瘀滞，回心血量明显减少，心脏缩小，导致心输出量减少，患者常有心悸、气短等心功能不全症状。嘱患者尽量减少活动，以免增加心脏负担。测量体重 1~2 次/周。

3）密切观察病情变化，注意有无出血先兆。如出现上腹部不适、恶心、呕血、心悸、黑便等症状，提示患者有消化道出血，嘱患者卧床休息，通知医师，建立静脉通路。必要时应用两囊三腔管压迫止血，置管后，患者半卧位或头偏向一侧，保持呼吸道通畅，防止吸入性肺炎。

4）加强呼吸道护理，减少呼吸道并发症。采取有效的预防措施，防止患者便秘，以免用力咳嗽或排便，增加胸腹腔压力，诱发消化道出血。

（4）饮食：进食高蛋白、高营养、高维生素、低脂、无渣饮食。避免进食过热、粗糙、干硬食物，细嚼慢咽，以免诱发上消化道出血。禁烟酒、少喝咖啡和浓茶。

（5）肠道准备：保持大便通畅，防止便秘，防止诱发肝性脑病。术前使用生理盐水清洁灌肠，严禁使用肥皂水灌肠，以免增加肠道氨的吸收，增加血氨浓度，加重诱发肝性脑病。

（6）术前准备：做好手术区域皮肤护理，术前交叉配血，备血 800ml。术前经鼻下胃管，下管前口服 30ml 石蜡油防止食管黏膜曲张静脉破裂。

2. 术后护理：

（1）体位：全身麻醉术后护理常规，清醒后，生命体征平稳后给予患者半卧位，翻身时动作要轻柔，卧床 1 周后可下床活动，卧床期间指导患者做足背伸屈运动，促进静脉血回流，防止下肢深静脉血栓形成。

（2）病情观察：

1）严密观察生命体征，准确记录 24 小时出入量，测量中心静脉压，监测心脏功能，如患者出现心力衰竭先兆时，应立即报告主管医师及时处理。

2）密切观察患者神志变化，如患者无意识的动作、答非所问、嗜睡及淡漠等，警惕肝性脑病发生，应及时通知医师对症处理。

（3）伤口护理：观察伤口有无出血渗血，并及时告知医师。每日观察腹围变化，给予患者腹带包裹松紧适宜，避免过紧，以免影响呼吸；如腹带松脱，应及时给予重新捆绑腹带，避免切口裂开。

（4）引流管护理：胃管及胸腔、腹腔引流管妥善固定，保持引流通畅，避免扭曲、拉脱，观察并详细记录引流液的颜色、量及性状。持续胃肠道减压，注意有无出血迹象；注意观察胸腔闭式引流量及其性状，引流量＞100ml/h，应警惕有无胸腔内出血的可能；若腹腔引流量较多且清晰，应考虑低蛋白血症。

（5）保护肝脏：保肝治疗，禁用或慎用对肝脏有损害的药物，如吗啡、巴比妥类、盐酸氯丙嗪等。

（6）饮食：术后禁食，待肠道功能恢复后指导患者从流质饮食开始逐步过渡到半流质软食，

保证热量供给。分流术后患者应限制蛋白质摄入，避免进食过热、粗糙、干硬食物，细嚼慢咽，禁烟、酒。

（7）并发症的观察与护理：

1）肝性脑病：术后密切观察患者的神志意识变化，观察患者有无轻微的性格异常、定向力减退、神志淡漠、嗜睡、谵妄等表现，应立即通知医师。遵医嘱定期测量血氨浓度，限制蛋白质摄入，保持大便通畅，使用弱酸性溶液灌肠以减少血氨吸收。

2）腹腔出血：是手术后常见并发症，嘱患者勿用力咳嗽、打喷嚏、排便提重物等增加腹压导致出血。密切观察患者有无腹痛、心率加快、血压下降等症状，发现异常立即通知医师。

3）静脉血栓形成：脾切除术后血小板迅速升高，有诱发静脉血栓形成的危险，遵医嘱应用抗凝药，监测血小板变化。

4）急性心力衰竭：术后回心血量迅速增加，加重心脏负荷，容易引起心力衰竭。立即给予患者氧气吸入，半卧位，严密监测上腔及下腔静脉压变化，准确记录出入量，遵医嘱给予强心扩血管治疗。

七、门静脉高压症临床路径营养治疗规范

术后禁食，待肠道功能恢复后指导患者从流质饮食开始逐步过渡到半流质软食，保证热量供给。分流术后患者应限制蛋白质摄入，避免进食过热、粗糙、干硬食物，细嚼慢咽，禁烟、酒。

八、门静脉高压症临床路径患者健康宣教

1. 避免劳累、重体力活等，适当活动，保证充足休息。

2. 保持心情愉悦。

3. 饮食指导：患者应限制蛋白质摄入，肉、蛋、奶、豆制品＜100g/d，避免进食过热、粗糙、干硬食物，细嚼慢咽，禁烟、酒。

4. 防止腹压升高：如剧烈咳嗽、打喷嚏、便秘、提重物等，以免引起腹内压升高诱发曲张静脉破裂出血。

5. 用药指导：按时服用保肝药。

6. 定期复查，不适随诊。

九、推荐表单

（一）医师表单

门静脉高压症临床路径医师表单

适用对象：第一诊断为门静脉高压症（ICD-10：K76.6），血吸虫病性门静脉高压症（ICD-10：B65.2+ K76.0*）

行分流或断流术（ICD-9-CM-3：39.1，42.91，44.91）

患者姓名：	性别： 年龄： 门诊号：	住院号：
住院日期： 年 月 日	出院日期： 年 月 日	标准住院日：14~18 天

时间	住院第 1 天	住院第 2~7 天 （手术准备日）	住院第 6~8 天 （手术日）
主要诊疗工作	□ 询问病史与体格检查 □ 完成病历书写 □ 完善检查 □ 上级医师查房 □ 完成上级医师查房记录 □ 确定诊断和初定手术日期 □ 预约各种特殊检查（腹部增强 CT、彩色多普勒超声、胃镜等）	□ 上级医师查房 □ 改善肝脏储备功能 □ 术前讨论，确定手术方案 □ 完成必要的相关科室会诊 □ 患者及/或其家属签署手术知情同意书、自费用品协议书、输血知情同意书 □ 术前小结和上级医师查房记录 □ 向患者及其家属交代围手术期注意事项	□ 手术 □ 术者完成手术记录 □ 麻醉师完成麻醉记录 □ 完成术后病程记录 □ 上级医师查房 □ 向患者及/或其家属交代手术情况和术后注意事项
重点医嘱	**长期医嘱** □ 普通外科护理常规 □ 二级护理 □ 低脂软食 **临时医嘱** □ 血常规、尿常规、大便常规+隐血 □ 肝肾功能、电解质、血型、凝血功能、血氨、甲胎蛋白、各种肝炎病毒学指标检测、感染性疾病筛查 □ X 线胸片、心电图、腹部超声、上消化道造影、胃镜、腹部 CT、CTA/MRA □ 超声心动图和肺功能等（必要时）	**长期医嘱** □ 患者既往基础用药 □ 改善肝脏储备功能的药物 **临时医嘱** □ 术前医嘱：常规准备明日在全身麻醉下行贲门周围血管分流或断流术 □ 术前禁食、禁水 □ 明晨喝石蜡油后留置胃管、尿管 □ 今晚明晨各洗肠 1 次 □ 抗菌药物：术前 30 分钟使用 □ 配同型红细胞、血浆	**长期医嘱** □ 普通外科术后护理常规 □ 一级护理 □ 禁食、禁水 □ 胃肠减压接负压吸引，记量 □ 尿管接袋，记量 □ 腹腔引流管接袋，记量 □ 记 24 小时出入量 □ 抗菌药物 □ 抑酸剂×3 天 □ 支链氨基酸 **临时医嘱** □ 心电监护、吸氧（必要时） □ 补液 □ 复查血常规、血氨、凝血功能（必要时） □ 其他特殊医嘱
病情变异记录	□ 无 □ 有，原因： 1. 2.	□ 无 □ 有，原因： 1. 2.	□ 无 □ 有，原因： 1. 2.
医师签名			

时间	住院第 7~10 天 （术后第 1~2 日）	住院第 11~12 天 （术后第 3~4 日）	住院第 13~18 天 （出院日）
主要诊疗工作	□ 注意观察体温、血压等生命体征及神志 □ 注意腹部体征、引流量及颜色 □ 上级医师查房，对手术及手术切口进行评估，确定有无早期手术并发症和切口感染 □ 完成病程记录	□ 上级医师查房 □ 根据体温、引流情况明确是否拔除引流管，是否停用抗菌药物 □ 评价肝功能、注意有无脾窝积液、门脉系统血栓形成 □ 完成日常病程记录和上级医师查房记录	□ 上级医师查房，确定出院日期 □ 通知患者及其家属出院 □ 向患者及其家属交代出院后注意事项，预约复诊日期及拆线日期 □ 完成出院小结，将出院小结的副本交给患者或其家属 □ 完成病历书写
重点医嘱	**长期医嘱** □ 普通外科术后护理常规 □ 一级护理 □ 禁食、禁水 □ 胃肠减压接负压吸引记量 □ 尿管接袋记量 □ 腹腔引流管接袋记量 □ 记 24 小时出入量 □ 抗菌药物 **临时医嘱** □ 换药 □ 对症处理 □ 补液 □ 复查血常规、肝肾功能、血氨、凝血功能	**长期医嘱** □ 普通外科术后护理常规 □ 二级护理 □ 饮食根据病情 □ 停止引流记量 □ 停用抗菌药物 **临时医嘱** □ 换药 □ 对症处理 □ 补液 □ 根据血小板水平决定是否使用降血小板药物 □ 肝及门脉系统彩超检查	**出院医嘱** □ 出院带药 □ 门诊随诊 □ 嘱术后 2 周复查血常规，注意血小板变化（脾切除手术后）
病情变异记录	□ 无　□ 有，原因： 1. 2.	□ 无　□ 有，原因： 1. 2.	□ 无　□ 有，原因： 1. 2.
医师签名			

（二）护士表单

门静脉高压症临床路径护士表单

适用对象：第一诊断为上消化道出血、门静脉高压症 ［ICD-10：K76.6 伴（K70-K71↑，K74↑，I98.3＊）］

行分流或断流术（ICD-9-CM-3：39.1，42.91，44.91）

患者姓名：	性别：　年龄：　门诊号：	住院号：
住院日期：　　年　月　日	出院日期：　　年　月　日	标准住院日：14~18 天

时间	住院第 1 天	住院第 2~7 天 （手术准备日）	住院第 6~8 天 （手术日）
健康宣教	□ 介绍主管医师、护士 □ 介绍医院内相关制度 □ 介绍环境、设施 □ 介绍住院注意事项 □ 介绍探视和陪护制度 □ 介绍疾病知识	□ 术前宣教，宣教疾病知识 □ 术前用药的药理作用及注意事项 □ 介绍记录尿量及口服药碎服和软食的原因 □ 术前准备（备皮、配血），介绍手术过程 □ 告知术前禁食、禁水、沐浴，物品的准备 □ 告知签字及麻醉科访视事宜 □ 告知术后饮食、活动及术后可能出现的情况及应对方式 □ 强调术前陪护及探视制度	□ 告知家属等候区位置 □ 告知手术当前禁食、禁水 □ 告知体位要求 □ 告知术后疼痛处理方法 □ 给予患者及家属心理支持 □ 介绍术后注意事项，告知术后可能出现的情况及应对方式 □ 告知氧气，监护设备、管路功能及注意事项 □ 再次明确探视陪护须知
护理处置	□ 核对患者姓名，佩戴腕带 □ 建立入院护理病历 □ 卫生处置：剪指（趾）甲、沐浴，更换病号服 □ 遵医嘱完成特殊检查 □ 了解患者基础疾病，遵医嘱予以对应处理或检测	□ 协助完善相关检查，做好解释说明 □ 遵医嘱完成治疗及用药	□ 送手术 　核对患者并摘除衣物，保护患者 　核对资料及带药 　填写手术交接单 □ 术后 　核对患者及资料填写手术交接单 　遵医嘱完成治疗、用药
基础护理	□ 三级护理（生活不能完全自理患者予以二级护理） □ 晨晚间护理 □ 患者安全管理	□ 三级护理（生活不能完全自理患者予以二级护理） □ 晨晚间护理 □ 患者安全管理	□ 特级护理 □ 晨晚间护理 □ 给予生活护理 □ 协助患者采取正确体位 □ 安全护理措施到位
专科护理	□ 护理查体 □ 填写跌倒及压疮防范表（需要时） □ 请家属陪护（需要时） □ 门脉高压软食 □ 肠内营养液（近 1 个月有出血者） □ 口服药碎服 □ 记 24 小时尿量 □ 心理护理	□ 遵医嘱协助患者完成相关检查 □ 检测血常规、肝肾功能，凝血功能 □ 心理护理 □ 门脉高压软食 □ 肠内营养液（近 1 个月有出血者） □ 口服药碎服 □ 记 24 小时尿量 □ 心理护理	□ 观察记录患者生命体征、意识、切口敷料、引流液性质及量、肢体活动、皮肤情况 □ 准确记录 24 小时出入量，观察每小时尿量 □ 胃管、引流管护理 □ 心理护理

时间	住院第 1 天	住院第 2~7 天 （手术准备日）	住院第 6~8 天 （手术日）
重点 医嘱	□ 详见医嘱执行单	□ 详见医嘱执行单	□ 详见医嘱执行单
病情 变异 记录	□ 无　□ 有，原因： 1. 2.	□ 无　□ 有，原因： 1. 2.	□ 无　□ 有，原因： 1. 2.
护士 签名			

时间	住院第 7~10 天（术后第 1~2 日）	住院第 11~12 天（术后第 3~4 日）	住院第 13~18 天（出院日）
健康宣教	□ 告知禁食、禁水 □ 告知胃管、引流管、尿管的名称、位置和作用 □ 告知氧气、监护仪的使用 □ 术后药物作用及频率 □ 告知术后排痰的方法和重要性 □ 相关检查及化验的目的、注意事项	□ 下地活动注意事项及安全指导 □ 术后药物作用及频率 □ 饮食宣教 □ 疾病恢复期注意事项 □ 拔除胃管、尿管后注意事项 □ 复查患者对术前宣教内容的掌握程度 □ 再次明确探视陪护须知	□ 指导办理出院手续 □ 定时复查 □ 出院带药服用方法 □ 注意休息 □ 饮食指导
护理处置	□ 遵医嘱完成治疗、用药 □ 遵医嘱完成相关检查 □ 测量记录生命体征	□ 遵医嘱完成治疗、用药 □ 夹闭尿管，锻炼膀胱功能 □ 遵医嘱完成相关检查	□ 办理出院手续 □ 书写出院小结
基础护理	□ 特级护理 □ 晨晚间护理 □ 床上温水擦浴，协助更衣 □ 协助生活护理 □ 安全护理措施到位 □ 心理护理	□ 一级护理 □ 晨晚间护理 □ 床上温水擦浴，协助更衣 □ 协助生活护理 □ 安全护理措施到位 □ 二便护理 □ 心理护理	□ 三级护理（生活不能完全自理患者予以二级护理） □ 晨晚间护理 □ 安全护理措施到位 □ 心理护理
专科护理	□ 检测记录患者生命体征、意识，观察切口敷料、腹部体征、肢体活动、皮肤情况 □ 检测记录引流液性质及量 □ 准确记录 24 小时出入量，观察每小时尿量 □ 妥善固定引流管及输液管道，防止管道滑脱 □ 询问患者有无排气 □ 协助患者咳嗽 □ 协助翻身，指导床上活动	□ 监测生命体征及腹部体征 □ 观察有无感染症状及吻合口瘘 □ 观察引流管是否通畅，记录引流量 □ 妥善固定引流管及输液管路，防止管路滑脱 □ 监测血常规、肝肾功能、血电解质及凝血化验值，动态掌握患者病情变化 □ 询问患者有无排气、排便 □ 观察患者自行排尿情况 □ 协助或指导床旁活动	□ 观察尿量情况 □ 观察病情变化
重点医嘱	□ 详见医嘱执行单	□ 详见医嘱执行单	□ 详见医嘱执行单
病情变异记录	□ 无 □ 有，原因： 1. 2.	□ 无 □ 有，原因： 1. 2.	□ 无 □ 有，原因： 1. 2.
护士签名			

（三）患者表单

门静脉高压症临床路径患者表单

适用对象：第一诊断为上消化道出血、门静脉高压症［ICD-10：K76.6 伴（K70-K71↑，K74↑，I98.3＊）］

行分流或断流术（ICD-9-CM-3：39.1，42.91，44.91）

患者姓名：	性别：　　年龄：　　门诊号：	住院号：
住院日期：　　年　月　日	出院日期：　　年　月　日	标准住院日：14~18 天

时间	住院第 1 天	住院第 2~7 天（手术准备日）	住院第 6~8 天（手术日）
医患配合	□ 医师询问现病史、既往病史、用药情况（如服用抗凝剂，请明确告知医师），收集资料并进行体格检查 □ 环境介绍、住院制度 □ 配合完善术前相关检查 □ 有任何不适请告知医师	□ 配合完善术前相关检查、化验，如采血、留尿、心电图、X 线胸片、CT □ 医师向患者及家属介绍病情，进行手术谈话签字 □ 麻醉师与患者进行术前访视	□ 如病情需要，配合术后转入监护病房 □ 配合评估手术效果 □ 配合检查意识、肢体、胸腹部 □ 需要时，配合复查血液指标 □ 有任何不适请告知医师
护患配合	□ 配合测量体温、脉搏、呼吸、血压、体重 1 次 □ 配合完成入院护理评估（简单询问病史、过敏史、用药史） □ 接受入院宣教（环境介绍、病室规定、订餐制度、贵重物品保管等） □ 有任何不适请告知护士	□ 配合测量体温、脉搏、呼吸、询问排便情况 □ 接受配血，以备术中需要时用 □ 接受备皮 □ 接受药物灌肠 □ 自行沐浴，加强头部清洁 □ 准备好必要用物，吸水管、奶瓶、纸巾等 □ 义齿、饰品等交家属保管 □ 配合执行探视及陪护	□ 清晨测量体温、脉搏、呼吸、血压 1 次 □ 送手术室前，协助完成核对，带齐资料，脱去衣物，上手术车 □ 返回病房后，协助完成核对，配合抬患者上病床 □ 配合检查意识、肢体、各引流管，记出入量 □ 配合术后吸氧、监护仪检测、输液，注意各引流情况 □ 遵医嘱采取正确体位 □ 配合缓解疼痛 □ 有任何不适请告知护士
饮食	□ 门脉高压饮食 □ 口服药碎服	□ 术前 12 小时禁食、禁水	□ 禁食、禁水
排泄	□ 正常排尿便 □ 记录尿量	□ 正常排尿便 □ 记录尿量	□ 保留尿管
活动	□ 正常活动	□ 正常活动	□ 卧床休息，保护管路 □ 双下肢活动

时间	住院第 7~12 天 （术后第 1~2 日）	住院第 13~18 天 （出院日）
医患配合	□ 配合检查腹部体征、引流 □ 需要时，配合切口换药 □ 配合拔除胃管、引流管、尿管 □ 配合切口拆线	□ 接受出院前指导 □ 知道复查程序 □ 继续抗凝治疗
护患配合	□ 配合定时测量生命体征、每日记录排气、排便情况 □ 配合检查腹部体征、引流，记录出入量 □ 接受排痰、输液、服药等治疗 □ 后期接受进食、进水、排便等生活护理 □ 配合活动，预防皮肤压力伤 □ 注意活动安全，避免坠床或跌倒 □ 配合执行探视及陪护	□ 接受出院宣教 □ 办理出院手续 □ 获取出院诊断书 □ 知道服药方法、作用、注意事项 □ 知道护理切口方法 □ 知道复印病历方法
饮食	□ 根据医嘱，由禁食、清流质饮食逐渐过渡到流质饮食	□ 根据医嘱，饮食调整
排泄	□ 保留尿管过渡到正常排尿 □ 避免便秘	□ 正常排尿便 □ 避免便秘
活动	□ 根据医嘱，平卧→半坐→床边站立→下床活动 □ 注意保护管路，勿牵拉、脱出等	□ 正常适度活动，避免疲劳

附：原表单（2019 年版）

门静脉高压症临床路径表单

适用对象：第一诊断为门静脉高压症（ICD-10：K76.6），血吸虫病性门静脉高压症（ICD-10：B65.2+ K76.0*）

行分流或断流术（ICD-9-CM-3：39.1，42.91，44.91）

患者姓名：	性别：　　年龄：　　门诊号：	住院号：
住院日期：　　年　月　日	出院日期：　　年　月　日	标准住院日：8~18 天

时间	住院第 1 天	住院第 2~7 天（手术准备日）	住院第 3~8 天（手术日）
主要诊疗工作	□ 询问病史与体格检查 □ 完成病历书写 □ 完善检查 □ 上级医师查房 □ 完成上级医师查房记录 □ 确定诊断和初定手术日期 □ 预约各种特殊检查（腹部增强 CT、彩色多普勒超声、胃镜等）	□ 上级医师查房 □ 改善肝脏储备功能 □ 术前讨论，确定手术方案 □ 完成必要的相关科室会诊 □ 患者及/或其家属签署手术知情同意书、自费用品协议书、输血知情同意书 □ 术前小结和上级医师查房纪录 □ 向患者及其家属交代围手术期注意事项	□ 手术 □ 术者完成手术记录 □ 麻醉师完成麻醉记录 □ 完成术后病程记录 □ 上级医师查房 □ 向患者及/或其家属交代手术情况和术后注意事项
重点医嘱	**长期医嘱** □ 普通外科护理常规 □ 二级护理 □ 低脂软食 **临时医嘱** □ 血常规、尿常规、大便常规+隐血 □ 肝肾功能、电解质、血型、凝血功能、血氨、甲胎蛋白、各种肝炎病毒学指标检测、感染性疾病筛查 □ X 线胸片、心电图、腹部超声、上消化道造影、胃镜、腹部 CT、CTV/MRA □ 超声心动图和肺功能等（必要时）	**长期医嘱** □ 患者既往基础用药 □ 改善肝脏储备功能的药物 **临时医嘱** □ 术前医嘱：常规准备明日在全身麻醉下行：贲门周围血管分流或断流术；门体分流术；脾切除术 □ 术前禁食、禁水 □ 明晨喝石蜡油后留置胃管、尿管 □ 今晚明晨各洗肠 1 次 □ 抗菌药物：术前 30 分钟使用 □ 配同型红细胞、血浆	**长期医嘱** □ 普通外科术后护理常规 □ 一级护理 □ 禁食、禁水 □ 胃肠减压接负压吸引，记量 □ 尿管接袋，记量 □ 腹腔引流管接袋，记量 □ 记 24 小时出入量 □ 抗菌药物 □ 抑酸剂×3 天 □ 支链氨基酸 **临时医嘱** □ 心电监护、吸氧（必要时） □ 补液 □ 复查血常规、血氨、凝血功能（必要时） □ 其他特殊医嘱
主要护理工作	□ 介绍病房环境、设施和设备 □ 入院护理评估及计划 □ 指导患者到相关科室进行检查	□ 早晨静脉取血 □ 术前沐浴、更衣、备皮 □ 术前肠道准备、物品准备 □ 术前心理护理	□ 观察患者情况 □ 手术后心理与生活护理 □ 指导并监督患者术后活动

续　表

时间	住院第 1 天	住院第 2~7 天 （手术准备日）	住院第 3~8 天 （手术日）
病情 变异 记录	□无　□有，原因： 1. 2.	□无　□有，原因： 1. 2.	□无　□有，原因： 1. 2.
护士 签名			
医师 签名			

时间	住院第 4~10 天 （术后第 1~2 日）	住院第 6~12 天 （术后第 3~4 日）	住院第 8~18 天 （出院日）
主要诊疗工作	□ 注意观察体温、血压等生命体征及神志 □ 注意腹部体征、引流量及性状 □ 上级医师查房，对手术及手术切口进行评估，确定有无早期手术并发症和切口感染 □ 完成病程纪录	□ 上级医师查房 □ 根据体温、引流情况明确是否拔除引流管，是否停用抗菌药物 □ 评价肝功能、注意有无脾窝积液、门脉系统血栓形成 □ 完成日常病程记录和上级医师查房纪录	□ 上级医师查房，确定出院日期 □ 通知患者及其家属出院 □ 向患者及其家属交代出院后注意事项，预约复诊日期及拆线日期 □ 完成出院小结，将出院小结的副本交给患者或其家属 □ 完成病历书写
重点医嘱	**长期医嘱** □ 普通外科术后护理常规 □ 一级护理 □ 禁食、禁水 □ 胃肠减压接负压吸引，记量 □ 尿管接袋，记量 □ 腹腔引流管接袋，记量 □ 记 24 小时出入量 □ 抗菌药物 **临时医嘱** □ 换药 □ 对症处理 □ 补液 □ 复查血常规、肝肾功能、血氨、凝血功能	**长期医嘱** □ 普通外科术后护理常规 □ 二级护理 □ 饮食根据病情 □ 停引流记量 □ 停抗菌药物 **临时医嘱** □ 换药 □ 对症处理 □ 补液 □ 根据血小板水平决定是否使用降血小板药物 □ 肝及门脉系统彩超检查	**出院医嘱** □ 出院带药 □ 门诊随诊 □ 嘱术后 2 周复查血常规，注意血小板变化（脾切除手术后）
主要护理工作	□ 观察患者情况 □ 手术后心理与生活护理 □ 指导并监督患者手术后活动	□ 观察患者情况 □ 手术后心理与生活护理 □ 指导并监督患者手术后活动	□ 出院准备指导（办理出院手续、交费等） □ 出院宣教
病情变异记录	□ 无　□ 有，原因： 1. 2.	□ 无　□ 有，原因： 1. 2.	□ 无　□ 有，原因： 1. 2.
护士签名			
医师签名			

第四十四章

下肢淋巴性水肿临床路径释义

一、下肢淋巴性水肿编码

1. 原编码：

疾病名称及编码：下肢淋巴性水肿（ICD-10：I89.000）

2. 修改编码：

疾病名称及编码：下肢淋巴性水肿（ICD-10：I89.0）

手术后淋巴水肿（ICD-10：I97.801）

遗传性淋巴水肿（ICD-10：Q82.0）

二、临床路径检索方法

I89.0/I97.801/Q82.0

三、国家医疗保障疾病诊断相关分组（CHS-DRG）

MDCT 循环系统疾病及功能障碍

FZ1 其他循环系统疾患

四、下肢淋巴性水肿临床路径标准住院流程

（一）适用对象

本路径适用于第一诊断为下肢淋巴性水肿（ICD-10：I89.000），入院行保守治疗的患者。

> **释义**
>
> ■ 适用对象编码（淋巴水肿；继发性淋巴水肿；先天性淋巴水肿）。
>
> ■ 本路径适用对象为临床诊断为下肢淋巴水肿单纯行非手术治疗的患者。如合并感染、肿瘤、血栓等并发症，或采用手术治疗的患者则不适用该路径。

（二）诊断依据

根据《临床诊疗指南·外科学分册》（中华医学会编，人民卫生出版社，2006年，第1版）：

1. 明显的临床症状：肢体沉重感、乏力、胀痛、瘙痒等。

2. 典型体征：皮肤增厚、较健侧增粗、皮肤硬化等。

3. 排除淋巴水肿合并炎症、下肢溃烂、重度肿胀，下肢慢性静脉功能不全及下肢深静脉血栓病史。

> **释义**
>
> ■ 病史、症状、体征是临床诊断下肢淋巴水肿的主要依据。淋巴水肿是由于淋巴管阻塞，淋巴回流障碍，大量淋巴液在皮肤、皮下脂肪层聚集而形成的组织肿胀。

受淋巴液刺激，皮下纤维结缔组织增生，脂肪硬化。肢体增粗，后期皮肤增厚、硬化、上皮层过度角质化、粗糙、形貌如大象皮肤，亦称象皮肿。

■ 临床分期：Ⅰ期（潜伏期）：无症状期，还没有明显症状。组织间隙积液，淋巴管周围纤维化，尚无明显肢体水肿；Ⅱ期（水肿期）：轻度淋巴水肿，早期肿胀的肢体，可凹性肿胀，抬高患肢，并确实遵守卫教指示，通常可消除或改善；Ⅲ期（脂肪增生期）：中度淋巴水肿，皮下组织纤维化，皮肤硬而厚，抬高患肢不能消肿；Ⅳ期（纤维增生期）：重度淋巴水肿，肢体变得非常硬且厚，皮肤角质化严重，坚硬如象皮，甚至出现疣状增生、淋巴瘘或者溃疡。

■ 临床诊断依靠典型临床表现和体征，且需除外感染性病变、下肢血管病变、肿瘤、结核等侵犯淋巴系统的疾病。下肢淋巴核素显像可作为淋巴水肿诊断的主要影像技术。

（三）治疗方案的选择

根据《临床诊疗指南·外科学分册》（中华医学会编，人民卫生出版社，第 2006 年，第 1 版）。

1. 保守治疗。
2. 治疗方式：血管活性药物应用，配合循环驱动治疗。

释义

■ 淋巴水肿保守治疗包括绷带治疗、机械压力循环驱动治疗、佩戴三级压力弹力套治疗、综合减轻肿胀的治疗（complex decongestive therapy，CDT）等。淋巴水肿住院治疗通常采用包括上述多种方式的综合强化治疗。患者出院后还需持之以恒地坚持佩戴三级压力弹力套，辅以机械压力循环驱动治疗、绷带等维持治疗。

■ CDT 包含手法淋巴引流（manual lymph drainage，MLD）、绷带治疗、促进淋巴循环的运动治疗及皮肤护理治疗。其中绷带选材根据不同的病情可分别选用短拉伸绷带、中拉伸绷带、长拉伸绷带（有活动能力者应用短拉伸绷带，无活动能力卧床患者应用中或长拉伸绷带）。

■ 其他物理治疗：包括冷热疗法（包括传统医学烘绑治疗基础上发展起来的热疗）、水中运动疗法、电生理疗法、物理治疗肌肉骨骼系统伴随疾病（类风湿性关节炎、系统性硬化症、复杂性区域疼痛综合征、腰椎疾病）。

■ 专业外科手术治疗：以上保守治疗无效或病情加重者，需要专业外科手术治疗，如肢体减容手术（去除增生组织和潴留的淋巴液）包括淋巴脂肪抽吸减容术或病变组织切除术、以淋巴管静脉吻合术为代表的改善下肢淋巴循环通路的治疗方式以及胸导管探查术以改善全身淋巴回流等专业外科治疗方法，通过手术建立淋巴回流的新的平衡。

（四）标准住院日

不超过 14 天。

> **释义**
>
> ■淋巴水肿保守治疗以 CDT 治疗为核心，其第一疗程为在院强化治疗；其第二疗程为患者自我维持阶段。国外在院治疗时长为 2~4 周。本路径设计标准住院日为不超过 14 天，根据两周末出院时治疗结果评估，必要时建议患者及家属出院后继续强化治疗至 3~4 周。
>
> ■如患者治疗期间出现任何不适反应均可影响住院日时长（如出现丹毒发作、压力性溃疡、过敏反应、治疗效果欠佳等均可延长治疗周期），应退出路径，并予适当治疗。

（五）进入路径标准

1. 第一诊断必须符合 ICD-10：I89.000 下肢淋巴性水肿疾病编码。
2. 当患者同时具有其他疾病诊断，但在住院期间不需要特殊处理也不影响第一诊断的临床路径流程实施时，可以进入路径。

> **释义**
>
> ■进入路径标准：下肢原发性淋巴水肿或下肢继发性淋巴水肿，且不合并下肢丹毒、急性下肢静脉血栓、下肢动脉闭塞、下肢皮肤溃疡、严重心脏病、心力衰竭、肾衰竭、肿瘤复发淋巴转移、淋巴肉瘤。
>
> ■重复保守治疗无效，或对保守治疗疗效不满意的患者，不再进入该路径，建议专业外科手术治疗。
>
> ■反复丹毒发作的患者，建议专业外科手术治疗。
>
> ■部分原发性淋巴水肿患者，淋巴管稀少发育不全经保守治疗无效者需手术治疗。

（六）检查项目

1. 必须检查的项目：
（1）血常规、尿常规、大便常规。
（2）肝肾功能、电解质、凝血功能、感染性疾病筛查（乙型肝炎、丙型肝炎、艾滋病、梅毒等）。
（3）X 线胸片、心电图、下肢静脉彩超。
2. 根据患者病情选择：下肢静脉造影、下肢淋巴造影、超声心动图、肿瘤标志物等。

> **释义**
>
> ■入院基础检查项目是判断患者是否适合本路径管理的重要依据。
>
> ■血常规、尿常规、大便常规是最基本的三大常规检查，进入路径的患者均需完成。血常规可进一步了解患者有无急性或者慢性感染。
>
> ■肝肾功能、电解质、凝血功能、感染性指标、X 线胸片、心电图可评估有无基础疾病，是否影响住院时间、费用及其治疗预后。下肢静脉彩超可评估患肢下肢静脉有

无异常有助于疾病鉴别及预后分析；肿瘤标志物用于肿瘤的鉴别和初筛，尤其对于既往肿瘤病史患者均应检测相关肿瘤标志物；超声心动图可评估患者心功能情况，不仅对于治疗的安全性提供依据，且对于严重心功能不全影响淋巴系统回流患者，可进一步评估患者预后及住院时间。

　　■ 本病需与其他引起肢体肿胀的疾病相鉴别，如下肢静脉功能不全，如怀疑下肢静脉性疾病，应行下肢静脉造影明确，进一步评估是否影响住院时间、费用及其治疗预后。

　　■ 如症状或淋巴核素显像需继续明确内科病因、怀疑淋巴水肿是患者肿瘤的首发症状、怀疑患者有肿瘤复发转移、怀疑患者为下肢乳糜反流性的罕见疾病等，建议完善下肢淋巴管造影，进一步明确诊断，评估患肢治疗方式及预后，并退出路径。

　　■ 临床诊断伴有下肢静脉血栓，是淋巴水肿保守治疗的禁忌证。

　　■ 应通过肢体周径、体积变化，以及生物电阻抗技术等方法，作为肢体淋巴水肿入院原始资料测量并记录，主要用来明确淋巴水肿程度，并与治疗后比较以明确疗效。

（七）选择用药

抗菌药物：一般不常规应用抗菌药物，除外有感染风险预防性应用。

其他药物：可选用活血、消肿中药及血管活性药物等。

> **释义**
>
> 　　■ 如出现下肢红肿热痛感染症状，应采取抗菌药物治疗，如有阳性血培养结果对症应用抗菌药物。该患者退出临床路径管理。
>
> 　　■ 淋巴水肿尚缺乏明确治疗作用的药物。

（八）物理治疗

循环驱动治疗，每天两次，每次 30 分钟，疗程 14 天；循序减压袜治疗。

> **释义**
>
> 　　■ 淋巴水肿住院治疗提供强化的物理治疗，分为两大类：①手法按摩淋巴引流+绷带的物理治疗；②机械循环驱动治疗+绷带的物理治疗；机械气压式循环驱动治疗可在院期间每天两次应用。
>
> 　　■ 手法按摩引流+绷带治疗可在住院期间由医师、治疗师等医技人员实施，按照 MDT 治疗标准进行淋巴水肿的临床治疗。
>
> 　　■ 治疗期间应对患者或其家属进行宣教，使其能够掌握绷带治疗的流程，能够完整应用绷带治疗。
>
> 　　■ 同时教育患者本人学习自我简易手法引流（self-administered simplelymph drainage，SLD）。

（九）出院标准

1. 患者肢体肿胀减轻，酸胀感减轻，下床活动较前好转。
2. 没有需要住院处理的并发症。

> **释义**
>
> ■ 治疗疗程结束，患肢肿胀明显减轻，无相关并发症（压力性溃疡、患肢感染等）。应通过肢体周径、体积变化，以及生物电阻抗技术等方法，测量治疗结果，与治疗前比较以明确疗效。
>
> ■ 家庭维护治疗教育：出院后患者主要治疗手段为日间的弹力袜治疗，需持之以恒。气压式循环驱动治疗简便易行，可作为睡前强化治疗手段。绷带治疗作为出院后淋巴水肿患者夜间治疗手段。自我简易手法引流+绷带治疗则可作为患者阶段性强化治疗手段。

（十）变异及原因分析

1. 严重基础疾病可能对患者自身健康造成影响者。
2. 治疗过程中出现其他系统疾病需要同时处理者。

> **释义**
>
> ■ 按标准治疗方案如发现其他严重基础疾病，需调整药物治疗或继续其他基础疾病的治疗，则中止本路径。
>
> ■ 患者入选路径后，在检查及治疗过程中发现患者合并存在事前未预知的、对本路径治疗可能产生影响的情况，需要中止执行路径或延长治疗时间、增加治疗费用。医师需在表单中明确说明。
>
> ■ 因患者方面的主观原因导致执行路径出现变异，需医师在表单中予以说明。
>
> ■ 保守治疗期间，出现患肢感染，丹毒发作，应退出临床路径，进行抗炎治疗，待感染控制好转后再继续保守治疗。
>
> ■ 绷带治疗期间出现压力性溃疡：应退出临床路径，立即终止任何肢体加压的治疗，消毒创面，盐水纱布或凡士林纱布覆盖创面，休息观察。
>
> ■ 患者对保守治疗材料出现过敏反应，可根据病情轻重决定是否继续进行治疗。

五、推荐表单

（一）医师表单

淋巴水肿临床路径医师表单

适用对象：第一诊断为下肢淋巴水肿（ICD-10：I89.000）
行保守治疗

患者姓名：	性别：	年龄：	门诊号：	住院号：
住院日期：　　年　月　日	出院日期：　　年　月　日			标准住院日：8~14 天

时间	住院第 1 天	住院第 1~2 天
主要诊疗工作	□ 询问病史、体格检查 □ 病历书写 □ 开具实验室检查单 □ 上级医师查房及评估 □ 测量并记录肢体周径、体积数据 □ 签署相关医疗文书	□ 上级医师查房 □ 完成患肢评估 □ 根据体检以及辅助检查结果讨论制订方案 □ 必要的相关科室会诊 □ 向患者及家属交代病情及治疗方案
重点医嘱	**长期医嘱** □ 外科疾病护理常规 □ 二级护理 □ 饮食 **临时医嘱** □ 血常规、尿常规、大便常规 □ 肝肾功能、电解质、血糖、血脂、血型、凝血功能、感染性疾病筛查 □ X 线胸片，心电图，下肢静脉彩超，心脏彩超，肿瘤标志物 □ 下肢磁共振检查，生物电阻抗分析 □ 必要时加做淋巴核素显像、静脉造影等特殊检查	**长期医嘱** □ 患者既往基础用药 **临时医嘱** □ 必要的会诊意见及处理 □ 压力弹力套治疗、机械压力循环驱动治疗、综合减轻肿胀的治疗（CDT）
病情变异记录	□ 无　□ 有，原因： 1. 2.	□ 无　□ 有，原因： 1. 2.
医师签名		

时间	住院第 2~13 天	住院第 14 天 （出院日）
主 要 诊 疗 工 作	□ 上级医师查房 □ 病情和疗效评估 □ 完成当日病程和查房记录	□ 上级医师查房 □ 测量并记录肢体周径、体积数据 □ 完成出院记录、病案首页、出院证明等 　文件 □ 交代出院后注意事项如复查时间、出现手 　术相关情况时的处理等
重点 医嘱	**临时医嘱** □ 其他处理	**临时医嘱** □ 出院医嘱 □ 出院带药
病情 变异 记录	□ 无　□ 有，原因： 1. 2.	□ 无　□ 有，原因： 1. 2.
医师 签名		

（二）护士表单

淋巴水肿临床路径护士表单

适用对象：第一诊断为下肢淋巴水肿（ICD-10：I89.000）
行保守治疗

患者姓名：	性别： 年龄： 门诊号：	住院号：
住院日期： 年 月 日	出院日期： 年 月 日	标准住院日：8~14 天

时间	住院第 1 天	住院第 1~2 天
健康宣教	□ 介绍主管医师、护士 □ 介绍医院内相关制度 □ 介绍环境、设施 □ 介绍住院注意事项 □ 介绍疾病知识 □ 介绍陪伴及探视制度	□ 观察患者病情变化 □ 生活及心理护理 □ 指导陪护工作 □ 指导患者皮肤护理
护理处置	□ 核对患者姓名，佩戴腕带 □ 建立入院护理病历 □ 卫生处置：剪指（趾）甲、沐浴，更换病号服 □ 遵医嘱完成特殊检查 □ 了解患者基础疾病，遵医嘱予以对应处理或检测	□ 协助完善相关检查，做好解释说明 □ 遵医嘱完成治疗及用药 □ 指导患者皮肤护理
基础护理	□ 二级护理 □ 晨晚间护理 □ 患者安全护理	□ 二级护理 □ 晨晚间护理 □ 患者安全护理
专科护理	□ 护理查体 □ 填写跌倒及压疮防范表 □ 请患者家属陪护（需要时） □ 普通饮食 □ 心理护理	□ 检查患者皮肤完整性 □ 普通饮食 □ 心理护理
重点医嘱	□ 详见医嘱执行单	□ 详见医嘱执行单
病情变异记录	□ 无 □ 有，原因： 1. 2.	□ 无 □ 有，原因： 1. 2.
护士签名		

时间	住院第 2~13 天	住院第 14 天 （出院日）
健康宣教	□ 介绍保守治疗原理及自我康复知识 □ 介绍保守治疗操作及相关注意事项 □ 指导患者功能锻炼 □ 指导患者皮肤护理	□ 指导办理出院手续 □ 定时复查 □ 出院带药服用方法 □ 后续自我康复治疗 □ 饮食指导
护理处置	□ 遵医嘱完成治疗 □ 测量记录生命体征	□ 办理出院手续 □ 书写出院小结
基础护理	□ 二级护理 □ 晨晚间护理 □ 患者安全护理	□ 二级护理 □ 晨晚间护理 □ 安全护理措施到位 □ 心理护理
专科护理	□ 观察记录患肢活动、皮肤情况 □ 普通饮食 □ 心理护理	□ 观察患肢情况 □ 观察病情变化
重点医嘱	□ 详见医嘱执行单	□ 详见医嘱执行单
病情变异记录	□ 无　□ 有，原因： 1. 2.	□ 无　□ 有，原因： 1. 2.
护士签名		

（三）患者表单

淋巴水肿临床路径患者表单

适用对象：第一诊断为下肢淋巴水肿（ICD-10：I89.000）
行保守治疗

患者姓名：	性别： 年龄： 门诊号：	住院号：
住院日期： 年 月 日	出院日期： 年 月 日	标准住院日：8~14 天

时间	住院第 1 天	住院第 1~2 天
医患配合	□ 医师询问现病史、既往病史、用药情况，收集资料并进行体格检查 □ 环境介绍、住院制度 □ 配合完善术前相关检查 □ 有任何不适请告知医师	□ 配合完善相关检查，如采血、留尿、心电图、X 线胸片 □ 医师向患者及家属介绍病情，进行相关谈话签字
护患配合	□ 配合测量体温、脉搏、呼吸、血压、体重 1 次 □ 配合完成入院护理评估 □ 接收入院宣教 □ 有任何不适请告知护士	□ 配合测量体温、脉搏、呼吸、询问排便情况 □ 接受保守治疗相关宣教 □ 自行沐浴，加强患肢皮肤清洁 □ 贵重物品交家属保管 □ 配合执行探视及陪护
饮食	□ 普通饮食	□ 普通饮食
排泄	□ 正常排尿便	□ 正常尿便
活动	□ 正常活动	□ 正常适度活动，避免疲劳

时间	住院第 2~13 天	住院第 14 天 （出院日）
医患配合	□ 配合保守治疗 □ 配合评估效果 □ 配合检查患肢 □ 有任何不适请告知医师	□ 接受出院前指导 □ 知道复查程序
护患配合	□ 清晨测量体温、脉搏、呼吸、血压 □ 配合检查患肢 □ 采取正确功能锻炼 □ 配合缓解疼痛 □ 有任何不适请告知护士	□ 接受出院宣教 □ 办理出院手续 □ 获取出院诊断书 □ 获取出院带药 □ 知道服药方法、作用、注意事项 □ 知道护理患肢方法 □ 知道复印病历方法
饮食	□ 普通饮食	□ 根据医嘱，饮食调整
排泄	□ 正常尿便	□ 正常排尿便 □ 避免便秘
活动	□ 正常适度活动，避免疲劳 □ 患肢遵嘱功能锻炼	□ 正常适度活动，避免疲劳

附：原表单（2016 年版）

淋巴水肿临床路径表单

适用对象：第一诊断为下肢淋巴水肿（ICD-10：I89.000）

　　　　　行保守治疗

患者姓名：	性别：　　年龄：　　门诊号：	住院号：
住院日期：　　年　月　日	出院日期：　　年　月　日	标准住院日：8~14 天

时间	住院第 1 天	住院第 1~2 天
主要诊疗工作	□ 询问病史、体格检查 □ 常规实验室及辅助检查 □ 初步诊断和病情评估 □ 向患者本人及家属交代病情 □ 签署相关医疗文书 □ 完成入院记录和首次病程记录	□ 上级医师查房，确定诊断及治疗方案 □ 完成入院检查 □ 完成当日病程和查房记录
重点医嘱	**长期医嘱** □ 外科护理常规 □ 分级护理 □ 饮食 □ 活血、消肿等药物应用 □ 静脉点滴 □ 循环驱动加压治疗 **临时医嘱** □ 血常规 □ 尿常规 □ 大便常规+隐血 □ 心电图 □ 凝血功能+D-二聚体 □ 肝功能、肾功能、血糖、电解质 □ 根据病情进行下列检查 　　同型半胱氨酸、叶酸、维生素 B_{12} 测定，基因检测肿瘤标志物等 　　彩色多普勒超声 　　其他检查项目	**长期医嘱** □ 外科护理常规 □ 分级护理 □ 普通饮食 □ 根据检查结果调整治疗方案 **临时医嘱** □ 继续完善入院检查，必要时请相关科室会诊，协助诊治
主要护理工作	□ 入院介绍、入院评估 □ 健康宣教 □ 指导进行相关检查 □ 饮食指导、心理护理 □ 指导陪护工作 □ 定时巡视病房	□ 观察患者病情变化 □ 协助完成相关检查 □ 生活及心理护理 □ 指导陪护工作 □ 定时巡视病房
病情变异记录	□ 无　□ 有，原因： 1. 2.	□ 无　□ 有，原因： 1. 2.
护士签名		
医师签名		

时间	住院第 2~13 天	住院第 8~15 天 （出院）
主要 诊疗 工作	□ 上级医师查房 □ 病情和疗效评估 □ 配合添加口服消肿药物治疗 □ 完成当日病程和查房记录	□ 交代出院住院事项、复查日期 □ 开具出院诊断书 □ 完成出院记录 □ 通知出院
重 点 医 嘱	**长期医嘱** □ 外科护理常规 □ 分级护理 □ 普通饮食 □ 活血消肿药物 □ 其他治疗 **临时医嘱** □ 适时复查复查凝血指标、血小板、D-二聚体	□ 停止所有长期医嘱 □ 开具出院医嘱 □ 出院带药
主要 护理 工作	□ 观察患者病情变化 □ 协助完成相关检查 □ 生活及心理护理 □ 指导陪护工作 □ 定时巡视病房	□ 交代出院后注意事项 □ 协助办理出院手续
病情 变异 记录	□ 无　□ 有，原因： 1. 2.	□ 无　□ 有，原因： 1. 2.
护士 签名		
医师 签名		

第四十五章

下肢静脉功能不全临床路径释义

【医疗质量控制指标】

指标一、诊断需临床表现和辅助检查。

指标二、保守治疗仍进展或者已经达到手术程度的患者尽早行手术治疗。

指标三、治疗过程中预防深静脉血栓及神经损伤。

一、下肢静脉功能不全编码

疾病名称及编码：下肢静脉曲张（ICD-10：I83）

手术操作名称及编码：大隐静脉或小隐静脉高位结扎+静脉曲张剥脱术（ICD-9-CM-3：38.59）

二、临床路径检索方法

I83 伴 38.59

三、国家医疗保障疾病诊断相关分组（CHS-DRG）

MDCF 循环系统疾病及功能障碍

FF3 静脉系统复杂手术

四、下肢静脉功能不全临床路径标准住院流程

（一）适用对象

第一诊断为下肢静脉功能不全（ICD-10：I87.201），行手术治疗（ICD-9-CM-3：38.59）。

> **释义**
>
> ■ 本路径主要适用对象为适合手术治疗的原发性大隐静脉或小隐静脉曲张，可以同时合并下肢静脉溃疡。
>
> ■ 排除下肢深静脉功能不全及下肢深静脉血栓，不进入此路径。
>
> ■ 具体手术方式为大隐静脉或小隐静脉高位结扎+静脉曲张剥脱术。

（二）诊断依据

根据《临床诊疗指南·外科学分册》（中华医学会编，人民卫生出版社，2006年，第1版）。

1. 明显的临床症状：肢体沉重感、乏力、胀痛、瘙痒等。

2. 典型体征：肢体肿胀，静脉迂曲扩张、浅表静脉血栓形成等。

3. 排除下肢深静脉瓣膜功能不全及下肢深静脉血栓病史，且无静脉性溃疡表现。

4. 血管彩色多普勒超声检查或下肢静脉造影检查明确。

> **释义**
>
> ■ 典型体征：毛细血管扩张征、网状静脉、静脉曲张、色素沉着、皮肤溃疡等。
> ■ 排除下肢深静脉瓣膜功能不全（Brodie-Trendelenburg试验、佩特兹试验）及下肢深静脉血栓病史，排除动脉血供不足（测量脉搏、踝肱指数）、糖尿病足。且无静脉性溃疡表现。
> ■ 血管彩色多普勒超声检查（朝向足部的静脉血流持续时间超过0.5秒显示静脉反流）或下肢静脉造影检查明确。
> ■ CEAP分类法使下肢静脉功能不全分层标准化，可用于指导治疗和评估预后（CEAP分类法，包括6级。C0：无可见或可触及的静脉疾病体征；C1：毛细血管扩张或网状静脉扩张；C2：曲张静脉直径≥3mm；C3：水肿；C4a：色素沉着或湿疹；C4b：皮肤脂肪硬化症；C5：已愈合的静脉性溃疡；C6：未愈合的静脉性溃疡）。

（三）治疗方案的选择

根据《临床诊疗指南·外科学分册》（中华医学会编，人民卫生出版社，2006年，第1版）。
1. 手术：大隐静脉或小隐静脉高位结扎+静脉曲张剥脱术。
2. 手术方式：根据小腿静脉曲张的范围和程度以及患者意愿选择曲张静脉切除、环形缝扎、透光刨吸等不同手术方式。

> **释义**
>
> ■ 保守治疗：弹力袜加压、药物治疗、运动。
> ■ 手术：大隐静脉或小隐静脉高位结扎+静脉曲张剥脱术、介入治疗、腔内治疗。手术方式：根据小腿静脉曲张的范围和程度以及患者意愿选择曲张静脉切除、环形缝扎、硬化剂治疗、血管内射频和激光消融术、静脉支架、腔镜下交通支结扎术、瓣膜重建等不同手术方式。
> ■ CEAP分级2~6级时均应考虑使用弹力袜（提供逐渐增大的压力来对抗静脉高压的流体静力），湿疹性皮炎可考虑局部应用激素治疗，运动以提高腓肠肌和足部肌泵功能。
> ■ 分级达到4~6级的患者需要进行手术治疗。

（四）标准住院日

8~14天。

> **释义**
>
> ■ 包括术前检查、评估、手术准备3天，术后康复4~7天。术前准备和术后康复时间二者可以调整，但总时间控制在10天内。

（五）进入路径标准

1. 第一诊断必须符合ICD-10：I87.201下肢静脉功能不全疾病编码。

2. 当患者合并其他疾病，但住院期间不需要特殊处理也不影响第一诊断的临床路径流程实施时，可以进入路径。

> **释义**
>
> ■ 合并下肢深静脉血栓形成或继发于下肢深静脉血栓后遗症患者不进入此路径。
>
> ■ 患者如果合并高血压、冠状动脉粥样硬化性心脏病、糖尿病、呼吸系统疾病、肝肾功能不全，但不影响麻醉和手术的实施时，可进入路径。反之应先进入其他相应内科疾病的诊疗路径。
>
> ■ 患者以手术治疗为目的入院。

（六）术前准备

2~3 天。

1. 必须的检查项目：

（1）血常规、尿常规、大便常规。

（2）肝功能、肾功能、电解质、血糖、血脂、血凝、血型、感染性疾病筛查（乙型肝炎、丙型肝炎、艾滋病、梅毒等）。

（3）X 线胸片、心电图、下腔及髂静脉彩超，颈部动脉彩超，下肢深静脉顺行造影。

2. 根据患者病情选择：血同型半胱氨酸、叶酸、维生素 B_{12}、叶酸药物基因、24 小时心电图，心肺功能检查、下肢动脉造影，心脏彩超、腹部肝胆脾胰双肾彩超等。

（七）选择用药

1. 抗菌药物：按照《抗菌药物临床应用指导原则（2015 年版）》（国卫办医发〔2015〕43号）执行，并结合患者的病情决定抗菌药物的选择，可选用革兰阳性敏感的抗菌药物。根据微生物检测及药敏试验选择抗菌药物应用。

2. 应用雾化吸入药物、静脉活性药物、中成活血药物、营养神经药物、抗凝药物等；根据患者术后恢复情况加用对症支持治疗药物及护理措施。

3. 术后口服静脉活性药物，抗血小板、中成活血药物等。

4. 患肢抬高，鼓励患者在麻醉作用消失后，作患肢足跖背伸运动，应用气压治疗，穿着医用弹力袜等护理措施，督促患者早期下床活动。

> **释义**
>
> ■ 该手术原则上为无菌手术，当患者行大隐静脉结扎剥脱术时，大腿部切口接近会阴处不宜术后清洁护理，并且部分患者因长期下肢静脉功能不全致皮肤溃疡存在不同程度的炎症反应，可根据患者情况预防性或术后治疗性使用抗菌药物。
>
> ■ 术前及术后可常规使用胰激肽原酶肠溶片、羟苯磺酸钙、七叶皂苷类药物，（如七叶皂苷钠、迈之灵等），有助于降低炎症损伤、保护血管活性。

（八）手术日

入院第 3~5 天。

1. 麻醉方式：全身麻醉、硬膜外麻醉、硬膜外蛛网膜下腔联合阻滞麻醉或腰麻。

2. 术中用药：麻醉常规用药，根据情况选用术后镇痛用药。

3. 输血：视术中情况而定。

> **释义**
> - 少数患者无法耐受硬膜外麻醉或腰麻，可选择全身麻醉下行手术治疗。
> - 具体手术方式，根据患者情况决定。

（九）术后住院恢复

5~10 天。

1. 必须复查的检查项目：血常规，肝功能，肾功能，电解质，血凝，其他根据患者具体情况而定。

2. 术后用药：抗菌药物按照《抗菌药物临床应用指导原则（2015 年版）》（国卫办医发〔2015〕43 号）执行，可选用革兰阳性菌敏感的抗菌药物，原则上不超过 24 小时。

> **释义**
> - 术后经过详细评估后，决定手术属于Ⅰ甲切口一般不需要抗菌药物，如果存在下肢感染、住院期间呼吸道感染等可按规定适当预防性或术后（3~7 天）应用抗菌药物。

（十）出院标准

术后 7~14 天。

1. 患者体温正常，伤口无感染迹象，能正常下床活动。

2. 没有需要住院处理的并发症。

> **释义**
> - 根据复查情况决定能否出院，通常出现严重感染、伤口愈合不良、DVT 发生时，均需继续留院治疗，则退出此路径。

（十一）变异及原因分析

1. 严重基础疾病可能对手术造成影响者，术前准备时间会延长。

2. 术后出现伤口感染、下肢深静脉血栓形成等并发症时，住院恢复时间相应延长。

五、下肢静脉功能不全临床路径给药方案

1. 用药选择：

入院时、手术前 1 天、手术前 1 晚：

可选：七叶皂苷类药物。

胰激肽原酶肠溶片 240IU pot id。

羟本磺酸钙 0.5g po tid。

香豆素类，如 α-苯并吡喃酮。

黄酮类，如 γ-苯并吡喃酮、曲克芦丁及其衍生物。

入手术室后：可选：术前30分钟，第一代或第二代头孢菌素静脉输入。

手术中：可选：止血药。

麻醉科用药：依照麻醉科相关规定。

住院期间：使用所有常规术后用药后。

宜选：适量活血药物（疏血通等）。

七叶皂苷类药物。

可选：胰激肽原酶肠溶片 240IU pot id。

羟苯磺酸钙 0.5g po tid。

香豆素类，如 α-苯并吡喃酮。

黄酮类，如 γ-苯并吡喃酮、曲克芦丁及其衍生物。

出院后：可选：七叶皂苷类药物。

胰激肽原酶肠溶片 240IU pot id。

羟苯磺酸钙 0.5g po tid。

香豆素类，如 α-苯并吡喃酮。

2. 用药选择：

（1）入院后，常规给予患者不影响相关检查或手术治疗的日常用药，此外，也可给予适量七叶皂苷类药物（如七叶皂苷钠、迈之灵等）和活血药物（疏血通等）。

（2）下肢大隐静脉高位结扎联合剥脱术切口为 I 类切口，无需常规预防应用抗菌药物，如创面较大或有其他可能导致感染因素可适当应用抗菌药物。

（3）术后预防深静脉血栓可适当应用抗凝或活血药物。

（4）给药方案仅为用药种类的参考指导，具体药物需在符合治疗原则的情况下根据不同医院的药物情况使用。

3. 注意事项：

（1）头孢菌素类：注意皮试。

（2）抗凝或活血药的使用需根据围手术期情况决定，如术前是否合并静脉溃疡、是否合并静脉溃疡、是否有静脉炎、是否有深静脉损伤等。

六、下肢静脉功能不全临床路径护理规范

1. 术前护理：

（1）合理饮食：嘱患者多饮水，多进食新鲜蔬菜、水果，多吃粗粮，少吃辛辣刺激性食物，忌烟酒，养成良好生活习惯。

（2）促进下肢静脉回流：卧床时抬高患肢，高于心脏水平 20～30cm，活动时穿医用弹力袜或使用弹力绷带。去除影响下肢静脉回流的因素：避免久站、久坐，坐时尽量双腿不要交叉，以免压迫腘静脉，影响静脉血回流；避免咳嗽、便秘、提重物等引起腹压增加的因素影响静脉血回流，减轻患肢水肿，利于术后切口愈合。

（3）并发症护理：

1）慢性溃疡：防外伤，勿穿紧身衣裤，皮肤瘙痒时禁忌用手抓挠，可能会导致皮炎或软组织炎，遵医嘱给予对症治疗；溃疡部皮肤保持清洁、干燥，给予湿敷、换药，抬高患肢，待感染控制后再行手术治疗。

2）血栓性静脉炎：表现为患肢红肿、发热，静脉呈条索状，触之疼痛，给予抬高患肢，卧床休息，遵医嘱使用抗菌药物等，待炎症控制后再行手术。

3）出血：静脉曲张成团后，血管壁薄弱，且因为外伤可使曲张静脉破裂出血，一旦出血，立即抬高患肢，给予弹力绷带局部加压包扎止血，必要时给予缝扎止血。

（4）心理护理：详细向患者手术的目的、方法和注意事项，充分告知，解除思想顾虑，增加

手术信任感，以取得患者配合。

（5）术前准备：做好下肢皮肤护理，术前一日将曲张静脉用甲紫或记号笔标记。

2. 术后护理：

（1）体位：麻醉后护理常规，去枕平卧4~6小时，休息或卧床时抬高患肢，指导患者做足背伸屈运动，促进静脉血回流，防止下肢深静脉血栓形成。术后12小时鼓励患者早期下床活动，促进静脉回流。

（2）伤口护理：使用弹力绷带，观察绷带表面有无出血、渗血等情况。

（3）患肢观察：观察患者远端皮温、皮色、足背动脉搏情况，以及观察患肢肿胀情况。

（4）应用弹性绷带：注意保持弹性绷带松紧适宜，以能扪及足背脉搏动和保持足部正常皮肤温度为宜，使用弹性绷带2周左右，如患肢出现苍白、青紫、温度低提示静脉回流受阻，应立即拆掉弹力绷带，通知医护人员及时调整弹力绷带松紧度。伤口拆线后继续穿医用弹力袜3~6个月，穿着时长因个体差异，需进行术后复诊，听从医师指导。

（5）伤口溃疡护理：持续加强换药，使用弹性绷带护腿。

（6）饮食指导：术后6小时禁食、禁水，可进普通饮食，饮食应注意不可油腻或辛辣、生冷，应多注重维生素、膳食纤维等的摄入，多吃新鲜蔬菜和水果，保持清淡易消化原则，保持大便通畅，维持标准体重，注意加强体育锻炼，增强血管壁弹性，保持正确的健康生活方式。

（7）心理护理：关心、体贴、理解患者，消除患者的焦虑，向患者及家属耐心解释各项治疗和护理操作措施的必要性，鼓励患者及家属积极参与治疗护理。

（8）并发症的观察与护理：

1）出血和血肿：是较常见的并发症，注意观察有无伤口或皮下渗血、血肿，较小的淤斑和皮下血肿给予患者抬高患肢，加压包扎。如血肿进行性增大，应及时报告医师给予手术探查、止血、血肿清除和引流。

2）下肢皮肤感觉障碍：术后皮肤感觉障碍，如果是非主干损伤所致的小范围感觉障碍，多数并不严重，而且为自限性，告知患者症状可在1年内逐渐消失。对于大范围的皮肤感觉障碍，嘱患者保护下肢皮肤，避免过冷、过热、过硬的物体接触皮肤，以免意外事件发生。

3）感染：一旦切口出现感染，尤其是小腿皮肤本身营养障碍难以愈合，一定要保持创面清洁干燥，减少下地活动，卧床休息，抬高患肢，减少创面液体渗出，物理治疗，遵医嘱使用抗菌药物。

4）下肢深静脉血栓形成：术后观察患者有无下肢肿胀、疼痛、浅静脉怒张等临床表现，卧床期间，抬高患肢，避免膝下垫软枕，防治腘静脉受压，影响静脉血回流。指导患者做足背伸屈运动，使用空气压力治疗仪，如无异常情况，鼓励患者术后12~24小时尽早下床活动，以促进静脉血回流，预防血栓形成。

七、下肢静脉功能不全临床路径营养治疗规范

低盐低脂清淡营养饮食。术前6~12小时禁食、禁水，术后6小时可进食水，避免辛辣刺激性饮食。

八、下肢静脉功能不全临床路径患者健康宣教

1. 行为指导：指导患者保持良好坐姿，避绝久站、久坐，坐时避免双腿交叉过久，座椅高度以不使膝盖屈曲，超过90°为原则，椅子的深度应在腘窝与座椅之间能伸入2个手指为宜，以免压迫腘窝的血管，影静脉血回流，休息时抬高患肢。

2. 指导患者进行适当的体育锻炼，增强血管壁弹性。

3. 避免用过紧的腰带和穿紧身衣裤，积极治疗慢性咳嗽，避免提重物等增加腹压的因素。

4. 合理膳食，多食新鲜水果蔬菜，保持大便通畅，维持正常体重，避免肥胖。

5. 继续应用弹力绷带或穿弹力袜至少3~6个月，弹力袜使用及注意事项：

（1）弹力袜的选择与测量：首先告知患者购买治疗型的医用弹力袜，测量小腿脚踝部的最小周径，小腿的最大周径，腹股沟中点以下5cm处的周径，来对照选择弹力袜的型号。

（2）穿着时间：患者穿着弹力袜的最佳时间是清晨起床之时，此时腿部血管处于最大启动状态，肿胀还未发生。晚上上床休息之前脱掉抹子。

（3）穿着注意事项：穿弹力袜时不要让首饰、指甲等硬物刮伤到袜子，皮肤干燥需要使用油基润肤剂或霜剂，避免干燥皮肤刮破弹力袜。

（4）穿着方法：将袜筒由里向外翻，一直到胸跟部，用两手拇指向外撑开，把脚趾伸入袜内，示指与拇指协力把袜子拉向是踝部，把袜身沿腿的上部往上回翻，逐渐拉伸至大腿根部。穿好后将袜子贴身抚平。脱袜时用手抓住袜子内侧向下慢慢将袜子顺腿脱下。

（5）弹力袜日常保养：洗涤时用中性洗涤剂，水温≤40°，要手洗，不要拧干，用手挤出或用干毛巾吸出多余的水分并在阴凉处晾干，切勿在阳光下晒干或烘干。过度磨损或损坏的弹力袜应及时更换。

（6）皮肤过敏的处理：患者穿着弹力袜出现过敏现象，可将弹力袜反穿，或在弹力袜硅胶处垫平整的棉布，可有效防止过敏现象出现，当过敏症状加重时，暂停使用弹力袜。

九、推荐表单

（一）医师表单

下肢静脉功能不全临床路径医师表单

适用对象：第一诊断为下肢静脉功能不全（ICD-10：I87.201）

行手术治疗（ICD-9-CM-3：38.59）

患者姓名：		性别： 年龄： 门诊号：		住院号：
住院日期： 年 月 日		出院日期： 年 月 日		标准住院日：8~14 天

时间	住院第 1 天	住院第 2~3 天	住院第 3~5 天 （出院日）
主要诊疗工作	□ 询问病史、体格检查 □ 病历书写 □ 开具实验室检查单 □ 上级医师查房及术前评估 □ 初步确定手术日期	□ 上级医师查房 □ 完成术前准备及评估 □ 完成术前小结、上级医师查房记录等 □ 根据体检以及辅助检查结果讨论制订手术方案 □ 必要的相关科室会诊 □ 签署手术同意书、自费用品同意书、输血同意书等文件 □ 向患者及家属交代围手术期注意事项	□ 手术 □ 完成手术记录 □ 术后病程记录 □ 上级医师查房 □ 向患者及家属交代术后注意事项
重点医嘱	**长期医嘱** □ 外科疾病护理常规 □ 二级护理 □ 饮食 **临时医嘱** □ 血常规、尿常规、大便常规 □ 肝肾功能、电解质、血糖、血脂、血型、凝血功能、感染性疾病筛查 □ X 线胸片，心电图，腹部常规彩超，下腔及髂静脉彩超，心脏及颈部动脉彩超，下肢深静脉顺行造影 □ 必要时加做血同型半胱氨酸、叶酸、维生素 B$_{12}$、叶酸和/或华法林基因检测等特殊检查	**长期医嘱** □ 患者既往基础用药 **临时医嘱** □ 必要的会诊意见及处理 □ 明日准备于硬膜外麻醉/全身麻醉下行左/右/双下肢大隐静脉高位结扎剥脱，曲张静脉切除/环缝/刨吸/激光闭锁治疗 □ 术前禁食、禁水 □ 备皮 □ 术前用药（依麻醉意见执行） □ 准备预防性抗菌药物 □ 一次性导尿包（必要时）	**长期医嘱** □ 今日在硬膜外麻醉/全身麻醉下行左/右/双下肢大隐静脉高位结扎剥脱，曲张静脉切除/环缝/刨吸/激光闭锁治疗 □ 下肢静脉功能不全术后护理常规 □ 一级护理、心电监护、吸氧等 □ 6 小时后合理饮食 □ 气压治疗 □ 雾化治疗 □ 抬高患肢 30℃ □ 观察患肢血运情况 □ 抗菌药物 **临时医嘱** □ 补液（酌情） □ 膀胱冲洗
病情变异记录	□ 无 □ 有，原因： 1. 2.	□ 无 □ 有，原因： 1. 2.	□ 无 □ 有，原因： 1. 2.
医师签名			

时间	住院第 4~6 天	住院第 5~7 天
主要 诊疗 工作	□ 上级医师查房 □ 完成术后病程记录 □ 查看患肢情况及伤口 □ 观察生命体征变化	□ 上级医师查房 □ 术后病程记录书写 □ 查看患肢情况及伤口 □ 观察生命体征变化
重 点 医 嘱	**长期医嘱** □ 二级护理 □ 视情况而定 **临时医嘱** □ 止吐、镇痛药物 □ 根据情况决定是否补液 □ 膀胱冲洗	**长期医嘱** □ 二级护理 □ 视情况而定 **临时医嘱** □ 视情况而定
病情 变异 记录	□ 无　□ 有，原因： 1. 2.	□ 无　□ 有，原因： 1. 2.
医师 签名		

时间	住院第 6~8 天	住院第 7~14 天 （出院日）
主要 诊疗 工作	□ 上级医师查房 □ 术后病程记录书写 □ 查看患肢情况及伤口 □ 观察生命体征变化	□ 上级医师查房，进行伤口评估，决定是否 　可以出院 □ 完成出院记录、病案首页、出院证明等 　文件 □ 交代出院后注意事项如复查时间、出现手 　术相关意外情况时的处理等
重 点 医 嘱	**长期医嘱** □ 二级护理 □ 视情况而定 **临时医嘱** □ 手术切口换药 □ 开具术后复查指标医嘱 □ 开具术后口服药物	**临时医嘱** □ 拆线、换药 □ 出院带药
病情 变异 记录	□ 无　□ 有，原因： 1. 2.	□ 无　□ 有，原因： 1. 2.
医师 签名		

（二）护士表单

下肢静脉功能不全临床路径护士表单

适用对象：第一诊断为下肢静脉功能不全（ICD-10：I87.201）

行手术治疗（ICD-9-CM-3：38.59）

患者姓名：	性别： 年龄： 门诊号：	住院号：
住院日期： 年 月 日	出院日期： 年 月 日	标准住院日：8~14 天

时间	住院第 1 天	住院第 2~3 天	住院第 3~5 天（手术日）
健康宣教	□ 介绍主管医师、护士 □ 介绍医院内相关制度 □ 介绍环境、设施 □ 介绍住院注意事项 □ 介绍疾病知识 □ 介绍陪伴及探视制度	□ 术前宣教，宣教疾病知识 □ 数千用药的药理作用及注意事项 □ 介绍记录尿量及口服药碎服和软食的原因 □ 术前准备（备皮、配血），介绍手术过程 □ 告知术前禁食、禁水、沐浴，物品的准备 □ 告知签字及麻醉科访视事宜 □ 告知术后饮食、活动及术后可能出现的情况及应对方式 □ 强调术前陪护及探视制度	□ 告知家属等候区域 □ 告知手术当天禁食、禁水 □ 告知体位要求 □ 告知术后疼痛处理方法 □ 给予患者及家属心理支持 □ 介绍术后注意事项，告知术后可能出现的情况及应对方式 □ 告知氧气，监护设备、管路功能及注意事项 □ 再次明确探视陪护须知
护理处置	□ 核对患者姓名，佩戴腕带 □ 建立入院护理病历 □ 卫生处置：剪指（趾）甲、沐浴，更换病号服 □ 遵医嘱完成特殊检查 □ 了解患者基础疾病，遵医嘱予以对应处理或检测	□ 协助完善相关检查，做好解释说明 □ 遵医嘱完成治疗及用药	□ 核对患者姓名并摘除衣物，保护患者 □ 核对资料及带药 □ 填写手术交接单 □ 术后 核对患者姓名及资料填写手术交接单 遵医嘱完成治疗用药
基础护理	□ 二级护理 □ 晨晚间护理 □ 患者安全护理	□ 二级护理 □ 晨晚间护理 □ 患者安全护理	□ 特级护理 □ 晨晚间护理 □ 患者安全护理 □ 协助患者采取正确体位
专科护理	□ 护理查体 □ 填写跌倒及压疮防范表 □ 请患者家属陪护（需要时） □ 普通饮食 □ 心理护理	□ 遵医嘱协助患者完善相关检查 □ 监测血常规、肝肾功能，凝血功能 □ 普通饮食 □ 心理护理	□ 观察记录患者生命体征、意识、伤口辅料、肢体活动、皮肤情况 □ 准确记录 24 小时出入量，观察每小时尿量 □ 尿管护理 □ 心理护理

续　表

时间	住院第 1 天	住院第 2~3 天	住院第 3~5 天 （手术日）
重点 医嘱	□ 详见医嘱执行单	□ 详见医嘱执行单	□ 详见医嘱执行单
病情 变异 记录	□ 无　□ 有，原因： 1. 2.	□ 无　□ 有，原因： 1. 2.	□ 无　□ 有，原因： 1. 2.
护士 签名			

时间	住院第 4~6 天 （术后第 1 日）	住院第 5~7 天 （术后第 2 日）
健康宣教	□ 告知禁食、禁水 □ 告知尿管的名称、位置和作用 □ 告知氧气、监护仪的作用 □ 术后药物作用及频率 □ 告知术后排痰的方法和重要性 □ 相关检查的目的、注意事项	□ 下地活动注意事项及安全指导 □ 术后药物作用及频率 □ 饮食宣教 □ 疾病恢复期注意事项 □ 拔除胃管、尿管后注意事项 □ 复查患者对术前宣教内容的掌握程度 □ 再次明确探视陪护须知
护理处置	□ 遵医嘱完成治疗、用药遵医嘱完成相关检查 □ 测量记录生命体征	□ 遵医嘱完成治疗、用药 □ 夹闭尿管，锻炼膀胱功能 □ 遵医嘱完成相关检查
基础护理	□ 特级护理 □ 晨晚间护理 □ 床上温水擦浴，协助更衣 □ 协助生活护理 □ 安全护理措施到位 □ 心理护理	□ 一级护理 □ 晨晚间护理 □ 床上温水擦浴，协助更衣 □ 协助或指导生活护理 □ 安全护理措施到位 □ 二级护理 □ 心理护理
专科护理	□ 监测记录患者生命体征、意识，观察伤口敷料、腹部体征、肢体活动、皮肤情况 □ 监测记录引流液性质及量 □ 准确记录 24 小时出入量，观察每小时尿量 □ 妥善固定引流管及输液管路，防止管路滑脱 □ 询问患者有无排气 □ 协助患者咳痰 □ 协助翻身，指导床上活动	□ 监测生命体征及腹部体征 □ 观察有无感染症状及吻合口瘘 □ 观察引流管是否通畅，记录引流量 □ 妥善固定引流管及输液管路，防止管路滑脱 □ 监测血常规、肝肾功能、电解质及凝血化验值，动态掌握患者病情变化 □ 询问患者有无排气、排便 □ 观察患者自行排尿情况 □ 协助或指导床旁活动
重点医嘱	□ 详见医嘱执行单	□ 详见医嘱执行单
病情变异记录	□ 无　□ 有，原因： 1. 2.	□ 无　□ 有，原因： 1. 2.

时间	住院第 6~8 天 （术后第 3 日）	住院第 7~14 天
健康宣教	□ 术后药物作用及频率 □ 疾病恢复期注意事项 □ 指导肠内营养液服用方法 □ 饮食指导，少食多餐护理处置	□ 指导办理出院手续 □ 定时复查 □ 出院带药服用方法 □ 注意休息 □ 饮食指导
护理处置	□ 遵医嘱完成治疗 □ 遵医嘱完成相关检查	□ 办理出院手续 □ 书写出院小结
基础护理	□ 二级护理 □ 晨晚间护理 □ 指导生活护理 □ 安全护理措施到位 □ 心理护理	□ 三级护理 □ 晨晚间护理 □ 安全护理措施到位 □ 心理护理
专科护理	□ 观察病情变化 □ 观察患者进食、进水后有无呕吐症状	□ 观察尿量情况 □ 观察病情变化
重点医嘱	□ 详见医嘱执行单	□ 详见医嘱执行单
病情变异记录	□ 无　□ 有，原因： 1. 2.	□ 无　□ 有，原因： 1. 2.

（三）患者表单

下肢静脉功能不全临床路径患者表单

适用对象：第一诊断为下肢静脉功能不全（ICD-10：I87.201）

　　　　　行手术治疗（ICD-9-CM-3：38.59）

患者姓名：	性别：　　年龄：　　门诊号：	住院号：
住院日期：　　年　月　日	出院日期：　　年　月　日	标准住院日：8~14 天

时间	住院第 1 天	住院第 2~3 天	住院第 3~5 天
医患配合	□ 医师询问现病史、既往病史、用药情况（如服用抗凝剂，请明确告知意识），收集资料并进行体格检查 □ 环境介绍、住院制度 □ 配合完善术前相关检查 □ 有任何不适请告知医师	□ 配合完善术前相关检查，如采血、留尿、心电图、X 线胸片、胃镜、CT □ 医师向患者及家属介绍病情，进行手术谈话签字 □ 麻醉师对患者进行术前访视	□ 如病情需要，配合术后转入监护病房 □ 配合评估手术效果 □ 配合检查意识、肢体、胸腹部 □ 需要时，配合复查血液指标 □ 有任何不适请告知医师
护患配合	□ 配合测量体温、脉搏、呼吸、血压、体重 1 次 □ 配合完成入院护理评估 □ 接收入院宣教 □ 有任何不适请告知护士	□ 配合测量体温、脉搏、呼吸、询问排便情况 □ 接受术前宣教 □ 接受配血，以备术中需要时用 □ 接受备皮 □ 接受药物灌肠 □ 自行沐浴，加强头部清洁 □ 准备好必要用物，吸水管、奶瓶、纸巾等 □ 义齿、饰品等交家属保管 □ 配合执行探视及陪护	□ 清晨测量体温、脉搏、呼吸、血压 1 次 □ 送手术室前，协助完成核对，带齐资料，脱去衣物，上手术车 □ 返回病房后，协助完成核对，配合抬患者上病床 □ 配合检查意识、肢体、各引流管，记出入量 □ 配合术后吸氧、监护仪监测、输液，注意各引流情况 □ 遵医嘱采取正确体位 □ 配合缓解疼痛 □ 有任何不适请告知护士
饮食	□ 普通饮食	□ 术前 12 小时禁食、禁水	□ 禁食、禁水
排泄	□ 正常排尿便 □ 记录尿量	□ 正常排尿便 □ 记录尿量	□ 保留尿管
活动	□ 正常活动	□ 卧床休息	□ 卧床休息，保护管路 □ 双下肢活动

时间	住院第 4~10 天 （术后第 1~3 日）	住院第 7~14 天 （出院日）
医患配合	□ 配合检查腹部体征、引流 □ 需要时，配合伤口换药 □ 配合拔除胃管、引流管、尿管 □ 配合伤口拆线	□ 接受出院前指导 □ 知道复查程序 □ 继续抗凝治疗
护患配合	□ 配合定时测量生命体征，每日记录排气、排便情况 □ 配合检查腹部体征、引流，记录出入量 □ 接受排痰、输液、服药等治疗 □ 后期接受进食、进水、排便等生活护理 □ 配合活动，预防皮肤压力伤 □ 注意活动安全，避免坠床或跌倒 □ 配合执行探视及陪护	□ 接受出院宣教 □ 办理出院手续 □ 获取出院诊断书 □ 获取出院带药 □ 知道服药方法、作用、注意事项 □ 知道护理伤口方法 □ 知道复印病历方法
饮食	□ 根据医嘱，由禁食、清流质饮食逐渐过渡到流质饮食	□ 根据医嘱，饮食调整
排泄	□ 保留尿管过渡到正常排尿 □ 避免便秘	□ 正常排尿便 □ 避免便秘
活动	□ 根据医嘱，平卧→半坐→床边站立→下床活动 □ 注意保护管路，勿牵拉、脱出等	□ 正常适度活动，避免疲劳

附：原表单（2016 年版）

下肢静脉功能不全临床路径表单

适用对象：第一诊断为下肢静脉功能不全（ICD-10：I87.201）

　　　　　行手术治疗（ICD-9-CM-3：38.59）

患者姓名：	性别：	年龄：	门诊号：	住院号：
住院日期：　年　月　日	出院日期：　年　月　日		标准住院日：8~14 天	

时间	住院第 1 天	住院第 2~3 天
主要诊疗工作	□ 询问病史、体格检查 □ 病历书写 □ 开具实验室检查单 □ 上级医师查房及术前评估 □ 初步确定手术日期	□ 上级医师查房 □ 完成术前准备及评估 □ 完成术前小结、上级医师查房记录等 □ 根据体检以及辅助检查结果讨论制订手术方案 □ 必要的相关科室会诊 □ 签署手术同意书、自费用品同意书、输血同意书等文件 □ 向患者及家属交代围手术期注意事项
重点医嘱	**长期医嘱** □ 外科疾病护理常规 □ 二级护理 □ 饮食 **临时医嘱** □ 血常规、尿常规、大便常规 □ 肝肾功能、电解质、血糖、血脂、血型、凝血功能、感染性疾病筛查 □ X 线胸片，心电图，腹部常规彩超，下腔及髂静脉彩超，心脏及颈部动脉彩超，下肢深静脉顺行造影 □ 必要时加做血同型半胱氨酸、叶酸、维生素 B_{12}、叶酸和/或华法林、基因检测等特殊检查	**长期医嘱** □ 患者既往基础用药 **临时医嘱** □ 必要的会诊意见及处理 □ 明日准备于硬膜外麻醉或全身麻醉下行左/右/双下肢大隐静脉高位结扎剥脱，曲张静脉切除/环缝/刨吸/激光闭锁治疗 □ 术前禁食、禁水 □ 备皮 □ 术前用药（依麻醉意见执行） □ 准备预防性抗菌药物 □ 一次性导尿包（必要时）
主要护理工作	□ 介绍病房环境及设施 □ 告知手术相关注意事项 □ 告知医院规章制度 □ 入院护理评估	□ 宣传教育及心理护理 □ 执行术前医嘱 □ 心理护理
病情变异记录	□ 无　□ 有，原因： 1. 2.	□ 无　□ 有，原因： 1. 2.
护士签名		
医师签名		

时间	住院第3~5天 （手术日）	住院第4~6天 （术后第1日）
主要 诊疗 工作	□ 手术 □ 完成手术记录 □ 术后病程记录 □ 上级医师查房 □ 向患者及家属交代术后注意事项	□ 上级医师查房 □ 完成术后病程记录 □ 查看患肢情况及伤口 □ 观察生命体征变化
重 点 医 嘱	**长期医嘱** □ 今日在硬膜外麻醉/全身麻醉下行左/右/双下肢大 　隐静脉高位结扎剥脱，曲张静脉切除/环缝/刨吸/ 　激光闭锁治疗 □ 下肢静脉功能不全术后护理常规 □ 一级护理、心电监护、吸氧等 □ 6小时后合理饮食 □ 气压治疗 □ 雾化治疗 □ 抬高患肢30° □ 观察患肢血运情况 □ 抗菌药物 **临时医嘱** □ 补液（酌情） □ 膀胱冲洗	**长期医嘱** □ 二级护理 □ 视情况而定 **临时医嘱** □ 止吐、镇痛药物 □ 根据情况决定是否补液 □ 膀胱冲洗
主要 护理 工作	□ 观察生命体征、胃肠道反应及麻醉恢复情况 □ 观察患肢情况 □ 伤口渗出情况 □ 心理和生活护理	□ 指导患者术后功能锻炼 □ 观察患肢情况 □ 伤口渗出情况 □ 心理和生活护理
病情 变异 记录	□ 无　□ 有，原因： 1. 2.	□ 无　□ 有，原因： 1. 2.
护士 签名		
医师 签名		

时间	住院第 5~7 天 （术后第 2 日）	住院第 6~8 天 （术后第 3 日）	住院第 7~14 天 （出院日）
主要诊疗工作	□ 上级医师查房 □ 术后病程记录书写 □ 查看患肢情况及伤口 □ 观察生命体征变化	□ 上级医师查房 □ 术后病程记录书写 □ 查看患肢情况及伤口 □ 观察生命体征变化	□ 上级医师查房，进行伤口评估，决定是否可以出院 □ 完成出院记录、病案首页、出院证明等文件 □ 交代出院后注意事项如复查时间、出现手术相关意外情况时的处理等
重点医嘱	**长期医嘱** □ 二级护理 □ 视情况而定 **临时医嘱** □ 视情况而定	**长期医嘱** □ 二级护理 □ 视情况而定 **临时医嘱** □ 手术切口换药 □ 开具术后复查指标医嘱 □ 开具术后口服药物	**临时医嘱** □ 拆线、换药 □ 出院带药
主要护理工作	□ 指导患者术后功能锻炼 □ 观察患肢情况 □ 伤口渗出情况 □ 心理和生活护理	□ 指导患者术后功能锻炼 □ 观察患肢情况 □ 伤口渗出情况 □ 心理和生活护理	□ 指导办理出院手续
病情变异记录	□ 无　□ 有，原因： 1. 2.	□ 无　□ 有，原因： 1. 2.	□ 无　□ 有，原因： 1. 2.
护士签名			
医师签名			

第四十六章

下肢血栓性浅静脉炎临床路径释义

【医疗质量控制指标】

指标一、诊断需临床表现和辅助检查。

指标二、诊断明确在保守治疗基础上根据病情行手术治疗。

一、下肢血栓性浅静脉炎编码

1. 原编码:

疾病名称及编码:下肢血栓性静脉炎

手术操作名称及编码:小隐静脉结扎、联合静脉剥脱、腔静脉闭合技术(ICD-38.080002,ICD-38.590002)

2. 修改编码:

疾病名称及编码:下肢血栓性浅静脉炎(ICD-10:I80.0)

二、临床路径检索方法

I80.0〔不包括:下肢静脉曲张结扎术和剥脱术(ICD-9-CM-3:38.59)〕

三、国家医疗保障疾病诊断相关分组(CHS-DRG)

MDCF 循环系统疾病及功能障碍

FF3 静脉系统复杂手术

四、下肢血栓性浅静脉炎临床路径标准住院流程

(一)适用对象

第一诊断为下肢血栓性浅静脉炎,行手术治疗(ICD-9-CM-3:38.080002,ICD-38.590002)。

> **释义**
>
> ■ 本路径主要适用对象为各种原因导致的血栓性浅静脉炎,包括静脉曲张合并血栓性浅静脉炎、创伤后血栓性静脉炎、细菌性和化脓性血栓性静脉炎、游走性血栓性静脉炎、Mondor 病、小隐静脉血栓性浅静脉炎、上肢血栓性浅静脉炎。
>
> ■ 治疗手段主要针对减轻疼痛和急性炎症反应,预防严重的并发症如 DVT 和 PE。包括步行、应用弹力袜、温水浸泡(温盐水或硫酸镁)、应用 NSAID、应用低分子肝素和手术治疗(包括小隐静脉结扎、联合静脉剥脱、腔内静脉闭合技术)。

(二)诊断依据

根据《临床诊疗指南·外科学分册》(中华医学会编,人民卫生出版社,2005 年,第 1 版)。

1. 明显的临床症状:肢体出现条索状发红、局部皮温高、疼痛等症状。

2. 典型体征:沿静脉走行区域出现触痛性条索状物。

3. 排除局部感染病史。

4. 血管彩色多普勒超声检查或下肢静脉造影检查明确。

> **释义**
>
> ■ 排除局部感染病史，如蜂窝织炎、淋巴管炎。
>
> ■ 血管彩色多普勒超声，下肢静脉造影，闪烁扫描法和计算机断层扫描静脉造影。价廉和无创的多普勒超声扫描评估深浅静脉系统十分可靠，常规用于确定 SVT 伴发 DVT 的部位和累计范围，精确而实用。D-二聚体水平升高。
>
> ■ 下肢静脉造影检查明确但可能引发静脉炎，闪烁扫描法和计算机断层扫描静脉造影特异性较差。

（三）治疗方案的选择

根据《临床诊疗指南·外科学分册》（中华医学会编，人民卫生出版社，2006 年，第 1 版）。

1. 内科保守治疗：抗菌药物、抗血小板、抗凝、改善血管功能药物应用。

2. 手术：外科手术切除或经皮透光旋切去除病变静脉。

治疗方式选择：根据患者血栓性浅静脉炎病变范围、严重程度及是否合并感染等选择内科药物治疗或手术治疗。

> **释义**
>
> ■ 治疗方式的选择取决于 SVT 的病因和部位。
>
> ■ 对发生于大隐静脉的分支和远端大隐静脉的 SVT 主要采用内科保守治疗，包括步行、温水浸泡、应用弹力袜、应用 NSAID、应用抗凝药物（低分子肝素治疗或许更有效），减轻疼痛和急性炎症反应，预防 DVT 和 PE 发生，应予长期随访或抗凝治疗。
>
> ■ 对周期性发作或保守治疗无效或 SVT 引起的血栓延伸、继发性 DVT（评估方式主要是多普勒超声随访 SVT 进展），应采用手术治疗，包括远端静脉切除、交通支结扎剥脱、交通支硬化剂注入，对 SVT 血栓延伸进展或继发 DVT 的患者可采取大隐静脉高位结扎剥脱术。
>
> ■ 抗凝治疗适用于所有无抗凝禁忌的患者。对有反复发作、保守治疗后无进展，应采取外科手术治疗，比内科保守治疗（包括镇痛、抗凝）具有更明显和快速的缓解疼痛效果。

（四）标准住院日

不超过 10 天。

> **释义**
>
> ■ 评估或手术准备 3 天，抗凝、镇痛、消肿或根据情况使用抗菌药物 5~7 天。

（五）进入路径标准

1. 第一诊断必须符合 ICD-10：80.000 下肢血栓浅静脉炎疾病编码。

2. 当患者同时具有其他疾病诊断，但在住院期间不需要特殊处理也不影响第一诊断的临床
路径流程实施时，可以进入路径。

3. 通过多普勒超声等检查判断发病部位，决定保守治疗或者手术治疗。

> **释义**
>
> ■ 对多普勒超声显示无 DVT 的孤立型浅静脉血栓形成患者，如无明显抗凝禁忌
> 证，建议予抗凝治疗，包括依诺肝素或低分子肝素，预防进展 DVT 或 PE 发生。
> ■ 拟采用大隐静脉高位结扎剥脱术的患者（可能累及深静脉和引起栓塞，距离
> 股隐静脉交界处 1cm 以内的 SVT）不进入本临床路径。
> ■ 患者如果合并高血压、冠状动脉粥样硬化性心脏病、糖尿病、房颤等其他慢
> 性疾病，需要术前对症治疗时，如果不影响麻醉和手术，不延长术前贮备的时间可
> 以进入本路径。上述慢性疾病如需经治疗稳定后才能手术，术前准备过程先进入其
> 他相应内科疾病的诊疗路径。

（六）术前准备

不超过 3 天。

1. 必须检查的项目：

（1）血常规、尿常规、大便常规。

（2）肝肾功能、电解质、血糖、血脂、血型、凝血功能、感染性疾病（乙型肝炎、丙型肝
炎、艾滋病、梅毒等）。

（3）X 线胸片、心电图、下肢动静脉血管彩超。

2. 根据患者病情选择：下肢静脉超声或造影。

（七）选择用药

抗菌药物：按照《抗菌药物临床应用指导原则（2015 年版）》（国卫办医发〔2015〕43 号）
执行，并结合患者的病情决定抗菌药物的选择。

> **释义**
>
> ■ 经过详细评估后，决定保守治疗或手术结扎隐静脉（属于Ⅰ甲切口）的患者，
> 一般不需要抗菌药物，如果存在下肢感染、住院期间呼吸道感染等可按规定适当预
> 防性或术后（3~7 天）应用抗菌药物。

（八）手术日

入院第 3~5 天。

1. 麻醉方式：全身麻醉、硬膜外麻醉、硬膜外蛛网膜下腔联合阻滞麻醉或腰麻或局部麻醉。

2. 术中用药：麻醉常规用药、术后镇痛用药。

3. 输血：视术中情况而定。

> **释义**
>
> ■ 经过详细评估，再发 SVT 或血栓进展至 DVT 或 PE 可能患者采用手术治疗，基本手术方式为大隐静脉高位结扎或联合大隐静脉剥脱术、腔内静脉闭合技术。术中仔细分离结扎隐静脉交通支，是否输血依照出血量决定。

（九）术后住院恢复

5~7 天。

1. 必须复查的检查项目：血常规、肝肾功能、电解质、凝血功能，下肢静脉血管彩超。

2. 术后用药：抗菌药物按照《抗菌药物临床应用指导原则（2015 年版）》（国卫办医发〔2015〕43 号）执行。

> **释义**
>
> ■ 建议保守治疗患者监测凝血相关化验指标，随访多普勒超声监测 SVT 进展。
>
> ■ 术后患者出院前复查相关多普勒超声，根据具体情况决定是否应用抗凝药物、抗菌药物。鼓励术后第二天即下地活动，预防 DVT 发生，疼痛严重者可适当给予镇痛药物。

（十）出院标准

1. 患者体温正常，切口无感染迹象，能正常下床活动。

2. 没有需要住院处理的并发症。

> **释义**
>
> ■ 根据复查情况决定能否出院，通常出现严重感染、切口愈合不良、DVT 发生时，均需继续留院治疗，则退出此路径。

（十一）变异及原因分析

1. 严重基础疾病可能对手术造成影响者，影响保守治疗的药物选择，或术前准备时间会延长。

2. 术后出现切口感染、局部感染加重、下肢深静脉血栓形成等并发症时，住院恢复时间相应延长。

五、下肢血栓性浅静脉炎临床路径给药方案

1. 用药选择：

入院时：宜选：七叶皂苷类药物。

可选：胰激肽原酶肠溶片 240IU pot id。

　　　　羟苯磺酸钙 0.5g po tid。

　　　　香豆素类，如 α-苯并吡喃酮。

　　　　黄酮类，如 γ-苯并吡喃酮、曲克芦丁或曲克芦丁脑蛋白水解物。

手术前 1 天：宜选：七叶皂苷类药物。

可选：胰激肽原酶肠溶片 240IU pot id。

羟苯磺酸钙 0.5g po tid。

香豆素类，如 α-苯并吡喃酮。

黄酮类，如 γ-苯并吡喃酮、曲克芦丁或曲克芦丁脑蛋白水解物。

手术前 1 晚：宜选：七叶皂苷类药物。

可选：胰激肽原酶肠溶片 240IU pot id。

羟苯磺酸钙 0.5g po tid。

香豆素类，如 α-苯并吡喃酮。

黄酮类，如 γ-苯并吡喃酮、曲克芦丁或曲克芦丁脑蛋白水解物。

入手术室后：可选：术前 30 分钟，第一代或第二代头孢菌素静脉输入。

手术中：可选：止血药。

麻醉科用药：依照麻醉科相关规定。

住院期间：使用所有常规术后用药后。

宜选：适量活血药物（疏血通、马来酸桂哌齐特等）。

七叶皂苷类药物。

可选：胰激肽原酶肠溶片 240IU pot id。

羟苯磺酸钙 0.5g po tid。

香豆素类，如 α-苯并吡喃酮。

黄酮类，如 γ-苯并吡喃酮、曲克芦丁或曲克芦丁脑蛋白水解物。

出院后：宜选：七叶皂苷类药物。

可选：胰激肽原酶肠溶片 240IU pot id。

羟苯磺酸钙 0.5g po tid。

香豆素类，如 α-苯并吡喃酮。

2. 药学提示：

（1）入院后，常规给予不影响相关检查或手术治疗的患者常用药，此外，可常规给予七叶皂苷类药物，也可根据情况给予适量活血药物（疏血通、马来酸桂哌齐特等）。

（2）下肢大隐静脉高位结扎联合剥脱术切口为Ⅰ类切口，无需常规预防应用抗菌药物，如创面较大或有其他可能导致感染因素可适当应用抗菌药物。

（3）术后预防深静脉血栓可适当应用抗凝或活血药物。

（4）给药方案仅为用药种类的参考指导，具体药物需在符合治疗原则的情况下根据不同医院的药物情况使用。

3. 注意事项：

（1）头孢菌素类：注意皮试。

（2）抗凝或活血药的使用需根据围手术期情况决定，如术前是否合并静脉溃疡，是否合并静脉溃疡，是否有静脉炎，是否有深静脉等损伤等。

六、下肢血栓性浅静脉炎临床路径护理规范

1. 术前护理：

（1）合理饮食：嘱患者多饮水，多进食新鲜蔬菜、水果，多吃粗粮，少吃辛辣刺激性食物，忌烟酒，养成良好生活习惯。

（2）促进下肢静脉回流：卧床时抬高患肢，高于心脏水平 20~30cm，活动时穿医用弹力袜或使用弹力绷带。

（3）皮肤观察与护理：观察患者局部静脉有无红、肿、热、痛及硬化，如有异常给予热敷、温盐水或硫酸镁湿敷或理疗，遵医嘱使用抗菌药物及蛋白酶类药物。输入高渗液体或刺激性

药物时注意观察是否有肿胀，一旦出现外漏，及时更换输注部位，保护静脉。

（4）心理护理：详细向患者手术的目的，方法和注意事项，充分告知，解除思想顾虑，增加手术信任感，以取得患者配合。

（5）术前准备：做好下肢皮肤护理，术前一日予患者手术区域备皮，嘱患者术前禁食、禁水6~12小时。

2. 术后护理：

（1）体位：麻醉后护理常规，去枕平卧4~6小时，休息或卧床时抬高患肢，高于心脏20~30cm。指导患者做足背伸屈运动，促进静脉血回流，防止下肢深静脉血栓形成。术后12小时鼓励患者早期下床活动，促进静脉回流。

（2）伤口护理：使用弹力绷带，观察绷带表面有无出血、渗血等情况，观察伤口局部有无红肿、压痛等感染征象，发现异常及时通知医生给予对症处理。

（3）观察患者远端皮温、皮色、足背动脉搏情况，以及观察患肢肿胀情况。

（4）应用弹性绷带：注意保持弹性绷带松紧适宜，以能扪及足背动脉搏动和保持足部正常皮肤温度为宜，使用弹性绷带2周左右，如患肢出现苍白、青紫、温度低提示静脉回流受阻，应立即拆掉弹力绷带，通知医护人员及时调整弹力绷带松紧度。伤口拆线后继续穿医用弹力袜3~6个月，穿着时长因个体差异，需进行术后复诊，听从医师指导。

（5）饮食指导：术后6小时禁食、禁水，可进食后普通饮食，饮食应注意不可油腻或辛辣、生冷，应多注重维生素、膳食纤维等的摄入，多吃新鲜蔬菜和水果，保持清淡易消化原则，保持大便通畅，维持标准体重，注意加强体育锻炼，增强血管壁弹性，保持正确的健康生活方式。

（6）心理护理：关心、体贴、理解患者，消除患者的焦虑，向患者及家属耐心解释各项治疗和护理操作措施的必要性，鼓励患者及家属积极参与治疗护理。

七、下肢血栓性浅静脉炎临床路径营养治疗规范

患者术日禁食、禁水，术后禁食、禁水6小时后无恶心、呕吐等胃肠道反应即可食用易消化流质饮食或半流质饮食，术后1天可过渡至普通饮食。患者多食高蛋白、高维生素饮食及新鲜蔬菜水果，保持大便通畅，切忌食用辛辣刺激性食物，影响伤口愈合。

八、下肢血栓性浅静脉炎临床路径患者健康宣教

1. 行为指导：指导患者保持良好坐姿，避绝久站、久坐，坐时避免双腿交叉过久，以免压迫腘窝的血管，影静脉血回流，休息时抬高患肢，坚持踝泵运动。

2. 充分休息，避免过早从事体力劳动。指导患者进行适当的体育锻炼，增强血管壁弹性。

3. 避免用过紧的腰带和穿紧身衣裤，积极治疗慢性咳嗽，避免提重物等增加腹压的因素。

4. 合理膳食，多食新鲜水果蔬菜，保持大便通畅，维持正常体重，避免肥胖。

5. 继续应用弹力绷带或穿弹力袜至少3~6个月。

九、推荐表单

（一）医师表单

下肢血检性浅静脉炎临床路径医师表单

适用对象：第一诊断为下肢浅表脉管静脉炎和血栓静脉炎（ICD-10：80.000）

行手术治疗（ICD-9-CM-3：38.080002，ICD-9-CM-3：38.590002）

患者姓名：		性别： 年龄： 门诊号：		住院号：
住院日期： 年 月 日		出院日期： 年 月 日		标准住院日：7~10 天

时间	住院第 1 天	住院第 1~3 天	住院第 2~5 天（手术日）
主要诊疗工作	□ 询问病史、体格检查 □ 病历书写 □ 开具实验室检查单 □ 上级医师查房及术前评估 □ 初步确定手术日期	□ 上级医师查房，决定手术治疗还是保守治疗 □ 完成术前准备及评估 □ 完成术前小结、上级医师查房记录等书写 □ 根据体检以及辅助检查结果讨论制订手术方案 □ 必要的相关科室会诊 □ 签署手术同意书、自费用品同意书、输血同意书等文件 □ 向患者及家属交代围手术期注意事项	□ 手术 □ 完成手术记录书写 □ 术后病程记录书写 □ 上级医师查房 □ 向患者及家属交代术后注意事项
重点医嘱	**长期医嘱** □ 外科疾病护理常规 □ 二级护理 □ 低盐、低脂、优质蛋白饮食 □ 内科治疗选择相应的药物 □ 抗凝药物的选择 **临时医嘱** □ 血常规、尿常规、大便常规 □ 肝肾功能、电解质、血糖、血脂、血型、凝血功能、感染性疾病筛查 □ X 线胸片、心电图、下肢动静脉血管彩超 □ 必要时下肢静脉超声或造影	**长期医嘱** □ 患者既往基础用药 **临时医嘱** □ 必要的会诊意见及处理 □ 术前禁食、禁水 □ 备皮 □ 术前用药 □ 预防用药抗菌药物 □ 一次性导尿包（必要时）	**长期医嘱** □ 今日在全身麻醉、硬膜外麻醉/腰硬联合麻醉下行外科手术或经皮透光旋切去除病变静脉 □ 下肢血栓性静脉炎术后护理常规 □ 一级护理 □ 6 小时后低盐、低脂、优质蛋白饮食 □ 抬高患肢30° □ 观察患肢血运 **临时医嘱** □ 吸氧 □ 补液（视情况而定） □ 抗菌药物
病情变异记录	□ 无 □ 有，原因： 1. 2.	□ 无 □ 有，原因： 1. 2.	□ 无 □ 有，原因： 1. 2.
医师签名			

时间	住院第 3~6 天 （术后第 1 日）	住院第 5~7 天 （术后第 2 日）
主要 诊疗 工作	□ 上级医师查房 □ 术后病程记录书写 □ 查看患肢情况及伤口 □ 观察生命体征变化	□ 上级医师查房 □ 术后病程记录书写 □ 查看患肢情况及伤口 □ 观察生命体征变化
重 点 医 嘱	**长期医嘱** □ 低盐、低脂、优质蛋白饮食 □ 二级护理 **临时医嘱** □ 止吐、镇痛药物 □ 根据情况决定是否补液	**长期医嘱** □ 二级护理 □ 低盐、低脂、优质蛋白饮食 **临时医嘱** □ 伤口换药
病情 变异 记录	□ 无　□ 有，原因： 1. 2.	□ 无　□ 有，原因： 1. 2.
医师 签名		

时间	住院第 6~8 天 （术后第 3 日）	住院第 7~10 天 （出院日）
主要诊疗工作	□ 上级医师查房 □ 术后病程记录书写 □ 查看患肢情况及伤口 □ 观察生命体征变化	□ 上级医师查房，进行伤口评估，决定是否可以出院 □ 完成出院记录、病案首页、出院证明等文件 □ 交代出院后注意事项如复查时间、出现手术相关意外情况时的处理等
重点医嘱	**长期医嘱** □ 二级或三级护理 □ 无特殊 **临时医嘱** □ 视具体情况而定	**临时医嘱** □ 拆线、换药 □ 复查：血常规、肝肾功能、电解质、凝血功能，下肢静脉彩超 □ 出院带药
病情变异记录	□ 无　□ 有，原因： 1. 2.	□ 无　□ 有，原因： 1. 2.
医师签名		

（二）护士表单

下肢血检性浅静脉炎临床路径护士表单

适用对象：第一诊断为下肢浅表脉管静脉炎和血栓静脉炎（ICD-10：80.000）
行手术治疗（ICD-9-CM-3：38.080002，ICD-9-CM-3：38.590002）

患者姓名：	性别：　　年龄：　　门诊号：	住院号：
住院日期：　　年　月　日	出院日期：　　年　月　日	标准住院日：7~10 天

时间	住院第 1 天	住院第 1~3 天	住院第 3~5 天（手术日）
健康宣教	□ 介绍主管医师、护士 □ 介绍医院内相关制度 □ 介绍环境、设施 □ 介绍住院注意事项 □ 介绍疾病知识 □ 介绍陪护及探视制度	□ 术前宣教，宣教疾病知识 □ 数千用药的药理作用及注意事项 □ 介绍记录尿量及口服药碎服和软食的原因 □ 术前准备（备皮、配血），介绍手术过程 □ 告知术前禁食禁水、沐浴，物品的准备 □ 告知签字及麻醉科访视事宜 □ 告知术后饮食、活动及术后可能出现的情况及应对方式 □ 强调术前陪护及探视制度	□ 告知家属等候区域 □ 告知手术当天禁食、禁水 □ 告知体位要求 □ 告知术后疼痛处理方法 □ 给予患者及家属心理支持 □ 介绍术后注意事项，告知术后可能出现的情况及应对方式 □ 告知氧气，监护设备、管路功能及注意事项 □ 再次明确探视陪护须知
护理处置	□ 核对患者姓名，配对腕带 □ 建立入院护理病历 □ 卫生处置：剪指（趾）甲、沐浴，更换病号服 □ 遵医嘱完成特殊检查 □ 了解患者基础疾病，遵医嘱予以对应处理或检测	□ 协助完善相关检查，做好解释说明 □ 遵医嘱完成治疗及用药	□ 核对患者并摘除衣物，保护患者 □ 核对资料及带药 □ 填写手术交接单 □ 术后 核对患者及资料填写手术交接单 遵医嘱完成治疗用药
基础护理	□ 二级护理 □ 晨晚间护理 □ 患者安全护理	□ 二级护理 □ 晨晚间护理 □ 患者安全护理	□ 特级护理 □ 晨晚间护理 □ 患者安全护理 □ 协助患者采取正确体位
专科护理	□ 护理查体 □ 填写跌倒及压疮防范表 □ 请患者家属陪护（需要时） □ 普通饮食 □ 心理护理	□ 遵医嘱协助患者完善相关检查 □ 监测血常规、肝肾功能，凝血功能 □ 普通饮食 □ 心理护理	□ 观察记录患者生命体征、意识、伤口辅料、肢体活动、皮肤情况 □ 准确记录 24 小时出入量，观察每小时尿量 □ 尿管护理
重点医嘱	□ 详见医嘱执行单	□ 详见医嘱执行单	□ 详见医嘱执行单

续　表

时间	住院第 1 天	住院第 1~3 天	住院第 3~5 天（手术日）
病情变异记录	□无　□有，原因： 1. 2.	□无　□有，原因： 1. 2.	□无　□有，原因： 1. 2.
护士签名			

时间	住院第 4~6 天 （术后第 1 日）	住院第 5~7 天 （术后第 2 日）
健康宣教	□ 告知禁食、禁水 □ 告知尿管的名称、位置和作用 □ 告知氧气、监护仪的作用 □ 术后药物作用及频率 □ 告知术后排痰的方法和重要性 □ 相关检查及化验的目的、注意事项	□ 下地活动注意事项及安全指导 □ 术后药物作用及频率 □ 饮食宣教 □ 疾病恢复期注意事项 □ 拔除胃管、尿管后注意事项 □ 复查患者对术前宣教内容的掌握程度 □ 再次明确探视陪护须知
护理处置	□ 遵医嘱完成治疗、用药 □ 遵医嘱完成相关检查 □ 测量记录生命体征	□ 遵医嘱完成治疗、用药 □ 夹闭尿管，锻炼膀胱功能 □ 遵医嘱完成相关检查
基础护理	□ 特级护理 □ 晨晚间护理 □ 床上温水擦浴，协助更衣 □ 协助生活护理 □ 安全护理措施到位 □ 心理护理	□ 一级护理 □ 晨晚间护理 □ 床上温水擦浴，协助更衣 □ 协助或指导生活护理 □ 安全护理措施到位 □ 二级护理 □ 心理护理
专科护理	□ 监测记录患者生命体征、意识，观察伤口敷料、腹部体征、肢体活动、皮肤情况 □ 监测记录引流液性质及量 □ 准确记录 24 小时出入量，观察每小时尿量 □ 妥善固定引流管及输液管路，防止管路滑脱 □ 询问患者有无排气 □ 协助患者咳痰 □ 协助翻身，指导床上活动	□ 监测生命体征及腹部体征 □ 观察有无感染症状及吻合口瘘 □ 观察引流管是否通畅，记录引流量 □ 妥善固定引流管及输液管路，防止管路滑脱 □ 监测血常规、肝肾功能、电解质及凝血化验值，动态掌握患者病情变化 □ 询问患者有无排气、排便 □ 观察患者自行排尿情况 □ 协助或指导床旁活动
重点医嘱	□ 详见医嘱执行单	□ 详见医嘱执行单
病情变异记录	□ 无　□ 有，原因： 1. 2.	□ 无　□ 有，原因： 1. 2.
护士签名		

时间	住院第3~8天 （术后第3日）	住院第7~10天
健康宣教	□ 术后药物作用及频率 □ 疾病恢复期注意事项 □ 指导肠内营养液服用方法 □ 饮食指导，少食多餐护理处置	□ 指导办理出院手续 □ 定时复查 □ 出院带药服用方法 □ 注意休息 □ 饮食指导
护理处置	□ 遵医嘱完成治疗 □ 遵医嘱完成相关检查	□ 办理出院手续 □ 书写出院小结
基础护理	□ 二级护理 □ 晨晚间护理 □ 指导生活护理 □ 安全护理措施到位 □ 心理护理	□ 三级护理 □ 晨晚间护理 □ 安全护理措施到位 □ 心理护理
专科护理	□ 观察病情变化 □ 观察患者进食、进水后有无呕吐症状	□ 观察尿量情况 □ 观察病情变化
重点医嘱	□ 详见医嘱执行单	□ 详见医嘱执行单
病情变异记录	□ 无　□ 有，原因： 1. 2.	□ 无　□ 有，原因： 1. 2.
护士签名		

（三）患者表单

下肢血检性浅静脉炎临床路径患者表单

适用对象：第一诊断为下肢浅表脉管静脉炎和血栓静脉炎（ICD-10：80.000）

行手术治疗（ICD-9-CM-3：38.080002，ICD-9-CM-3：38.590002）

患者姓名：	性别： 年龄： 门诊号：	住院号：
住院日期： 年 月 日	出院日期： 年 月 日	标准住院日：7~10 天

时间	住院第 1 天	住院第 1~3 天	住院第 2~5 天
医患配合	□ 医师询问现病史、既往病史、用药情况（如服用抗凝剂，请明确告知意识），收集资料并进行体格检查 □ 环境介绍、住院制度 □ 配合完善术前相关检查 □ 有任何不适请告知医师	□ 配合完善术前相关检查，如采血、留尿、心电图、X 线胸片、胃镜、CT □ 医师向患者及家属介绍病情，进行手术谈话签字 □ 麻醉师与患者进行术前访视	□ 如病情需要，配合术后转入监护病房 □ 配合评估手术效果 □ 配合检查意识、肢体、胸腹部 □ 需要时，配合复查血液指标 □ 有任何不适请告知医师
护患配合	□ 配合测量体温、脉搏、呼吸、血压、体重 1 次 □ 配合完成入院护理评估 □ 接收入院宣教 □ 有任何不适请告知护士	□ 配合测量体温、脉搏、呼吸、询问排便情况 □ 接受术前宣教 □ 接受配血，以备术中需要时用 □ 接受备皮 □ 接受药物灌肠 □ 自行沐浴，加强头部清洁 □ 准备好必要用物，吸水管、奶瓶、纸巾等 □ 义齿、饰品等交家属保管 □ 配合执行探视及陪护	□ 清晨测量体温、脉搏、呼吸、血压 1 次 □ 送手术室前，协助完成核对，带齐资料，脱去衣物，上手术车 □ 返回病房后，协助完成核对，配合抬患者上病床 □ 配合检查意识、肢体、各引流管，记出入量 □ 配合术后吸氧、监护仪监测、输液，注意各引流情况 □ 遵医嘱采取正确体位 □ 配合缓解疼痛 □ 有任何不适请告知护士
饮食	□ 普通饮食	□ 术前 12 小时禁食、禁水	□ 禁食、禁水
排泄	□ 正常排尿便 □ 记录尿量	□ 正常排尿便 □ 记录尿量	□ 保留尿管
活动	□ 正常活动	□ 卧床休息	□ 卧床休息，保护管路 □ 双下肢活动

时间	住院第 3~8 天 （术后第 1~3 日）	住院第 7~10 天 （出院日）
医患配合	□ 配合检查腹部体征、引流 □ 需要时，配合伤口换药 □ 配合拔除胃管、引流管、尿管 □ 配合伤口拆线	□ 接受出院前指导 □ 知道复查程序 □ 继续抗凝治疗
护患配合	□ 配合定时测量生命体征，每日记录排气、排便情况 □ 配合检查腹部体征、引流，记录出入量 □ 接受排痰、输液、服药等治疗 □ 后期接受进食、进水、排便等生活护理 □ 配合活动，预防皮肤压力伤 □ 注意活动安全，避免坠床或跌倒 □ 配合执行探视及陪护	□ 接受出院宣教 □ 办理出院手续 □ 获取出院诊断书 □ 获取出院带药 □ 知道服药方法、作用、注意事项 □ 知道护理伤口方法 □ 知道复印病历方法
饮食	□ 根据医嘱，由禁食、清流质饮食逐渐过渡到流质饮食	□ 根据医嘱，饮食调整
排泄	□ 保留尿管过渡到正常排尿 □ 避免便秘	□ 正常排尿便 □ 避免便秘
活动	□ 根据医嘱，平卧→半坐→床边站立→下床活动 □ 注意保护管路，勿牵拉、脱出等	□ 正常适度活动，避免疲劳

附：原表单（2016 年版）

下肢血检性浅静脉炎临床路径表单

适用对象：第一诊断为下肢浅表脉管静脉炎和血栓静脉炎（ICD-10：80.000）
行手术治疗（ICD-9-CM-3：38.080002，ICD-9-CM-3：38.590002）

患者姓名：	性别：	年龄：	门诊号：	住院号：

住院日期：	年　月　日	出院日期：	年　月　日	标准住院日：7~10 天

时间	住院第 1 天	住院第 1~3 天
主要诊疗工作	□ 询问病史、体格检查 □ 病历书写 □ 开具实验室检查单 □ 上级医师查房及术前评估 □ 初步确定手术日期	□ 上级医师查房，决定手术治疗还是保守治疗 □ 完成术前准备及评估 □ 完成术前小结、上级医师查房记录等书写 □ 根据体检以及辅助检查结果讨论制订手术方案 □ 必要的相关科室会诊 □ 签署手术同意书、自费用品同意书、输血同意书等文件 □ 向患者及家属交代围手术期注意事项
重点医嘱	**长期医嘱** □ 外科疾病护理常规 □ 二级护理 □ 低盐、低脂、优质蛋白饮食 □ 内科治疗选择相应的药物 □ 抗凝药物的选择 **临时医嘱** □ 血常规、尿常规、大便常规 □ 肝肾功能、电解质、血糖、血脂、血型、凝血功能、感染性疾病筛查 □ X 线胸片、心电图、下肢动静脉血管彩超 □ 必要时下肢静脉超声或造影	**长期医嘱** □ 患者既往基础用药 **临时医嘱** □ 必要的会诊意见及处理 □ 术前禁食、禁水 □ 备皮 □ 术前用药 □ 预防用药抗菌药物 □ 一次性导尿包（必要时）
主要护理工作	□ 介绍病房环境及设施 □ 告知手术相关注意事项 □ 告知医院规章制度 □ 入院护理评估	□ 宣传教育及心理护理 □ 执行术前医嘱 □ 心理护理
病情变异记录	□ 无　□ 有，原因： 1. 2.	□ 无　□ 有，原因： 1. 2.
护士签名		
医师签名		

时间	住院第 2~5 天 （手术日）	住院第 3~6 天 （术后第 1 日）
主要 诊疗 工作	□ 手术 □ 完成手术记录书写 □ 术后病程记录书写 □ 上级医师查房 □ 向患者及家属交代术后注意事项	□ 上级医师查房 □ 术后病程记录书写 □ 查看患肢情况及伤口 □ 观察生命体征变化
重 点 医 嘱	**长期医嘱** □ 今日在全身麻醉、硬膜外麻醉/腰硬联合麻醉下行 　外科手术或经皮透光旋切去除病变静脉 □ 下肢血栓性静脉炎术后护理常规 □ 一级护理 □ 6 小时后低盐、低脂、优质蛋白饮食 □ 抬高患肢 30° □ 观察患肢血运 **临时医嘱** □ 吸氧 □ 补液（视情况而定） □ 抗菌药物	**长期医嘱** □ 低盐、低脂、优质蛋白饮食 □ 二级护理 **临时医嘱** □ 止吐、镇痛药物 □ 根据情况决定是否补液
主要 护理 工作	□ 观察生命体征、胃肠道反应及麻醉不良反应 □ 观察患肢情况 □ 伤口渗出情况 □ 心理和生活护理	□ 指导患者术后功能锻炼 □ 观察患肢情况 □ 伤口渗出情况 □ 心理和生活护理
病情 变异 记录	□ 无　□ 有，原因： 1. 2.	□ 无　□ 有，原因： 1. 2.
护士 签名		
医师 签名		

时间	住院第 5~7 天 （术后第 2 日）	住院第 6~8 天 （术后第 3 日）	住院第 7~10 天 （出院日）
主要诊疗工作	□ 上级医师查房 □ 术后病程记录书写 □ 查看患肢情况及伤口 □ 观察生命体征变化	□ 上级医师查房 □ 术后病程记录书写 □ 查看患肢情况及伤口 □ 观察生命体征变化	□ 上级医师查房，进行伤口评估，决定是否可以出院 □ 完成出院记录、病案首页、出院证明等文件 □ 交代出院后注意事项如复查时间、出现手术相关意外情况时的处理等
重点医嘱	**长期医嘱** □ 二级护理 □ 低盐、低脂、优质蛋白饮食 **临时医嘱** □ 伤口换药	**长期医嘱** □ 二级或三级护理 □ 无特殊 **临时医嘱** □ 视具体情况而定	**临时医嘱** □ 拆线、换药 □ 复查：血常规、肝肾功能、电解质、凝血功能，下肢静脉彩超 □ 出院带药
主要护理工作	□ 指导患者术后功能锻炼 □ 观察患肢情况 □ 伤口渗出情况 □ 心理和生活护理	□ 指导患者术后功能锻炼 □ 观察患肢情况 □ 伤口渗出情况 □ 心理和生活护理	□ 指导办理出院手续
病情变异记录	□ 无　□ 有，原因： 1. 2.	□ 无　□ 有，原因： 1. 2.	□ 无　□ 有，原因： 1. 2.
护士签名			
医师签名			

第四十七章

血栓闭塞性脉管炎临床路径释义

【医疗质量控制指标】

指标一、诊断需有临床病史和辅助检查。

指标二、诊断明确采用相应是治疗方案，并不是每位患者都适合手术治疗。

指标三、关注鉴别诊断内容。

一、血栓闭塞性脉管炎编码

1. 原编码：

疾病名称及编码：血栓闭塞性脉管炎（ICD-10：I73.100）

手术操作名称及编码：交感神经切除术、血管重建手术、干细胞移植术、截肢术、动脉成形术、动脉血栓切除术（ICD-9-CM-3：38.08002，84.11002）

2. 修改编码：

疾病名称及编码：血栓闭塞性脉管炎（ICD-10：I73.1）

手术操作名称及编码：下肢动脉切开术（ICD-9-CM-3：38.08）

下肢动脉内膜切除术（ICD-9-CM-3：38.18）

下肢动脉部分切除伴吻合术（ICD-9-CM-3：38.38）

下肢动脉部分切除伴置换术（ICD-9-CM-3：38.48）

下肢动脉其他切除术（ICD-9-CM-3：38.68）

二、临床路径检索方法

I73.1 伴（38.08/38.18/38.38/38.48/38.68）

三、国家医疗保障疾病诊断相关分组（CHS-DRG）

MDCF 循环系统疾病及功能障碍

FF1 外周动脉人工/自体血管置换/搭桥手术

四、血栓闭塞性脉管炎临床路径标准住院流程

（一）适用对象

第一诊断为血栓闭塞性脉管炎（ICD-73：100），行手术治疗（ICD-38.08002，ICD-84.11002）。

> **释义**
>
> ■ 本路径主要适用于诊断为血栓闭塞性脉管炎，为行手术治疗而入院的患者。
>
> ■ 治疗的主要手段包括交感神经切除术、血管重建手术、干细胞移植术、截肢术等。血管重建手术中包括动脉成形术、动脉血栓切除术等一系列术式。

（二）诊断依据

根据《临床诊疗指南·外科学分册》（中华医学会编，人民卫生出版社，2006年，第1版）。

1. 明显的临床症状：间歇跛行，静息痛，患肢发凉，感觉异常如胼胝感、针刺感、烧灼感、麻木感等。
2. 典型体征：皮肤苍白，游走性血栓性浅静脉炎，多位于足背和小腿浅静脉，营养障碍皮肤干燥、脱屑、皲裂，动脉搏动减弱或消失，溃疡或坏疽等。
3. 排除下肢动脉硬化闭塞症。
4. 血管彩超检查或下肢动脉血管造影检查明确。

> **释义**
>
> ■ 血栓闭塞脉管炎患者多为20~40岁的吸烟男性。
>
> ■ 临床表现可分为三个阶段：
>
> 第一期为局部缺血期，可出现肢体末梢畏寒、发凉、麻木、酸胀，以及间歇性跛行。
>
> 第二期为营养障碍期，可出现跛行距离缩短，直至静息时会有持续剧痛，患肢动脉搏动消失，长期会出现皮肤变薄、肌肉萎缩等营养障碍表现。
>
> 第三期为组织坏死期，常从足趾开始小面积坏疽，后面积逐渐扩大，易合并感染导致坏疽加重，严重者产生全身中毒反应。
>
> ■ 血栓闭塞性脉管炎呈周期性变化。病变活动期的肢体缺血症状呈进行性或突然加重，常伴游走性静脉炎，表现为静脉疼痛，发红发热，呈条索状。稳定期肢体缺血趋于好转或明显好转，表现为溃疡缩小或愈合，坏疽分界明显，疼痛缓解，皮肤抗寒能力增强，皮色改善，跛行距离延长。
>
> ■ 下肢动脉硬化性闭塞症大多在50岁以上发病，患者常同时有高血压、高脂血症及其他动脉硬化性心脑血管病史，病变常累及大中动脉。血管造影显示动脉狭窄闭塞，同时伴扭曲成角或虫蚀样改变。
>
> ■ 多普勒超声可计算踝肱指数（ABI），评价缺血程度。检查动静脉是否狭窄或者闭塞，还能测定血流方向、流速和阻力。数字减影血管造影（DSA）主要表现为肢体远端动脉的节段性受累。病变的血管狭窄或者闭塞，而受累血管之间的血管壁光滑平整。DSA检查还可显示闭塞血管周围有无侧支循环。

（三）治疗方案的选择

根据《临床诊疗指南·外科学分册》（中华医学会编，人民卫生出版社，2006年，第1版）。

1. 内科保守治疗：①严格戒烟；②激素、抗菌药物、血管扩张剂、抗血小板药物、抗凝等药物应用；③高压氧治疗。
2. 手术：①动脉成形术；②动脉血栓切除术；③截肢术；④交感神经切除术；⑤干细胞移植术。

治疗方式选择：根据患者足部缺血严重程度及是否合并感染等选择内科药物治疗或手术治疗。

> **释义**
>
> ■ 本病治疗原则是控制病变活动，以药物为主和争取血管重建类手术以改善肢体血液循环。同时坚持患肢的锻炼和适当的步行活动也很重要。所有的治疗均应严格

遵守绝对忌烟、严寒保暖、避免外伤和坚持治疗四项基本原则。

■ 以药物控制疾病活动、改善肢体血流循环是目前治疗此病的一种方法。包括应用皮质激素，如倍他米松；使用降低血液黏稠度和高凝状态的药物如尿激酶、链激酶、rt-PA，以及肝素、华法林等；以及以扩张血管为主的双嘧达莫、美托洛尔和前列腺素 E_1 等；和抑制血小板及祛聚为主的阿司匹林、低分子右旋糖酐等。

■ 手术治疗包括：①交感神经节切除术：适用于病情早期或侧支血管基本形成和病情趋于改善的患者，应根据闭塞部位的高低决定切除的神经节段，同时术后应注意对侧躯体发生坏疽；②血管重建手术：包含动脉成形术、动脉血栓切除术等，是治疗血栓闭塞性脉管炎的有效方法，但是需要患者血管有满意的流出道；③干细胞移植术：是目前国际上先进技术之一。但仅限于下肢远端动脉流出道差无法进行其他手术或不能接受手术的患者；④截肢术：主要针对晚期患者，溃疡无法愈合、坏疽无法控制而采取的手术方式。

（四）标准住院日

不超过 14 天。

> **释义**
>
> ■ 怀疑血栓闭塞性脉管炎的患者入院后，术前准备时间一般不超过 3 天，主要是进行术前常规检查、评估血管条件及全身整体情况，对血管先进行营养治疗，同时进行患者教育。手术日为第 3～5 天，根据病情程度及血管条件选择最佳术式。术后住院恢复一般在 7 天以内。主要进行常规检查的复查，评估治疗效果和创面愈合状况。

（五）进入路径标准

1. 第一诊断必须符合 ICD-10：I83 血栓闭塞性脉管炎疾病编码。
2. 当患者同时具有其他疾病诊断，但在住院期间不需要特殊处理也不影响第一诊断的临床路径流程实施时，可以进入路径。

> **释义**
>
> ■ 患者如果合并高血压、糖尿病、冠状动脉粥样硬化性心脏病等其他慢性疾病，需要术前对症治疗时，如果不影响麻醉和手术，不延长术前准备的时间，可进入本路径。上述慢性疾病如果需要经治疗稳定后才能手术，术前准备过程先进入其他相应内科疾病的诊疗路径。

（六）术前准备

不超过 3 天。

1. 必须检查的项目：

（1）血常规、尿常规、大便常规。

（2）肝肾功能、电解质、血糖、血脂、血型、凝血功能、感染性疾病（乙型肝炎、丙型肝炎、艾滋病、梅毒等）。

（3）X线胸片、心电图、下肢动静脉血管彩超、踝肱指数、下肢动脉血管CTA。

2. 根据患者病情选择：血同型半胱氨酸、叶酸、维生素 B_{12}、叶酸药物基因，心脏彩超、腹部肝胆脾胰双肾彩超，下肢血管造影、超声心动图和肺功能检查。

> **释义**
>
> ■ 术前进行一系列常规检查以评估患者全身整体状态是否可以耐受手术。进行下肢血管造影可进一步确诊本病并除外一些症状类似的疾病，如下肢动脉硬化性闭塞症。
>
> ■ 术前先应用营养血管药物以利于保护患肢血管，维持血管功能，为手术创造有良好的条件。

（七）选择用药

抗菌药物：按照《抗菌药物临床应用指导原则（2015年版）》（国卫办医发〔2015〕43号）执行，并结合患者的病情及病原学证据决定抗菌药物的选择。

> **释义**
>
> ■ 该手术术前需评估，若患者血管状况尚好，未出现破溃或坏疽等情况，此手术切口属于Ⅰ类切口；若患者状态较差，患肢出现坏疽，甚至已出现全身中毒症状，则此手术切口属于Ⅱ类或Ⅲ类切口。但因此手术涉及血管操作，一旦感染可导致严重后果。因此，可按规定适当预防性和术后（3~7天）应用抗菌药物，建议选用第二代头孢菌素。
>
> ■ 预防性用抗菌药物，通常时间为术前0.5~2.0小时。

（八）手术日

入院第3~5天。

1. 麻醉方式：全身麻醉、硬膜外麻醉、硬膜外蛛网膜下腔联合阻滞麻醉或腰麻。

2. 术中用药：麻醉常规用药、术后镇痛用药。

3. 输血：视术中情况而定。

> **释义**
>
> ■ 根据手术方式的不同选择不同的麻醉方式。
>
> ■ 术中是否输血依照出血量而定，若无感染或坏疽时建议采用自体血回输系统，必要时输异体血。

（九）术后住院恢复

不超过 7 天。

1. 必须复查的检查项目：血常规、肝肾功能、电解质、血脂、凝血功能，下肢动脉血管彩超或 CTA。

2. 术后用药：抗菌药物按照《抗菌药物临床应用指导原则（2015 年版）》（国卫办医发〔2015〕43 号）执行。

> **释义**
>
> ■ 复查常规项目以确定患者全身状态，因应用抗凝药物，要密切关注患者的凝血功能情况。下肢动脉血管 CTA 可评估手术效果与疾病预后。
>
> ■ 根据术后的发热与伤口感染情况决定是否需使用抗菌类药物以及使用何种药物。

（十）出院标准

1. 患者体温正常，切口无感染迹象，能正常下床活动。

2. 没有需要住院处理的并发症。

> **释义**
>
> ■ 根据复查结果与患者情况决定能否出院。通常出现严重感染、吻合口并发症、切口愈合不良、脉管炎症加重、全身中毒反应时，均需继续留院治疗。

（十一）变异及原因分析

1. 严重基础疾病可能对手术造成影响者，术前准备时间会延长。

2. 病情加重。

3. 术后出现伤口感染等并发症时，住院恢复时间相应延长。

五、血栓闭塞性脉管炎临床路径给药方案

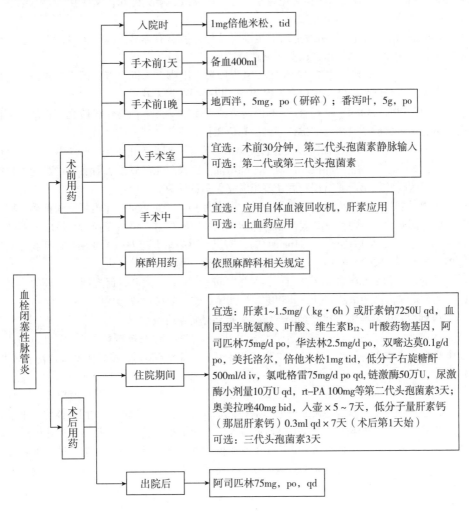

1. 用药选择：

（1）入院后，针对病变活动期，给予倍他米松治疗。

（2）术前，备血 400ml 为拟用血量，根据实际情况可以调整。术前术后选择抗菌药物的应用参照抗菌药物使用规范。

（3）出院后应常规抗血小板治疗。

2. 药学提示：

（1）术前应用阿司匹林、华法林等抗血小板和抗凝药应慎重，预防术中难以制止的出血。

（2）头孢菌素：注意皮试。

3. 注意事项：术后应根据实验室检查调整用药。

六、血栓闭塞性脉管炎临床路径护理规范

1. 术前护理：

（1）心理护理：由于肢端疼痛和坏死使患者产生痛苦抑郁心理，对生活失去信心，医护人员应关心、体贴患者，给予患者心理支持，讲解疾病有关知识，改变患者认知，介绍成功案例，帮助患者消除悲观情绪，树立战胜疾病的信心，主动配合治疗和护理。

（2）患肢护理：主要原则是改善下肢血液循环。

1）避免外伤，注意肢体保暖，避免患肢受冷、热刺激、避免外伤，避免使用热水袋、热宝等取暖，以免加重组织需氧量增加。

2）取合适体位，患者睡觉或休息时取头高脚低位，使血液容易灌流至下肢。坐时应避免双腿交叉，防止动、静脉受压，以免影响血液循环。

3）保持足部清洁干燥，注意修剪趾甲，每天用温水洗脚，告诉患者先用手试水温，勿用足趾试水温，以免烫伤。有足癣患者及时治疗，以免引起继发感染。

4）如有皮肤溃疡或坏死，保持溃疡部位的清洁，使用支被架，避免患肢受压；加强创面换药，可选用敏感的抗菌药物湿敷，并遵医嘱应用抗感染药物。

（3）疼痛护理：疼痛为血栓闭塞性脉管炎突出的临床表现，使用疼痛评分工具评估患者的疼痛程度。观察患者疼痛的部位、性质、时间与加重因素，尤其观察患者有无静息痛，根据疼痛评分遵医嘱使用镇痛药，用药后观察患者有无不良反应。

（4）控制伴随疾病：患者常患有伴随疾病，如糖尿病、严重感染、水电解质失衡等。糖尿病患者应监测血糖，合理饮食，规律服用降糖药或注射胰岛素，将血糖控制在最佳水平（空腹血糖＜8mmol/L，餐后血糖＜11.1mmol/L）。有严重感染患者应遵医嘱使用抗菌药物并对坏疽肢体加强换药，清除分泌物，用无菌敷料进行包扎，预防感染的发生。

（5）功能锻炼：鼓励患者每天步行，指导患者进行 Buerger 运动，促进侧支循环的建立，以疼痛的出现作为活动量的指标，如腿部发生溃疡或有动静脉血栓形成时不宜运动。

（6）戒烟：向患者详细讲述吸烟的危害性，指导患者绝对戒烟。

（7）术前准备：术前一日根据患者手术方式予患者备皮，皮肤范围脐下至大腿上 1/3，会阴及腹股沟，清洁会阴部及手术区域皮肤，交叉配血，备血 400ml，嘱患者术日禁食、禁水 6~12 小时。

2. 术后护理：

（1）体位：执行全身麻醉或硬膜外麻醉后护理常规。根据手术麻醉方式摆放体位，手术后患肢自然平放，保持功能位，避免关节屈曲或人工血管扭曲打折，影响动脉血流速。卧床制动期间可嘱患者床上行踝泵运动，防止深静脉血栓形成，手术无禁忌证者应尽早下床活动。

（2）饮食指导：根据患者的麻醉方式及病情，指导患者术后进食低脂饮食，多进食新鲜蔬菜水果富含维生素食物，防止便秘。

（3）病情观察：

1）生命体征观察：严密监测患者生命体征及血压、血氧饱和度变化，记录 24 小时出入量，维持体内液体平衡。

2）患肢观察：观察患者双下肢皮肤温度、皮肤颜色及双足背搏动情况，并作详细记录。观察患肢有无肿胀、麻木、疼痛等血运情况，如出现肢体肿胀、疼痛、麻木、皮肤颜色发绀、温度降低，提示血管痉挛或继发血栓形成，及时告知医师对症处理。

3）伤口护理：观察患者手术切口情况，有无渗血、血肿等情况，必要时遵医嘱予砂袋压迫止血。若发现伤口红、肿、热、痛等感染现象，立即通知医师，遵医嘱使用抗菌药物。

4）引流管护理：妥善固定引流管，做好宣教，防止管路扭曲、脱滑。观察引流液的颜色、性质、量及性状，保持引流管通畅，维持有效引流。

（4）并发症的观察与护理：

1）出血：是术后早期最常见并发症，因手术止血不彻底、使用抗凝药物、血管吻合技术等问题造成伤口出血。若患者出现伤口出血、血肿及时通知医师对症处理。

2）感染：主要原因多伴有血肿、淋巴管瘘、皮肤坏死或移植血管污染等。严密观察伤口局部有无红、肿、热、痛等表现，观察患者有无畏寒、发热等全身症状。严密监测患者体温情况，遵医嘱合理使用抗菌药物预防感染发生。

3）动脉重建术及动脉血栓内膜剥脱术后，若患肢出现肿胀、皮肤颜色发紫、皮温降低、双足背搏动减弱或消失，应考虑重建部位的血管发生痉挛或继发性血栓形成，应立即报告医师，并配合医师处理或做好再次手术的准备工作。

4）静脉回流障碍：主要由组织间液增多及淋巴回流受阻所致，每日测量肢围，并做好记录，若发生严重静脉回流障碍，应指导患者卧床休息，抬高患肢高于心脏水平20~30cm，并遵医嘱予抗凝治疗。

（5）干细胞移植术后护理：术后48小时内卧床休息，术后2日根据患者情况指导患者下地活动，逐渐增加运动量，适度活动有助于侧枝循环建立。如患者术后穿刺部位出现红、肿、热、痛等炎性反应，可采用酒精纱布湿敷，2天左右可好转；如患者全身不良反应，如疲劳、全身乏力等，嘱患者卧床休息，遵医嘱给予静脉输液加快体内毒素排出。

（6）截肢术后护理：对于患者的术肢残端精细护理，保持创面的整洁与干燥，对残肢的表皮温度、血供以及肿胀情况密切观察，外敷料的包扎松紧度不宜过紧，护理人员应正确指导患者抬高患肢20°~30°，同时保持患肢功能位。

七、血栓闭塞性脉管炎临床路径营养治疗规范

患者多因长期慢性消耗而身体状况不佳，术前指导患者多食用高热量、高蛋白、高维生素食物，纠正患者电解质失衡、贫血、低蛋白血症等原因，提高患者耐受力，促进术后伤口愈合。

八、血栓闭塞性脉管炎临床路径患者健康宣教

1. 指导患者建立健康的生活方式，绝对戒烟、限酒，根据患者情况适当进行行走功能训练，促进侧支循环的建立。避免长距离行走及长久站立。坐时避免双腿交叉过久，座椅高度以不使膝盖屈曲，超过90°为原则，椅子的深度应在腘窝与座椅之间能伸入2个手指为宜，以免压迫腘窝的血管，阻碍动脉血流到下肢与静脉血的回流。应继续穿弹力袜至少1~3个月，穿着衣物应宽松，合身。避免感冒，积极治疗慢性咳嗽。

2. 肢体注意保暖，勿使肢体暴露于寒冷环境中，以免血管收缩。保暖可促进血管扩张，但应避免用热水袋、热垫或热水给患肢直接加温，因热疗使组织需氧量增加，将加重肢体病变程度。穿合适的鞋子，穿纯棉袜，勤更换。有足癣的患者及时治疗，避免抓挠瘙痒皮肤造成感染。

3. 合理饮食：以高蛋白、低脂肪、高热量、高维生素饮食为好，保持大便通畅，不宜使用生冷及辛辣刺激的食物，减少饮酒。多饮水，促进循环，降低血液黏稠度，防止血栓形成。

4. 用药指导：定时、规律口服抗凝药物。不可擅自停药。服用抗凝药期间应观察全身皮肤、牙龈、各种分泌物有无出血情况。定期复查血常规、凝血功能、肝及肾功能等。

5. 残肢功能训练：患者病情稳定后，鼓励患者及早离床活动，循序渐进的进行全范围关节活动及肌肉训练。指导患者练习呼吸运动、健肢运动及残肢近侧部分肌肉训练和按摩。

6. 出院后每月门诊随诊，病情平稳后每3个月随诊1次，如有不适请随诊。

九、推荐表单

（一）医师表单

血栓闭塞性脉管炎临床路径医师表单

适用对象：第一诊断为血栓闭塞性脉管炎（ICD-73：100）
　　　　　行手术治疗（ICD-38.08002，ICD-84.11002，ICD-38.08002）

患者姓名：	性别：	年龄：	门诊号：	住院号：
住院日期：　年　月　日	出院日期：　年　月　日			标准住院日：7~10 天

时间	住院第 1 天	住院第 2~3 天
主要诊疗工作	□ 询问病史、体格检查 □ 病历书写 □ 开具实验室检查单 □ 上级医师查房及术前评估 □ 初步确定手术日期	□ 上级医师查房 □ 完成术前准备及评估 □ 完成术前小结、上级医师查房记录等书写 □ 根据体检以及辅助检查结果讨论制订手术方案 □ 必要的相关科室会诊 □ 签署手术同意书、自费用品同意书、输血同意书等文件 □ 向患者及家属交代围手术期注意事项
重点医嘱	**长期医嘱** □ 外科疾病护理常规 □ 二级护理 □ 低盐、低脂、优质蛋白饮食 □ 严格戒烟 **临时医嘱** □ 血常规、尿常规、大便常规 □ 肝肾功能、电解质、血糖、血型、凝血功能、感染性疾病 □ X 线胸片、心电图、下肢动静脉血管彩超、踝肱指数、下肢动脉血管 CTA □ 必要时查：血脂、血同型半胱氨酸、叶酸、维生素 B_{12}，心脏彩超、腹部肝胆脾胰双肾彩超、下肢血管造影、超声心动图和肺功能检查	**长期医嘱** □ 患者既往基础用药 **临时医嘱** □ 必要的会诊意见及处理 □ 术前禁食、禁水 □ 备皮 □ 术前用药 □ 预防用药抗菌药物 □ 一次性导尿包（必要时）
病情变异记录	□ 无　□ 有，原因： 1. 2.	□ 无　□ 有，原因： 1. 2.
医师签名		

时间	住院第 3~5 天 （手术日）	住院第 4~6 天 （术后第 1 日）
主要 诊疗 工作	□ 手术 □ 完成手术记录书写 □ 术后病程记录书写 □ 上级医师查房 □ 向患者及家属交代术后注意事项	□ 上级医师查房 □ 术后病程记录书写 □ 查看患肢情况及伤口 □ 观察生命体征变化
重 点 医 嘱	**长期医嘱** □ 今日在全身麻醉、硬膜外麻醉/腰硬联合麻醉下行 　腰交感神经切除术/动脉血栓切除术/大网膜移植 　术/截肢术/分期动静脉转流术治疗 □ 血栓闭塞性脉管炎术后护理常规 □ 一级护理 □ 6 小时后低盐、低脂、优质蛋白饮食 □ 抬高患肢 30° □ 口服硫酸氢氯吡格雷、吲哚布芬、贝前列腺素钠 □ 观察患肢血运 **临时医嘱** □ 吸氧 □ 补液（视情况而定） □ 抗菌药物	**长期医嘱** □ 低盐、低脂、优质蛋白饮食 □ 二级护理 **临时医嘱** □ 止吐、镇痛药物 □ 根据情况决定是否补液
病情 变异 记录	□ 无　□ 有，原因： 1. 2.	□ 无　□ 有，原因： 1. 2.
医师 签名		

时间	住院第 5~7 天 （术后第 2 日）	住院第 6~8 天 （术后第 3 日）	住院第 7~10 天 （出院日）
主要诊疗工作	□ 上级医师查房 □ 术后病程记录书写 □ 查看患肢情况及切口 □ 观察生命体征变化	□ 上级医师查房 □ 术后病程记录书写 □ 查看患肢情况及切口 □ 观察生命体征变化	□ 上级医师查房，进行切口评估，决定是否可以出院 □ 完成出院记录、病案首页、出院证明等文件 □ 交代出院后注意事项如复查时间、出现手术相关意外情况时的处理等
重点医嘱	**长期医嘱** □ 二级护理 □ 低盐、低脂、优质蛋白饮食 **临时医嘱** □ 伤口换药	**长期医嘱** □ 二级或三级护理 □ 无特殊 **临时医嘱** □ 视具体情况而定	**临时医嘱** □ 拆线、换药 □ 复查：血常规、肝肾功能、电解质、血脂、凝血功能，下肢动脉血管 CTA □ 出院带药
病情变异记录	□ 无 □ 有，原因： 1. 2.	□ 无 □ 有，原因： 1. 2.	□ 无 □ 有，原因： 1. 2.
医师签名			

（二）护士表单

血栓闭塞性脉管炎临床路径护士表单

适用对象：第一诊断为血栓闭塞性脉管炎（ICD-73：100）
　　　　行手术治疗（ICD-38.08002，ICD-84.11002，ICD-38.08002）

患者姓名：		性别：　　　年龄：　　　门诊号：		住院号：
住院日期：　　　年　月　日		出院日期：　　　年　月　日		标准住院日：7~10 天

时间	住院第 1 天	住院第 2~3 天
健康宣教	□ 入院宣教 　　介绍主管医师、护士 　　介绍环境、设施 　　介绍住院注意事项 　　介绍探视和陪护制度 　　介绍疾病知识	□ 药物宣教 □ 术前用药的药理作用及注意事项 □ 术前准备（备皮、配血），介绍手术过程 □ 告知术前禁食、禁水、沐浴，物品的准备 □ 告知术后饮食、活动及术后可能出现的情况及应对方式 □ 强调术前陪护及探视制度
护理处置	□ 核对患者姓名，佩戴腕带 □ 建立入院护理病历 □ 协助患者留取各种标本 □ 遵医嘱完成特殊检查	□ 协助完善相关检查，做好解释说明 □ 遵医嘱完成治疗及用药
基础护理	□ 三级护理 □ 晨晚间护理 □ 患者安全管理	□ 三级护理 □ 晨晚间护理 □ 患者安全管理
专科护理	□ 护理查体 □ 病情观察 □ 心理护理	□ 病情观察 □ 遵医嘱完成相关检查 □ 心理护理
重点医嘱	□ 详见医嘱执行单	□ 详见医嘱执行单
病情变异记录	□ 无　□ 有，原因： 1. 2.	□ 无　□ 有，原因： 1. 2.
护士签名		

时间	住院第3~5天 （手术日）	住院第4~6天 （术后第1日）
健康宣教	□ 告知家属等候区 □ 告知手术前禁食、禁水 □ 告知体位要求 □ 告知术后疼痛处理方法 □ 给予患者及家属心理支持 □ 介绍术后注意事项，告知术后可能出现的情况及应对方式 □ 告知氧气，监护设备、管路功能及注意事项 □ 再次明确探视和陪护制度	□ 告知禁食、禁水 □ 告知引流管、尿管的名称、位置和作用 □ 告知氧气、监护仪的使用 □ 术后药物作用及频率 □ 相关检查及化验的目的、注意事项
护理处置	□ 送手术 　核对患者并摘除衣物，保护患者 　核对资料及带药 　填写手术交接单 □ 术后 　核对患者及资料填写手术交接单 　遵医嘱完成治疗、用药	□ 遵医嘱完成治疗、用药 □ 遵医嘱完成相关检查 □ 测量记录生命体征
基础护理	□ 特级护理 □ 晨晚间护理 □ 给予生活护理 □ 协助患者采取正确体位 □ 安全护理措施到位	□ 特级护理 □ 晨晚间护理 □ 床上温水擦浴，协助更衣 □ 协助生活护理 □ 安全护理措施到位 □ 心理护理
专科护理	□ 观察记录患者生命体征、意识、切口敷料、引流液性质及量，皮肤情况 □ 准确记录24小时出入量，观察每小时尿量 □ 引流管，尿量护理 □ 观察胃肠道反应及麻醉不良反应 □ 观察患肢情况 □ 伤口渗出情况 □ 心理护理	□ 检测记录患者生命体征、意识，观察切口敷料、皮肤情况 □ 检测记录引流液性质及量 □ 准确记录24小时出入量，观察每小时尿量 □ 妥善固定引流管及输液管道，防止管道滑脱 □ 询问患者有无排气 □ 观察患肢情况 □ 切口渗出情况 □ 指导患者术后功能锻炼
重点医嘱	□ 详见医嘱执行单	□ 详见医嘱执行单
病情变异记录	□ 无　□ 有，原因： 1. 2.	□ 无　□ 有，原因： 1. 2.
护士签名		

时间	住院第 5~7 天 （术后第 2 日）	住院第 6~8 天 （术后第 3 日）	住院第 7~10 天 （出院日）
健康宣教	□ 活动注意事项及安全指导 □ 术后药物作用及频率 □ 饮食宣教 □ 疾病恢复期注意事项 □ 再次明确探视陪护须知	□ 活动注意事项及安全指导 □ 术后药物作用及频率 □ 饮食宣教 □ 疾病恢复期注意事项 □ 拔除尿管后注意事项 □ 复查患者对术前宣教内容的掌握程度	□ 指导办理出院手续 □ 定时复查 □ 出院带药服用方法 □ 注意休息 □ 饮食指导
护理处置	□ 遵医嘱完成治疗、用药 □ 遵医嘱完成相关检查 □ 测量记录生命体征	□ 遵医嘱完成治疗、用药 □ 遵医嘱完成相关检查	□ 办理出院手续 □ 书写出院小结
基础护理	□ 一级护理 □ 晨晚间护理 □ 床上温水擦浴，协助更衣 □ 协助生活护理 □ 安全护理措施到位 □ 心理护理	□ 一级护理 □ 晨晚间护理 □ 床上温水擦浴，协助更衣 □ 协助生活护理 □ 安全护理措施到位 □ 二便护理 □ 心理护理	□ 三级护理 □ 晨晚间护理 □ 安全护理措施到位 □ 心理护理
专科护理	□ 检测记录患者生命体征、意识，观察切口敷料、皮肤情况 □ 检测记录引流液性质及量 □ 准确记录 24 小时出入量，观察每小时尿量 □ 观察患肢情况 □ 切口渗出情况 □ 询问患者有无排气、排便 □ 指导患者术后功能锻炼 □ 心理和生活护理	□ 监测生命体征 □ 观察有无感染症状 □ 观察引流管是否通畅，记录引流量 □ 妥善固定引流管及输液管路，防止管路滑脱 □ 监测血常规、肝肾功能、血电解质及凝血化验值，动态掌握患者病情变化 □ 观察患者自行排尿情况 □ 观察患肢情况 □ 切口渗出情况 □ 指导患者术后功能锻炼	□ 观察尿量情况 □ 观察病情变化
重点医嘱	□ 详见医嘱执行单	□ 详见医嘱执行单	□ 详见医嘱执行单
病情变异记录	□ 无 □ 有，原因： 1. 2.	□ 无 □ 有，原因： 1. 2.	□ 无 □ 有，原因： 1. 2.
护士签名			

（三）患者表单

血栓闭塞性脉管炎临床路径患者表单

适用对象：第一诊断为血栓闭塞性脉管炎（ICD-73：100）
　　　　行手术治疗（ICD-38.08002，ICD-84.11002，ICD-38.08002）

患者姓名：		性别：　　年龄：　　门诊号：		住院号：
住院日期：　　年　月　日		出院日期：　　年　月　日		标准住院日：7~10 天

时间	住院第 1 天	住院第 2~3 天
医患配合	□ 配合医师询问现病史、既往病史、用药情况（如服用抗凝剂，请明确告知医师），收集资料并进行体格检查 □ 环境介绍、住院制度 □ 配合完善术前相关检查 □ 有任何不适请告知医师	□ 配合完善术前相关检查，如采血、留尿、心电图、X 线胸片、下肢动静脉血管彩超、踝肱指数、下肢动脉血管 CTA 等 □ 医师向患者及家属介绍病情，进行手术谈话签字 □ 麻醉师与患者进行术前访视
护患配合	□ 配合测量体温、脉搏、呼吸、血压、体重 1 次 □ 配合完成入院护理评估（简单询问病史、过敏史、用药史） □ 接受入院宣教（环境介绍、病室规定、订餐制度、贵重物品保管等） □ 有任何不适请告知护士	□ 配合测量体温、脉搏、呼吸、询问排便情况 □ 接受配血，以备术中需要时用 □ 接受备皮 □ 接受药物灌肠 □ 自行沐浴，加强头部清洁 □ 准备好必要用物，吸水管、奶瓶、纸巾等 □ 义齿、饰品等交家属保管 □ 配合执行探视及陪护
饮食	□ 遵医嘱饮食	□ 术前 12 小时禁食、禁水
排泄	□ 正常排尿便 □ 记录尿量	□ 正常排尿便 □ 记录尿量
活动	□ 正常活动	□ 正常活动

时间	住院第 3~5 天 （手术日）	住院第 4~8 天 （术后第 1~3 日）
医患配合	□ 如病情需要，配合术后转入监护病房 □ 配合评估手术效果 □ 配合检查意识、肢体、胸腹部、患肢情况 □ 需要时，配合复查血液指标 □ 有任何不适请告知医师	□ 配合检查肢体功能、引流 □ 需要时，配合切口换药 □ 配合拔除胃管、引流管、尿管 □ 配合伤口拆线
护患配合	□ 清晨测量体温、脉搏、呼吸、血压 1 次 □ 送手术室前，协助完成核对，带齐资料，脱去衣物，上手术车 □ 返回病房后，协助完成核对，配合抬患者上病床 □ 配合检查意识、肢体、各引流管，记出入量 □ 配合术后吸氧、监护仪检测、输液，注意各引流情况 □ 遵医嘱采取正确体位 □ 配合缓解疼痛 □ 有任何不适请告知护士	□ 配合定时测量生命体征、每日记录排气、排便情况 □ 配合检查肢体功能、引流，记录出入量 □ 接受输液、服药等治疗 □ 后期接受进食、进水、排便等生活护理 □ 配合活动，预防皮肤压力伤 □ 注意活动安全，避免坠床或跌倒 □ 配合执行探视及陪护
饮食	□ 禁食、禁水	□ 根据医嘱，由禁食、清流质饮食逐渐过渡到流质饮食
排泄	□ 保留尿管	□ 保留尿管过渡到正常排尿 □ 避免便秘
活动	□ 卧床休息，保护管路	□ 根据医嘱，平卧逐步过渡至下床活动 □ 注意保护管路，勿牵拉、脱出等

时间	住院第 7~10 天 （出院日）
医患 配合	□ 接受出院前指导 □ 知道复查程序 □ 继续遵医嘱治疗
护 患 配 合	□ 接受出院宣教 □ 办理出院手续 □ 获取出院诊断书 □ 知道服药方法、作用、注意事项 □ 知道护理切口方法 □ 知道复印病历方法
饮食	□ 根据医嘱，饮食调整
排泄	□ 正常排尿便
活动	□ 正常活动

附：原表单（2016 年版）

血栓闭塞性脉管炎临床路径表单

适用对象：第一诊断为血栓闭塞性脉管炎（ICD-73：100）

行手术治疗（ICD-38.08002，ICD-84.11002，ICD-38.08002）

患者姓名：　　　　　　性别：　　年龄：　　门诊号：　　　住院号：

住院日期：　　年　月　日　　出院日期：　　年　月　日　　标准住院日：7~10 天

时间	住院第 1 天	住院第 2~3 天
主要诊疗工作	□ 询问病史、体格检查 □ 病历书写 □ 开实验室检查单 □ 上级医师查房及术前评估 □ 初步确定手术日期	□ 上级医师查房 □ 完成术前准备及评估 □ 完成术前小结、上级医师查房记录等书写 □ 根据体检以及辅助检查结果讨论制订手术方案 □ 必要的相关科室会诊 □ 签署手术同意书、自费用品同意书、输血同意书等文件 □ 向患者及家属交代围手术期注意事项
重点医嘱	**长期医嘱** □ 外科疾病护理常规 □ 二级护理 □ 低盐、低脂、优质蛋白饮食 □ 严格戒烟 **临时医嘱** □ 血常规、尿常规、大便常规 □ 肝肾功能、电解质、血糖、血型、凝血功能、感染性疾病 □ X 线胸片、心电图、下肢动静脉血管彩超、踝肱指数、下肢动脉血管 CTA □ 必要时查：血脂、血同型半胱氨酸、叶酸、维生素 B_{12}，心脏彩超、腹部肝胆脾胰双肾彩超，下肢血管造影、超声心动图和肺功能检查	**长期医嘱** □ 患者既往基础用药 **临时医嘱** □ 必要的会诊意见及处理 □ 术前禁食、禁水 □ 备皮 □ 术前用药 □ 预防用药抗菌药物 □ 一次性导尿包（必要时）
主要护理工作	□ 介绍病房环境及设施 □ 告知手术相关注意事项 □ 告知医院规章制度 □ 入院护理评估	□ 宣传教育及心理护理 □ 执行术前医嘱 □ 心理护理
病情变异记录	□ 无　□ 有，原因： 1. 2.	□ 无　□ 有，原因： 1. 2.
护士签名		
医师签名		

时间	住院第 3~5 天（手术日）	住院第 4~6 天（术后第 1 日）
主要诊疗工作	□ 手术 □ 完成手术记录书写 □ 术后病程记录书写 □ 上级医师查房 □ 向患者及家属交代术后注意事项	□ 上级医师查房 □ 术后病程记录书写 □ 查看患肢情况及切口 □ 观察生命体征变化
重点医嘱	**长期医嘱** □ 今日在全身麻醉、硬膜外麻醉/腰硬联合麻醉下行腰交感神经切除术/动脉血栓切除术/大网膜移植术/截肢术/分期动静脉转流术治疗 □ 血栓闭塞性脉管炎术后护理常规 □ 一级护理 □ 6 小时后低盐、低脂、优质蛋白饮食 □ 抬高患肢 30° □ 口服硫酸氢氯吡格雷、吲哚布芬、贝前列腺素钠 □ 观察患肢血运 **临时医嘱** □ 吸氧 □ 补液（视情况而定） □ 抗菌药物	**长期医嘱** □ 低盐、低脂、优质蛋白饮食 □ 二级护理 **临时医嘱** □ 止呕、镇痛药物 □ 根据情况决定是否补液
主要护理工作	□ 观察生命体征、胃肠道反应及麻醉不良反应 □ 观察患肢情况 □ 伤口渗出情况 □ 心理和生活护理	□ 指导患者术后功能锻炼 □ 观察患肢情况 □ 切口渗出情况 □ 心理和生活护理
病情变异记录	□ 无　□ 有，原因： 1. 2.	□ 无　□ 有，原因： 1. 2.
护士签名		
医师签名		

时间	住院第 5~7 天 （术后第 2 日）	住院第 6~8 天 （术后第 3 日）	住院第 7~10 天 （出院日）
主要诊疗工作	□ 上级医师查房 □ 术后病程记录书写 □ 查看患肢情况及切口 □ 观察生命体征变化	□ 上级医师查房 □ 术后病程记录书写 □ 查看患肢情况及切口 □ 观察生命体征变化	□ 上级医师查房，进行切口评估，决定是否可以出院 □ 完成出院记录、病案首页、出院证明等文件 □ 交代出院后注意事项如复查时间、出现手术相关意外情况时的处理等
重点医嘱	**长期医嘱** □ 二级护理 □ 低盐、低脂、优质蛋白饮食 **临时医嘱** □ 伤口换药	**长期医嘱** □ 二级或三级护理 □ 无特殊 **临时医嘱** □ 视具体情况而定	**临时医嘱** □ 拆线、换药 □ 复查：血常规、肝肾功能、电解质、血脂、凝血功能，下肢动脉血管 CTA □ 出院带药
主要护理工作	□ 指导患者术后功能锻炼 □ 观察患肢情况 □ 切口渗出情况 □ 心理和生活护理	□ 指导患者术后功能锻炼 □ 观察患肢情况 □ 切口渗出情况 □ 心理和生活护理	□ 指导办理出院手续
病情变异记录	□ 无　□ 有，原因： 1. 2.	□ 无　□ 有，原因： 1. 2.	□ 无　□ 有，原因： 1. 2.
护士签名			
医师签名			

第四十八章

髂股静脉血栓形成（非手术治疗）临床路径释义

【医疗质量控制指标】

指标一、诊断需临床表现和辅助检查。

指标二、诊断明确后若无抗凝禁忌尽早开始抗凝治疗。

指标三、治疗过程中预防肺栓塞的发生。

一、髂股静脉血栓形成编码

疾病名称及编码：髂股静脉血栓形成（ICD-10：I80.103）

二、临床路径检索方法

I80.103（不包括：ICD-9-CM-3：38，39 血管手术）

三、国家医疗保障疾病诊断相关分组（CHS-DRG）

MDCF 循环系统疾病及功能障碍

FW2 静脉疾患

四、髂股静脉血栓形成临床路径标准住院流程

（一）适用对象

第一诊断为髂股静脉静脉血栓形成（ICD-10：I80.103），拟行非手术治疗。

> **释义**
>
> ■ 适用对象编码参见第一部分。
>
> ■ 本路径适用对象为临床诊断为髂股静脉血栓形成且行非手术治疗的患者，如手术治疗则需进入其他相应路径。

（二）诊断依据

根据《临床诊疗指南·外科学分册》（中华医学会编，人民卫生出版社，2006 年，第 1 版）：

1. 患肢粗肿、胀痛及浅静脉曲张或扩张为主要症状。

2. 静脉超声检查发现髂股静脉血栓形成。

> **释义**
>
> ■ 本路径的制订主要参考国内权威参考书籍和诊疗指南。
>
> ■ 病史和临床症状是诊断髂股静脉血栓形成的初步依据，血管超声检查可明确诊断。部分患者临床表现不典型，如超声检查支持髂股静脉血栓形成，亦可进入路径。

（三）治疗方案的选择

根据《临床诊疗指南·外科学分册》（中华医学会编，人民卫生出版社，2006年，第1版）：

保守治疗：

1. 为防止发生肺栓塞，须卧床，抬高患肢制动、禁止患肢按摩等，自发病起7~14天。
2. 抗凝治疗。
3. 溶栓治疗：在血栓形成早期可应用溶栓剂。
4. 其他药物：血管活性药物及消肿药物。

应用医用弹力袜治疗。

> **释义**
>
> ■ 本病确诊后即应开始综合性治疗，包括一般治疗和药物治疗，一般治疗主要为抬高患肢，药物治疗包括抗凝治疗或溶栓治疗。
>
> ■ 抗凝治疗初期可选择肝素、低分子肝素或利伐沙班，后期可桥接为华法林或者继续口服利伐沙班。系统性溶栓治疗可选择尿激酶、链激酶或rt-PA等。

（四）标准住院日

8~15天。

> **释义**
>
> ■ 怀疑髂股静脉血栓形成患者入院后，排除抗凝禁忌，予以标准抗凝或系统溶栓，主要观察症状改善程度及复查超声结果，总住院时间不超过15天符合本路径要求。

（五）进入路径标准

1. 第一诊断符合下肢髂股静脉血栓形成。
2. 当患者同时具有其他疾病诊断，但在住院期间不需要特殊处理也不影响第一诊断的临床路径流程实施时，可进入路径。

> **释义**
>
> ■ 进入本路径的患者为第一诊断为髂股静脉血栓形成，行非手术治疗患者。
>
> ■ 入院后常规检查发现有基础疾病，如高血压、冠状动脉粥样硬化性心脏病、糖尿病、肝肾功能不全等，经系统评估后对髂股静脉血栓形成诊断治疗无特殊影响者，可进入路径。但可能增加医疗费用，延长住院时间。

（六）治疗过程

必须检查的项目：

（1）血常规、尿常规、大便常规。
（2）肝肾功能、电解质、血凝指标，感染性疾病筛查（乙型肝炎、丙型肝炎、艾滋病、梅毒等）等。

（3）X线胸片、心电图、肝胆胰脾彩超，下腔及髂静脉、下肢静脉彩超。

根据患者病情选择：自身免疫性指标，肿瘤相关标志物、盆腔超声、肺功能检查、超声心动图、下肢静脉造影、肺动脉CTA等其他疾病相关检查。

根据治疗方案选择合理药物应用，治疗周期为7~14天。

必须复查的检查项目：血常规及血凝指标，其他根据患者具体情况而定。

> **释义**
>
> ■血常规、尿常规、大便常规+隐血是最基本的三大常规检查，进入路径的患者均需完成。肝肾功能、电解质、血糖、血脂、凝血功能、感染性疾病筛查、心电图、X线胸片可评估有无基础疾病，是否影响住院时间、费用及其治疗预后；一般情况较差的患者可行心脏彩超、肝胆胰脾彩超等；其他根据患者具体情况可行自身免疫性指标，肿瘤相关标志物、盆腔超声、肺功能检查、超声心动图、下肢静脉造影、肺动脉CTA等其他疾病相关检查；下腔及髂静脉、下肢静脉彩超检查以明确诊断和评估病情。

（七）出院标准

1. 患肢肿胀缓解。
2. 血小板无异常降低。
3. 没有需要住院处理的并发症。

> **释义**
>
> ■患者出院前应完成所有必须检查项目，观察临床症状是否减轻或消失；复查下腔及髂静脉、下肢静脉彩超检查。
>
> ■患肢肿胀缓解并不是指完全恢复正常，多数患者如果就诊时间晚，出院时可能有缓解，但是较健侧仍有肿胀。

（八）变异及原因分析

1. 严重基础疾病可能对治疗造成影响者，治疗周期会延长。
2. 出现肺动脉栓塞，住院恢复时间相应延长。

> **释义**
>
> ■在住院治疗过程中，发现其他严重基础疾病，需调整药物治疗或继续其他基础疾病的治疗，则中止本路径。
>
> ■认可的变异原因主要是指患者入选路径后，在检查及治疗过程中发现患者合并存在事前未预知的、对本路径治疗可能产生影响的情况，需要中止执行路径或延长治疗时间、增加治疗费用。医师需在表单中明确说明。
>
> ■因患者方面的主观原因导致执行路径出现变异，需医师在表单中予以说明。

五、髂骨静脉血栓形成临床路径给药方案

1. 用药选择：

（1）抗凝：

1）肝素类药物：普通肝素可经静脉泵入，皮下注射等试给药，可以根据凝血时间调节剂量，例如 ACT 或 APTT 维持在正常值 1.5 倍左右。低分子肝素，计量以 1mg/kg 计算，用药过程无需检测，每 12 小时皮下注射 1 次。5~7 天后改为口服抗凝药。

2）华法林：可以从 3mg 开始，之后根据检验结果调整，使 INR 维持在 2.0~3.0。

3）利伐沙班：新型口服抗凝药，无需检测 INR。

（2）溶栓：

1）尿激酶：初始剂量 20 万 U/次，溶于 5% 葡萄糖溶液 250~500ml，静脉滴注，2 次/日，此后根据每日测定纤维蛋白原结果调整剂量，连续用药 7~10 天，然后改为抗凝治疗。

2）其他还可选择巴曲酶以及 r-tPA 等溶栓药物。

2. 药学提示：

（1）肝素：肝素的主要不良反应是易引起自发性出血，表现为各种黏膜出血、关节腔积血和伤口出血等，而肝素诱导的血小板减少症是一种药物诱导的血小板减少症，是肝素治疗中的一种严重并发症。药物所致的血小板减少症主要分为两型：①骨髓被药物毒性作用抑制所致；②药物通过免疫机制破坏血小板所致。诊断主要依靠：①药物治疗期间血小板减少；②停药后血小板减少消除。应对措施：轻度过量时，停药即可；重度过量时，除停药外，还需注射肝素特效解毒剂——鱼精蛋白。

（2）低分子肝素：与肝素相比具有以下特点：①血小板减少症发生率低于肝素；②低分子量肝素的活性/抗凝血活性的比值为 2.0~4.0，而普通的肝素为 1。出血发生率低于肝素，肾功能不良患者仍需要监测活化部分凝血激酶时间；③骨质疏松发生率低于肝素。低分子肝素的不良反应大致与肝素相同：①药物治疗期间血小板减少；②停药后血小板减少消除。严重患者血清中可检出药物依赖性血小板抗体，但敏感性不高而常呈假阴性。治疗的关键是：立即停用相关药物，严重病例可使用输注血小板、激素、丙种球蛋白甚或血浆置换；③偶见过敏反应。长期应用可致脱发、骨质疏松和自发骨折。

（3）华法林：通过抑制肝细胞中凝血因子的合成，对抗有凝血功能的维生素 K 的作用，降低凝血酶诱导的血小板聚集反应，从而起到抗凝作用。与口服抗凝药一致，过量易致出血。

3. 注意事项：

（1）华法林：服用过量易引起出血。禁忌证同肝素。孕妇禁用。此外华法林可以透过胎盘屏障，引起胎儿的骨骼发育迟缓。

（2）低分子肝素：一般用药时间为 7 天，如病情需要用药时间超过 10 天，应密切注意观察局部和全身情况。

（3）肝素：如有严重出血现象，可静脉注射硫酸鱼精蛋白急救，注射速度 < 20mg/min 或 10 分钟内注射 50mg 为宜（1mg 硫酸鱼精蛋白可中和 100U 肝素钠）。

六、髂股静脉血栓形成临床路径护理规范

1. 一般治疗：

（1）体位：急性发病后绝对卧床 7~14 天，包括在床上大小便，床上活动时避免动作过大，患肢禁止按摩、热敷及行静脉输液治疗，患肢高于心脏水平 20~30cm，膝关节微屈下垫软枕抬高，注意保暖。促进静脉血液回流，降低下肢静脉压，减轻患肢水肿与疼痛。防止血栓脱落，造成肺栓塞。

（2）测量肢体周径：下肢肿胀是最主要的或者是唯一的症状，绝大多数为单侧下肢肿胀，可持续数周或数月。肿胀的程度依静脉闭塞的程度和范围而定。每日定时定位测量肢体周径，

一般选膝关节上下各 10cm 处测量并记录。每日测量并记录患肢不同平面的周径，并与以前记录和健侧周径相比较，以判断治疗效果。

（3）注意患肢皮温、脉搏及皮肤变化，严密观察肢体有无股青肿、股白肿出现，一旦发现立即报告医师准备手术。

2 药物护理：

（1）抗凝或溶栓期间，定时监测凝血功能，检查有无出血倾向，避免外伤。出血倾向指：牙龈出血、鼻出血、皮肤紫癜及血尿、血便等。如果出血是由于抗凝剂过量所致，应暂停或减量使用药物，必要时给予鱼精蛋白拮抗。

（2）经静脉使用抗凝、溶栓或祛聚药物时，最好选择患肢远端的静脉。输液完毕，穿刺点按压 15 分钟。期间应注意有无胸痛、腰痛及憋气等过敏症状，出现后应立即报告主管医师。

（3）药物治疗包括三种：①抗凝疗法适用于范围较小的血栓；②溶栓疗法常用药物为纤溶酶；③祛聚疗法能扩充血容量，稀释血液，降低黏稠度，防止血小板凝聚，常为辅助疗法。

3. 生活指导：

（1）说服患者戒烟。避免尼古丁刺激引起静脉收缩。

（2）进食低脂肪且富含纤维素的饮食，保持大便通畅。减少因用力排便腹压增高，影响下肢静脉回流。

（3）用药观察：应用抗凝、溶栓、祛聚、抗感染等药物治疗期间，避免碰撞及摔跌，用软毛刷刷牙，定时监测凝血功能，观察有无出血倾向，及时通知医师。

（4）鼓励恢复期患者逐渐增加行走距离和下肢肌肉的活动量。以促进下肢深静脉再通和侧支循环的建立。

（5）下床活动后应指导患者正确使用弹力绷带或穿弹力袜。避免因弹力绷带包扎过紧而导致局部缺血或肢端水肿加重。

4. 并发症的观察及护理：

（1）肺动脉栓塞：是下肢深静脉血栓形成最严重的并发症。是由于血栓脱落所致，较大的血栓脱落进入肺动脉，引起肺循环障碍的一系列临床综合征，严重者甚至威胁患者生命。发生率为 20%~40%，约 11% 在出现症状的 1 小时内死亡。若出现胸痛、心悸、呼吸困难及咳血等症状，应立即平卧，避免做深呼吸、咳嗽、剧烈翻动，同时给予心电监测、高浓度氧气吸入，立即报告医师，积极配合抢救。

（2）血栓再形成（疾病恢复期）：

1）加强抗凝措施：保证抗凝药物及时、准确地输入。抗凝治疗应不少于 6 个月。

2）做好患肢护理，即弹力绷带包扎或穿弹力袜。迫使下肢浅静脉血流入深静脉，是下肢深静脉血流增多、增快。向患者讲述使用弹力绷带包扎或穿弹力袜的意义，教会患者使用弹力袜的方法，使用时间 3 个月以上。

3）加强功能锻炼，向患者解释术后功能锻炼的重要性，使其主动配合。卧床期间，教会患者慢节奏的用力行足背伸屈运动，每日数十次，每次 3~5 分钟。有效地发挥小腿肌肉泵的作用，有利于下肢静脉血回流。预防血栓再形成。

七、髂股静脉血栓形成临床路径营养治疗规范

髂股静脉血栓形成治疗对饮食无绝对的控制，进低脂、富含纤维素的饮食，保持大便通畅，多饮水。促进循环，增进废物排泄，降低血液黏稠度，防止血栓形成。多摄取维生素，以保持血管平滑肌弹性。减少因用力排便腹压增高，影响下肢静脉回流。

八、髂股静脉血栓形成临床路径患者健康宣教

1. 行为指导：绝对戒烟，正确使用弹力袜以减轻症状。根据患肢情况逐步恢复正常工作及生活，避免长距离行走及久站，当患肢肿胀不适时及时卧床休息，并抬高患者高于心脏 20~30cm。

2. 饮食指导：进低脂、富含纤维素的饮食，保持大便通畅，多饮水。促进循环，增进废物排泄，降低血液黏稠度，防止血栓形成。

3. 用药指导：严格遵医嘱服药。应用抗凝药期间观察大小便颜色、皮肤黏膜情况，定期复查凝血功能。

4. 复查指导：出院后 3~6 个月到门诊复查，若出现下肢肿胀，平卧或抬高患肢仍无明显消退时应及时就诊。

九、推荐表单

（一）医师表单

髂股静脉血栓形成临床路径医师表单

适用对象：第一诊断为髂股静脉血栓形成（ICD-10：I80.103）
行保守治疗方案

患者姓名：	性别： 年龄： 门诊号：	住院号：
住院日期： 年 月 日	出院日期： 年 月 日	标准住院日：7~14 天

时间	住院第 1 天	住院第 2 天
主要诊疗工作	□ 询问病史、体格检查 □ 常规实验室及辅助检查 □ 初步诊断和病情评估 □ 向患者本人及家属交代病情 □ 签署相关医疗文书 □ 完成入院记录和首次病程记录	□ 上级医师查房，确定诊断及治疗方案 □ 完成入院检查 □ 完成当日病程和查房记录
重点医嘱	**长期医嘱** □ 外科护理常规 □ 分级护理 □ 饮食 □ 抗凝、溶栓、活血、消肿等药物应用 □ 静脉点滴 **临时医嘱** □ 血常规 □ 尿常规 □ 大便常规+隐血 □ 凝血功能+D-二聚体 □ 肝功能、肾功能、血糖、电解质、肿瘤标志物等 □ 心电图 □ 彩色多普勒超声 □ 其他检查项目	**长期医嘱** □ 外科护理常规 □ 分级护理 □ 普通饮食 □ 根据检查结果调整治疗方案 **临时医嘱** □ 继续完善入院检查，必要时请相关科室会诊，协助诊治
病情变异记录	□ 无 □ 有，原因： 1. 2.	□ 无 □ 有，原因： 1. 2.
医师签名		

时间	住院第 3~13 天	住院第 8~15 天 （出院日）
主要 诊疗 工作	□ 上级医师查房 □ 病情和疗效评估 □ 配合溶栓药物剂量的调整 □ 完成当日病程和查房记录	□ 交代出院住院事项、复查日期 □ 开具出院诊断书 □ 完成出院记录 □ 通知出院
重 点 医 嘱	**长期医嘱** □ 外科护理常规 □ 分级护理 □ 普通饮食 □ 溶栓抗凝药物 □ 其他治疗 **临时医嘱** □ 适时复查凝血指标、血小板、D-二聚体 □ 复查下肢静脉彩色多普勒超声（必要时）	**长期医嘱** □ 停止所有长期医嘱 □ 开具出院医嘱 □ 出院带药
病情 变异 记录	□ 无　□ 有，原因： 1. 2.	□ 无　□ 有，原因： 1. 2.
医师 签名		

（二）护士表单

髂股静脉血栓形成临床路径护士表单

适用对象：第一诊断为髂股静脉血栓形成（ICD-10：I80.103）
行保守治疗方案

患者姓名：	性别：	年龄：	门诊号：	住院号：

住院日期： 年 月 日	出院日期： 年 月 日	标准住院日：7~14 天

时间	住院第 1 天	住院第 2 天
健康宣教	□ 入院宣教 　　介绍主管医师、护士 　　介绍环境、设施 　　介绍住院注意事项 　　介绍探视和陪护制度 　　介绍贵重物品制度	□ 药物宣教 □ 检查前宣教 □ 宣教检查前准备及检查后注意事项 □ 主管护士与患者沟通，消除患者紧张情绪
护理处置	□ 核对患者姓名，佩戴腕带 □ 建立入院护理病历 □ 协助患者留取各种标本 □ 测量体重	□ 观察患者病情变化 □ 协助完成相关检查 □ 生活及心理护理 □ 指导陪护工作 □ 定时巡视病房
基础护理	□ 二级护理 □ 晨晚间护理 □ 排泄管理 □ 患者安全管理	□ 二级护理 □ 晨晚间护理 □ 排泄管理 □ 患者安全管理
专科护理	□ 护理查体 □ 病情观察 □ 体征的观察 □ 需要时，填写跌倒及压疮防范表 □ 需要时，请家属陪护 □ 确定饮食种类 □ 心理护理	□ 护理查体 □ 病情观察 □ 体征的观察 □ 心理护理
重点医嘱	□ 详见医嘱执行单	□ 详见医嘱执行单
病情变异记录	□ 无　□ 有，原因： 1. 2.	□ 无　□ 有，原因： 1. 2.
护士签名		

时间	住院第 3~13 天	住院第 8~15 天 （出院日）
健康宣教	□ 药物宣教 □ 检查前宣教 　宣教检查前准备及检查后注意事项 □ 主管护士与患者沟通，消除患者紧张情绪	□ 出院宣教 　复查时间 　服药方法 　活动休息 　指导饮食 □ 指导办理出院手续
护理处置	□ 观察患者病情变化 □ 协助完成相关检查 □ 生活及心理护理 □ 指导陪护工作 □ 定时巡视病房	□ 办理出院手续 □ 书写出院小结
基础护理	□ 二级护理 □ 晨晚间护理 □ 排泄管理 □ 患者安全管理	□ 交代出院后注意事项 □ 协助办理出院手续
专科护理	□ 护理查体 □ 病情观察 □ 体征的观察 □ 心理护理	□ 病情观察 　监测生命体征 　并发症的观察 　体征的观察 □ 出院指导 □ 心理护理
重点医嘱	□ 详见医嘱执行单	□ 详见医嘱执行单
病情变异记录	□ 无　□ 有，原因： 1. 2.	□ 无　□ 有，原因： 1. 2.
护士签名		

（三）患者表单

髂股静脉血栓形成临床路径患者表单

适用对象：第一诊断为髂股静脉血栓形成（I80.103）
　　　　行保守治疗方案

患者姓名：		性别：　　年龄：　　门诊号：	住院号：
住院日期：　　年　月　日		出院日期：　　年　月　日	标准住院日：7~14 天

时间	住院第 1 天	住院第 2 天
医患配合	□ 配合询问病史、收集资料，请务必详细告知既往史、用药史、过敏史 □ 配合进行体格检查 □ 有任何不适请告知医师	□ 配合完善相关检查 □ 医师与患者及家属介绍病情、谈话签字
护患配合	□ 配合测量体温、脉搏、呼吸 3 次、血压、体重 1 次 □ 配合完成入院护理评估（简单询问病史、过敏史、用药史） □ 接受入院宣教（环境介绍、病室规定、订餐制度、贵重物品保管等） □ 配合执行探视和陪护制度 □ 有任何不适请告知护士	□ 配合测量体温、脉搏、呼吸 3 次、询问大便情况 1 次 □ 接受饮食宣教 □ 接受药物宣教
饮食	□ 遵嘱饮食	□ 遵嘱饮食
排泄	□ 正常排尿便	□ 正常排尿便
活动	□ 正常活动	□ 正常活动

时间	住院第 3~13 天	住院第 8~15 天 （出院日）
医患 配合	□ 配合完善相关检查和治疗	□ 接受出院前指导 □ 知道复查程序 □ 获取出院诊断书
护 患 配 合	□ 配合测量体温、脉搏、呼吸 3 次、询问大便情况 　 1 次 □ 接受饮食宣教 □ 接受药物宣教 □ 有任何不适请告知护士	□ 接受出院宣教 □ 办理出院手续 □ 获取出院带药 □ 知道服药方法、作用、注意事项 □ 知道复印病历程序
饮食	□ 遵嘱饮食	□ 遵嘱饮食
排泄	□ 正常排尿便	□ 正常排尿便
活动	□ 正常活动	□ 正常适度活动，避免疲劳

附：原表单（2016 年版）

髂股静脉血栓形成临床路径表单

适用对象：第一诊断为髂股静脉血栓形成（ICD-10：I80.103）
行保守治疗方案

患者姓名：	性别：	年龄：	门诊号：	住院号：

住院日期： 年 月 日	出院日期： 年 月 日	标准住院日：7~14 天

时间	住院第 1 天	住院第 2 天
主要诊疗工作	□ 询问病史、体格检查 □ 常规实验室及辅助检查 □ 初步诊断和病情评估 □ 向患者及家属交代病情 □ 签署相关医疗文书 □ 完成入院记录和首次病程记录	□ 上级医师查房，确定诊断及治疗方案 □ 完成入院检查 □ 完成当日病程和查房记录
重点医嘱	**长期医嘱** □ 外科护理常规 □ 分级护理 □ 饮食 □ 抗凝、溶栓、活血、消肿等药物应用 □ 静脉滴注 **临时医嘱** □ 血常规 □ 尿常规 □ 大便常规+隐血 □ 凝血功能+D-二聚体 □ 肝功能、肾功能、血糖、电解质、肿瘤标志物等 □ 心电图 □ 彩色多普勒超声 □ 其他检查项目	**长期医嘱** □ 外科护理常规 □ 分级护理 □ 普通饮食 □ 根据检查结果调整治疗方案 **临时医嘱** □ 继续完善入院检查，必要时请相关科室会诊，协助诊治
主要护理工作	□ 入院介绍、入院评估 □ 健康宣教 □ 指导进行相关检查 □ 饮食指导、心理护理 □ 指导陪护工作 □ 定时巡视病房	□ 观察患者病情变化 □ 协助完成相关检查 □ 生活及心理护理 □ 指导陪护工作 □ 定时巡视病房
病情变异记录	□ 无 □ 有，原因： 1. 2.	□ 无 □ 有，原因： 1. 2.
护士签名		
医师签名		

时间	住院第 3~13 天	住院第 8~15 天 （出院日）
主要 诊疗 工作	□ 上级医师查房 □ 病情和疗效评估 □ 配合溶栓药物剂量的调整 □ 完成当日病程和查房记录	□ 交代出院住院事项、复查日期 □ 开具出院诊断书 □ 完成出院记录 □ 通知出院
重 点 医 嘱	**长期医嘱** □ 外科护理常规 □ 分级护理 □ 普通饮食 □ 溶栓抗凝药物 □ 其他治疗 **临时医嘱** □ 适时复查凝血指标、血小板、D-二聚体 □ 复查下肢静脉彩色多普勒超声（必要时）	**长期医嘱** □ 停止所有长期医嘱 □ 开具出院医嘱 □ 出院带药
主要 护理 工作	□ 观察患者病情变化 □ 协助完成相关检查 □ 生活及心理护理 □ 指导陪护工作 □ 定时巡视病房	□ 交代出院后注意事项 □ 协助办理出院手续
病情 变异 记录	□ 无　□ 有，原因： 1. 2.	□ 无　□ 有，原因： 1. 2.
护士 签名		
医师 签名		

第四十九章

下肢动脉栓塞临床路径释义

【医疗质量控制指标】

指标一、诊断需临床表现和辅助检查。

指标二、保守治疗仍进展或者已经达到手术程度的患者尽早行手术治疗。

指标三、治疗过程中预防肌肾代谢综合征及骨筋膜室综合征。

一、下肢动脉栓塞编码

疾病名称及编码：下肢动脉栓塞（ICD-10：I74.301）

手术操作名称及编码：经皮下肢动脉取栓术（ICD-9-CM-3：39.7900x042）

下肢动脉溶栓术（ICD-9-CM-3：99.1001）

下肢动脉探查术（ICD-9-CM-3：38.0800x003）

股动脉取栓术（ICD-9-CM-3：38.0801）

腘动脉取栓术（ICD-9-CM-3：38.0802）

二、临床路径检索方法

（I74.301）伴（39.7900x042、99.1001 或 38.08）

三、国家医疗保障疾病诊断相关分组（CHS-DRG）

MDCF 循环系统疾病及功能障碍

FN1 外周动脉经皮血管内检查和/或治疗

FF2 外周动脉其他手术

四、下肢动脉栓塞临床路径标准住院流程

（一）适用对象

第一诊断为下肢动脉栓塞（ICD-10：I74.301），行经皮下肢动脉取栓术（ICD-9-CM-3：39.7900x042）、下肢动脉溶栓术（ICD-9-CM-3：99.1001）、下肢动脉探查术（ICD-9-CM-3：38.0800x003）、股动脉取栓术（ICD-9-CM-3：38.0801）、腘动脉取栓术（ICD-9-CM-3：38.0802）。

> **释义**
>
> ■ 适用对象编码参见第一部分。
>
> ■ 本路径适用对象为临床诊断为急性下肢动脉栓塞，并危及肢体安全的患者，影像学检查发现栓塞导致下肢动脉闭塞的患者。如为下肢动脉血栓形成、下肢动脉硬化性闭塞症等，需进入其他相应路径。

（二）诊断依据

根据《临床诊疗指南·外科学分册》（中华医学会编，人民卫生出版社，2006年，第1版）。

1. 病史：患者主诉患肢剧烈疼痛、发冷、麻木、运动障碍。
2. 体格检查：患肢苍白、厥冷，动脉栓塞部位远端的搏动减弱或消失。
3. 实验室检查：血常规、凝血功能检查。
4. 辅助检查：彩色多普勒超声检查、CTA、MRA 或 DSA 动脉造影。
5. 鉴别诊断：急性动脉血栓形成、主动脉夹层动脉瘤、股青肿、腘动脉窘迫综合征、动脉外压迫性病变、肢体动脉外伤等。

> **释义**
>
> ■ 遇到任何突发剧烈下肢或者下腹部疼痛的患者，都要考虑可能是下肢动脉栓塞。
>
> ■ 风湿性心脏病、冠状动脉粥样硬化性心脏病以及甲状腺功能亢进等伴心房纤颤的患者，如果有典型的"5P"征，就要考虑急性下肢动脉栓塞。患肢皮温降低的平面通常比栓塞平面低一掌宽至一个关节，患肢皮色、运动和感觉障碍的平面通常比栓塞平面低一至二个关节平面。进行彩色多普勒超声检查、CTA、MRA 或 DSA 动脉造影，可以明确患肢有无缺血、急性缺血的原因是否为动脉栓塞、栓塞的部位等，还能作为手术前后的比较。如果能根据病史、体格检查和无损伤检查明确诊断，尽量不用动脉造影。
>
> ■ 考虑是否有心脏瓣膜赘生物、主动脉附壁血栓、心房黏液瘤、心脏室壁瘤等疾病。

（三）进入路径标准

1. 第一诊断符合 ICD-10：I74.301 疾病编码。
2. 有手术适应证，无手术禁忌证。
3. 当患者合并其他疾病，但住院期间不需要特殊处理也不影响第一诊断的临床路径流程实施时，可以进入路径。

> **释义**
>
> ■ 本路径适用对象为临床诊断为下肢动脉栓塞的患者，如为下肢动脉血栓形成、下肢动脉硬化性闭塞症等，需进入其他相应路径。
>
> ■ 入院后常规检查发现有基础疾病，如高血压、冠状动脉粥样硬化性心脏病、糖尿病、肝肾功能不全等，经系统评估后对下肢动脉栓塞手术治疗无特殊影响且无特殊专科治疗者，可进入路径。但可能加重基础疾病，增加医疗费用，延长住院时间。

（四）标准住院日

7~14 天。

> **释义**
>
> ■ 怀疑下肢动脉栓塞的患者入院后，完善相关病史采集、专科查体、术前检查，明确是否符合路径要求，完善术前准备后行下肢动脉栓塞手术治疗。术后康复及复查 1~7 天。总住院时间不超过 14 天符合本路径要求。
>
> 注：因合并基础疾病，如高血压、冠状动脉粥样硬化性心脏病、糖尿病、肝肾功能不全等明显增加住院时间者应退出路径。

（五）住院期间的检查项目

1. 必须的检查项目：

（1）血常规、血生化、凝血、D-dimer、感染指标、血型、肌酶谱、肌红蛋白。

（2）心电图、X 线胸片。

（3）下肢动脉超声。

（4）下肢动脉 CTA 或 DSA。

2. 根据患者病情进行的检查项目：

（1）超声心动。

（2）主动脉 CTA。

（3）心肌酶谱。

（4）血气。

> **释义**
>
> ■ 血常规、血生化、凝血、D-dimer 是最基本的常规检查，进入路径的患者均需完成。肌酶谱、肌红蛋白、心电图、X 线胸片可评估有无基础疾病、重要脏器功能障碍等，是否影响住院时间、费用及其治疗预后；血型、感染性疾病筛查用于手术前准备；所有患者均应行下肢动脉超声，明确病变部位及程度，如有需要可以进一步行下肢动脉 CTA 或 DSA。
>
> ■ 本病需与其他相关疾病相鉴别，如主动脉夹层动脉瘤，行主动脉 CTA 检查进行鉴别；因本病多有心脏疾病导致，故超声心动和心肌酶谱可明确是否患有心脏相关疾病；因本病多伴有肺动脉栓塞，可测血气以明确是否合并肺动脉栓塞。

（六）治疗方案的选择

根据 Rutherford 急性下肢缺血分级进行治疗方案选择：

1. Rutherford Ⅰ级：择期血管重建。

2. Rutherford Ⅱa 级：急诊动脉切开取栓或导管溶栓/血栓清除。

3. Rutherford Ⅱb 级：急诊动脉切开取栓。

4. Rutherford Ⅲ级：截肢。

> **释义**
>
> ■ 诊断明确的患者，建议手术治疗。Rutherford Ⅰ级，患肢无即刻坏死风险，患肢尚可运动具有知觉，此时可择期行血管重建术。Rutherford Ⅱa级，患肢轻微感觉缺失，可运动，多普勒超声提示动脉血流消失，静脉血流存在，此时即刻行急诊动脉切开取栓或导管溶栓/血栓清除治疗可保肢。Rutherford Ⅱb级，患肢感觉缺失，轻中度运动障碍，多普勒超声提示动静脉血流消失，此时即刻行急诊动脉切开取栓治疗可保肢。Rutherford Ⅲ级，患肢重度感觉缺失，肌肉僵硬，此时神经和肌肉组织不可逆性坏死，截肢治疗。
>
> ■ 对于明确手术禁忌无法手术的患者，充分向患者及家属告知病情。

（七）预防性抗菌药物选择与使用时机

没有明显合并感染证据，可以不需要预防性抗菌。

> **释义**
>
> ■ 没有明显合并感染证据，可以不预防性抗菌治疗。

（八）手术日

手术取栓：1天。

溶栓或血栓清除：3~7天。

> **释义**
>
> ■ 手术取栓，多为急诊手术，手术当天即刻见效，一般为腰麻，若患者不适合腰麻，行其他麻醉可能增加手术费用。
>
> ■ 溶栓或血栓清除治疗通常需要24~72小时，是一种缓和的开通血管的方法，降低了肢体缺血再灌注的损伤程度，从而减少骨筋膜室切开的风险，但在观察和治疗期间可能发生更多组织变性和坏死，从而增加住院时间和费用。

（九）术后恢复

1~7天。

> **释义**
>
> ■ 下肢动脉栓塞术后恢复需要一段时间的休养。时间长短要根据患者的具体情况而定，比如手术效果、患者的饮食、休息情况、心态、身体等，因人而异。
>
> ■ 患者在术后仍应进行抗凝、抗板治疗。
>
> ■ 患者术后应进行超声复查，以明确治疗效果。

（十）出院标准

肢体血运改善或恢复；截肢者伤口稳定。

各种伴随疾病、复杂情况可能会影响术后恢复和出院时间。

> **释义**
>
> ■ 出院前，患者应血常规正常，D-dimer 降低或正常，截肢者伤口无明显感染指
> 征。患者切口恢复良好，血运改善。
>
> ■ 患者无明显并发症，或并发症得到控制。

（十一）变异及原因分析

1. 全身性动脉硬化、伴随疾病、肢体血运情况、伤口并发症、小腿骨筋膜室综合征、肌肾综合征、心梗、脑梗、心脏内或主动脉附壁血栓等

2. 手术后出现继发性切口感染或其他并发症，导致住院时间延长于费用增加。

> **释义**
>
> ■ 存在明显手术禁忌证患者，按标准保守治疗方案治疗。
>
> ■ 认可的变异原因主要是指患者入选路径后，在检查及治疗过程中发现患者合
> 并存在事前未预知的、对本路径治疗可能产生影响的情况，需要中止执行路径或延
> 长治疗时间、增加治疗费用。医师需在表单中明确说明。
>
> ■ 因患者方面的主观原因导致执行路径出现变异，需医师在表单中予以说明。

五、下肢动脉栓塞临床路径给药方案

1. 用药选择：

（1）抗凝治疗。抗凝治疗能防止栓塞节段动脉近远端血栓延伸，心房附壁血栓的再发生，以及深静脉继发形成血栓。常用药物为肝素，急性期应采用全身肝素化 3~5 天（首次剂量 50~100μg/kg 体重），之后根据病情单独使用双香豆素衍生物或其他药物维持。

（2）溶栓治疗在血栓栓塞后 3 天内最佳，多选用尿激酶和重组组织型纤溶酶原激活物。

（3）抗血小板治疗。抗血小板药物能抑制血小板黏附、聚集和释放。常用药物包括低分子右旋糖酐、阿司匹林、双嘧达莫（潘生丁）等。

（4）解除血管痉挛的治疗。常用药物包括 0.1%普鲁卡因，血管扩张及如罂粟碱、利血平等。

2. 药学提示：经导管溶栓治疗首先将导管缓慢移向血管阻塞的近心端，前 4 小时采用大剂量溶栓剂，然后采用小剂量维持 48 小时。定时行动脉血管造影以评价溶栓效果，如果疗效满意则治疗于 48 小时后结束。

3. 注意事项：溶栓治疗的禁忌证包括胃肠或脑损伤、妊娠初 3 个月或产后 3~5 天和严重肝、肾功能不全者。

六、下肢动脉栓塞临床路径护理规范

1. 术前护理：

（1）心理护理：由于肢端疼痛和坏死使患者产生痛苦抑郁心理，医护人员应关心、同情、体贴患者，给予患者心理支持，讲解疾病有关知识，改变患者认知，介绍成功案例，帮助患者

消除悲观情绪，树立战胜疾病的信心，主动配合治疗和护理。

（2）术前准备：尽快做好术前准备，严密监测患者生命体征及血压、血氧饱和度等变化。

（3）疼痛护理：疼痛是下肢动脉栓塞较为突出的临床表现，使用疼痛评分工具评估者的疼痛程度。观察患者疼痛的部位、性质，根据疼痛评分遵医嘱使用镇痛药，用药后观察患者有无不良反应。

（4）避免患肢受冷、热刺激、避免外伤，避免使用热水袋、热宝等取暖，以免加重组织需氧量增加。

2. 术后护理：

（1）体位：执行全身麻醉或硬膜外麻醉后护理常规。取栓术后患者平卧 24 小时，患肢肢体伸直制动 12 小时；置管溶栓期间，患者需卧床休息，保持穿刺处肢体及溶栓侧肢体伸直制动，防止溶栓导管打折，影响药物泵入。协助患者轴式翻身，予身下垫软枕，防止发生压力性损伤。

（2）病情观察：

1）严密监测患者神志、心率、心律、血压、血氧饱和度等生命体征变化，防止术后出现因电解质紊乱、酸中毒等原因导致的心律失常。

2）患肢观察：观察患者双下肢皮肤温度、皮肤颜色及双足背搏动情况，疼痛及感觉较术前有无缓解，并作详细记录。一般术后 24 小时内动脉搏动不能触及或搏动较弱，但皮肤颜色、温度和静脉充盈时间可于手术当天恢复。如患者出现肢体肿胀、疼痛较前加剧、皮肤颜色发绀，温度降低，肢体远端动脉搏动减弱或消失，提示血管痉挛或继发血栓形成，及时通知医师，给予对症处理。

（3）伤口护理：观察患者手术切口情况，有无渗血、血肿等情况，必要时遵医嘱予砂袋压迫止血。若发现伤口红、肿、热、痛等感染现象，遵医嘱使用抗菌药物。

（4）导管护理：导管和鞘管妥善固定，在导管出口处做一标记，将导管用透明敷料固定，便于观察导管有无移位。护士观察溶栓导管是否有移位、堵塞、折叠现象，以及观察药物泵入是否顺畅。严格执行无菌操作。

（5）用药护理：遵医嘱抗凝或溶栓治疗，准确调节注射泵泵入速度，按时巡视，注意观察导管通路是否通畅。按时抽血监测凝血功能，及时通知医师调整用药剂量。用药期间观察患者有无局部或全身出血倾向。

（6）疼痛护理：疼痛是下肢动脉栓塞较为突出的临床表现，使用疼痛评分工具评估患者的疼痛程度。观察患者疼痛的部位、性质，根据疼痛评分遵医嘱使用镇痛药，用药后观察患者有无不良反应。

（7）饮食护理：指导患者合理饮食，低脂、低胆固醇、清淡饮食，保持大便通畅。

（8）并发症的观察与护理：

1）出血或血肿：密切观察切口部位尤其是腹股沟及耻骨上区是否有肿胀、瘀斑、疼痛、发热等；观察伤口敷料有无渗血，观察溶栓导管置管处敷料有无出血、血肿，重视患者主诉，观察患者有无腹痛、腹胀情况，及时发现腹膜后出血等严重并发症。发现异常及时通知医师，给予对症处理。

2）动脉再栓塞：观察患者有无疼痛及疼痛的严重程度，观察术侧肢体皮肤温度、皮肤颜色及动脉搏动情况。术后若患者出现疼痛、麻木、皮肤颜色发绀，温度降低，足背动脉搏动减弱或消失，提示再栓塞可能，及时通知医师，给予对症处理。

3）再灌注损伤综合征：是一种较常见的并发症。其机理比较复杂，表现为肌肉和肌间组织水肿，导致骨筋膜间隙张力逐渐增高，患肢水肿，进而压迫血管和神经，引起剧烈疼痛。其临床表现与肢体缺血严重程度有关，常见于小腿，大腿较少见。表现为动脉再通后数小时，已减轻或消失的患肢疼痛再次出现，疼痛甚至较术前更为剧烈，检查时发现患肢肿胀，张力增加及浅静脉怒张，患肢压痛明显且广泛。严重时，远端动脉搏动减弱或消失。护士应严密观察患肢情况，当遇有上述情况时，应考虑此综合征的可能性，严重时应尽早配合医师行骨筋膜室切开减压术，以挽救患肢。

4）肌病肾病代谢综合征：是急性周围动脉栓塞的严重并发症。由于栓塞时间过长，组织发生变性坏死，取出栓子后，坏死组织的代谢产物释放入血，出现重度酸中毒、高钾血症、低血压、休克及肾衰竭。术后护士应密切观察患者全身状况、神志状况、呼吸情况、肌红蛋白尿等，每小时观察记录尿量、颜色及酸碱度，尿量应 > 30ml/h。监测电解质、血气分析、肾功能和尿常规情况，发现异常，应及时给予相应处理。

七、下肢动脉栓塞临床路径营养治疗规范

低盐低脂低糖低胆固醇饮食为主，多食富含维生素 C 和优质蛋白的食物，如菠菜、柠檬、西兰花等，在烹调上尽量使用豆油、菜油、玉米油等植物油为主，应避免经常食用过多的动物性脂肪和含饱和脂肪酸的植物油。术后前 6~12 小时，应禁食、禁水。术后根据麻醉方式恢复饮食。

八、下肢动脉栓塞临床路径患者健康宣教

1. 指导患者建立健康的生活方式，戒烟、限酒。

2. 患肢注意保暖，避免久站、久坐，穿宽松衣裤、鞋袜。

3. 指导患者合理饮食，低脂、低胆固醇、清淡饮食，保持大便通畅。

4. 定时、规律口服抗凝药物，不可擅自停药。服用抗凝药期间应观察全身皮肤、牙龈、各种分泌物有无出血情况。定期复查血常规、凝血功能、肝及肾功能等。

5. 治疗基础病，包括房颤、糖尿病、高血压等。

6. 出院后每月门诊随诊，病情平稳后每 3 个月随诊 1 次，如有不适请随诊。

九、推荐表单

(一) 医师表单

下肢动脉栓塞临床路径医师表单（以动脉切开取栓为例）

适用对象：第一诊断下肢急性动脉栓塞（ICD-10：I74.301）

行股动脉切开取栓术

患者姓名：	性别：	年龄：	门诊号：	住院号：
住院日期：　　年　月　日	出院日期：　　年　月　日			标准住院日：7~14 天

注：下肢动脉栓塞患者，多伴有直接或间接相关的伴随疾病，治疗中需要根据病情选择相应伴随疾病的检查和治疗，同时各种伴随疾病会影像路径的实施，情况比较复杂。

时间	住院第 1 天	住院第 2~4 天	住院第 4~6 天 （手术日）
诊疗工作	□ 询问病史、体格检查 □ 病历书写 □ 开具实验室检查单 □ 上级医师查房及术前评估 □ 初步确定手术日期（急诊或限期手术）	□ 上级医师查房 □ 完成术前准备及评估 □ 完成术前小结、上级医师查房记录等书写 □ 根据体检以及辅助检查结果讨论制订手术方案 □ 必要的相关科室会诊 □ 签署手术同意书、自费用品同意书、输血同意书等文件 □ 向患者及家属交代围手术期注意事项	□ 手术 □ 完成手术记录书写 □ 术后病程记录书写 □ 上级医师查房 □ 向患者及家属交代术后注意事项
重点医嘱	**长期医嘱** □ 外科疾病护理常规 □ 二级护理 □ 低盐低脂饮食 □ 活血化瘀、扩血管 □ 抗凝、抗血小板、降脂 □ 血糖监测（必要时） **临时医嘱** □ 血常规、尿常规、大便常规 □ 肝肾功能、电解质、血糖、血脂、凝血功能、D-dimer、感染性疾病筛查 □ X 线胸片、心电图、下肢动脉超声、下肢动脉 CTA、超声心电图 □ 必要时行肺功能检查、下肢动脉造影	**长期医嘱** □ 患者既往基础用药 **临时医嘱** □ 必要的会诊意见及处理 □ 术前禁食、禁水 □ 灌肠（必要时） □ 备皮 □ 术前用药 □ 预防用药抗菌药物 □ 一次性导尿包（必要时）	**长期医嘱** □ 一级护理 □ 心电监护 □ 吸氧 □ 禁食、禁水（全身麻醉患者） □ 禁下地（1~7 天） □ 记 24 小时引流液量（必要时） □ 观察双下肢末梢血运 □ 活血化瘀、扩血管 □ 抗凝、抗血小板、降脂 **临时医嘱** □ 补液（视情况而定） □ 输血（必要时）

续　表

时间	住院第 1 天	住院第 2~4 天	住院第 4~6 天 （手术日）
病情 变异 记录	□无　□有，原因： 1. 2.	□无　□有，原因： 1. 2.	□无　□有，原因： 1. 2.
医师 签名			

时间	住院第 5~7 天 （手术后第 1 日）	住院第 6~8 天 （手术后第 2 日）
诊疗工作	□ 上级医师查房 □ 术后病程记录书写 □ 查看下肢情况及切口/穿刺点 □ 观察生命体征变化	□ 上级医师查房 □ 术后病程记录书写 □ 查看下肢血运情况及切口 □ 观察生命体征变化
重点医嘱	**长期医嘱** □ 视情况改饮食 □ 一级护理 □ 心电监测 **临时医嘱** □ 止吐、镇痛药物 □ 根据情况决定是否静脉营养、补液支持治疗 □ 换药	**长期医嘱** □ 一级护理 □ 饮食 **临时医嘱** □ 换药
病情变异记录	□ 无　□ 有，原因： 1. 2.	□ 无　□ 有，原因： 1. 2.
医师签名		

时间	住院第 7~9 天 （手术后第 3 日）	住院第 9~14 天 （出院日）
诊疗工作	□ 上级医师查房 □ 术后病程记录书写 □ 查看下肢血运情况及切口愈合情况 □ 观察生命体征变化	□ 上级医师查房，进行切口及病情恢复情况评估，决定是否可以出院 □ 完成出院记录、病案首页、出院证明等文件 □ 交代出院后注意事项如复查时间、出现手术相关意外情况时的处理等
重点医嘱	**长期医嘱：** □ 二级护理 □ 饮食 **临时医嘱** □ 视具体情况而定 □ 可考虑拔除引流管（如果有引流管） □ 复查血常规、D-dimer、肝肾功能、电解质、血糖、下肢动脉超声等	**临时医嘱** □ 拆线、换药 □ 出院带药 □ 必要时复查下肢动脉 CTA
病情变异记录	□ 无　□ 有，原因： 1. 2.	□ 无　□ 有，原因： 1. 2.
医师签名		

（二）患者表单

下肢动脉栓塞临床路径患者表单（以动脉切开取栓为例）

适用对象：第一诊断下肢急性动脉栓塞（ICD-10：I74.301）

　　　　　行股动脉切开取栓术

患者姓名：	性别：　　年龄：　　门诊号：	住院号：
住院日期：　　年　月　日	出院日期：　　年　月　日	标准住院日：7~14 天

　　注：下肢动脉栓塞患者，多伴有直接或间接相关的伴随疾病，治疗中需要根据病情选择相应伴随疾病的检查和治疗，同时各种伴随疾病会影像路径的实施，情况比较复杂。

时间	住院第 1 天	住院第 2~4 天	住院第 4~6 天 （手术日）
医患配合	□ 医师询问现病史、既往病史、用药情况（如服用抗凝剂，请明确告知医师），收集资料并进行体格检查 □ 环境介绍、住院制度 □ 配合完善术前相关检查 □ 有任何不适请告知医师	□ 配合完善术前相关检查 □ 医师向患者及家属介绍病情，进行手术谈话签字 □ 麻醉师与患者进行术前访视	□ 如病情需要，配合术后转入监护病房 □ 配合评估手术效果 □ 配合检查意识、肢体、胸腹部 □ 需要时，配合复查血液指标 □ 有任何不适请告知医师
护患配合	□ 配合测量体温、脉搏、呼吸、血压、体重 1 次 □ 配合完成入院护理评估（简单询问病史、过敏史、用药史） □ 接受入院宣教（环境介绍、病室规定、订餐制度、贵重物品保管等） □ 有任何不适请告知护士	□ 配合测量体温、脉搏、呼吸、询问排便情况 □ 接受配血，以备术中需要时用 □ 接受备皮 □ 接受药物灌肠 □ 自行沐浴，加强头部清洁 □ 准备好必要用物，吸水管、奶瓶、纸巾等 □ 义齿、饰品等交家属保管 □ 配合执行探视及陪护	□ 清晨测量体温、脉搏、呼吸、血压 1 次 □ 送手术室前，协助完成核对，带齐资料，脱去衣物，上手术车 □ 返回病房后，协助完成核对，配合抬患者上病床 □ 配合检查意识、肢体、各引流管，记出入量 □ 配合术后吸氧、监护仪检测、输液，注意各引流情况 □ 遵医嘱采取正确体位 □ 配合缓解疼痛 □ 有任何不适请告知护士
饮食	□ 低盐低脂饮食 □ 糖尿病饮食（必要时）	□ 术前 12 小时禁食、禁水	□ 禁食、禁水
排泄	□ 正常排尿便 □ 记录尿量	□ 正常排尿便 □ 记录尿量	□ 保留尿管
活动	□ 卧床	□ 卧床	□ 卧床休息，保护管路 □ 双下肢适当活动

时间	住院第 5~9 天 （术后第 1~3 日）	住院第 9~14 天 （出院日）
医患配合	□ 配合检查体征、引流 □ 需要时，配合切口换药 □ 配合拔除胃管、引流管、尿管 □ 配合切口拆线	□ 接受出院前指导 □ 知道复查程序 □ 继续药物治疗
护患配合	□ 配合定时测量生命体征、每日记录排气、排便情况 □ 配合检查腹部体征、引流，记录出入量 □ 接受排痰、输液、服药等治疗 □ 后期接受进食、进水、排便等生活护理 □ 配合活动，预防皮肤压力伤 □ 注意活动安全，避免坠床或跌倒 □ 配合执行探视及陪护	□ 接受出院宣教 □ 办理出院手续 □ 获取出院诊断书 □ 知道服药方法、作用、注意事项 □ 知道护理切口方法 □ 知道复印病历方法
饮食	□ 根据医嘱，由禁食、清流质饮食逐渐过渡到流质饮食	□ 根据医嘱，饮食调整
排泄	□ 保留尿管过渡到正常排尿 □ 避免便秘	□ 正常排尿便 □ 避免便秘
活动	□ 根据医嘱，平卧→半坐→床边站立→下床活动 □ 注意保护管路，勿牵拉、脱出等	□ 正常适度活动，避免疲劳

第五十章

下肢动脉硬化闭塞症临床路径释义

【医疗质量控制指标】

指标一、诊断需临床表现和辅助检查。

指标二、诊断明确后药物治疗无效情况下尽早行手术治疗。

指标三、搭桥注意无菌，降低感染发生。

一、下肢动脉硬化闭塞症编码

1. 原编码：

疾病名称及编码：下肢动脉硬化闭塞症（ICD-10：I70.203）

2. 修改编码：

疾病名称及编码：下肢动脉硬化闭塞症（ICD-10：I70.204）

手术操作名称及编码：股腘动脉人工血管旁路移植术（ICD-9-CM-3：39.2907）

二、临床路径检索方法

I70.204 伴 39.2907

三、国家医疗保障疾病诊断相关分组（CHS-DRG）

MDCF 循环系统疾病及功能障碍

FF1 外周动脉人工/自体血管置换/搭桥手术

四、下肢动脉硬化闭塞症（股腘动脉人工血管旁路移植术）临床路径标准住院流程

（一）适用对象

第一诊断为下肢动脉硬化闭塞症（ICD-10：170.203）。

> 释义
>
> ■ 适用对象编码参见第一部分。
>
> ■ 本路径适用对象为临床诊断为下肢动脉硬化闭塞症且行股腘动脉人工血管旁路移植术治疗的患者，如保守治疗或腔内治疗则需进入其他相应路径。

（二）诊断依据

根据《临床诊疗指南·外科学分册》（中华医学会编，人民卫生出版社，2006年，第1版）。

1. 临床症状：间歇跛行、静息痛、溃疡/坏疽等。

2. 体征：下肢皮温低，皮肤苍白，脉搏减弱、溃疡、坏疽等。

3. ABI、血管超声、CTA、MRA 或 DSA 等检查明确。

> **释义**
>
> ■本路径的制订主要参考国内权威参考书籍和诊疗指南。
>
> ■病史和临床症状是诊断下肢动脉硬化闭塞症的初步依据，多数患者表现为下肢缺血症状，多数为肢体慢性缺血，偶尔可有急性缺血。值得注意的是下肢疼痛的原因甚多，有时易与其他疾病混淆，应特别注意与骨科、泌尿科、神经科一些疾病的鉴别。ABI、血管超声、CTA、MRA 或 DSA 等检查可明确诊断。部分患者临床表现不典型，如检查支持下肢动脉硬化闭塞症，亦可进入路径。

（三）治疗方案的选择

根据《临床诊疗指南·外科学分册》（中华医学会编，人民卫生出版社，2006 年，第 1 版）。

手术方式：股腘动脉（膝上）人工血管旁路移植术。

（四）标准住院日

14~21 天。

（五）进入路径标准

1. 第一诊断必须符合下肢动脉硬化闭塞症。

2. 当患者同时具有其他疾病诊断，但在住院期间不需要特殊处理也不影响第一诊断的临床路径流程实施时，可以进入路径。

> **释义**
>
> ■本病确诊后即应开始综合性治疗，包括一般治疗和药物治疗。一般治疗包括戒烟、控制血脂及功能锻炼等；药物治疗包括血管扩张药、抗血小板药、抗凝药以及改善循环对症治疗药物。目的在于消除病因、缓解临床症状、减少并发症的发生。
>
> ■一旦诊断明确，应评估手术指征，应根据病损类型，位置及患者的年龄等因素来决定。根据病变情况可选择人工血管旁路移植术、自体大隐静脉转流术或腔内治疗。选择自体大隐静脉转流术或腔内治疗则需进入相关路径。
>
> ■对于中重度间歇跛行和静息痛者，应以手术治疗为主。手术适应证：严重影响生活质量的间歇性跛行、静息痛、肢体缺血性溃疡和坏疽。禁忌证：动脉远端无血管重建的流出道、缺血肢体广泛坏死、患肢严重感染、严重的凝血功能障碍、全身情况差以及重要脏器衰竭难以耐受手术。
>
> ■行人工血管旁路移植术时，于腹股沟和膝内侧股骨内髁上方分别做纵切口或膝下胫骨内侧的肌间隙浅侧，于上述的切口之间的深筋膜下，建立人工血管通道，将人工血管穿过隧道，分别与腘动脉及股动脉端吻合，放置负压吸引装置，关闭切口。

（六）术前准备

2~5 天。

1. 必须检查的项目：

（1）血常规、尿常规、大便常规。

（2）肝肾功能、电解质、凝血功能、血型、感染性疾病筛查（乙型肝炎、丙型肝炎、艾滋病、梅毒等）。

（3）X 线胸片、心电图、心脏彩超、ABI、血管超声、CTA 或 DSA。

2. 根据患者病情选择：颈动脉彩超和肺功能检查。

> **释义**
>
> ■ 血常规、尿常规、大便常规+隐血是最基本的三大常规检查，进入路径的患者均需完成。肝肾功能、电解质、血糖、血脂、凝血功能、心电图、X 线胸片可评估有无基础疾病，是否影响住院时间、费用及其治疗预后；血型、感染性疾病筛查用于术前准备；一般情况较差的患者可行心脏彩超、肝胆胰脾彩超、颈动脉彩超、肺功能检查等，以明确合并症，排除手术禁忌，评估手术风险；无禁忌证患者均应行 ABI、血管超声、CTA 或 DSA 以明确诊断和评估病情。

（七）选择用药

1. 抗菌药物：按照《抗菌药物临床应用指导原则（2015 年版）》（国卫办医发〔2015〕43 号）执行。

2. 抗凝药物、抗血小板聚集、降脂、扩张血管等。

> **释义**
>
> ■ 应尽量选择单一抗菌药物预防用药，避免不必要的联合使用。预防用药应针对手术路径中可能存在的污染菌，对于肢体血管瘤围手术期预防性应用抗菌药物，建议选用针对金黄色葡萄球菌的抗菌药物，以第一、二代头孢菌素为主。头孢菌素过敏者，针对革兰阳性菌可用万古霉素、去甲万古霉素、克林霉素等。
>
> ■ 静脉输注应在皮肤、黏膜切开前 0.5~1.0 小时内或麻醉开始时给药，在输注完毕后开始手术，保证手术部位暴露时局部组织中抗菌药物已达到足以杀灭手术过程中沾染细菌的药物浓度。万古霉素或氟喹诺酮类等由于需输注较长时间，应在手术前 1~2 小时开始给药。抗菌药物的有效覆盖时间应包括整个手术过程。手术时间较短（＜2 小时）的清洁手术术前给药 1 次即可。如手术时间超过 3 小时或超过所用药物半衰期的 2 倍以上，或成人出血量超过 1500ml，术中应追加 1 次。预防用药时间不超过 24 小时。
>
> ■ 若无禁忌，则常规应用阿司匹林和降脂药物；抗凝药物常用于急性动脉栓塞、介入治疗、外科手术后血栓形成。其他改善血流动力学、改善代谢药物亦可酌情使用。

（八）手术日

入院第 3~4 天。

1. 麻醉方式：全身麻醉、硬膜外麻醉、硬膜外蛛网膜下腔联合阻滞麻醉或腰麻、神经组织麻醉。

2. 术中用药：麻醉常规用药、术后镇痛用药、术中应用抗菌药物等。

3. 输血：视术中情况而定。

> **释义**
>
> ■ 术中根据患者基础疾病及手术情况个体化选择麻醉方式及给药。

（九）术后住院恢复

7~14 天。

1. 必须复查的检查项目：血常规、凝血指标、肝肾功能、电解质、血气分析等，出院前复查下肢动脉彩超或 CTA。
2. 术后用药：根据卫生部 38 号文建议选用抗菌药物。

> **释义**
>
> ■ 本手术切口为 I 类切口，一般无需预防性应用抗菌药物，若需使用则参考上述释义。
> ■ 其他根据患者具体情况对症用药。

（十）出院标准

1. 患者体温正常，切口无感染迹象，肢体活动正常。
2. 没有需要住院处理的并发症。

> **释义**
>
> ■ 患者出院前应完成所有必须检查项目，观察临床症状是否减轻或消失；观察伤口愈合情况。
> ■ 需要通过多普勒或者查体检查记录人工血管通畅，远端动脉搏动，皮温等情况。

（十一）变异及原因分析

1. 严重基础疾病可能对手术造成影响者，术前准备时间会延长。
2. 术后出现伤口感染、心肺脑、肝肾功能不全及下肢动脉继发血栓形成等并发症时，住院恢复时间相应延长。

> **释义**
>
> ■ 在住院治疗过程中，发现其他严重基础疾病，需调整药物治疗或继续其他基础疾病的治疗，则中止本路径；术后出现严重并发症，治疗疗程长、治疗费用高者，需退出本路径或转入相应路径。
> ■ 认可的变异原因主要是指患者入选路径后，在检查及治疗过程中发现患者合并存在事前未预知的、对本路径治疗可能产生影响的情况，需要中止执行路径或延长治疗时间、增加治疗费用。医师需在表单中明确说明。
> ■ 因患者方面的主观原因导致执行路径出现变更，需医师在表单中予以说明。

五、下肢动脉硬化闭塞症临床路径给药方案

1. 用药选择：

（1）抗血小板治疗：推荐长期用阿司匹林 75~100mg/d 或氯吡格雷 75mg/d，除心血管事件发生风险高且出血风险低的有症状的 PAD 患者外，一般不推荐联合应用阿司匹林和氯吡格雷。在合并间歇性跛行症状而无心力衰竭的 PAD 患者，西洛他唑（100mg、2 次/天）可改善临床症状并增加步行距离。

（2）降脂药物：高强度他汀类药物治疗可选用阿托伐他汀 40~80mg 或瑞舒伐他汀 20~40mg，中等强度他汀类药物治疗可选用阿托伐他汀 10~20mg；瑞舒伐他汀 5~10mg；辛伐他汀 20~40mg；普伐他汀 40~80mg；洛伐他汀 40mg；氟伐他汀缓释片 80mg；氟伐他汀 40mg，1 天两次；匹伐他汀 2~4mg 等。具体可参考相关指南以及患者实际情况。

2. 药学提示：

（1）阿司匹林：阿司匹林通过对环氧合酶（COX）-1 的作用直接抑制 TXA2 合成，抑制血小板黏附聚集活性。阿司匹林其他作用包括介导血小板抑制的嗜中性—氧化氮/环磷酸鸟苷以及参与各种凝血级联反应和纤溶过程。阿司匹林口服后吸收迅速、完全。在胃内开始吸收，在小肠上段吸收大部分。阿司匹林以结合代谢物和游离水杨酸从肾脏排泄。嚼服阿司匹林，起效快。

（2）氯吡格雷：血小板聚集抑制剂，选择性地抑制 ADP 与血小板受体的结合及抑制 ADP 介导的糖蛋白 GPⅡh/Ⅲa 复合物的活化，而抑制血小板聚集。也可抑制非 ADP 引起的血小板聚集。对血小板 ADP 受体的作用是不可逆的。口服吸收迅速，血浆中蛋白结合率为 98%，在肝脏代谢，主要代谢产物无抗血小板聚集作用。

（3）他汀类药物：羟甲基戊二酰辅酶 A（HMG-CoA）还原酶抑制剂，此类药物通过竞争性抑制内源性胆固醇合成限速酶（HMG-CoA）还原酶，阻断细胞内甲羟戊酸代谢途径，使细胞内胆固醇合成减少，从而反馈性刺激细胞膜表面（主要为肝细胞）低密度脂蛋白（low density lipoprotein，LDL）受体数量和活性增加、使血清胆固醇清除增加、水平降低。他汀类药物还可抑制肝脏合成载脂蛋白 B-100，从而减少富含三酰甘油 AV、脂蛋白的合成和分泌。

3. 注意事项：

（1）出血并发症的预防处理：预防出血包括选择安全的药物、适宜剂量、减少联合抗栓和抗血小板治疗的时间等。阿司匹林所致出血部位主要是胃肠道，建议联合应用 PPI 或 H$_2$ 受体阻断剂。有消化道出血和溃疡病史的患者，奥美拉唑与氯吡格雷的潜在相互作用可能并不影响临床效果，但应该尽量选择与氯吡格雷相互作用少的 PPI，不建议选择奥美拉唑和埃索美拉唑。活动性大出血，如胃肠道、腹膜后出血、颅内出血或其他严重失血，如出血不能通过有效介入治疗控制，需暂时停抗血小板药物，但需与血栓事件风险权衡。目前没有逆转多数抗血小板药物活性的有效方法。输注新鲜的血小板是唯一可行的方法。尽管输血对临床预后有不利影响，血流动力学稳定，血红蛋白水平低于 70g/L 时输血可获益。

（2）他汀类药物不良反应：大多数患者可能需要终身服用他汀类药物。他汀类药物的不良反应并不多，主要是肝酶增高，其中部分为一过性，并不引起持续肝损伤和肌瘤。定期检查肝功能是必要的，尤其是在使用的前 3 个月。如果患者的肝脏酶血检查值高出正常上线的 3 倍以上，应该综合分析患者的情况，排除其他可能引起肝功能变化的可能，如果确实是他汀引起的，有必要考虑是否停药；如果出现肌肉疼痛，除了体格检查外，应该做血浆肌酸肌酸酶的检测，但是横纹肌溶解的不良反应罕见。另外，它还可能引起消化道的不适，绝大多数患者可以忍受而能够继续用药。

六、下肢动脉硬化闭塞症临床路径护理规范

1. 术前护理：

（1）心理护理：由于肢端疼痛和坏死使患者产生痛苦抑郁心理，医护人员应关心、同情、体

贴患者，给予患者心理支持，讲解疾病有关知识，改变患者认知，介绍成功案例，帮助患者消除悲观情绪，树立战胜疾病的信心，主动配合治疗和护理。

（2）患肢护理：主要原则是改善下肢血液循环。

1）注意修剪趾甲及肢体保暖，避免患肢受冷、热刺激，避免使用热水袋、热宝等取暖，以免加重组织需氧量增加。保持足部清洁干燥，每天用温水洗脚，告诉患者先用手试水温，勿用足趾试水温，以免烫伤。穿合适的鞋子，穿松口纯棉袜，勤更换，保护患肢足部避免外伤。

2）取合适体位，患者睡觉或休息时取头高脚低位，使血液容易灌流至下肢。坐时应避免双腿交叉，防止动、静脉受压，以免影响血液循环。

3）皮肤瘙痒时，可涂拭止痒药膏，但应避免用手抓痒，以免造成开放性伤口和继发感染。

4）如有皮肤溃疡或坏死，保持溃疡部位的清洁，使用支被架，避免患肢压迫；加强创面换药，可选用敏感的抗菌药物湿敷，并遵医嘱应用抗感染药物。

（3）疼痛护理：疼痛是下肢动脉硬化闭塞症较为突出的临床表现，使用疼痛评分工具评估患者的疼痛程度。观察患者疼痛的部位、性质、时间与加重因素，尤其观察患者有无静息痛，根据疼痛评分遵医嘱使用镇痛药，用药后观察患者有无不良反应。

（4）功能锻炼：鼓励患者每天步行，指导患者进行 Buerger 运动，促进侧支循环的建立，以疼痛的出现作为活动量的指标，下肢动脉硬化闭塞症Ⅲ期、Ⅳ期患者不建议行 Buerger 运动。

（5）戒烟：向患者详细讲述吸烟的危害性，指导患者绝对戒烟。

（6）皮肤准备：根据患者手术方式予患者备皮，皮肤范围脐下至大腿上 1/3，会阴及腹股沟，清洁会阴部及手术区域皮肤。

（7）注意患者的安全教育与保护，减少摔倒与坠床不良事件发生。尤其是出现静息痛患者，因夜间疼痛自感加剧，入睡困难经常抱膝端坐入睡，发生坠床率较高。

2. 术后护理：

（1）体位：执行全身麻醉或硬膜外麻醉后护理常规。根据手术麻醉方式摆放体位，手术后患肢自然平放，保持功能位，避免关节屈曲或人工血管扭曲打折，影响动脉血流速。卧床制动期间可嘱患者床上行踝泵运动，防止深静脉血栓形成，手术无禁忌证者应尽早下床活动。

（2）饮食指导：根据患者的麻醉方式及病情，指导患者术后进食低脂饮食，多进食新鲜蔬菜水果富含维生素食物，防止便秘。

（3）病情观察：

1）生命体征观察：严密监测患者生命体征及血压、血氧饱和度变化，记录 24 小时出入量，维持体内液体平衡。

2）患肢观察：观察患者双下肢皮肤温度、皮肤颜色及双足背搏动情况，并作详细记录。观察患肢有无肿胀、麻木、疼痛等血运情况，如出现肢体肿胀、疼痛、麻木、皮肤颜色发绀、温度降低，提示血管痉挛或继发血栓形成，及时告知医师对症处理。

3）伤口护理：观察患者手术切口情况，有无渗血、血肿等情况，必要时遵医嘱予砂袋压迫止血。若发现伤口红、肿、热、痛等感染现象，遵医嘱使用抗菌药物。

4）引流管护理：妥善固定引流管，做好宣教，防止管路扭曲、脱滑。观察引流液的颜色、性质、量及性状，保持引流管通畅，维持有效引流。

（4）并发症的观察及护理：

1）出血：是术后早期最常见并发症，因手术止血不彻底、使用抗凝药物、血管吻合技术等问题造成伤口出血。若患者出现伤口出血、血肿及时通知医师对症处理。

2）感染：主要原因多伴有血肿、淋巴管瘘、皮肤坏死或移植血管污染等。严密观察伤口局部有无红、肿、热、痛等表现，观察患者有无畏寒、发热等全身症状。严密监测患者体温情况，遵医嘱合理使用抗菌药物预防感染发生。

3）远端栓塞：由于血管内动脉硬化残渣、血栓、内膜碎片等脱落导致远端组织栓塞。术后若患者出现疼痛、麻木、皮肤颜色发绀，温度降低，足背动脉搏动减弱或消失，提示血管痉挛或继发血栓形成，及时告知医师对症处理。严格执行医嘱，及时给予抗凝治疗。

4）内膜增生狭窄：继发血栓形成。观察患者有无下肢动脉急性缺血表现，如远端动脉搏动消失、皮温下降等表现。

5）吻合口假性动脉瘤：主要因为吻合口动脉壁撕裂或缝线撕脱所致，也有可能为移植物感染所致，观察吻合口局部是否出现搏动性包块，可闻及血管杂音，一旦发现，立即通知医师及时手术，假性动脉瘤有大出血危险，直接危及生命。

七、下肢动脉硬化闭塞症临床路径营养治疗规范

下肢动脉硬化闭塞症治疗对饮食无绝对的控制，进食低热量及低脂食物，可预防动脉粥样硬化，多摄取维生素，以保持血管平滑肌弹性。基本原则：术前 6~12 小时禁食、禁水，术后 6 小时进易消化、少刺激、低脂、富含纤维的饮食，保持大便通畅。

八、下肢动脉硬化闭塞症临床路径患者健康宣教

1. 治疗基础病，包括糖尿病、高血压、高脂血症等。

2. 行为指导：

（1）肢体注意保暖，勿使肢体暴露于寒冷环境中，以免血管收缩。保暖可促进血管扩张，但应避免用热水袋、热垫或热水给患肢直接加温，因热疗使组织需氧量增加，将加重肢体病变程度。穿合适的鞋子，穿纯棉袜，勤更换。有足癣的患者及时治疗，避免抓挠瘙痒皮肤造成感染。

（2）指导患者建立健康的生活方式，戒烟、限酒，适当进行行走功能训练，促进侧支循环的建立。

3. 教会患者学会自我观察双下肢皮肤温度、皮肤颜色、动脉搏动，出现变化及时就医。

4. 用药指导：定时、规律口服抗凝、降压、降糖药物。不可擅自停药。服用抗凝药期间应观察全身皮肤、牙龈、各种分泌物有无出血情况。密切监测血压及血糖变化，强调用药的必要性，提高患者依从性。定期复查血常规、凝血功能、肝及肾功能等。

5. 饮食指导：进食低热量及低脂食物，可预防动脉粥样硬化，多摄取维生素，以保持血管平滑肌弹性。对伴有糖尿病或高脂血症患者，宜食用低胆固醇、低脂肪、低糖饮食，控制好血糖、血脂，是动脉硬化闭塞症患者饮食关键所在。

6. 出院后每月门诊随诊，病情平稳后每 3 个月随诊 1 次，如有不适请及时随诊。

九、推荐表单

（一）医师表单

下肢动脉硬化闭塞症临床路径医师表单

适用对象：第一诊断为下肢动脉硬化闭塞症（ICD-10：170.203）

患者姓名：		性别： 年龄： 门诊号：		住院号：
住院日期： 年 月 日		出院日期： 年 月 日		标准住院日：12~18 天

时间	住院第 1 天	住院第 2~4 天
主要诊疗工作	□ 询问病史、体格检查 □ 病历书写 □ 开具实验室检查单 □ 上级医师查房及术前评估 □ 初步确定手术日期（急诊或限期手术）	□ 上级医师查房 □ 完成术前准备及评估 □ 完成术前小结、上级医师查房记录等书写 □ 根据体检以及辅助检查结果讨论制订手术方案 □ 必要的相关科室会诊 □ 签署手术同意书、自费用品同意书、输血同意书等文件 □ 向患者及家属交代围手术期注意事项
重点医嘱	**长期医嘱** □ 外科疾病护理常规 □ 二级护理 □ 饮食 □ 活血化瘀、扩血管 □ 抗凝、抗血小板、降脂 □ 血糖监测（必要时） **临时医嘱** □ 血常规、尿常规、大便常规 □ 肝肾功能、电解质、血糖、血脂、凝血功能、感染性疾病筛查 □ X 线胸片、心电图、下肢动脉 CTA、超声心电图 □ 必要时行肺功能检查、下肢动脉造影	**长期医嘱** □ 患者既往基础用药 **临时医嘱** □ 必要的会诊意见及处理 □ 术前禁食、禁水 □ 灌肠（必要时） □ 备皮 □ 术前用药 □ 预防用药抗菌药物 □ 一次性导尿包（必要时）
病情变异记录	□ 无 □ 有，原因： 1. 2.	□ 无 □ 有，原因： 1. 2.
医师签名		

时间	住院第 4~6 天 （手术日）	住院第 5~7 天 （术后第 1 日）
主要 诊疗 工作	□ 手术 □ 完成手术记录书写 □ 术后病程记录书写 □ 上级医师查房 □ 向患者及家属交代术后注意事项	□ 上级医师查房 □ 术后病程记录书写 □ 查看下肢情况及切口 □ 观察生命体征变化
重 点 医 嘱	**长期医嘱** □ 一级护理 □ 心电监护 □ 吸氧 □ 禁食、禁水（全身麻醉患者） □ 禁下地（7 天） □ 记 24 小时引流液量（必要时） □ 观察双下肢末梢血运 □ 活血化瘀、扩血管 □ 抗凝、抗血小板、降脂 **临时医嘱** □ 补液（视情况而定） □ 输血（必要时） □ 抗菌药物	**长期医嘱** □ 视情况改饮食 □ 一级护理 □ 心电监测 **临时医嘱** □ 止吐、镇痛药物 □ 根据情况决定是否静脉营养、补液支持治疗
病情 变异 记录	□ 无　□ 有，原因： 1. 2.	□ 无　□ 有，原因： 1. 2.
医师 签名		

时间	住院第 6~8 天 （术后第 2 日）	住院第 7~9 天 （术后第 3 日）	住院第 9~18 天 （出院日）
主要诊疗工作	□ 上级医师查房 □ 术后病程记录书写 □ 查看下肢血运情况及切口 □ 观察生命体征变化	□ 上级医师查房 □ 术后病程记录书写 □ 查看腹部情况及切口 □ 观察生命体征变化	□ 上级医师查房，进行切口评估，决定是否可以出院 □ 完成出院记录、病案首页、出院证明等文件 □ 交代出院后注意事项如复查时间、出现手术相关意外情况时的处理等
重点医嘱	**长期医嘱** □ 一级护理 □ 饮食 **临时医嘱** □ 切口换药	**长期医嘱** □ 二级护理 □ 饮食 **临时医嘱** □ 视具体情况而定 □ 可考虑拔除引流管 □ 复查血常规、肝肾功能、电解质、血糖等	**临时医嘱** □ 拆线、换药 □ 出院带药 □ 复查下肢动脉彩超或下肢动脉 CTA
病情变异记录	□ 无 □ 有，原因： 1. 2.	□ 无 □ 有，原因： 1. 2.	□ 无 □ 有，原因： 1. 2.
医师签名			

（二）护士表单

下肢动脉硬化闭塞症临床路径护士表单

适用对象：第一诊断为下肢动脉硬化闭塞症（ICD-10：I70.203）

患者姓名：	性别： 年龄： 门诊号：	住院号：
住院日期： 年 月 日	出院日期： 年 月 日	标准住院日：12~18 天

时间	住院第 1 天	住院第 2~4 天
健康宣教	□ 入院宣教 　介绍主管医师、护士 　介绍环境、设施 　介绍住院注意事项 　介绍探视和陪护制度 　介绍贵重物品制度	□ 药物宣教 □ 术前检查前宣教 　宣教检查前准备及检查后注意事项 □ 主管护士与患者沟通，消除患者紧张情绪
护理处置	□ 核对患者姓名，佩戴腕带 □ 建立入院护理病历 □ 协助患者留取各种标本 □ 测量体重	□ 观察患者病情变化 □ 协助完成相关检查 □ 生活及心理护理 □ 指导陪护工作 □ 定时巡视病房
基础护理	□ 介绍病房环境及设施 □ 告知医院规章制度 □ 入院护理评估和计划 □ 风险评估	□ 二级护理 □ 晨晚间护理 □ 排泄管理 □ 患者安全管理
专科护理	□ 护理查体 □ 病情观察 □ 体征的观察 □ 需要时，填写跌倒及压疮防范表 □ 需要时，请家属陪护 □ 确定饮食种类 □ 心理护理	□ 护理查体 □ 病情观察 □ 体征的观察 □ 心理护理
重点医嘱	□ 详见医嘱执行单	□ 详见医嘱执行单
病情变异记录	□ 无 □ 有，原因： 1. 2.	□ 无 □ 有，原因： 1. 2.
护士签名		

时间	住院第 4~6 天 （手术日）	住院第 5~7 天 （术后第 1 日）
健康宣教	□ 告知家属等候区位置 □ 告知手术当前禁食、禁水 □ 告知体位要求 □ 告知术后疼痛处理方法 □ 给予患者及家属心理支持 □ 介绍术后注意事项，告知术后可能出现的情况及应对方式 □ 告知氧气，监护设备、管路功能及注意事项 □ 再次明确探视陪护须知	□ 告知禁食、禁水 □ 告知胃管、引流管、尿管的名称、位置和作用 □ 告知氧气、监护仪的使用 □ 术后药物作用及频率 □ 告知术后排痰的方法和重要性 □ 相关检查目的、注意事项
护理处置	□ 送手术 　核对患者姓名并摘除衣物，保护患者 　核对资料及带药 　填写手术交接单 □ 术后 　核对患者及资料填写手术交接单 　遵医嘱完成治疗、用药	□ 遵医嘱完成治疗、用药 □ 遵医嘱完成相关检查 □ 测量记录生命体征
基础护理	□ 特级护理 □ 晨晚间护理 □ 给予生活护理 □ 协助患者采取正确体位 □ 安全护理措施到位	□ 特级护理 □ 晨晚间护理 □ 床上温水擦浴，协助更衣 □ 协助生活护理 □ 安全护理措施到位 □ 心理护理
专科护理	□ 观察生命体征及全身麻醉术后护理常规 □ 观察双下肢血运情况 □ 切口观察 □ 心理和生活护理	□ 指导患者术后功能锻炼 □ 观察下肢血运情况 □ 切口愈合情况 □ 心理和生活护理
重点医嘱	□ 详见医嘱执行单	□ 详见医嘱执行单
病情变异记录	□ 无　□ 有，原因： 1. 2.	□ 无　□ 有，原因： 1. 2.
护士签名		

时间	住院第 6~9 天 （术后第 2~3 日）	住院第 9~18 天 （出院日）
健康宣教	□ 下地活动注意事项及安全指导 □ 术后药物作用及频率 □ 饮食宣教 □ 疾病恢复期注意事项 □ 拔除胃管、尿管后注意事项 □ 复查患者对术前宣教内容的掌握程度 □ 再次明确探视陪护须知	□ 指导办理出院手续 □ 定时复查 □ 出院带药服用方法 □ 注意休息 □ 饮食指导
护理处置	□ 遵医嘱完成治疗、用药 □ 遵医嘱完成相关检查 □ 测量记录生命体征	□ 办理出院手续 □ 书写出院小结
基础护理	□ 特级或一级护理 □ 晨晚间护理 □ 床上温水擦浴，协助更衣 □ 协助生活护理 □ 安全护理措施到位 □ 心理护理	□ 二级护理 □ 晨晚间护理 □ 安全护理措施到位 □ 心理护理
专科护理	□ 指导患者术后功能锻炼 □ 观察下肢血运情况 □ 切口愈合情况 □ 心理和生活护理	□ 观察下肢血运情况 □ 切口愈合情况 □ 心理和生活护理
重点医嘱	□ 详见医嘱执行单	□ 详见医嘱执行单
病情变异记录	□ 无　□ 有，原因： 1. 2.	□ 无　□ 有，原因： 1. 2.
护士签名		

（三）患者表单

下肢动脉硬化闭塞症临床路径患者表单

适用对象：第一诊断为下肢动脉硬化闭塞症（ICD-10：170.203）

| 患者姓名： | 性别：　　年龄：　　门诊号： | 住院号： |

| 住院日期：　　年　月　日 | 出院日期：　　年　月　日 | 标准住院日：12~18 天 |

时间	住院第 1 天	住院第 2~4 天
医患配合	□ 医师询问现病史、既往病史、用药情况（如服用抗凝剂，请明确告知医师），收集资料并进行体格检查 □ 环境介绍、住院制度 □ 配合完善术前相关化验、检查 □ 有任何不适请告知医师	□ 配合完善术前相关检查 □ 医师向患者及家属介绍病情，进行手术谈话签字 □ 麻醉师与患者进行术前访视
护患配合	□ 配合测量体温、脉搏、呼吸、血压、体重 1 次 □ 配合完成入院护理评估（简单询问病史、过敏史、用药史） □ 接受入院宣教（环境介绍、病室规定、订餐制度、贵重物品保管等） □ 有任何不适请告知护士	□ 配合测量体温、脉搏、呼吸、询问排便情况 □ 接受配血，以备术中需要时用 □ 接受备皮 □ 接受药物灌肠 □ 自行沐浴，加强头部清洁 □ 准备好必要用物，吸水管、奶瓶、纸巾等 □ 义齿、饰品等交家属保管 □ 配合执行探视及陪护
饮食	□ 低盐低脂饮食 □ 糖尿病饮食（必要时）	□ 术前 12 小时禁食、禁水
排泄	□ 正常排尿便 □ 记录尿量	□ 正常排尿便 □ 记录尿量
活动	□ 正常活动	□ 正常活动

时间	住院第 4~6 天 （手术日）	住院第 5~9 天 （术后第 1~3 日）	住院第 9~18 天 （出院日）
医患配合	□ 如病情需要，配合术后转入监护病房 □ 配合评估手术效果 □ 配合检查意识、肢体、胸腹部 □ 需要时，配合复查血液指标 □ 有任何不适请告知医师	□ 配合检查体征、引流 □ 需要时，配合切口换药 □ 配合拔除胃管、引流管、尿管 □ 配合切口拆线	□ 接受出院前指导 □ 知道复查程序 □ 继续药物治疗
护患配合	□ 清晨测量体温、脉搏、呼吸、血压 1 次 □ 送手术室前，协助完成核对，带齐资料，脱去衣物，上手术车 □ 返回病房后，协助完成核对，配合抬患者上病床 □ 配合检查意识、肢体、各引流管，记出入量 □ 配合术后吸氧、监护仪检测、输液，注意各引流情况 □ 遵医嘱采取正确体位 □ 配合缓解疼痛 □ 有任何不适请告知护士	□ 配合定时测量生命体征、每日记录排气、排便情况 □ 配合检查腹部体征、引流，记录出入量 □ 接受排痰、输液、服药等治疗 □ 后期接受进食、进水、排便等生活护理 □ 配合活动，预防皮肤压力伤 □ 注意活动安全，避免坠床或跌倒 □ 配合执行探视及陪护	□ 接受出院宣教 □ 办理出院手续 □ 获取出院诊断书 □ 知道服药方法、作用、注意事项 □ 知道护理切口方法 □ 知道复印病历方法
饮食	□ 禁食、禁水	□ 根据医嘱，由禁食、清流质饮食逐渐过渡到流质饮食	□ 根据医嘱，饮食调整
排泄	□ 保留尿管	□ 保留尿管过渡到正常排尿 □ 避免便秘	□ 正常排尿便 □ 避免便秘
活动	□ 卧床休息，保护管路 □ 双下肢活动	□ 根据医嘱，平卧→半坐→床边站立→下床活动 □ 注意保护管路，勿牵拉、脱出等	□ 正常适度活动，避免疲劳

附：原表单（2016 年版）
下肢动脉硬化闭塞症临床路径表单
适用对象：第一诊断为下肢动脉硬化闭塞症（ICD-10：170.203）

患者姓名：		性别：	年龄：	门诊号：	住院号：
住院日期： 年 月 日		出院日期： 年 月 日			标准住院日：12~18 天

时间	住院第 1 天	住院第 2~4 天
主要诊疗工作	□ 询问病史、体格检查 □ 病历书写 □ 开具实验室检查单 □ 上级医师查房及术前评估 □ 初步确定手术日期（急诊或限期手术）	□ 上级医师查房 □ 完成术前准备及评估 □ 完成术前小结、上级医师查房记录等书写 □ 根据体检以及辅助检查结果讨论制订手术方案 □ 必要的相关科室会诊 □ 签署手术同意书、自费用品同意书、输血同意书等文件 □ 向患者及家属交代围手术期注意事项
重点医嘱	**长期医嘱** □ 外科疾病护理常规 □ 二级护理 □ 饮食 □ 活血化瘀、扩血管 □ 抗凝、抗血小板、降脂 □ 血糖监测（必要时） **临时医嘱** □ 血常规、尿常规、大便常规 □ 肝肾功能、电解质、血糖、血脂、凝血功能、感染性疾病筛查 □ X 线胸片、心电图、下肢动脉 □ CTA、超声心电图 □ 必要时行肺功能检查、下肢动脉造影	**长期医嘱** □ 患者既往基础用药 **临时医嘱** □ 必要的会诊意见及处理 □ 术前禁食、禁水 □ 灌肠（必要时） □ 备皮 □ 术前用药 □ 预防用药抗菌药物 □ 一次性导尿包（必要时）
主要护理工作	□ 介绍病房环境及设施 □ 告知医院规章制度 □ 入院护理评估和计划 □ 风险评估	□ 心理护理 □ 执行术前医嘱 □ 告知手术相关注意事项 □ 饮食指导和用药指导
病情变异记录	□ 无 □ 有，原因： 1. 2.	□ 无 □ 有，原因： 1. 2.
护士签名		
医师签名		

时间	住院第 4~6 天 （手术日）	住院第 5~7 天 （术后第 1 日）
主要 诊疗 工作	□ 手术 □ 完成手术记录书写 □ 术后病程记录书写 □ 上级医师查房 □ 向患者及家属交代术后注意事项	□ 上级医师查房 □ 术后病程记录书写 □ 查看下肢情况及切口 □ 观察生命体征变化
重 点 医 嘱	**长期医嘱** □ 一级护理 □ 心电监护 □ 吸氧 □ 禁食、禁水（全身麻醉患者） □ 禁下地（7 天） □ 记 24 小时引流液量（必要时） □ 观察双下肢末梢血运 □ 活血化瘀、扩血管 □ 抗凝、抗血小板、降脂 **临时医嘱** □ 补液（视情况而定） □ 输血（必要时） □ 抗菌药物	**长期医嘱** □ 视情况改饮食 □ 一级护理 □ 心电监护 **临时医嘱** □ 止吐、镇痛药物 □ 根据情况决定是否静脉营养、补液支持 　 治疗
主要 护理 工作	□ 观察生命体征及全身麻醉术后护理常规 □ 观察双下肢血运情况 □ 切口观察 □ 心理和生活护理	□ 指导患者术后功能锻炼 □ 观察下肢血运情况 □ 切口愈合情况 □ 心理和生活护理
病情 变异 记录	□ 无　□ 有，原因： 1. 2.	□ 无　□ 有，原因： 1. 2.
护士 签名		
医师 签名		

时间	住院第6~8天（术后第2日）	住院第7~9天（术后第3日）	住院第9~18天（出院日）
主要诊疗工作	□ 上级医师查房 □ 术后病程记录书写 □ 查看下肢血运情况及伤口 □ 观察生命体征变化	□ 上级医师查房 □ 术后病程记录书写 □ 查看腹部情况及切口 □ 观察生命体征变化	□ 上级医师查房，进行切口评估，决定是否可以出院 □ 完成出院记录、病案首页、出院证明等文件 □ 交代出院后注意事项如复查时间、出现手术相关意外情况时的处理等
重点医嘱	**长期医嘱** □ 一级护理 □ 饮食 **临时医嘱** □ 伤口换药	**长期医嘱** □ 二级护理 □ 饮食 **临时医嘱** □ 视具体情况而定 □ 可考虑拔除引流管 □ 复查血常规、肝肾功能、电解质、血糖等	**临时医嘱** □ 拆线、换药 □ 出院带药 □ 复查下肢动脉彩超或下肢动脉CTA
主要护理工作	□ 指导患者术后功能锻炼 □ 观察下肢血运情况 □ 切口愈合情况 □ 心理和生活护理 □ 饮食指导	□ 指导患者术后功能锻炼 □ 观察下肢血运情况 □ 切口愈合情况 □ 心理和生活护理 □ 出院指导	□ 指导办理出院手续
病情变异记录	□ 无　□ 有，原因： 1. 2.	□ 无　□ 有，原因： 1. 2.	□ 无　□ 有，原因： 1. 2.
护士签名			
医师签名			

第五十一章

大隐静脉曲张日间手术临床路径释义

【医疗质量控制指标】

指标一、本路径是针对下肢静脉曲张的日间手术治疗。

指标二、治疗要掌握适应证，选择合适的手术方案。

指标三、注意预防静脉炎和深静脉血栓。

一、大隐静脉曲张日间手术编码

疾病名称及编码：下肢静脉曲张（ICD-10：I83）

手术操作名称及编码：大隐静脉主干激光闭合术/大隐静脉高位结扎电凝术（ICD-9-CM-3：38.59）

二、临床路径检索方法

I83 伴 38.59

三、国家医疗保障疾病诊断相关分组（CHS-DRG）

MDCF 循环系统疾病及功能障碍

FF3 静脉系统复杂手术

四、大隐静脉曲张日间手术临床路径标准住院流程

（一）适用对象

第一诊断为下肢静脉曲张（ICD-10：I83、O22.0、O87.8），行手术治疗（ICD-9-CM-3：38.59）。

> 释义
>
> ■ 本路径适用对象为临床诊断为原发性大隐静脉曲张且需要行日间手术治疗的患者，如保守治疗则需进入其他相应路径。如果是继发性大隐静脉曲张，如血栓后综合征后出现的静脉曲张，右心功能不全继发的静脉曲张，下腔静脉、髂静脉堵塞继发的静脉曲张，以及其他原因继发的下肢静脉曲张不适于此路径。

（二）诊断依据

根据《临床诊疗指南·外科学分册》（中华医学会编，人民卫生出版社，2006 年，第 1 版）。

1. 明显的临床症状：肢体沉重感、乏力、胀痛、瘙痒等。

2. 典型体征：静脉迂曲扩张、色素沉着、血栓性浅静脉炎、皮肤硬化、溃疡等。

3. 排除下肢深静脉功能不全及下肢深静脉血栓病史。

4. 血管彩色多普勒超声检查或下肢静脉造影检查明确。

> **释义**
>
> ■ 本路径的制订主要参考国内权威参考书籍和诊疗指南。
> ■ 病史和临床症状是诊断大隐静脉曲张的初步依据，多数患者表现为肢体沉重感、乏力、胀痛、瘙痒等。血管彩色多普勒超声检查或者下肢静脉造影可明确诊断，血管超声检查具有简便、无创的优点，建议作为首选检查手段，下肢静脉造影作为备选手段。部分患者临床表现不典型，血管超声检查或者下肢静脉造影提示大隐静脉瓣膜功能不全，暂不进入路径；亦或者部分患者临床表现典型，但血管超声检查或者下肢静脉造影未提示大隐静脉瓣膜功能不全，暂不进入路径。

（三）进入路径标准

1. 第一诊断必须符合 ICD-10：I83 下肢静脉曲张疾病编码。
2. 当患者同时具有其他疾病诊断，但在住院期间不需要特殊处理也不影响第一诊断的临床路径流程实施时，可以进入路径。

> **释义**
>
> ■ 患者疾病诊断首先应该符合 ICD-10：I83 下肢静脉曲张疾病编码，才能入临床路径。如果合并其他疾病诊断，但这些疾病无需在此手术期间干预，也不影响第一诊断的临床路径流程实施，可以进入路径。

（四）标准住院日（提倡当日日间手术）

1~3 日。

> **释义**
>
> ■ 提倡日间手术，目前可选择局部麻醉下行大隐静脉主干激光闭合，射频闭合，或者小切口主干剥脱，膝下段行硬化剂注射，点式剥脱等处理，可满足 1~3 日的住院时间。

（五）住院前的门诊或住院期间的检查项目

1. 必须的检查项目：
（1）血常规、尿常规、大便常规。
（2）肝肾功能、电解质、凝血功能、感染性疾病筛查（乙型肝炎、丙型肝炎、艾滋病、梅毒等）。
（3）X 线胸片、心电图、下肢静脉彩色多普勒超声检查。
2. 根据患者病情进行的检查项目：下肢静脉造影、髂静脉或下腔静脉彩色多普勒超声检查、超声心动图和肺功能检查。

> **释义**
>
> ■ 血常规、尿常规、大便常规是最基本的三大常规检查，进入路径的患者均需完成。肝肾功能、电解质、血糖、血脂、凝血功能、心电图、X线胸片可评估有无基础疾病，是否影响住院时间、费用及其治疗预后；血型、感染性疾病筛查用于术前准备；一般年纪大、情况较差的患者可行心脏彩色多普勒超声检查、肺功能检查，部分患者可行下肢静脉造影、髂静脉或下腔静脉彩色多普勒超声检查了解患者近心端流出道有无狭窄或者堵塞等，排除手术禁忌，评估手术风险。

（六）治疗方案的选择

根据《临床诊疗指南·外科学分册》（中华医学会编，人民卫生出版社，2006年，第1版）。

1. 大隐静脉或小隐静脉高位结扎+抽剥/静脉射频电流导管消融术/静脉腔内激光烧灼术、硬化剂注射术。

2. 根据小腿静脉曲张的范围和程度以及患者意愿选择曲张静脉切除/点状抽剥/环形缝扎/透光刨吸/电凝/激光/射频闭锁、硬化剂注射术等不同手术方式。

> **释义**
>
> ■ 目前静脉曲张治疗的方式比较多，对于大隐静脉或小隐静脉主干可以选择高位结扎+抽剥/静脉射频电流导管消融术/静脉腔内激光烧灼术、硬化剂注射术。对于小腿段静脉曲张，多采用曲张静脉切除/点状抽剥/环形缝扎/透光刨吸/电凝/激光/射频闭锁、硬化剂注射术等不同手术方式；具体术式建议根据医师手术掌握的熟练程度，患者的意愿，以及各种治疗方式的费用等综合考虑，获得患者同意后实施。

（七）预防性抗菌药物选择与使用时机

预防性抗菌药物选择主要依据《抗菌药物临床应用指导原则》（国卫办医发〔2015〕43号）执行。预防性用药时机为术前半小时至1小时（万古霉素或氟喹诺酮类等由于需输注较长时间，应在术前1~2小时开始给药）；手术超过3小时或术中失血量超过1500ml时加用1次。结合患者的病情决定抗菌药物的选择，可选用革兰阳性菌敏感的抗菌药物，常规情况下不使用抗菌药物。

> **释义**
>
> ■ 应尽量选择单一抗菌药物预防用药，避免不必要的联合使用。静脉曲张手术一般无需预防用药，但对于已经存在皮肤破溃、感染等情况，可以围手术期预防性应用抗菌药物，建议选用针对金黄色葡萄球菌的抗菌药物，以第一、第二代头孢菌素为主。头孢菌素过敏者，针对革兰阳性菌可用万古霉素、去甲万古霉素、克林霉素。
>
> ■ 静脉输注应在皮肤、黏膜切开前0.5~1.0小时或麻醉开始时给药，在输注完毕后开始手术，保证手术部位暴露时局部组织中抗菌药物已达到足以杀灭手术过程中沾染细菌的药物浓度。万古霉素或氟喹诺酮类等由于需输注较长时间，应在手术前1~2小时开始给药。抗菌药物的有效覆盖时间应包括整个手术过程。手术时间较短

（<2 小时）的清洁手术术前给药 1 次即可。如手术时间超过 3 小时或超过所用药物半衰期的 2 倍以上，或成人出血量超过 1500ml，术中应追加 1 次。预防用药时间不超过 24 小时。

（八）手术日

入院当天。

1. 麻醉方式：可以选择局部麻醉、全身麻醉、硬膜外麻醉、区域阻滞、腰硬联合麻醉或脊椎麻醉。

2. 术中用药：麻醉常规用药、术后镇痛用药。

> **释义**
>
> ■ 目前静脉曲张的麻醉方式有局部麻醉、全身麻醉、硬膜外麻醉、区域阻滞、腰硬联合麻醉或脊椎麻醉可以选择，建议根据具体实施的术式以及患者本身的意愿，以及治疗整体费用，综合考量后决定麻醉方式。具体麻醉用药，术后镇痛根据患者情况决定。

（九）术后恢复

1. 必须复查的检查项目：根据患者具体情况而定。

2. 术后用药：一般不用抗菌药物，术后根据病情或术式可以适当使用抗凝或抗血小板聚集药物，术后根据情况选择弹力袜或弹力绷带治疗。

> **释义**
>
> ■ 日间手术的患者术后即刻一般无须行特殊复查的检查项目，根据患者具体情况而定。术后一般不用抗菌药物，术后根据病情或术式可以适当使用抗凝或抗血小板聚集药物，术后根据情况选择弹力袜或弹力绷带治疗，目的是预防深静脉血栓形成、保障手术治疗效果。对于激光、射频消融、硬化剂注射这些手术方式，术后弹力袜或弹力绷带治疗是必需的。

（十）出院标准

1. 患者体温正常，伤口无明显血肿或感染迹象，能下床活动。

2. 没有需要住院处理的并发症。

> **释义**
>
> ■ 患者出院前应观察临床症状是否减轻或消失，观察伤口愈合情况，明确有没有需要干预的并发症（如血栓性静脉炎或者深静脉血栓）。

（十一）变异及原因分析

1. 严重基础疾病可能对手术造成影响者，术前准备时间和术后恢复时间可能会延长。

2. 术后出现伤口血肿、感染、下肢深静脉血栓形成等并发症时，住院恢复时间会相应延长。

释义

■ 在住院治疗过程中，发现其他严重基础疾病，需调整药物治疗或继续其他基础疾病的治疗，则中止本路径；术后出现伤口血肿、感染、下肢深静脉血栓形成等严重并发症，治疗疗程长、治疗费用高者，需退出本路径或转入相应路径。

■ 认可的变异原因主要是指患者入选路径后，在检查及治疗过程中发现患者合并存在事前未预知的、对本路径治疗可能产生影响的情况，需要中止执行路径或延长治疗时间、增加治疗费用。医师需在表单中明确说明。

■ 因患者方面的主观原因导致执行路径出现变异，需医师在表单中予以说明。

五、大隐静脉曲张日间手术临床路径给药方案

1. 用药选择：

治疗期间：宜选：七叶皂苷类药物。

可选：胰激肽原酶肠溶片 240U，口服，每日 3 次。

　　　　羟苯磺酸钙 0.5g，口服，每日 3 次。

　　　　香豆素类，如 α-苯并吡喃酮。

　　　　黄酮类，如 γ-苯并吡喃酮、曲克芦丁。

一般无需预防性应用抗菌药物。如需使用，建议选用针对金黄色葡萄球菌的抗菌药物，以第一、第二代头孢菌素为主。头孢菌素过敏者，针对革兰阳性菌可用万古霉素、去甲万古霉素、克林霉素。一般静脉输注应在皮肤、黏膜切开前 0.5~1.0 小时或麻醉开始时给药，手术时间较短（<2 小时）的清洁手术术前给药 1 次即可。如手术时间超过 3 小时或超过所用药物半衰期的 2 倍以上，或成人出血量超过 1500ml，术中应追加 1 次。预防用药时间不超过 24 小时。

2. 药学提示：

（1）入院后，常规给予七叶皂苷类药物等减轻静脉炎症反应，改善患者肢体肿胀症状。

（2）静脉曲张手术无需常规预防应用抗菌药物，如创面较大或有其他可能导致感染因素可适当应用抗菌药物。避免 48 小时内应用阿司匹林、布洛芬和其他抗炎药物。

（3）给药方案仅为用药种类的参考指导，具体药物需在符合治疗原则的情况下根据不同医院的药物情况使用

3. 注意事项：

（1）头孢菌素类：注意皮试。

（2）头孢菌素类药物毒性较低，不良反应较少。常见的是过敏反应，多为皮疹、荨麻疹等，过敏性休克罕见。第二代头孢菌素对肾脏的毒性很小。有报道大剂量使用头孢菌素可发生头痛、头晕以及可逆性中毒性精神病等中枢神经系统反应

六、大隐静脉曲张日间手术临床路径护理规范

1. 术前准备：

（1）患者遵医嘱门诊完成术前各项检查。

（2）护理人员在预约处向患者讲解术前注意事项，包括诊疗的具体流程、入院物品的准备、

停服的具体药物、当地医疗保险对于日间手术的报销政策等；指导合并基础疾病的患者手术前正确服用药物。

（3）术前 1 日电话提醒患者来院时间和术前各项准备事宜，如术前禁食、禁水时间等。

（4）心理护理：手术当日，详细向患者说明手术的目的、方法和注意事项，充分告知，解除思想顾虑，增加手术信任感，有利于患者手术前后的自我护理，积极配合诊疗。

（5）术前准备：术前禁食、禁水，患肢皮肤准备。

2. 术后护理：

（1）体位：麻醉术后护理常规，休息或卧床时抬高患肢，指导患者做足背伸屈运动，促进静脉血回流，防止下肢深静脉血栓形成。术后鼓励患者下床活动，建议慢步行走 30 分钟，逐渐加大活动量，避免久坐、久站及下肢过早负重。

（2）伤口护理：观察穿刺部位有无出血、渗血情况。

（3）观察患者远端皮温、皮色、足背动脉搏动情况，观察患肢肿胀情况。

（4）出院评估：患者生命体征平稳，无恶心、呕吐、胸闷气急，伤口无出血或剧烈疼痛，能自行活动，患肢绷带松紧适宜，末梢血运良好，出院后出现不适立即就医。

（5）出院后延续性护理：在患者出院后复诊，协助医师拆除弹力绷带，观察患肢情况，有无皮肤瘙痒、水疱、皮肤瘀斑。大部分患者瘙痒症状会自行缓解。对于未破小水疱，不予特殊处理；较大水疱，在无菌操作下用注射器抽出疱液，指导患者回家后碘伏外涂保持局部清洁干燥，暂缓穿弹力袜，一般 5~7 天愈合。皮肤瘀斑，遵医嘱予多磺酸黏多糖局部涂抹或热敷。

（6）复诊：患者出院后的 1、7、28 天，进行电话随访，了解患者的术后恢复情况。告知患者如出现患肢疼痛、肿胀，请及时就诊。观察无下肢肿胀，行下肢静脉 B 超检查，排除下肢深静脉血栓后遵医嘱予镇痛、消肿药。告知患者皮肤麻木是术中皮肤神经损伤导致，神经修复需要较长时间，不需特殊处理，向患者做好解释，减轻顾虑。

七、大隐静脉曲张日间手术临床路径营养治疗规范

饮食应注意不可油腻或辛辣、生冷，应多注重维生素、膳食纤维等的摄入，多吃新鲜蔬菜和水果，保持清淡易消化原则，保持大便通畅。

八、大隐静脉曲张日间手术临床路径患者健康宣教

1. 行为指导：指导患者保持良好坐姿，避免久站、久坐，坐时避免双腿交叉过久，座椅高度以不使膝盖屈曲超过 90° 为原则，椅子的深度应在腘窝与座椅之间能伸入 2 个手指为宜，以免压迫腘窝的血管，影响静脉血回流，休息时抬高患肢。

2. 指导患者进行适当的体育锻炼，增强血管壁弹性。

3. 避免用过紧的腰带和穿紧身衣裤，积极治疗慢性咳嗽，避免提重物等增加腹压的因素。

4. 合理膳食，多食新鲜水果蔬菜，保持大便通畅，维持正常体重，避免肥胖。

5. 继续应用弹力绷带或穿弹力袜至少 1~2 个月，弹力袜使用及注意事项：

（1）弹力袜的选择与测量：首先告知患者购买治疗型的医用弹力袜，测量下肢小腿脚踝部的最小周径，小腿的最大周径，腹股沟中点以下 5cm 处的周径，来对照选择弹力袜的型号。

（2）穿着时间：患者穿着弹力袜的最佳时间是清晨起床之时，此时腿部血管处于最大启动状态，肿胀还未发生。晚上上床休息之前脱掉袜子。

（3）穿着注意事项：穿弹力袜时不要让首饰、指甲等硬物刮到袜子，皮肤干燥需要使用油基润肤剂或霜剂，避免干燥皮肤刮破弹力袜。

（4）穿着方法：将袜筒由里向外翻，一直到脚跟部，用两手拇指向外撑开，把脚趾伸入袜内，示指与拇指协力把袜子拉向足踝部，把袜身沿腿的上部往上回翻，逐渐拉伸至大腿根部。穿好后将袜子贴身抚平。脱袜时用手抓住袜子内侧向下慢慢将袜子顺腿脱下。

（5）弹力袜日常保养：洗涤时用中性洗涤剂，水温≤40°，要手洗，不要拧干，用手挤出或用干毛巾吸出多余的水分并在阴凉处晾干，切勿在阳光下暴晒或烘干。过度磨损或损坏的弹力袜应及时更换。

（6）皮肤过敏的处理：患者穿着弹力袜出现过敏现象，可将弹力袜反穿，或在弹力袜硅胶处垫平整的棉布，可有效防止过敏现象出现，当过敏症状加重时，暂停使用弹力袜。

九、推荐表单

（一）医师表单

大隐静脉曲张日间手术临床路径医师表单

适用对象：第一诊断为下肢静脉曲张（ICD-10：I83）

行手术治疗（ICD-9-CM-3：38.59）

患者姓名：		性别：　　年龄：　　门诊号：		住院号：
住院日期：　　年　月　日		出院日期：　　年　月　日		标准住院日：1~3 天

时间	住院第 1 天 （手术前日或手术日）	
主要诊疗工作	□ 病史采集及体格检查 □ 完成病历（24 小时出入院） □ 完善相关检查 □ 制订大隐/小隐静脉术式 □ 完成术前告知和知情同意签字 □ 向患者及家属交代术后注意事项	□ 做好术前准备工作 □ 对患肢做好手术标记
重点医嘱	**长期医嘱** □ 二级护理 □ 普通饮食 □ 既往基础用药+治疗用药 □ 今日在局部麻醉/硬膜外麻醉/腰硬联合麻醉下行大隐静脉/小隐静脉高位结扎、抽剥、射频闭合或腔内激光烧灼术/小腿曲张静脉切除/点式抽剥/环缝/刨吸/电凝/激光/射频消融闭合治疗或硬化剂注射术 □ 下肢静脉曲张术后护理常规 □ 6 小时后普通膳食 □ 卧床时抬高患肢 30° □ 鼓励麻醉恢复后早下床活动 □ 弹力绷带或弹力袜 □ 观察患肢血循环情况和伤口情况（如足背动脉搏动、患肢肿胀情况、敷料等）	**临时医嘱** □ 血常规+血型 □ 凝血功能 □ D-二聚体 □ 生化 □ 尿常规 □ 下肢血管超声+超声心动图，X 线胸片（部分患者需要） □ 心电监护 □ 吸氧 □ 补液（视情况而定） □ 止吐、镇痛药物 □ 根据情况决定是否补液、抗菌药物
病情变异记录	□ 无　□ 有，原因： 1. 2.	
医师签名		

时间	住院第 2 天 （手术日或出院日）
主 要 诊 疗 工 作	□ 完成手术操作，做好记录 □ 通知患者及其家属今天出院 □ 完成病历、病案首页、出院证明书 □ 向患者及其家属交代出院后注意事项，预约复诊日期及拆线日期 □ 将 24 小时出入院及出院证明书交患者或其家属
重点 医嘱	**出院医嘱** □ 预约换药（每 3 天 1 次）、拆线（术后 1 周腹股沟拆线；术后 2 周小腿拆线） □ 出院带药
病情 变异 记录	□ 无 □ 有，原因： 1. 2.
医师 签名	

（二）护士表单

大隐静脉曲张日间手术临床路径护士表单

适用对象：第一诊断为下肢静脉曲张（ICD-10：I83）

行手术治疗（ICD-9-CM-3：38.59）

患者姓名：	性别：	年龄：	门诊号：	住院号：
住院日期： 年 月 日	出院日期： 年 月 日			标准住院日：1~3 天

时间	住院第 1 天 （手术前日或手术日）	
健康宣教	□ 介绍主管医师、护士 □ 介绍医院内相关制度 □ 介绍环境、设施 □ 介绍住院注意事项 □ 介绍疾病知识与并发症预防 □ 介绍陪伴及探视制度 □ 术前宣教，宣教疾病知识 □ 术前用药的药理作用及注意事项 □ 术前准备（备皮、配血），介绍手术过程 □ 告知术前禁食、禁水、沐浴，物品的准备 □ 告知签字及麻醉科访视事宜	□ 告知术后饮食、活动及术后可能出现的情况及应对方式 □ 告知家属等候区域 □ 告知体位要求 □ 告知术后疼痛处理方法 □ 给予患者及家属心理支持 □ 介绍术后注意事项，告知术后可能出现的情况及应对方式 □ 告知氧气，监护设备、管路功能及注意事项 □ 弹力绷带及医用弹力袜使用
护理处置	□ 核对患者姓名，佩戴腕带 □ 建立入院护理病历 □ 卫生处置：剪指（趾）甲，更换病号服 □ 遵医嘱完成特殊检查 □ 了解患者基础疾病，遵医嘱予以对应处理或检测 □ 协助完善相关检查，做好解释说明 □ 遵医嘱完成治疗及用药	□ 核对患者姓名并摘除衣物，保护患者 □ 核对资料及带药 □ 填写手术交接单 □ 术后 　核对患者姓名及资料填写手术交接单 　遵医嘱完成治疗用药
基础护理	□ 二级护理 □ 晨晚间护理	□ 患者安全护理 □ 协助患者采取正确体位
专科护理	□ 护理查体 □ 遵医嘱协助患者完善相关检查 □ 心理护理	□ 观察记录患者生命体征、意识、伤口辅料、肢体活动、皮肤情况 □ 并发症观察
重点医嘱	□ 详见医嘱执行单	
病情变异记录	□ 无 □ 有，原因： 1. 2.	
护士签名		

时间	住院第 2 天 （手术日或出院日）
健康宣教	□ 术后药物作用及频率 □ 相关检查的目的、注意事项 □ 下地活动注意事项及安全指导 □ 指导办理出院手续 □ 定时复查 □ 出院带药服用方法 □ 注意休息 □ 饮食指导
护理处置	□ 测量记录生命体征 □ 遵医嘱完成相关检查 □ 办理出院手续 □ 书写出院小结
基础护理	□ 三级护理 □ 晨晚间护理 □ 安全护理措施到位 □ 心理护理
专科护理	□ 监测记录患者生命体征、意识，观察伤口敷料、腹部体征、肢体活动、皮肤情况 □ 观察病情变化、生命体征
重点医嘱	□ 详见医嘱执行单
病情变异记录	□ 无　□ 有，原因： 1. 2.
护士签名	

（三）患者表单

大隐静脉曲张日间手术临床路径患者表单

适用对象：第一诊断为下肢静脉曲张（ICD-10：I83）
行手术治疗（ICD-9-CM-3：38.59）

患者姓名：	性别： 年龄： 门诊号：	住院号：
住院日期： 年 月 日	出院日期： 年 月 日	标准住院日：1~3 天

时间	住院第 1 天 （手术前日或手术日）	
医患配合	□ 医师询问现病史、既往病史、用药情况，收集资料并进行体格检查 □ 环境介绍、住院制度 □ 配合完善术前相关检查 □ 有任何不适告知医师 □ 配合完善术前相关检查	□ 医师向患者及家属介绍病情，进行手术谈话签字 □ 麻醉师对患者进行术前访视 □ 如病情需要，配合术后转入监护病房 □ 配合评估手术效果
护患配合	□ 配合测量体温、脉搏、呼吸、血压、体重 □ 配合完成入院护理评估 □ 接收入院宣教 □ 有任何不适告知护士 □ 接受术前宣教 □ 接受配血，以备术中需要时用 □ 接受备皮	□ 准备好必要用物 □ 义齿、饰品等交家属保管 □ 配合执行探视及陪护 □ 配合检查意识、肢体 □ 配合术后吸氧、监护仪监测、输液 □ 遵医嘱采取正确体位 □ 配合缓解疼痛
饮食	□ 术前普通膳食、术后 6 小时进食进水	
排泄	□ 正常排尿便 □ 记录尿量	
活动	□ 正常活动	

时间	住院第 2 天 （手术日或出院日）
医 患 配 合	□ 需要时，配合伤口换药 □ 接受出院前指导 □ 知道复查程序
护 患 配 合	□ 配合定时测量生命体征 □ 接受服药等治疗 □ 后期接受进食、进水、排便等生活护理 □ 配合活动 □ 注意活动安全，避免坠床或跌倒 □ 配合执行探视及陪护 □ 接受出院宣教 □ 办理出院手续 □ 获取出院诊断书 □ 获取出院带药 □ 知道服药方法、作用、注意事项 □ 知道护理伤口方法 □ 知道复印病历方法
饮食	□ 根据医嘱，饮食调整
排泄	□ 正常排尿便 □ 避免便秘
活动	□ 适度活动，避免疲劳

附：原表单（2017年版）

大隐静脉曲张日间手术临床路径表单

适用对象：第一诊断为下肢静脉曲张（ICD-10：I83）
行手术治疗（ICD-9-CM-3：38.59）

患者姓名：	性别： 年龄： 门诊号：	住院号：
住院日期： 年 月 日	出院日期： 年 月 日	标准住院日：1~3天

时间	住院第1天（手术前日或手术日）	
主要诊疗工作	□ 常规术前准备和安排手术 □ 完成手术记录书写 □ 上级医师查房 □ 完成术前告知和知情同意签字 □ 手术 □ 术后病程记录书写 □ 向患者及家属交代术后注意事项	□ 查看患肢情况及伤口 □ 观察生命体征变化 □ 完成出院记录、出院证明等书写
重点医嘱	**长期医嘱** □ 今日在局部麻醉/硬膜外麻醉/腰硬联合麻醉下行大隐静脉/小隐静脉高位结扎、抽剥、射频闭合或腔内激光烧灼术/小腿曲张静脉切除/点式抽剥/环缝/刨吸/电凝/激光/射频消融闭合治疗或硬化剂注射术 □ 下肢静脉曲张术后护理常规 □ 一级护理 □ 6小时后普通膳食 □ 卧床时抬高患肢30° □ 鼓励麻醉恢复后早下床活动 □ 弹力绷带或弹力袜 □ 观察患肢血循环情况和伤口情况（如足背动脉搏动、患肢肿胀情况、敷料等）	**临时医嘱** □ 心电监护 □ 吸氧 □ 补液（视情况而定） □ 止吐、镇痛药物 □ 根据情况决定是否补液 □ 抗菌药物
主要护理工作	□ 观察生命体征、胃肠道反应及麻醉副作用 □ 执行术后医嘱 □ 观察患肢情况 □ 伤口渗出情况 □ 心理和生活护理	□ 指导患者术后功能锻炼，鼓励活动踝关节
病情变异记录	□ 无 □ 有，原因： 1. 2.	
护士签名		
医师签名		

时间	住院第 2 天 （手术日或出院日）	
主 要 诊 疗 工 作	□ 观察生命体征变化 □ 上级医师查房，进行伤口评估，决定是否可以出院 □ 完成出院记录、病案首页、出院证明等文件 □ 交代出院后注意事项如复查时间、出现手术相关意外情况时的处理等	
重 点 医 嘱	**临时医嘱** □ 预约换药（每 3 天 1 次）、拆线（术后 1 周腹股沟拆线；术后 2 周小腿拆线） □ 出院带药：地奥司明 0.45g 每日 2 次，或迈之灵 2 片每日 2 次，多磺酸黏多糖乳膏外用，每日 3 次	
主 要 护 理 工 作	□ 指导患者术后功能锻炼 □ 观察患肢情况 □ 伤口渗出情况 □ 心理护理 □ 出院宣教	□ 指导办理出院手续（手术当日或术后第 1 日）
病情 变异 记录	□ 无　□ 有，原因： 1. 2.	
护士 签名		
医师 签名		

第五十二章

静脉曲张硬化剂注射临床路径释义

【医疗质量控制指标】

指标一、本路径是针对下肢静脉曲张的硬化剂治疗。

指标二、治疗要掌握适应症。

指标三、注意预防静脉炎和静脉血栓。

一、静脉曲张硬化剂注射编码

疾病名称及编码：下肢静脉曲张（ICD-10：I83）

手术操作名称及编码：静脉注射硬化剂（ICD-9-CM-3：39.92）

二、临床路径检索方法

I83 伴 39.92

三、国家医疗保障疾病诊断相关分组（CHS-DRG）

MDCF 循环系统疾病及功能障碍

FN2 外周静脉经皮血管内检查和/或治疗

四、静脉曲张硬化剂注射临床路径标准住院流程

（一）适用对象

根据"硬化剂治疗下肢静脉曲张（中国）专家指导意见"，我们建议以下静脉类型疾病可采用硬化剂注射疗法：

1. 下肢浅静脉曲张（管径≤8mm）。

2. 分支静脉曲张。

3. 穿通支静脉功能不全（B超引导下）。

4. 网状静脉曲张。

5. 毛细血管扩张（蜘蛛形静脉曲张）。

6. 静脉曲张治疗后残留和复发。

7. 会阴部静脉曲张。

8. 腿部溃疡周围静脉曲张。

9. 静脉畸形（低流量）。

> **释义**
>
> ■ 下肢浅静脉曲张（管径＜8mm）、网状静脉曲张2~4mm、毛细血管扩张（蜘蛛形静脉曲张）0.1~2.0mm、复发性静脉曲张、静脉内消融治疗失败的静脉段、手足部明显的静脉扩张、先天性畸形、血管畸形、面部毛细血管扩张。

（二）诊断依据

1. 病史：有明确静脉曲张病史（关注有无静脉曲张手术或硬化剂治疗病史，采集的静脉疾病严重程度和临床资料进行 CEAP 分级）。

2. 症状体征：查体符合浅静脉曲张表现［站立时下肢浅静脉（包括大隐静脉及小隐静脉）迂曲扩张，伴或不伴皮肤色素沉着、瘙痒、水肿、溃疡］。

3. 辅助检查：（浅静脉、深静脉及交通支通畅、管径及反流情况）提示静脉瓣膜功能不全，确定病理性反流的部位。

4. 鉴别诊断：深静脉血栓形成后综合征，血栓性静脉炎，下肢淋巴管炎等。

> **释义**
>
> ■ 无创性的血管彩色多普勒超声检查足以对下肢静脉系统的形态和功能做出准确评判，应该作为首选检查手段。
>
> ■ 下肢静脉造影因有创性和造影后静脉炎可能只作为备选手段。

（三）进入路径标准

1. 存在下肢浅静脉曲张（临床分期处于中早期，具体见适合对象）。

2. 无相关禁忌证（过敏、深静脉血栓或肺栓塞、重度感染、长期卧床患者、存在右向左分流的先天性心血管发育畸形如症状性卵圆孔未闭等）。

（四）标准住院日

1~2 天。

（五）住院期间的检查项目

1. 必须的检查项目：

（1）血常规、尿常规、大便常规、生化、凝血功能+D-二聚体、免疫四项。

（2）下肢血管 B 超、X 线胸片、心电图。

2. 根据患者病情进行的检查项目：可疑先天性心脏病患者应行心脏超声检查。

（六）治疗方案的选择

硬化剂注射治疗。

（七）预防性抗菌药物选择与使用时机

无需使用。

> **释义**
>
> ■ 该手术原则上为无菌手术，部分患者小腿皮损区域有不同程度的炎症反应存在，因此可根据患者情况预防性（术前30分钟）和术后治疗性（1~2 天）使用抗菌药物，建议预防性使用第一代头孢菌素，治疗性用药选用第一代或第二代头孢菌素。

（八）手术日

入院 1~2 天。

1. 麻醉方式：腰麻、硬膜外麻醉、硬膜外网膜下腔联合阻滞麻醉或局部麻醉。

2. 术中用药：麻醉常规用药、术后镇痛用药。

3. 输血：视术中情况而定。

> **释义**
>
> ■ 术前对靶静脉进行拍照并录入病历，患者站立状态下应对大的静脉曲张应用外科标记笔标记，毛细血管扩展或网状静脉扩张不需要术前标记。
> ■ 硬化剂治疗应在消融术后进行。
> ■ 选择合适的硬化剂。硬化剂的药物效力需要和靶静脉直径相符合，选择合适治疗靶静脉且应用剂量最小、浓度最低的硬化剂。
> ■ 手术在超声引导下进行，一般不需麻醉或局部麻醉+强化。

（九）术后恢复

术后需观察半小时有无过敏反应，并做好抗过敏的准备工作。术中术后要求患者反复足部背屈，以有利于祛除进入深静脉的硬化剂，术后使用弹力包扎并嘱患者适当行走，3~5 天后改为穿弹力袜治疗。

> **释义**
>
> ■ 术后一般不需进行常规项目的检查，出院前可行多普勒血管超声复查。

（十）出院标准

患者硬化剂注射后若无明显不良反应（过敏、注射部位局部疼痛、肿胀、硬结、心血管反应、恶心、晕眩等），可考虑出院。

> **释义**
>
> ■ 硬化剂注射后无明显伤口，出院后可定期行多普勒超声复查。
> ■ 部分患者出现一过性并发症包括皮肤色素沉着（6 个月至 1 年可自行消散）、网状毛细血管扩张（3~12 个月吸收）、注射部位疼痛和荨麻疹形成，并不影响出院。
> ■ 当患者出现皮肤坏死（多由注射入动脉引起）、血栓性浅静脉炎、下肢深静脉血栓形成等严重并发症，退出此路径，延迟出院。

（十一）变异及原因分析

1. 严重基础疾病可能对手术造成影响者，术前准备时间会延长。
2. 术后出现伤口感染及下肢深静脉血栓形成等并发症时，住院恢复时间相应延长。
3. 静脉曲张较重，或伴发较重的皮肤营养障碍（皮炎、色素沉着、瘙痒、大面积溃疡），单纯硬化剂注射效果不佳，需结合手术治疗或激光治疗。

五、静脉曲张临床路径给药方案

1. 用药选择：

入院时：宜选：七叶皂苷类药物。

可选：胰激肽原酶肠溶片 240IU pot id。

羟苯磺酸钙 0.5g po tid。

香豆素类，如 α-苯并吡喃酮。

黄酮类，如 γ-苯并吡喃酮、曲克芦丁。

手术前 1 天：宜选：七叶皂苷类药物。

可选：胰激肽原酶肠溶片 240IU pot id。

羟苯磺酸钙 0.5g po tid。

香豆素类，如 α-苯并吡喃酮。

黄酮类，如 γ-苯并吡喃酮、曲克芦丁。

手术前 1 晚：宜选：七叶皂苷类药物。

可选：胰激肽原酶肠溶片 240IU pot id。

羟苯磺酸钙 0.5g po tid。

香豆素类，如 α-苯并吡喃酮。

黄酮类，如 γ-苯并吡喃酮、曲克芦丁。

入手术室后：可选：术前 30 分钟，第一代或第二代头孢菌素静脉输入。

手术中：可选：止血药。

麻醉科用药：依照麻醉科相关规定。

住院期间：使用所有常规术后用药后。

宜选：适量活血药物（疏血通等）。

七叶皂苷类药物。

可选：胰激肽原酶肠溶片 240IU pot id。

羟苯磺酸钙 0.5g po tid。

香豆素类，如 α-苯并吡喃酮。

黄酮类，如 γ-苯并吡喃酮、曲克芦丁。

出院后：宜选：七叶皂苷类药物。

可选：胰激肽原酶肠溶片 240IU pot id。

羟苯磺酸钙 0.5g po tid。

香豆素类，如 α-苯并吡喃酮。

2. 药学提示：入院后，常规给予不影响相关检查或手术治疗的患者常用药。此外，可常规给予七叶皂苷类药物，也可根据情况给予适量活血药物（疏血通等）。

静脉曲张硬化剂注射无需常规预防应用抗菌药物，如创面较大或有其他可能导致感染因素可适当应用抗菌药物。避免 48 小时内应用阿司匹林、布洛芬和其他抗炎药物。

给药方案仅为用药种类的参考指导，具体药物需在符合治疗原则的情况下根据不同医院的药物情况使用。

3. 注意事项：头孢菌素注意皮试。

抗凝或活血药的使用需根据围手术期情况决定，如术前是否合并静脉溃疡，是否合并静脉溃疡，是否有静脉炎，是否有深静脉等损伤等。

六、静脉曲张临床路径护理规范

1. 术前护理：

（1）合理饮食：嘱患者多饮水，多进食新鲜蔬菜、水果，多吃粗粮，少吃辛辣刺激性食物，忌烟酒，养成良好生活习惯。

（2）促进下肢静脉回流：卧床时抬高患肢，高于心脏水平 20～30cm，活动时穿医用弹力袜或使用弹力绷带。去除影响下肢静脉回流的因素：避免久站、久坐，坐时尽量双腿不要交叉，以免压迫腘静脉，影响静脉血回流；避免咳嗽、便秘、提重物等引起腹压增加的因素影响静脉血回流，减轻患肢水肿，利于术后切口愈合。

（3）心理护理：详细向患者手术的目的，方法和注意事项，充分告知，解除思想顾虑，增加手术信任感，以取得患者配合。

（4）术前准备：做好下肢皮肤护理，术前一日将曲张静脉用甲紫或记号笔标记。

2. 术后护理：

（1）体位：麻醉术后护理常规，休息或卧床时抬高患肢，指导患者做足背伸屈运动，促进静脉血回流，防止下肢深静脉血栓形成。术后鼓励患者下床活动，建议慢步行走 30 分钟，逐渐加大活动量，避免久坐、久站及下肢过早负重。

（2）伤口护理：观察穿刺部位有无出血、渗血情况。

（3）观察患者远端皮温、皮色、足背动脉搏情况，以及观察患肢肿胀情况。

（4）应用弹性绷带：注意保持弹性绷带松紧适宜，以能扪及足背动脉搏动和保持足部正常皮肤温度为宜，使用弹性绷带 2 周左右，如患肢出现苍白、青紫、温度低提示静脉回流受阻，应立即拆掉弹力绷带，通知医护人员及时调整弹力绷带松紧度。

（5）饮食指导：术后可进食后普通饮食，饮食应注意不可油腻或辛辣、生冷，应多注重维生素、膳食纤维等的摄入，多吃新鲜蔬菜和水果，保持清淡易消化原则，保持大便通畅，维持标准体重，注意加强体育锻炼，增强血管壁弹性，保持正确的健康生活方式。

（6）心理护理：关心、体贴、理解患者，消除患者的焦虑，向患者及家属耐心解释各项治疗和护理操作措施的必要性，鼓励患者及家属积极参与治疗、护理。

（7）并发症的观察与护理：

1）过敏反应：观察患者有无过敏反应，大多时候为轻微的局部或全身荨麻疹，应及时告知医师，给予对症处理。做到早发现早预防。如过敏反应严重患者需备齐抢救用物，积极抢救。

2）下肢静脉血栓形成和肺栓塞：注射后立即鼓励患者做做足背伸屈运动，使用弹力绷带加压包扎，即可嘱患者行走运动。24~48 小时拆除绷带后嘱患者穿着弹力袜，术后 3~4 周白天和夜间全天持续穿着，以后改为白天穿着 1~2 个月，以促进静脉血回流，预防血栓形成。观察患者有无胸闷、咳嗽，在治疗过程中有可能少量泡沫硬化剂进入肺动脉，引起一过性痉挛或肺梗死，如出现胸闷咳嗽，立即通知医师，嘱患者卧床休息，给予吸氧，症状可自行缓解。

3）神经感觉障碍：患者在经泡沫硬化剂治疗后，体内内皮素 1 水平上升，出现视觉障碍、头痛等神经症状，通常在治疗 5 分钟内出现，持续 10~20 分钟后消失，也可表现为短暂性脑缺血或脑卒中，表现为幻视、视物模糊、一过性黑矇，多数患者持续时间≤2 小时。发现异常，立即通知医师给予观察对症处理。

4）皮肤感觉障碍：患者出现局部皮肤麻木，皮肤条索样感觉或烧灼感为皮肤感觉障碍，多数并不严重，而且为自限性，告知患者症状可在 1 年内逐渐消失。对于大范围的皮肤感觉障碍，嘱患者保护下肢皮肤，避免过冷、过热、过硬的物体接触皮肤，以免意外事件发生。

血栓性静脉炎：常发生于术后 1~2 周，皮肤发红、疼痛、伴有条索状物，给予抬高患肢，注

5）意休息，局部进一步加压可改善症状，静脉炎为无菌性炎性反应，使用非甾体抗炎药（如多磺酸黏多糖乳膏）可减轻疼痛和促进炎性反应吸收。

6）色素沉着：避免阳光直晒，多数色素沉着可在术后 6~12 个月自行消失。

7）皮肤坏死：硬化剂外溢、动脉内注射等因素可导致皮肤坏死。观察皮温、皮肤颜色，如出现皮肤坏死，立即通知医师。小面积皮肤坏死可自愈，如坏死面积较大，则需要植皮。

七、静脉曲张临床路径营养治疗规范

低盐低脂清淡营养饮食。术前 12 小时禁食、禁水，术后 6 小时进食、进水，避免辛辣刺激

性饮食。保持大便通畅。

八、静脉曲张临床路径患者健康宣教

1. 行为指导：指导患者保持良好坐姿，避绝久站、久坐，坐时避免双腿交叉过久，座椅高度以不使膝盖屈曲，超过90°为原则，椅子的深度应在腘窝与座椅之间能伸入2个手指为宜，以免压迫腘窝的血管，影静脉血回流，休息时抬高患肢。

2. 指导患者进行适当的体育锻炼，增强血管壁弹性。

3. 避免用过紧的腰带和穿紧身衣裤，积极治疗慢性咳嗽，避免提重物等增加腹压的因素。

4. 合理膳食，多食新鲜水果蔬菜，保持大便通畅，维持正常体重，避免肥胖。

5. 继续应用弹力绷带或穿弹力袜至少3~6个月，弹力袜使用及注意事项：

（1）弹力袜的选择与测量：首先告知患者购买治疗型的医用弹力袜，测量下肢小腿脚踝部的最小周径，小腿的最大周径，腹股沟中点以下5cm处的周径，来对照选择弹力袜的型号。

（2）穿着时间：患者穿着弹力袜的最佳时间是清晨起床之时，此时腿部血管处于最大启动状态，肿胀还未发生。晚上上床休息之前脱掉抹子。

（3）穿着注意事项：穿弹力袜时不要让首饰、指甲等硬物刮伤到袜子，皮肤干燥需要使用油基润肤剂或霜剂，避免干燥皮肤刮破弹力袜。

（4）穿着方法：将袜筒由里向外翻，一直到胸跟部，用两手拇指向外撑开，把脚趾伸入袜内，食指与拇指协力把袜子拉向是踝部，把袜身沿腿的上部往上回翻，逐渐拉伸至大腿根部。穿好后将袜子贴身抚平。脱袜时用手抓住袜子内侧向下慢慢将袜子顺腿脱下。

（5）弹力袜日常保养：洗涤时用中性洗涤剂，水温≤40°，要手洗，不要拧干，用手挤出或用干毛巾吸出多余的水分并在阴凉处晾干，切勿在阳光下暴晒或烘干。过度磨损或损坏的弹力袜应及时更换。

（6）皮肤过敏的处理：患者穿着弹力袜出现过敏现象，可将弹力袜反穿，或在弹力袜硅胶处垫平整的棉布，可有效防止过敏现象出现，当过敏症状加重时，暂停使用弹力袜。

九、推荐表单

（一）医师表单

静脉曲张临床路径医师表单

适用对象：第一诊断为下肢浅静脉曲张（ICD-10：I83）
行下肢静脉曲张硬化剂闭合术

患者姓名：	性别：　　年龄：　　门诊号：	住院号：
住院日期：　　年　月　日	出院日期：　　年　月　日	标准住院日：3 天

时间	住院第 1 天	住院第 2 天	住院第 3 天 （出院日）
主要诊疗工作	□ 病史采集及体格检查 □ 完成病历（24 小时出入院） □ 完善相关检查 □ 大隐静脉硬化剂闭合术 □ 做好知情谈话	□ 完成操作记录	□ 上级医师查房，明确出院 □ 通知患者及其家属今天出院 □ 完成病历、病案首页、出院证明书 □ 向患者及其家属交代出院后注意事项，预约复诊日期及拆线日期 □ 将 24 小时出入院及出院证明书交患者或其家属
重点医嘱	**长期医嘱** □ 二级护理 □ 普通饮食 □ 既往基础用药 **临时医嘱** □ 血常规 □ 凝血功能 □ D-二聚体 □ 生化 □ 尿常规 □ 下肢血管超声	**长期医嘱** □ 二级护理 □ 普通饮食 □ 既往基础用药 **临时医嘱** □ 大隐静脉硬化剂闭合术 □ 明日出院	**出院医嘱** □ 出院带药
病情变异记录	□ 无　□ 有，原因： 1. 2.	□ 无　□ 有，原因： 1. 2.	□ 无　□ 有，原因： 1. 2.
医师签名			

（二）护士表单

静脉曲张临床路径护士表单

适用对象：第一诊断为下肢浅静脉曲张（ICD-10：I83）

行下肢静脉曲张硬化剂闭合术

患者姓名：	性别：　　年龄：　　门诊号：	住院号：
住院日期：　　年　月　日	**出院日期：**　　年　月　日	**标准住院日：3 天**

时间	住院第 1 天	住院第 2 天	住院第 3 天（出院日）
健康宣教	□ 介绍主管医师、护士 □ 介绍医院内相关制度 □ 介绍环境、设施 □ 介绍住院注意事项 □ 介绍疾病知识 □ 介绍陪护及探视制度	□ 告知家属等候区域 □ 告知手术当天禁食、禁水 □ 告知体位要求 □ 告知术后疼痛处理方法 □ 给予患者及家属心理支持 □ 介绍术后注意事项，告知术后可能出现的情况及应对方式 □ 告知氧气，监护设备、管路功能及注意事项 □ 再次明确探视陪护须知	□ 下地活动注意事项及安全指导 □ 指导办理出院手续 □ 定时复查 □ 出院带药服用方法 □ 注意休息 □ 饮食指导
护理处置	□ 核对患者姓名，佩戴腕带 □ 建立入院护理病历 □ 卫生处置：剪指（趾）甲、沐浴，更换病号服 □ 遵医嘱完成特殊检查 □ 了解患者基础疾病，遵医嘱予以对应处理或检测	□ 核对患者并摘除衣物，保护患者 □ 核对资料及带药 □ 填写手术交接单 □ 术后 □ 核对患者及资料填写手术交接单 □ 遵医嘱完成治疗用药	□ 如有尿管，夹闭尿管，锻炼膀胱功能，拔除尿管 □ 办理出院手续 □ 书写出院小结
基础护理	□ 二级护理 □ 晨晚间护理 □ 患者安全护理	□ 特级护理 □ 晨晚间护理 □ 患者安全护理 □ 协助患者采取正确体位	□ 二级护理 □ 晨晚间护理 □ 患者安全护理 □ 心理护理
专科护理	□ 护理查体 □ 填写跌倒及压疮防范表 □ 请患者家属陪护（需要时） □ 普通饮食 □ 心理护理	□ 观察记录患者生命体征、意识、伤口辅料、肢体活动、皮肤情况 □ 准确记录 24 小时出入量，观察每小时尿量 □ 尿管护理 □ 心理护理	□ 观察尿量情况 □ 观察病情变化
重点医嘱	□ 详见医嘱执行单	□ 详见医嘱执行单	□ 详见医嘱执行单
病情变异记录	□ 无　□ 有，原因： 1. 2.	□ 无　□ 有，原因： 1. 2.	□ 无　□ 有，原因： 1. 2.
护士签名			

（三）患者表单

静脉曲张临床路径患者表单

适用对象：第一诊断为下肢浅静脉曲张（ICD-10：I83）

行下肢静脉曲张硬化剂闭合术

患者姓名：		性别： 年龄： 门诊号：	住院号：
住院日期： 年 月 日		出院日期： 年 月 日	标准住院日：3 天

时间	住院第 1 天	住院第 2 天	住院第 3 天（出院日）
医患配合	□ 医师询问现病史、既往病史、用药情况（如服用抗凝剂，请明确告知意识），收集资料并进行体格检查 □ 环境介绍、住院制度 □ 配合完善术前相关化验、检查 □ 有任何不适请告知医师	□ 如病情需要，配合术后转入监护病房 □ 配合评估手术效果 □ 配合检查意识、肢体、胸腹部 □ 需要时，配合复查血液指标 □ 任何不适请告知医师	□ 接受下地活动注意事项及安全指导 □ 接受指导办理出院手续 □ 接受定时复查 □ 接受出院带药服用方法 □ 注意休息 □ 接受饮食指导
护患配合	□ 配合测量体温、脉搏、呼吸、血压、体重 1 次 □ 配合完成入院护理评估 □ 接收入院宣教 □ 有任何不适请告知护士	□ 清晨测量体温、脉搏、呼吸、血压 1 次 □ 送手术室前，协助完成核对，带资料，脱去衣物，上手术车 □ 返回病房后，协助完成核对，配合抬患者上病床 □ 配合检查意识、肢体 □ 配合术后吸氧、监护仪监测、输液 □ 遵医嘱采取正确体位 □ 配合缓解疼痛 □ 有任何不适请告知护士	□ 接受出院宣教 □ 办理出院手续 □ 获取出院诊断书 □ 知道服药方法 □ 知道护理伤口方法 □ 知道复印病历方法
饮食	□ 普通饮食	□ 术前禁食、禁水	□ 根据医嘱，饮食调整
排泄	□ 正常尿便 □ 记录尿量	□ 保留尿管	□ 正常排尿便
活动	□ 正常活动	□ 卧床休息	□ 正常活动，避免疲劳

附：原表单（2016 年版）

静脉曲张临床路径表单

适用对象：第一诊断为下肢浅静脉曲张（ICD-10：I83）
　　　　　行下肢静脉曲张硬化剂闭合术

患者姓名：	性别：　　年龄：　　门诊号：	住院号：
住院日期：　　年　月　日	出院日期：　　年　月　日	标准住院日：3 天

时间	住院第 1 天	住院第 2 天 （出院日）
主要诊疗工作	□ 病史采集及体格检查 □ 完成病历（24 小时出入院） □ 大隐静脉硬化剂闭合术 □ 做好知情谈话 □ 完成操作记录	□ 上级医师查房，明确出院 □ 通知患者及其家属今天出院 □ 完成病历、病案首页、出院证明书 □ 向患者及其家属交代出院后注意事项，预约复诊日期及拆线日期 □ 将 24 小时出入院及出院证明书交患者或其家属
重点医嘱	**长期医嘱** □ 二级护理 □ 普通饮食 □ 既往基础用药 **临时医嘱** □ 血常规 □ 凝血功能 □ D-二聚体 □ 生化 □ 尿常规 □ 下肢血管超声 □ 大隐静脉硬化剂闭合术 □ 明日出院	**出院医嘱** □ 出院带药
护理工作	□ 入院护理评估 □ 护理计划 □ 抽血 □ 做好宣教及配合工作	□ 指导患者术后康复锻炼
病情变异记录	□ 无　□ 有，原因： 1. 2.	□ 无　□ 有，原因： 1. 2.
护士签名		
医师签名		

参考文献

［1］王海飞，吴连平，史红军，等．慢性胆囊炎单病种临床路径使用抗菌药物的疗效与药物经济学评价［J］．中国医院用药评价与分析．2015，15（1）：34-36.

［2］倪元红，任建安，黎介寿．肠外瘘病人肠内营养的护理［J］．肠外与肠内营养，2003，10（2）：119-121.

［3］聂敏，李春雨．肛肠科护士手册［M］．北京：中国科学技术出版社，2018.

［4］聂敏，李春雨．肛肠外科护理［M］．北京：人民卫生出版社，2018.

［5］彭南海，黄迎春．临床营养护理指南——肠内营养部分［M］．第2版．南京：东南大学出版社，2019.

［6］郑涛，解好好，吴秀文，等．全国多中心肠外瘘诊治情况调查及预后风险因素分析［J］．中华胃肠外科杂志，2019，022（011）：1041-1050.

［7］陈孝平，汪建平．外科学．第8版．北京：人民卫生出版社，2013.

［8］冉东辉，耿诚，娄子彦．不同部位胰腺癌胰十二指肠切除术后预后分析［J］．中华普通外科杂志，2020，5：357-361.

［9］任建安，王革非，王新波，等．肠外瘘病人肠内营养支持临床应用研究［J］．肠外与肠内营养，2000，7（4）：204-209.

［10］尚红玲，崔勇和．术后循证护理普外科腹部手术患者胃肠功能恢复及生活质量的影响．实用临床医药杂志，2015．19（04）：131-133.

［11］沈鸣雁，卢芳燕，王仁芳，等．医护程序化随访方案的制订及在胰腺肿瘤患者中的应用［J］．中华护理杂志，2016，11：1330-1334.

［12］沈鸣雁，卢芳燕，王仁芳，等．针对胰腺癌患者的多学科专业化护理实践与成效［J］．中华护理杂志，2016，51（5）：542-546.

［13］时霄，寒金钢．胰腺癌精准医疗的实践与挑战［J］．中华外科杂志，2020，1：37-41.

［14］王吉甫．胃肠外科学［J］．北京：人民卫生出版社，2000.

［15］王健，沈朝勇，张波．胃肠间质瘤个体化治疗策略的探讨［J］．中华结直肠疾病电子杂志，2019，8（3）：217-220.

［16］王平．2018年国际腹股沟疝指南解读：成人腹股沟疝管理（二）［J/CD］．中华疝和腹壁外科杂志（电子版），2018，12（6）：401-405.

［17］王婷婷，邓涵予，芶圣洁．个体化综合护理模式对胰腺癌癌性疼痛影响［J］．中华肿瘤防治杂志，2019，S1：228-229.

［18］魏素臻，李贵新，王爱红，等．肿瘤预防诊治与康复护理［M］．北京：人民军医出版社，2010.

［19］吴孟超，吴在德．黄家驷外科学［M］．第7版．北京：人民卫生出版社，2013.

［20］吴晓，赵芳，龚蕴珍．改进后护理临床路径在日间腹腔镜胆囊切除术中的应用评价．实用临床护理学电子杂志，2020，5（31）：57.

［21］杨华，高云梅，尹紫薇．疼痛护理干预对胰腺癌患者术后生活质量的影响分析［J］．贵州医药，2020，7：1169-1170.

［22］杨慧琪，刘敏，申英末．2018年国际腹股沟疝指南解读：成人腹股沟疝管理（一）［J/

CD].中华疝和腹壁外科杂志（电子版），2018，12（5）：321-325.

［23］杨丽霞，蔺辉，郭筱萍，等.图文式临床路径宣教在腹腔镜治疗胆囊结石患者中的应用.中国实用护理杂志，2011，27（11）：64-66.

［24］杨玲，胡小亚.胰腺假性囊肿术后的护理体会［J］.山东大学学报（医学版），2014，52（S2）：172-173.

［25］杨艳杰.护理心理学［M］.第3版.北京：人民卫生出版社，2016.

［26］杨逸敏.假性胰腺囊肿的外科整体护理研究［J］.中外女性健康（下半月），2014，（9）：10-11.

［27］姚海艳，张华娟.重症急性胰腺炎继发胰腺假性囊肿经皮穿刺置管引流的护理［J］.广东医学，2015，36（11）：1786-1788.

［28］印义琼，刘春娟，刘丽容，等.胃肠间质瘤住院病人营养风险筛查［J］.肠外与肠内营养，2014，21（4）：211-213.

［29］余波，魏云巍.胰腺假性囊肿治疗的研究进展［J］.中国微创外科杂志，2018，18（7）：636-638.

［30］喻德洪.黄家驷外科学［J］.第6版.北京：人民卫生出版社，2005.

［31］张蒙.精细化护理干预在腹腔镜胰十二指肠切除患者围术期中的应用［J］.临床医药实践，2020，3：236-238.

［32］张启瑜.钱礼腹部外科学［M］.北京：人民卫生出版社，2006.

［33］中华中医药学会脾胃病分会.消化性溃疡中医诊疗专家共识意见（2017）［J］.中华中医药杂志，2017，32（09）：4089-4093.

［34］张太平，刘悦泽，曹喆.新辅助治疗背景下胰腺癌扩大切除术的应用价值［J］.中华外科杂志，2020，7：E001.

［35］张燕生，刘仍海.肛肠病手册［M］.北京：人民卫生出版社，2004.

［36］张银铃.护理心理学［M］.北京：人民卫生出版社，2009.

［37］张有生，李春雨.实用肛肠外科学［M］.北京：人民军医出版社，2009.

［38］赵森峰，李向军，豆松萌，等.5771例日间腹腔镜胆囊切除术的安全性和经济效益分析［J］.中华肝脏外科手术学电子杂志，2018，7（3）：193-196.

［39］赵玉沛，崔铭，张太平.腹腔镜胰腺癌根治术的热点与展望［J］.中华普外科手术学杂志（电子版），2019，4：325-327.

［40］支春平，秦红军，胡仁健，等.经皮穿刺置管引流和内镜经十二指肠乳头引流治疗胰腺假性囊肿的有效性和安全性临床对照研究［J］.中华胰腺病杂志，2019，19（4）：296-298.

［41］中国医师协会外科学分会肠瘘外科医师委员会.中国克罗恩病并发肠瘘诊治的专家共识意见［J］.中华胃肠外科杂志，2018，21（12）：1337-1346.

［42］中国临床肿瘤学会胃肠间质瘤专家委员会.中国胃肠间质瘤诊断治疗共识（2017年版）［J］.肿瘤综合治疗电子杂志，2018，004（001）：31-43.

［43］中华医学会消化病学分会炎症性肠病协作组.中国炎症性肠病诊断治疗规范的共识意见［J］.中华内科杂志，2008（1）：7.

［44］中国研究型医院学会加速康复外科专业委员会，中国日间手术合作联盟.胆道外科日间手术规范化流程专家共识（2018版）［J］.中华外科杂志，2018，56（5）：321-327.

［45］中国医师协会肿瘤医师分会，中国医疗保健国际交流促进会，胰腺疾病专家委员会中国医药教育协会腹部肿瘤专家委员会.中国胰腺癌多学科综合治疗模式专家共识（2020版）［J］.中华肿瘤杂志，2020，7：531-536.

［46］中华人民共和国卫生部.临床护理实践指南（2011版）［M］.北京：人民军医出版社，2011.

［47］中华消化杂志编辑委员会.中国慢性胆囊炎、胆囊结石内科诊疗共识意见（2014年，上

海）［J］．临床肝胆病杂志，2015，31（1）：7-11.

［48］中华消化杂志编委会. 消化性溃疡诊断与治疗规范（2016 年，西安）［J］．中华消化杂志，2016，36（8）：508-513.

［49］中华医学会. 临床诊疗指南·外科学分册［M］．北京：人民卫生出版社，2006.

［50］中华医学会外科学分会结直肠肛门外科学组. 痔临床诊治指南（2006 版）［J］．中华胃肠外科杂志，2006，9（5）：461-463.

［51］中华医学会外科学分会疝与腹壁外科学组，中国医师协会外科医师分会疝和腹壁外科医师委员会. 成人腹股沟疝诊断和治疗指南（2018 年版）［J/CD］．中华疝和腹壁外科杂志（电子版），2018，12（4）：244-246.

［52］中华医学会外科学分会胃肠外科学组，中国医师协会外科医师分会胃肠道间质瘤诊疗专业委员会，中国临床肿瘤学会胃肠间质瘤专家委员会，等. 胃肠间质瘤全程化管理中国专家共识（2020 版）［J］．中国实用外科杂志，2020，40（10）：1109-1119.

［53］中华医学会外科学分会胰腺外科学组，中华医学会肠外肠内营养学分会. 胰腺外科围术期全程化营养管理中国专家共识（2020 版）［J］．中华消化外科杂志，2020，19（10）：1013-1029.

［54］中华医学会外科学分会胰腺外科学组，中国研究型医院学会胰腺疾病专业委员会. 中国胰腺癌新辅助治疗指南（2020 版）［J］．中华外科杂志，2020，9：E001.

［55］中华医学会小儿外科学分会内镜外科学组. 小儿腹股沟疝腹腔镜手术操作指南（2017 版）（上篇）［J/OL］．中华疝和腹壁外科杂志（电子版），2018，12（1）：1-5.

［56］中华医学会小儿外科学分会内镜外科学组. 小儿腹股沟疝腹腔镜手术操作指南（2017 版）（下篇）［J/OL］．中华疝和腹壁外科杂志（电子版），2018，12（2）：81-85.

［57］周晓云. 加速康复外科中国专家共识暨路径管理指南（2018）：胰十二指肠切除术部分［J］．中华麻醉学杂志，2018，038（001）：19-23.

［58］中华医学会内分泌学会《中国甲状腺疾病诊治指南》编写组. 中国甲状腺疾病诊治指南——甲状腺结节［J］．中华内科杂志，2008，47（10）：867-868.

［59］陈国锐. 甲状腺外科［M］．北京：人民卫生出版社，2005.

［60］吴在德，吴肇汉. 外科学［M］．第 7 版. 北京：人民卫生出版社，2008.

［61］王淑英. 改善甲亢患者生活质量和焦虑状况的护理方式研究［J］．中国医药指南，2020，18（10）：272-273.

［62］莫小雨. 综合延续护理对甲亢患者生活质量的影响［J］．当代护士，2020，27（14）：30-33.

［63］陈秋香，王方华，王翠芳，等. 护理干预对甲亢患者生活质量及焦虑状况的效果观察［J］．实用临床医药杂志，2017，21（16）：158-160.

［64］尤黎明. 内科护理学［M］．第 6 版. 北京：人民卫生出版社，2017.

［65］葛均波，徐永健，王辰. 内科学［M］．第 9 版. 北京：人民卫生出版社，2018.

［66］王华. 结节性甲状腺肿的超声鉴别诊断［J］．中国实用医药，2014，（20）：88-89.

［67］柯丹纯，叶小惠，黄素华，等. 甲状腺良性肿瘤手术患者应用快速康复外科理念结合临床护理路径模式的效果观察［J］．海南医学，2017，28（9）：1536-1539.

［68］高丽珍. 临床护理路径在甲状腺良性肿瘤手术患者健康教育中的应用［J］．世界最新医学信息文摘，2018，18（44）：248-249.

［69］孟昌炜. 甲状腺良性肿瘤切除术后护理要点研究及分析［J］．心理月刊，2018，13（6）：46-47.

［70］中华医学会. 临床诊疗指南·耳鼻咽喉头颈外科学分册. 北京：人民卫生出版社，2009.

［71］《抗菌药物临床应用指导原则》修订工作组. 抗菌药物临床应用指导原则：2015 年版［M］．人民卫生出版社，2015.

［72］伍耀清. 腹腔镜甲状舌管囊肿切除术的护理配合［J］．临床医药文献电子杂志，2019，

006（025）：110-110.

［73］蔡素占，孟燕秋．甲状舌管囊肿（瘘）50 例术后护理总结［J］．张家口医学院学报，1995（1）：226-226.

［74］江萍，方如平．37 例甲状舌管囊肿与瘘管的诊断和治疗［J］．医学信息：医学与计算机应用，2004，17（3）：175-176.

［75］中国医学会内分泌学会，中华医学会外科学会内分泌学组，中国抗癌协会头颈肿瘤专业委员会，等．甲状腺结节与分化型甲状腺癌诊治指南［J］．中华内分泌代谢杂志，2012，39（17）：1249-1272.

［76］中国医师协会外科医师分会甲状腺外科医师委员会．甲状腺及甲状旁腺手术中神经电生理监测临床指南（中国版）［J］．中国实用外科杂志，2013，33（6）：470-474.

［77］朱精强，苏安平．甲状腺手术中甲状旁腺保护专家共识［J］．中国实用外科杂志，2015，35（7）：731-736.

［78］孙辉，边学海．甲状腺外科科室规范管理与临床工作手册［M］．吉林：科学技术出版社，2018.

［79］陈孝平，汪建平，赵继宗．外科学［M］．第 9 版．北京：人民卫生出版社，2018.

［80］中华预防医学会妇女保健分会乳腺保健与乳腺疾病防治学组．乳腺纤维腺瘤诊治专家共识［J］．中国实用外科杂志，2016，36（7）：752-754.

［81］EI-WAKEEL H，UMPLEBY H C. Systematic review of fibroadenoma as a risk factor for breast cancer［J］. Breast，2003，12（5）：302-307.

［82］HUBBARD JL，CAGLE K，DAVIS JW，et al. Criteria for excision of suspected fibroadenomas of the breast［J］. Am J Surg，2015，209（2）：297-301.

［83］GRADY I，GORSUCH H，WILBURN-BAILEY S. Long-term outcome of benign fibroadenomas-treated by ultrasound-guided percutaneous excision［J］. Breast J，2008，14（3）：275-278.

［84］FERRARA A. Benign breast disease［J］. Radiol Technol，2011，82（5）：447M-462M.

［85］BENNETT I C，SABOO A. The evolving role of vacuum assisted biopsy of the breast：a progression from fine-needle aspiration biopsy［J］. World J Surg，2019，43（4）：1054-1061.

［86］中华医学会外科学分会乳腺外科学组．超声引导下真空辅助乳腺活检手术专家共识及操作指南（2017 版）［J］．中国实用外科杂志，2017，37（12）：1374-1376.

［87］范志民，王建东．乳腺疾病微创诊断与治疗［M］．第 2 版．北京：人民军医出版社，2017.

［88］FANG M，LIU GL，LUO GL，et al. Feasibility and safety of image-guided vacuum-assisted breast biopsy：a PRISMA-compliant systematic review and meta-analysis of 20000 population from 36 longitudinal studies［J］. Int Wound J，2019，16（6）：1506-1512.

［89］National Comprehensive Cancer Network. NCCN Clinical Practice Guidelines in Oncology Breast Cancer Screening and Diagnosis version1，2019：Breast［S］. NCCN Clinical Practice Guidelines in Oncology. https：//www. nccn. org.

［90］中国抗癌协会乳腺癌专业委员会．中国抗癌协会乳腺癌诊治指南与规范（2019 年版）［J］．中国癌症杂志，2019，29（8）：609-680.

［91］Krag DN，Anderson SJ，Julian TB，et al. Sentinel-lymph-node resection compared with conventional axillary-lymph-node dissection in clinically node-negative patients with breast cancer：overall survival findings from the NSABP B-32 randomised phase 3 trial［J］. Lancet Oncol，2010，11（10）：927-933.

［92］ROSSELLI DEL TURCO M，PALLI D，CARIDDI A，et al. Intensive diagnostic follow-up after treatment of primary breast cancer. a randomized trial. National Research Council Project on Breast Cancer follow-up［J］. JAMA，1994，271（20）：1593-1597.

［93］ EARLY BREAST CANCER TRIALISTS′ COLLABORATIVE G（EBCTCG），DARBY S，MCGALE P，et al. Effect of radiotherapy after breast-conserving surgery on 10-year recurrence and 15-year breast cancer death：meta-analysis of individual patient data for 10，801 women in 17 randomised trials［J］. Lancet，2011，378（9804）：1707-1716.

［94］ 赵玉沛，陈孝平. 外科学［M］. 北京：人民卫生出版社，2015.

［95］ 陈孝平，汪建平，赵继宗. 外科学［M］. 北京：人民卫生出版社，2018.

［96］ 段志泉，张强. 实用血管外科学［M］. 沈阳：辽宁科学技术出版社，1999.

［97］ 蒋米尔，张培华. 临床血管外科学［M］. 北京：科学出版社，2011.

［98］ 汪忠镐. 血管淋巴管外科学［M］. 北京：人民卫生出版社，2014.

［99］ 胡德英，田莳. 血管外科护理学［M］. 北京：中国协和医科大学出版社，2008.

［100］ 熊云新，叶英国. 外科护理学［M］. 第3版. 北京：人民卫生出版社，2013.

［101］ 张福先，张玮，陈忠. 血管外科手术并发症预防与处理［M］. 北京：人民卫生出版社，2016.

［102］ 李海燕，陆清声，莫伟. 血管疾病临床护理案例分析［M］. 第2版. 上海：复旦大学出版社，2019.

［103］ 辛世杰，张健. 静脉学［M］. 沈阳：辽宁科学技术出版社，2018.

［104］ 李春民，郑月宏，王路. 血管压力治疗［M］. 北京：人民卫生出版社，2021.

［105］ 党世民. 外科护理学［M］. 第2版. 北京：人民卫生出版社，2011.

［106］ 李海燕，陆清声，冯睿. 血管护理核心教程［M］. 上海：上海科学技术出版社，2018.

［107］ Jack L. Cronenwett 原著. 郭伟，符伟国，陈忠主译. 卢瑟福血管外科学［M］. 北京：北京大学医学出版社，2013.

［108］ 景在平，李海燕. 血管疾病临床护理案例分析［M］. 上海：复旦大学出版社，2016.

［109］ 郑月宏，梅家才. 静脉性疾病聚桂醇硬化实用技术［M］. 北京：中国协和医科大学出版社，2021.

附录 1

急性单纯性阑尾炎临床路径病案质量监控表单

1. 进入临床路径标准

疾病诊断：急性单纯性阑尾炎（ICD-10：K35.1/K35.9）

手术操作：阑尾切除术（ICD-9-CM-3：47.09）

2. 病案质量监控表

监控项目 / 监控重点 / 住院时间		评估要点	监控内容		分数	减分理由	备注
病案首页		主要诊断名称及编码	急性单纯性阑尾炎（ICD-10：K35.1/K35.9）		5□ 4□ 3□ 1□ 0□		
		主要手术名称及编码	阑尾切除术（ICD-9-CM-3：47.09）				
		其他诊断名称及编码	无遗漏，编码准确				
		其他项目	内容完整、准确、无遗漏		5□ 4□ 3□ 1□ 0□		
住院第1天（急诊手术）	入院记录	主诉	简明扼要的提炼症状、体征及持续时间		5□ 4□ 3□ 1□ 0□		
		现病史	主要症状	是否记录本病最主要的症状，转移性右下腹痛，并重点描述： 1. 发作诱因 2. 腹痛首发部位及时间 3. 右下腹疼痛发作的时间 4. 腹痛的性质、程度 5. 缓解方式 6. 对体力、饮食、睡眠、活动的影响	5□ 4□ 3□ 1□ 0□		

监控项目 监控重点 住院时间		评估要点	监控内容	分数	减分 理由	备注
住院第1天 （急诊手术）	入院记录	现病史	病情 演变 过程	是否描述主要症状的演变过程，如： 腹痛部位、性质及程度的变化	5□ 4□ 3□ 1□ 0□		入院24 小时内 完成
			其他 伴随 症状	是否记录伴随症状，如： 恶心、呕吐、腹泻，盆腔位阑尾炎可引起 排便、里急后重、腹胀、排气排便减少、 发热等	5□ 4□ 3□ 1□ 0□		
			院外 诊疗 过程	是否记录诊断、治疗情况，如： 1. 做过何种检查，结果是否正常 2. 诊断过何种疾病 3. 用过何种药物，用药时间、剂量、总量 　　及效果如何	5□ 4□ 3□ 1□ 0□		
		既往史 个人史 家族史		是否按照病历书写规范记录，并重点记录： 1. 饮食习惯、环境因素、精神因素 2. 慢性疾病史 3. 家族中有无类似患者	5□ 4□ 3□ 1□ 0□		
		体格检查		是否按照病历书写规范记录，并记录重要 体征，无遗漏，如： 右下腹压痛、反跳痛、腰大肌试验、结肠 充气试验、闭孔内肌试验	5□ 4□ 3□ 1□ 0□		
		辅助检查		是否记录辅助检查结果，如： 血常规、便常规、腹部立位X线片	5□ 4□ 3□ 1□ 0□		
	首次病程 记录	病例特点		是否简明扼要，重点突出，无遗漏： 1. 年龄、特殊的生活习惯及嗜好等、月经 　　史及婚育史 2. 病情特点 3. 突出的症状和体征 4. 辅助检查结果 5. 其他疾病史	5□ 4□ 3□ 1□ 0□		入院8 小时内 完成

续　表

监控项目 监控重点 住院时间		评估要点	监控内容	分数	减分 理由	备注
住院第1天 （急诊手术）	首次病程 记录	初步诊断	第一诊断为：急性单纯性阑尾炎（ICD－10：K35.1/K35.9）	5□ 4□ 3□ 1□ 0□		入院8 小时内 完成
		诊断依据	是否充分、分析合理： 1. 病史：转移性右下腹痛 2. 体格检查：体温、脉搏、心肺查体、腹部查体、直肠指诊、腰大肌试验、结肠充气试验、闭孔内肌试验 3. 实验室检查：血常规、尿常规；如可疑胰腺炎，查血尿淀粉酶 4. 辅助检查：腹部立位X线片除外上消化道穿孔、肠梗阻等；有右下腹包块者行腹部超声检查，明确有无阑尾周围炎或脓肿形成	5□ 4□ 3□ 1□ 0□		
		鉴别诊断	是否根据病例特点与下列疾病鉴别： 1. 右侧输尿管结石 2. 妇科疾病	5□ 4□ 3□ 1□ 0□		
		诊疗计划	是否全面并具有个性化： 1. 完成必需的检查项目 　（1）血常规、尿常规 　（2）凝血功能、肝肾功能 　（3）感染性疾病筛查（乙型肝炎、丙型肝炎、艾滋病、梅毒等） 　（4）心电图 2. 根据患者病情选择：血尿淀粉酶、胸透或胸部X线片、腹部立位X线片、腹部超声检查、妇科检查等 3. 评估是否可以手术 4. 术前准备 5. 手术方案：阑尾切除术 6. 对症治疗	5□ 4□ 3□ 1□ 0□		

续　表

监控项目　监控重点　住院时间		评估要点	监控内容	分数	减分理由	备注
住院第1天（急诊手术）	病程记录	上级医师查房记录	是否有重点内容并结合本病例： 1. 补充病史和查体 2. 诊断、鉴别诊断分析 3. 完善术前检查，综合分析术前检查结果 4. 手术前评估及手术指征 5. 确定手术方案 6. 结合本病例提出手术风险及预防措施 7. 提示需要观察和注意的内容	5□ 4□ 3□ 1□ 0□		入院48小时内完成
		住院医师查房记录	是否记录、分析全面 1. 主要症状体征的变化，病情变化 2. 具体治疗措施和术前准备工作完成情况，包括检查、药物、配血、备皮、麻醉科会诊意见等，以及检查结果等对手术的影响分析 3. 记录上级医师查房意见的执行情况 4. 向患者或家属交代术前中和术后注意事项，签署手术知情同意书情况，知情告知情况，患者及家属意见	5□ 4□ 3□ 1□ 0□		
		麻醉知情同意书	是否记录： 1. 一般项目 2. 术前诊断 3. 拟行手术方式 4. 拟行麻醉方式 5. 患者基础疾病及可能对麻醉产生影响的特殊情况 6. 麻醉中拟行的有创操作和监测 7. 麻醉风险，麻醉中及麻醉后可能发生的并发症及应对措施 8. 患者签署意见并签名，如为家属或代理人要有授权委托书 9. 麻醉医师签字，并写明日期时间	5□ 4□ 3□ 1□ 0□		
	麻醉术前访视记录	麻醉医师	是否记录： 1. 患者自然信息 2. 患者一般情况 3. 简要病史 4. 与麻醉相关的辅助检查结果 5. 拟行手术方式 6. 拟行麻醉方式 7. 麻醉适应证 8. 麻醉风险及预防措施和麻醉中需注意的问题 9. 术前麻醉医嘱 10. 麻醉医师签字，并写明日期时间	5□ 4□ 3□ 1□ 0□		术前完成

续　表

监控项目 / 监控重点 / 住院时间	评估要点	监控内容	分数	减分理由	备注
住院第 1 天（急诊手术）	输血知情同意书	是否记录： 1. 一般项目 2. 输血指征 3. 拟输血成分 4. 输血前有关检查结果 5. 输血风险及可能产生的不良后果及应对措施 6. 患者签署意见并签名，如为家属或代理人要有授权书 7. 医师签名并填写日期	5□ 4□ 3□ 1□ 0□		
	手术知情同意书	是否记录 1. 术前诊断 2. 手术名称 3. 术式选择及有可能改变的术式 4. 术中、术后可能出现的并发症应对措施 5. 手术风险 6. 患者签署意见并签名，如为家属或代理人要有授权委托书 7. 经治医师和术者签名	5□ 4□ 3□ 1□ 0□		
	术前小结	住院医师	是否记录： 1. 简要病情 2. 术前诊断及诊断依据 3. 手术指征 4. 拟行手术名称和方式 5. 拟行麻醉方式 6. 术前准备 7. 术中注意事项 8. 术后处置意见 9. 术者术前查看患者的情况	5□ 4□ 3□ 1□ 0□	
	术前讨论	住院医师	是否记录： 1. 讨论地点时间 2. 参加者及主持者的姓名、职称 3. 简要病情 4. 术前诊断及术前准备情况 5. 手术指征及手术方案 6. 可能出现的意外和防范措施 7. 具体讨论意见和主持人小结 8. 记录者签名	5□ 4□ 3□ 1□ 0□	

续　表

监控项目 监控重点 住院时间		评估要点	监控内容	分数	减分理由	备注
住院第1天（手术日）	麻醉记录单	麻醉医师	是否记录： 1. 一般项目 2. 患者一般情况和术前特殊情况 3. 麻醉前用药及效果 4. 术前及术中疾病诊断 5. 手术方式及日期 6. 麻醉方式 7. 麻醉诱导及各项操作开始及结束时间 8. 麻醉期间用药名称、方式及剂量 7. 麻醉期间特殊或突发情况及处理 8. 术中出血量、输血量、输液量等 9. 手术起止时间 10. 麻醉医师签名	5□ 4□ 3□ 1□ 0□		
	麻醉术后访视记录		是否记录： 1. 一般项目 2. 患者一般情况 3. 目前麻醉恢复情况，清醒时间 4. 术后医嘱、是否拔除气管插管等 5. 如有特殊情况应详细记录 6. 麻醉医师签字并填写日期	5□ 4□ 3□ 1□ 0□		麻醉后24小时内完成
	手术记录	术者书写	是否记录： 1. 一般项目 2. 手术日期 3. 术前及术中诊断 4. 手术名称 5. 手术医师术者及助手姓名 6. 护士姓名（分别记录刷手及巡回护士） 7. 输血量、特殊成分输血、输液量 8. 麻醉方法 9. 手术经过：按照规定记录手术经过，详细描述阑尾残端处理情况 10. 术后患者去向：回病房、监护室或麻醉恢复室 11. 医师签字	5□ 4□ 3□ 1□ 0□		术后24小时内完成
	手术安全核查记录		是否记录： 1. 手术安全核查记录单并且填写完整 2. 手术医师、麻醉医师和手术护士三方核对，并签字齐全	5□ 4□ 3□ 1□ 0□		

续 表

监控项目 住院时间 \ 监控重点		评估要点	监控内容	分数	减分理由	备注
住院第 1 天（手术日）	手术清点记录		是否记录： 1. 一般项目 2. 术中所用各种器械和敷料数量的清点核对 3. 巡回护士和手术器械护士签名	5□ 4□ 3□ 1□ 0□		
	术后首次病程记录	由参加手术者书写	是否记录： 1. 手术时间 2. 术中诊断 3. 麻醉方式 4. 手术简要经过 5. 术后处理措施 6. 术后患者一般情况 7. 术后医嘱及应当特别注意观察的事项	5□ 4□ 3□ 1□ 0□		术后 8 小时内完成
术后日	病程记录	住院医师查房记录	是否记录、分析如下内容： 1. 生命体征、病情变化、肠功能恢复情况、下地活动情况、饮食恢复情况和药物不良反应 2. 切口情况、换药情况、拆线情况 3. 核查辅助检查结果是否有异常 4. 病情评估 5. 调整治疗分析 6. 上级医师意见执行情况 7. 术后注意事项宣教	5□ 4□ 3□ 1□ 0□		
		上级医师查房记录	是否记录： 1. 术后病情评估 2. 确定是否有术后并发症 3. 术后需要注意的事项 4. 术后治疗方案 5. 补充、更改诊断分析和确定诊断分析	5□ 4□ 3□ 1□ 0□		
出院前 1~3 天	病程记录	住院医师查房记录	是否记录、分析： 1. 目前的症状体征，切口愈合情况 2. 病情评估及疗效评估 3. 目前的治疗情况 4. 分析是否符合出院标准 5. 出院后的治疗方案 6. 出院后注意事项	5□ 4□ 3□ 1□ 0□		

续 表

监控项目 / 监控重点 / 住院时间		评估要点	监控内容	分数	减分理由	备注
出院前 1~3 天	病程记录	上级医师查房记录	是否记录、分析： 1. 手术疗效评估，预期目标完成情况 2. 确定符合出院标准 3. 出院后治疗方案	5□ 4□ 3□ 1□ 0□		
出院当天	病程记录	住院医师查房记录	是否记录： 1. 目前症状及体征 2. 目前治疗情况 3. 实验室检查指标正常与否 4. 向患者交待出院后注意事项	5□ 4□ 3□ 1□ 0□		
	出院记录		记录是否齐全，重要内容无遗漏，如： 1. 入院情况 2. 诊疗经过：麻醉、手术方式；术中特殊情况及处理；术后并发症等 3. 出院情况：症状体征、功能恢复、切口愈合情况及病理结果等 4. 出院医嘱：出院带药需写明药物名称、用量、服用方法，需要调整的药物要注明调整的方法；需要复查的辅助检查；出院后患者需要注意的事项；门诊复查时间及项目等	5□ 4□ 3□ 1□ 0□		
	特殊检查、特殊治疗同意书的医学文书		内容包括：自然项目（非另页书写时可以不写），特殊检查，特殊治疗项目名称、目的、可能出现的并发症及风险，患者或家属签署是否同意检查或治疗，患者签名，医师签名等	5□ 4□ 3□ 1□ 0□		
	病危（重）通知书		自然项目（非另页书写时可以不写）、目前诊断、病情危重情况，患方签名、医师签名并填写日期	5□ 4□ 3□ 1□ 0□		
医嘱	住院第1天（手术日）	长期医嘱	一级护理			
		临时医嘱	1. 术前禁食、禁水 2. 急查血、尿常规（如门诊未查） 3. 急查凝血功能 4. 肝肾功能 5. 感染性疾病筛查 6. 心电图 7. 胸透或者胸部 X 线片、腹部立位 X 线片	5□ 4□ 3□ 1□ 0□		

续　表

监控项目 监控重点 住院时间		评估要点	监控内容	分数	减分 理由	备注
医嘱	术后日	长期医嘱	1. 二级护理 2. 术后半流质饮食	5□ 4□ 3□ 1□ 0□		
		临时医嘱	根据患者情况决定检查项目			
	出院前	长期医嘱	1. 三级护理 2. 普通饮食			
		临时医嘱	复查血常规及相关指标			
	出院日	出院医嘱	1. 出院带药 2. 门诊随诊时间			
一般书写规范		各项内容	完整、准确、清晰、签字	5□ 4□ 3□ 1□ 0□		
变异情况		变异条件及原因	1. 对于阑尾周围脓肿形成者，先予抗炎治疗；如病情不能控制，行脓肿引流手术，或行超声引导下脓肿穿刺置管引流术；必要时行二期阑尾切除术，术前准备同前 2. 手术后继发切口感染、腹腔内感染或门脉系统感染等并发症，导致围手术期住院时间延长与费用增加 3. 住院后出现其他内、外科疾病需进一步明确诊断，导致住院时间延长与费用增加	5□ 4□ 3□ 1□ 0□		

附录 2

制定/修订《临床路径释义》的基本方法与程序

曾宪涛　蔡广研　陈香美　陈新石　葛立宏　高润霖　顾　晋　韩德民
贺大林　胡盛寿　黄晓军　霍　勇　李单青　林丽开　母义明　钱家鸣
任学群　申昆玲　石远凯　孙　琳　田　伟　王　杉　王行环　王宁利
王拥军　邢小平　徐英春　鱼　锋　张力伟　郑　捷　郎景和

中华人民共和国国家卫生和计划生育委员会采纳的临床路径（Clinical pathway）定义为针对某一疾病建立的一套标准化治疗模式与诊疗程序，以循证医学证据和指南为指导来促进治疗和疾病管理的方法，最终起到规范医疗行为，减少变异，降低成本，提高质量的作用。世界卫生组织（WHO）指出临床路径也应当是在循证医学方法指导下研发制定，其基本思路是结合诊疗实践的需求，提出关键问题，寻找每个关键问题的证据并给予评价，结合卫生经济学因素等，进行证据的整合，诊疗方案中的关键证据，通过专家委员会集体讨论，形成共识。可以看出，遵循循证医学是制定/修订临床路径的关键途径。

临床路径在我国已推行多年，但收效不甚理想。当前，在我国推广临床路径仍有一定难度，主要是因为缺少系统的方法论指导和医护人员循证医学理念薄弱[1]。此外，我国实施临床路径的医院数量少，地域分布不平衡，进入临床路径的病种数量相对较少，病种较单一；临床路径实施的持续时间较短[2]，各学科的临床路径实施情况也参差不齐。英国国家与卫生保健研究所（NICE）制定临床路径的循证方法学中明确指出要定期检索证据以确定是否有必要进行更新，要根据惯用流程和方法对临床路径进行更新。我国三级综合医院评审标准实施细则（2013年版）中亦指出"根据卫生部《临床技术操作规范》《临床诊疗指南》《临床

路径管理指导原则（试行）》和卫生部各病种临床路径，遵循循证医学原则，结合本院实际筛选病种，制定本院临床路径实施方案"。我国医疗资源、医疗领域人才分布不均衡[3]，并且临床路径存在修订不及时和篇幅限制的问题，因此依照国家卫生和计划生育委员会颁发的临床路径为蓝本，采用循证医学的思路与方法，进行临床路径的释义能够为有效推广普及临床路径、适时优化临床路径起到至关重要的作用。

基于上述实际情况，为规范《临床路径释义》制定/修订的基本方法与程序，本团队使用循证医学[4]的思路与方法，参考循证临床实践的制定/修订的方法[5]制定本共识。

一、总则

1. 使用对象：本《制定/修订<临床路径释义>的基本方法与程序》适用于临床路径释义制定/修订的领导者、临床路径的管理参加者、评审者、所有关注临床路径制定/修订者，以及实际制定临床路径实施方案的人员。

2. 临床路径释义的定义：临床路径释义应是以国家卫生和计划生育委员会颁发的临床路径为蓝本，克服其篇幅有限和不能及时更新的不足，结合最新的循证医学证据和更新的临床实践指南，对临床路径进行解读；同时在此基础上，制定出独立的医师表单、护士表单、患者表单、临床药师表单，从而达到推广和不

断优化临床路径的目的。

3. 制定/修订必须采用的方法：制定/修订临床路径释义必须使用循证医学的原理及方法，更要结合我国的国情，注重应用我国本土的医学资料，整个过程避免偏倚，符合便于临床使用的需求。所有进入临床路径释义的内容均应基于对现有证据通过循证评价形成的证据以及对各种可选的干预方式进行利弊评价之后提出的最优指导意见。

4. 最终形成释义的要求：通过提供明晰的制定/修订程序，保证制定/修订临床路径释义的流程化、标准化，保证所有发布释义的规范性、时效性、可信性、可用性和可及性。

5. 临床路径释义的管理：所有临床路径的释义工作均由卫生和计划生育委员会相关部门统一管理，并委托相关学会、出版社进行制定/修订，涉及申报、备案、撰写、表决、发布、试用反馈、实施后评价等环节。

二、制定/修订的程序及方法

1. 启动与规划：临床路径释义制定/修订前应得到国家相关管理部门的授权。被授权单位应对已有资源进行评估，并明确制定/修订的目的、资金来源、使用者、受益者及时间安排等问题。应组建统一的指导委员会，并按照学科领域组建制定/修订指导专家委员会，确定首席专家及所属学科领域各病种的组长、编写秘书等。

2. 组建编写工作组：指导委员会应由国家相关管理部门的领导、临床路径所涉及的各个学科领域的专家、医学相关行业学会的领导、卫生经济学领域专家、循证医学领域专家、期刊编辑与传播领域专家、出版社领导、病案管理专家、信息部门专家、医院管理者等构成。按照学科组建编写工作小组，编写小组由首席专家、组长、编写秘书等人员组成，首席专家应由该学科领域具有权威性与号召力的专家担任，负责总体的设计和指导，并具体领导工作的开展。应为首席专家配备 1~2 名编写秘书，负责整个制定/修订过程的联络工作。按照领域疾病具体病种来遴选组长，再由组长遴选参与制定/修订的专家及秘书。例如，以消化系统疾病的临床路径释义为例，选定首席专家及编写秘书后，再分别确定肝硬化腹水临床路径释义、胆总管结石临床路径释义、胃十二指肠临床路径释义等的组长及组员。建议组员尽量是由具有丰富临床经验的年富力强的且具有较高编写水平及写作经验的一线临床专家组成。

3. 召开专题培训：制定/修订工作小组成立后，在开展释义制定/修订工作前，就流程及管理原则、意见征询反馈的流程、发布的注意事项、推广和实施后结局（效果）评价等方面，对工作小组全体成员进行专题培训。

4. 确定需要进行释义的位点：针对国家正式发布的临床路径，由各个专家组根据各级医疗机构的理解情况、需要进一步解释的知识点、当前相关临床研究及临床实践指南的进展进行讨论，确定需要进行释义的位点。

5. 证据的检索与重组：对于固定的知识点，如补充解释诊断的内容可以直接按照教科书、指南进行释义。诊断依据、治疗方案等内容，则需要检索行业指南、循证医学证据进行释义。与循证临床实践指南[5]类似，其证据检索是一个"从高到低"的逐级检索的过程。即从方法学质量高的证据向方法学质量低的证据的逐级检索。首先检索临床实践指南、系统评价/Meta 分析、卫生技术评估、卫生经济学研究。如果有指南、系统评价/Meta 分析则直接作为释义的证据。如果没有，则进一步检索是否有相关的随机对照试验（RCT），再通过RCT 系统评价/Meta 分析的方法形成证据体作为证据。除临床大数据研究或因客观原因不能设计为 RCT 和诊断准确性试验外，不建议选择非随机对照试验作为释义的证据。

6. 证据的评价：若有质量较高、权威性较好的临床实践指南，则直接使用指南的内容；指南未涵盖的使用系统评价/Meta 分析、卫生技术评估及药物经济学研究证据作为补充。若无指南或指南未更新，则主要使用系统评价/Meta 分析、卫生技术评估及药物经济学研究作为证据。此处需注意系统评价/Meta 分析、卫生技术评估是否需要更新或重新制作，以及有无临床大数据研究的结果。需要采用AGREE Ⅱ工具[5]对临床实践指南的方法学质量进行评估，使用 AMSTAR 工具或 ROBIS 工具评价系统评价/Meta 分析的方法学质量[6-7]，使用 Cochrane 风险偏倚评估工具评价 RCT 的方法学质量[7]，采用 QUADAS-2 工具评价诊断准确性试验的方法学质量[8]，采用 NICE 清单、SIGN 清单或 CASP 清单评价药物经济学研究的方法学质量[9]。

证据质量等级及推荐级别建议采用 GRADE 方法学体系或牛津大学循证医学中心（Oxford Centre for Evidence - Based Medicine，OCEBM）制定推出的证据评价和推荐强度体系[5]进行评价，亦可由临床路径释义编写工作组依据 OCEBM 标准结合实际情况进行修订并采用修订的标准。为确保整体工作的一致性和完整性，对于质量较高、权威性较好的临床实践指南，若其采用的证据质量等级及推荐级别与释义工作组相同，则直接使用；若不同，则重新进行评价。应优先选用基于我国人群的研究作为证据；若非基于我国人群的研究，在进行证据评价和推荐分级时，应由编写专家组制定适用性评价的标准，并依此进行证据的适用性评价。

7. 利益冲突说明：WHO 对利益冲突的定义为："任何可能或被认为会影响到专家提供给 WHO 建议的客观性和独立性的利益，会潜在地破坏或对 WHO 工作起负面作用的情况。"因此，其就是可能被认为会影响专家履行职责的任何利益。

因此，参考国际经验并结合国内情况，所有参与制定/修订的专家都必须声明与《临床路径释义》有关的利益关系。对利益冲突的声明，需要做到编写工作组全体成员被要求公开主要经济利益冲突（如收受资金以与相关产业协商）和主要学术利益冲突（如与推荐意见密切相关的原始资料的发表）。主要经济利益冲突的操作定义包括咨询服务、顾问委员会成员以及类似产业。主要学术利益冲突的操作定义包括与推荐意见直接相关的原始研究和同行评议基金的来源（政府、非营利组织）。工作小组的负责人应无重大的利益冲突。《临床路径释义》制定/修订过程中认为应对一些重大的冲突进行管理，相关措施包括对相关人员要求更为频繁的对公开信息进行更新，并且取消与冲突有关的各项活动。有重大利益冲突的相关人员，将不参与就推荐意见方向或强度进行制定的终审会议，亦不对存在利益冲突的推荐意见进行投票，但可参与讨论并就证据的解释提供他们的意见。

8. 研发相关表单：因临床路径表单主要针对医师，而整个临床路径的活动是由医师、护师、患者、药师和检验医师共同完成的。因此，需要由医师、护师和方法学家共同制定/修订医师表单、护士表单和患者表单，由医师、药师和方法学家共同制定/修订临床药师表单。

9. 形成初稿：在上述基础上，按照具体疾病的情况形成初稿，再汇总全部初稿形成总稿。初稿汇总后，进行相互审阅，并按照审阅意见进行修改。

10. 发布/出版：修改完成，形成最终的文稿，通过网站进行分享，或集结成专著出版发行。

11. 更新：修订《临床路径释义》可借鉴医院管理的 PDSA 循环原理［计划（plan），实施（do），学习（study）和处置（action）］对证据进行不断的评估和修订。因此，发布/出版后，各个编写小组应关注研究进展、读者反馈信息，适时的进行《临床路径释义》的更新。更新/修订包括对知识点的增删、框架的调改等。

三、编制说明

在制/修订临床路径释义的同时，应起草《编制说明》，其内容应包括工作简况和制定/修订原则两大部分。

1. 工作简况：包括任务来源、经费来源、协作单位、主要工作过程、主要起草人及其所做工作等。

2. 制定/修订原则：包括以下内容：（1）文献检索策略、信息资源、检索内容及检索结果；（2）文献纳入、排除标准，论文质量评价表；（3）专家共识会议法的实施过程；（4）初稿征求意见的处理过程和依据：通过信函形式、发布平台、专家会议进行意见征询；（5）制/修订小组应认真研究反馈意见，完成意见汇总，并对征询意见稿进行修改、完善，形成终稿；（6）上一版临床路径释义发布后试行的结果：对改变临床实践及临床路径执行的情况，患者层次、实施者层次和组织者层次的评价，以及药物经济学评价等。

参考文献

[1] 于秋红, 白水平, 栾玉杰, 等. 我国临床路径相关研究的文献回顾 [J]. 护理学杂志, 2010, 25 (12): 85-87.

[2] 陶红兵, 刘鹏珍, 梁婧, 等. 实施临床路径的医院概况及其成因分析 [J]. 中国医院管理, 2010, 30 (2): 28-30.

[3] 彭明强. 临床路径的国内外研究进展 [J]. 中国循证医学杂志, 2012, 12 (6): 626-630.

[4] 曾宪涛. 再谈循证医学 [J]. 武警医学, 2016, 27 (7): 649-654.

[5] 王行环. 循证临床实践指南的研发与评价 [M]. 北京: 中国协和医科大学出版社, 2016: 1-188.

[6] Whiting P, Savović J, Higgins JP, et al. RO-BIS: A new tool to assess risk of bias in systematic reviews was developed [J]. J Clin Epidemiol, 2016, 69: 225-234.

[7] 曾宪涛, 任学群. 应用 STATA 做 Meta 分析 [M]. 北京: 中国协和医科大学出版社, 2017: 17-24.

[8] 邬兰, 张永, 曾宪涛. QUADAS-2 在诊断准确性研究的质量评价工具中的应用 [J]. 湖北医药学院学报, 2013, 32 (3): 201-208.

[9] 桂裕亮, 韩晟, 曾宪涛, 等. 卫生经济学评价研究方法学治疗评价工具简介 [J]. 河南大学学报 (医学版), 2017, 36 (2): 129-132.

DOI: 10.3760/cma.j.issn.0376-2491.2017.40.004

基金项目: 国家重点研发计划专项基金 (2016YFC0106300)

作者单位: 430071 武汉大学中南医院泌尿外科循证与转化医学中心 (曾宪涛、王行环); 解放军总医院肾内科 (蔡广研、陈香美), 内分泌科 (母义明); 《中华医学杂志》编辑部 (陈新石); 北京大学口腔医学院 (葛立宏); 中国医学科学院阜外医院 (高润霖、胡盛寿); 北京大学首钢医院 (顾晋); 首都医科大学附属北京同仁医院耳鼻咽喉头颈外科 (韩德民), 眼科中心 (王宁利); 西安交通大学第一附属医院泌尿外科 (贺大林); 北京大学人民医院血液科 (黄晓军), 胃肠外科 (王杉); 北京大学第一医院心血管内科 (霍勇); 中国医学科学院北京协和医院胸外科 (李单青), 消化内科 (钱家鸣), 内分泌科 (邢小平), 检验科 (徐英春), 妇产科 (郎景和); 中国协和医科大学出版社临床规范诊疗编辑部 (林丽开); 河南大学淮河医院普通外科 (任学群); 首都医科大学附属北京儿童医院 (申昆玲、孙琳); 中国医学科学院肿瘤医院 (石远凯); 北京积水潭医院脊柱外科 (田伟、鱼锋); 首都医科大学附属北京天坛医院 (王拥军、张力伟); 上海交通大学医学院附属瑞金医院皮肤科 (郑捷)

通信作者: 郎景和, Email: langjh@hotmil.com